utb 8662

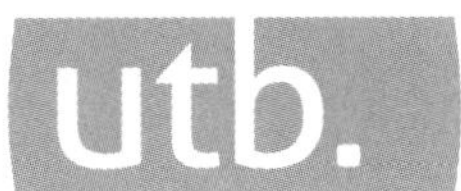

Andreas Mayer

Lese-Rechtschreibstörungen (LRS)

Mit einem Beitrag von Sven Lindberg

Mit 38 Abbildungen und 15 Tabellen

2. vollständig überarbeitete Auflage

Ernst Reinhardt Verlag München

Prof. Dr. *Andreas Mayer*, Sprachheilpädagoge, hat sich habilitiert zum Thema Früherkennung und Prävention von Schriftspracherwerbsstörungen und ist Inhaber des Lehrstuhls für Sprachheilpädagogik (Förderschwerpunkt Sprache und Sprachtherapie) an der LMU München.

Prof. Dr. *Sven Lindberg*, Diplom Psychologe, ist assoziiertes Mitglied des Forschungszentrums IDeA in Frankfurt am Main und ist Inhaber des Lehrstuhls für Klinische Entwicklungspsychologie an der Universität Paderborn.

Außerdem von A. Mayer im Ernst Reinhardt Verlag erschienen:

Gezielte Förderung bei Lese- und Rechtschreibstörungen
(3. Aufl. 2018, ISBN 978-3-497-02753-8)

Test zur Erfassung der phonologischen Bewusstheit und der Benennungsgeschwindigkeit (TEPHOBE). Manual (4. Aufl. 2020, ISBN 978-3-497-02965-5)

Test zur Erfassung der phonologischen Bewusstheit und der Benennungsgeschwindigkeit (TEPHOBE). Testheft Vorschulalter und 1. Klasse (4. Aufl. 2018, ISBN 978-3-497-02793-4)

Test zur Erfassung der phonologischen Bewusstheit und der Benennungsgeschwindigkeit (TEPHOBE). Testheft 2. Klasse (3. Aufl. 2017, ISBN 978-3-497-02703-3)

Mayer / Ulrich (Hg.) Sprachtherapie mit Kindern (2017, ISBN 978-3-8252-8714-6)

Bibliografische Information der Deutschen Nationalbibliothek
Die Deutsche Nationalbibliothek verzeichnet diese Publikation in der Deutschen Nationalbibliografie; detaillierte bibliografische Daten sind im Internet über <http://dnb.d-nb.de> abrufbar.

UTB-Band-Nr.: 8662
ISBN 978-3-8252-8803-7

Printed in EU
Einbandgestaltung: Atelier Reichert, Stuttgart
Cover unter Verwendung eines Fotos von © rcx / Fotolia.com
Satz: Bernd Burkart; www.form-und-produktion.de

Ernst Reinhardt Verlag, Kemnatenstr. 46, D-80639 München
Net: www.reinhardt-verlag.de E-Mail: info@reinhardt-verlag.de

Inhalt

Hinweise zur Benutzung dieses Lehrbuchs

Verwendung der Icons

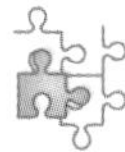

Beispiel

Informationsquellen print und online

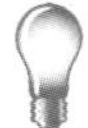

Definition

Da sich die Lernziele in den Kapiteln 3, 7 und 9 jeweils auf das gesamte Kapitel beziehen, wurde dort auf die Angabe von Unterkapiteln zu den einzelnen Lernzielen verzichtet.

Vorwort

Mit einer Prävalenz von etwa sechs bis acht Prozent Betroffener gehören Lese-Rechtschreibstörungen zu den häufigsten Entwicklungsstörungen im Kindes- und Jugendalter (Shaywitz et al. 1990).

Spätestens seit der Veröffentlichung der ersten Ergebnisse der PISA Studien ist diese Problematik einer breiten Öffentlichkeit bekannt geworden. In der Folge wurden verstärkt Bemühungen unternommen, valide Verfahren zur Früherkennung sowie Förder- und Therapiekonzepte zu entwickeln und hinsichtlich ihrer Effektivität zu evaluieren. Zudem wurden in den letzten Jahrzehnten große Fortschritte gemacht, was die Erforschung der Ursachen im neurobiologischen Bereich sowie der sprachlich-kognitiven Grundlagen eines erfolgreichen Schriftspracherwerbs angeht.

Seit der Ratifizierung der UN-Konvention für die Rechte von Menschen mit Behinderungen (2006) und der damit verbundenen sukzessiven Umsetzung eines inklusiven Schulsystems, sehen sich neben Sprach- und Lerntherapeuten und Förderschullehrern zunehmend auch Lehrkräfte des Regelschulsystems mit der Problematik gestörter Schriftspracherwerbsprozesse konfrontiert.

Das vorliegende Buch ist das Resultat meiner langjährigen wissenschaftlichen und praktischen Auseinandersetzung mit diesem Störungsbild. Die Grundlage lieferte mein Habilitationsprojekt am Lehrstuhl für schulische und außerschulische Sprachbehindertenpädagogik der Universität zu Köln (Prof. Dr. Motsch), in dessen Rahmen eine empirische Studie mit mehr als 1.000 Kindern zur Früherkennung und Prävention von Schriftspracherwerbsstörungen im inklusiven Unterricht (Mayer 2014) durchgeführt wurde.

Dieses Buch verfolgt das Ziel, den genannten Berufsgruppen, die sich um Kinder und Jugendliche mit Lese-Rechtschreibstörungen kümmern, aber auch Lehramtsstudierenden unterschiedlicher Fachrichtungen sowie angehenden Sprach- und LerntherapeutInnen durch eine Aufarbeitung des internationalen Forschungsstandes wissenschaftliche Grundlagen dieses komplexen Störungsbildes zu vermitteln. Zu diesem Zweck gibt Kapitel 1 einen Einblick in die Charakteristika und Prinzipien der deutschen Orthographie. Kapitel 2 verdeutlicht die kognitiven Prozesse beim Lesen und Schreiben und skizziert den Schriftspracherwerb als Entwicklungsprozess. Nach einer detaillierten Begriffsklärung (Kap. 3) werden in Kapitel 4 die angenommenen Ursachen im engeren Sinn und in Kapitel 5 das Konstrukt der phonologischen Informationsverarbeitung als Bindeglied zwischen Ursachen und Oberflächensymptomatik ausführlich erläutert.

Kapitel 6 bis 9 sind der Früherkennung, Diagnostik, Prävention, Förderung und Intervention gewidmet. Neben einer kritischen Analyse unterschiedlicher Herangehensweisen soll der Leser auch Anregungen für die praktische Tätigkeit der Diagnostik, des Unterrichts und der Therapie erhalten.

Aufgrund der leichteren Lesbarkeit wird bei Personenbezeichnungen zumeist die männliche Form verwendet. Doch es sind selbstverständlich Lehrerinnen und Lehrer, Schülerinnen und Schüler etc. gemeint. Beide Geschlechter sind immer mitzudenken.

Köln im Januar 2016 Andreas Mayer

1 Das deutsche Schriftsystem

Lernziele

- ein Bewusstsein für die Charakteristika unterschiedlicher Schriftsysteme entwickeln und die Besonderheiten alphabetischer Orthographien kennen (Kap. 1.1)
- die unterschiedlichen Prinzipien der deutschen Orthographie kennen und die daraus resultierenden Rechtschreibbesonderheiten nachvollziehen können (Kap. 1.2)

Für einen Dozenten der Didaktik und Methodik des Biologieunterrichts oder einen Physiklehrer der Sekundarstufe ist es selbstverständlich, neben didaktisch-methodischen Kompetenzen über umfassendes fachspezifisches Wissen zu verfügen. Genauso selbstverständlich sollte es für alle Berufsgruppen sein, die Kinder, Jugendliche und Erwachsene mit Lese-Rechtschreibstörungen fördern oder therapieren, sich umfassendes Spezialwissen zu Aufbau, Struktur und Besonderheiten des deutschen Schriftsystems, den Entwicklungsprozessen beim Lesen- und Schreibenlernen sowie den dabei ablaufenden sprachlich-kognitiven Prozessen anzueignen.

Dieses Wissen zu vermitteln, ist das Ziel der Kapitel 1 und 2 des vorliegenden Lehrbuchs. Der Leser soll sich Wissen über die wesentlichen Charakteristika der deutschen Orthographie aneignen, ihm soll deutlich werden, dass es sich bei der Aneignung dieses komplexen Systems um einen (meta-)sprachlich-kognitiven Entwicklungsprozess handelt, der sich in unterschiedliche Phasen gliedern lässt, in denen sich die Kinder von unterschiedlichen Strategien leiten lassen, um sich sukzessive den Fähigkeiten kompetenter Leser und Schreiber anzunähern.

1.1 Unterschiedliche Schriftsysteme

Unter dem Begriff der **Orthographie** versteht man ein institutionalisiertes, normiertes System aus Zeichen und Regeln, das von kompetenten Benutzern gleich verwendet und verstanden werden kann (Crystal 2010).

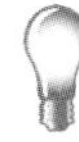

Weitgehend selbstverständlich verbinden die meisten Menschen der westlichen Welt mit dem Begriff der Orthographie eine Schriftsprache, die die phonologische Struktur der jeweiligen Lautsprache nach bestimmten Regeln symbolisiert. Dabei handelt es sich aber nur um ein mögliches System, das historisch betrachtet zudem eher am Ende der Schriftentwicklung stand. Ausgehend von den Ursprüngen der Schrift im 3. Jahrtausend v. Chr. lassen sich unterschiedliche Schriftsysteme unterscheiden.

verschiedene Schriftensysteme Diese werden üblicherweise differenziert in solche, die mittels Bildern oder Symbolen Inhalte abbilden, aber in keiner Beziehung zur jeweiligen Lautsprache der Sprachgemeinschaft stehen, in der sie verwendet wird (Piktographie, Ideographie) und solche, die sich an der Struktur der Lautsprache orientieren. In der zuletzt genannten Gruppe werden Systeme, deren Einheiten die Bedeutung von Wörtern symbolisieren (Logographie) von solchen unterschieden, die den Klang der Sprache entweder auf Silben- oder auf Phonemebene abbilden (Phonographie).

Entstehung Der Ursprung der Schriftkultur ist im Zweistromland zwischen Euphrat und Tigris zu suchen, wo sich etwa 3400 v. Chr. die sumerische Keilschrift entwickelte, ein Terminus, der sich auf die dabei verwendete Technik bezieht, mit einem Griffel Zeichen in feuchten Ton einzuritzen.

Piktographie Wie bei allen bekannten Schriften aus dieser Zeit handelte es sich dabei um ein piktographisches System, mit dessen Zeichen, den Piktogrammen, die gegenständliche Welt in recht konkreten Bildern wiedergeben wird, weshalb ausschließlich visuell Wahrnehmbares (z. B. Tiere, Pflanzen, landwirtschaftliche Geräte) abgebildet werden konnte. Neben der sumerischen Keilschrift gehören die Hieroglyphen, die zwischen 3000 v. Chr. und der Zeitenwende in Ägypten, aber auch in anderen Kulturen, bspw. der Hethiter oder der Maya, verwendet wurden, zu den bekanntesten Beispielen der Piktographie. Da die Bedeutungen der Piktogramme unmittelbar aus der visuellen Darstellung abgeleitet werden können und nicht an die Kenntnis einer bestimmten Sprache gebunden sind, kommen entsprechende Systeme auch heute noch in öffentlichen Einrichtungen oder bei internationalen Veranstaltungen bzw. an Orten zum Einsatz, an denen zahlreiche Menschen unterschiedlicher Nationalität zusammentreffen (z. B. Flughäfen) (Abb. 1).

Ideographie Eine Weiterentwicklung der Piktographie stellt die Ideographie dar, deren Zeichen (= Ideogramme) meist aus Piktogrammen abgeleitet wurden, aber abstrakterer, schematisierter Natur sind und keinen unmittelbaren Bezug mehr zum Bezeichneten (signifié) erkennen lassen (Abb. 1). Deshalb können die Bedeutungen der Zeichen auch nicht mehr unmittelbar verstanden werden, sondern beruhen auf einer willkürlichen Vereinbarung, die gelernt werden muss.

Unter der **Piktographie** werden Schriftsysteme zusammengefasst, deren Zeichen (= Piktogramme) eindeutig und einfach sind, sodass der Inhalt auf Anhieb verstanden und wiedergegeben werden kann. Die **Ideographie** ist eine Weiterentwicklung piktographischer Systeme, deren Symbole (= Ideogramme) abstrakterer Natur sind, und keinen unmittelbaren Zusammenhang zur Realität erkennen lassen. Die **Logographie** referiert auf Systeme, deren Einheiten (= Logogramme) die Bedeutung von Wörtern symbolisieren (Crystal 2010).

Diese Weiterentwicklung der Piktographie zur Ideographie brachte den Vorteil mit sich, dass sich die Zeichen nicht mehr nur auf materielle Gegebenheiten beziehen, sondern auch auf abstrakte Begriffe, Ideen und Gedanken ausgedehnt werden konnten.

Logographie Während Piktogramme und Ideogramme Gedanken, Ideen, Ereignisse symbolisieren können, handelt es sich bei einem logographischen System und den dabei verwendeten Logogrammen um eine visuelle Repräsentation der Bedeutung einzelner Wörter oder Morpheme.

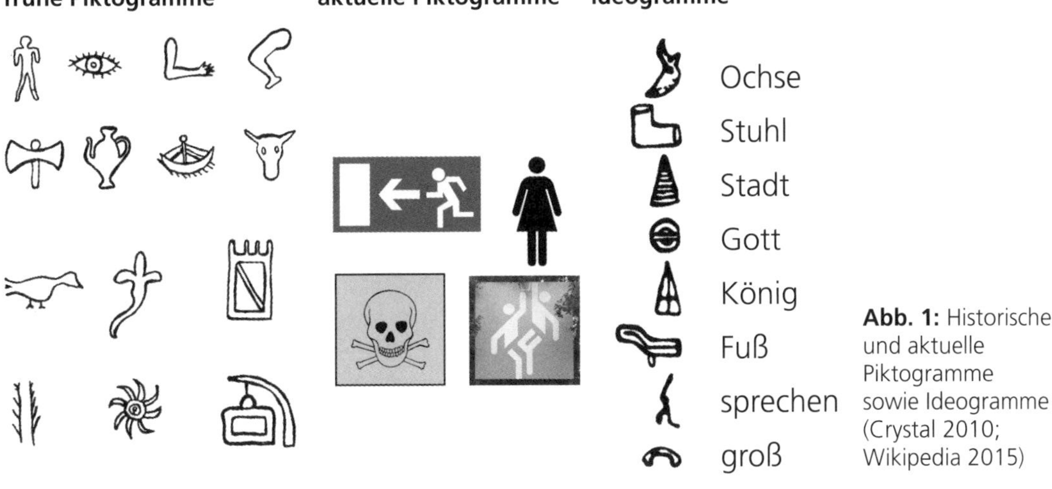

Abb. 1: Historische und aktuelle Piktogramme sowie Ideogramme (Crystal 2010; Wikipedia 2015)

Die bekanntesten aktuellen logographischen Systeme mit ideographischen Elementen sind das japanische Kanji und die chinesische Schrift, wobei es sich bei den Zeichen des Chinesischen genau genommen um Phonogramme handelt, da sie neben dem Hinweis auf die Bedeutung des Zeichens auch einen lautandeutenden Teil beinhalten. Für ein Land wie China ist ein logographisches System, trotz der hohen Anzahl benötigter Zeichen, durchaus von Vorteil. Aufgrund der zahlreichen Regionalsprachen, deren Sprecher sich untereinander nicht verständigen können, ermöglicht die chinesische Schrift zumindest eine schriftliche Kommunikation, weil die Zeichen in den einzelnen Dialekten gleich aussehen und dieselbe Bedeutung haben, auch wenn sie lautsprachlich unterschiedlich realisiert werden.

Auch das System arabischer Zahlen und mathematischer Symbole kann als logographisches System verstanden werden, da sich die einzelnen Zeichen (1, 3, 6, +, : etc.) auf eine bestimmte sprachenunabhängige Wortbedeutung beziehen, die – die Kenntnis der Symbole vorausgesetzt – verstanden, aber lautsprachlich unterschiedlich realisiert werden (eins, one, un, uno).

Gemein sind den bislang genannten Schriftsystemen, dass die verwendeten Zeichen Bedeutungen symbolisieren, aber keine Hinweise auf die Aussprache liefern. Um die Zeichen dieser Schriften verstehen zu können, sind keine Kenntnisse über die Phonologie, Semantik, Lexik und Grammatik der Sprache erforderlich, man muss „nur" die Bedeutung der Zeichen kennen.

Rebusprinzip

Eine grundlegende Veränderung fand statt, als man nach und nach begann, die Zeichen piktographischer oder ideographischer Systeme als Symbole für lautsprachliche Einheiten zu verwenden. Im System der ägyptischen Hieroglyphen bspw. kamen im Laufe der Zeit neben den Zeichen, die unmittelbar die Dinge der materiellen Welt symbolisieren (Piktogramme) auch solche zum Einsatz, die jeweils den Anlaut oder die erste Silbe des abgebildeten Gegenstandes repräsentieren sollten (Rebusprinzip).

phonografische Systeme

Dabei handelte es sich um einen ersten Schritt hin zu phonographischen Systemen, die also keine Bedeutungen, sondern den Klang der jeweiligen Sprache abbilden. In Abhängigkeit von der Größe der sprachlichen Einheit, die durch das jeweilige Schriftzeichen symbolisiert wird, lassen sich dabei Silbenschriften und alphabetische Schriften unterscheiden.

Silbenschriften

Die Zeichen der Silbenschriften symbolisieren die Silben der Bezugssprache, wobei einzelne Zeichen auch für eine Kombination aus Onset und Nukleus bzw. aus Nukleus und Coda (= Rime, im Folgenden auch Silbenreim genannt) stehen können (zum Begriff Onset und Rime sowie dem Aufbau der Silbe aus Onset und Silbenreim vgl. Abb. 13). Unter dem Onset einer Silbe versteht man den bzw. die Konsonanten einer Silbe, die vor dem Vokal (= Nukleus) stehen. Die Zahl der Zeichen in unterschiedlichen Silbenschriften schwankt zwischen 50 und mehreren hundert.

Hiragana, Katakana

Zu den bekanntesten aktuell noch verwendeten Silbenschriften gehören das japanische Hiragana und Katakana, das 75 Zeichen umfasst, wobei drei davon gewisse Kombinationen eingehen können, sodass weitere 36 Formen entstehen (Crystal 2010; Abb. 2).

Alphabetschriften

Bei Alphabetschriften besteht nun ein direkter Zusammenhang zwischen Phonemen und Graphemen, wobei in den seltensten Fällen eine Eins-zu-eins-Zuordnung vorherrscht.

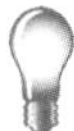

Phoneme stellen die kleinsten bedeutungsunterscheidenden Einheiten der Lautsprache dar, während der Begriff des **Graphems** auf die kleinsten bedeutungsunterscheidenden Einheiten der Schriftsprache referiert.

Aufgrund der Symbolisierung der kleinsten bedeutungsunterscheidenden Einheiten der jeweiligen Sprache durch Grapheme handelt es sich bei Alphabetschriften um die ökonomischste und anpassungsfähigste Form der Orthographie. Anstatt einer riesigen Menge an Logogrammen oder Silbenzeichen benötigt eine Alphabetschrift nur eine relativ geringe Anzahl an Graphemen, mit denen sich alle vorhandenen Wörter aber auch neu hinzukommende Ausdrücke verschriften lassen.

unterschiedliche Alphabetschriften

Die vermutlich erste Alphabetschrift, auf der alle folgenden aufbauen, ist die in der ersten Hälfte des zweiten Jahrtausends v. Chr. entstandene phönizische Schrift, die aus 22 Konsonantenzeichen besteht und vorwiegend im Mittelmeerraum verwendet wurde. Aus der phönizischen Schrift entwickelten sich das aramäische und das griechische Alphabet, sodass diese als Grundlage aller heutigen alphabetischen Schriften betrachtet werden können.

Eine annähernd vollständige Abbildung der Laute einer Sprachgemeinschaft gibt es erst seit der Entstehung des griechischen Alphabets (800–900 Jahre v. Chr.). Die auch von der deutschen Orthographie verwendete lateinische Schrift stellt eine Modifikation der griechischen Schrift dar. Sie verbreitete sich im Zuge der Christianisierung über die Grenzen des Römischen Reichs hinaus in ganz Westeuropa (Kirschhock 2004).

transparente und opake Alphabetschriften

Trotz der verbindenden Gemeinsamkeit aller Alphabetschriften – der Symbolisierung der kleinsten bedeutungsunterscheidenden sprachlichen Einheiten durch visuelle Symbole – unterscheiden diese sich sehr stark hinsichtlich der Regelmäßigkeit und der Eindeutigkeit der Laut-Buchstaben-Verknüpfung. In einer völlig

ン n	ワ wa	ラ ra	ヤ ya	マ ma	ハ ha	ナ na	タ ta	サ sa	カ ka	ア a
		リ ri		ミ mi	ヒ hi	ニ ni	チ chi	シ shi	キ ki	イ i
		ル ru	ユ yu	ム mu	フ fu	ヌ nu	ツ tsu	ス su	ク ku	ウ u
		レ re		メ me	ヘ he	ネ ne	テ te	セ se	ケ ke	エ e
	ヲ wo	ロ ro	ヨ yo	モ mo	ホ ho	ノ no	ト to	ソ so	コ ko	オ o

Abb. 2: Ein Ausschnitt aus dem Zeicheninventar der Silbenschrift Katakana (Yee o. J.)

eindeutigen Alphabetschrift entspricht jedes Graphem genau einem Phonem und jedes Phonem wird immer durch dasselbe Graphem abgebildet. Das europäische Schriftsystem, das dem am nächsten kommt, ist das Finnische. Am anderen Ende des Kontinuums zwischen transparenten und sogenannten opaken (uneindeutigen) Schriftsprachen befindet sich das Englische. Es besteht dem Deutschen vergleichbar aus etwa 40 Phonemen und 26 Graphemen. Jedoch kennt das Englische für die 44 Phoneme etwa 1.500 unterschiedliche Möglichkeiten der Verschriftung und zahlreiche Möglichkeiten, ein bestimmtes Graphem lautsprachlich zu realisieren. Was die Aussprache der einzelnen Grapheme angeht, sind die Konsonanten – der deutschen Orthographie vergleichbar – zwar relativ eindeutig, jedoch sind die Lautwerte der Vokale weitgehend intransparent und werden stark durch den orthographischen Kontext und die morphologische Struktur der Wörter beeinflusst. Bspw. kann das Phonem /i/ durch die Buchstaben(-folgen) <e>, <ea>, <ee>, <y>, <i>, <ie>, <ei> (we, beat, see, fluency, unique, believe, ceiling) wiedergegeben werden. Das Graphem <u> wiederum kann abhängig vom Buchstabenkontext lautsprachlich u. a. als /ʌ/, /ʊ/, /ɜː//juː/, /uː/ (just, bull, burn, curious, rule) realisiert werden.

Literaturempfehlung zur Geschichte der Schrift

Crystal, D. (2010): Die Cambridge Enzyklopädie der Sprache. Haffmanns & Tolkemitt, Berlin

1.2 Die deutsche Orthographie

1.2.1 Das Grapheminventar des Deutschen

Das deutsche Schriftsystem gehört zu den relativ transparenten alphabetischen Schriften, wobei die Graphem-Phonem-Korrespondenz (*Forward Regularity*) regelmäßiger ist als die Phonem-Graphem-Korrespondenz (*Backward Regularity*) (Wimmer / Mayringer 2002; Klicpera et al. 2013).

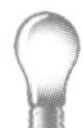

Unter einer transparenten **Graphem-Phonem-Korrespondenz** (Forward Regularity) versteht man, dass Grapheme und Graphemverbindungen (z. B. <m>, <ack>, <ah>, <ie>) – Vokale und phonetische Feinheiten ausgenommen – in den meisten Fällen dasselbe Phonem bzw. dieselbe Phonemverbindung symbolisieren. Die **Phonem-Graphem-Zuordnung** (Backward Regularity) ist im Deutschen weit weniger eindeutig, da einzelne Laute eines Wortes durch unterschiedliche Grapheme symbolisiert werden. Bspw. kann ein langes und gespanntes [ɑ:] als <a>, <ah> oder <aa> (<Schal>, <mahlen>, <Saal>) verschriftet werden. Allerdings werden die meisten Phoneme sehr viel häufiger durch ein bestimmtes Graphem repräsentiert als durch andere. Die sprachsystematisch häufigsten Phonem-Graphem-Verknüpfungen werden als „Basisgrapheme" bezeichnet. So wird das Phonem /a:/ in 89,8 % der Fälle durch das Graphem <a> abgebildet. In 8,9 % der Fälle wird es durch ein <ah> und nur in 1,3 % durch ein <aa> repräsentiert. Das Basisgraphem für ein /a:/ ist also das <a> (Bross, 2016).

Graphembegriff

Was die Zusammensetzung des Grapheminventars der deutschen Schriftsprache angeht, herrscht bislang keine vollständige Einigkeit darüber, wie der Graphembegriff zu definieren ist, sodass unterschiedliche Autoren zu unterschiedlichen Graphembeständen kommen. Ohne an dieser Stelle auf Einzelheiten dieser Diskussion einzugehen (vgl. dazu Rezec 2009), betrachtet die Graphematik den Graphembegriff aus zwei Perspektiven. Zum einen werden sie als visuelle Symbolisierung eines Phonems interpretiert. Diesem Repräsentanzkonzept nach werden dann alle Buchstaben(-verbindungen) als Grapheme betrachtet, die als schriftsprachliches Symbol für ein Phonem fungieren können (Öhlschläger 2011). Die Buchstabenkombination <ng> würde dieser Interpretation zufolge als ein Graphem betrachtet werden, weil sie die schriftsprachliche Entsprechung des Phonems /ŋ/ darstellt und dieses im Deutschen Phonemcharakter (/dɪŋ/ vs. /dɪk/) hat. Zum anderen können Grapheme aber auch völlig unabhängig von der lautlichen Ebene, ausschließlich hinsichtlich ihrer schriftsprachlichen Funktion betrachtet werden. In Analogie zur Phonologie und dem Phonembegriff werden Grapheme dann als kleinste bedeutungsunterscheidende Einheiten der Schriftsprache interpretiert (Distinktivitätskonzept, Öhlschläger 2011). Dieser Auffassung folgend lässt sich das Grapheminventar der deutschen Schriftsprache ohne Berücksichtigung der Lautsprache in Analogie zur Ermittlung des Phoneminventars mithilfe der Minimalpaarbildung bestimmen. Da ein Buchstabe oder eine Buchstabenverbindung aus dieser Perspektive nur dann Graphemcharakter hat, wenn es „als Ganzes ausgetauscht werden kann" (Dürscheid 2006, 131), handelt es sich bei <ng> nicht um ein Graphem, da es noch weiter in kleinere bedeutungsunterscheidende Einheiten zerlegbar ist. Die Minimalpaare <Ring> vs. <Rind> und <singen> vs. <sinken> wären unter dieser Prämisse ausreichend, um der Buchstabenkombination <ng> Graphemcharakter abzusprechen.

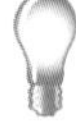

Analog definiert Eisenberg (2009, 66) den **Graphembegriff** als kleinste Einheit des Schriftsystems und fasst darunter „alle Einzelbuchstaben, die eine Sprache als kleinste segmentale Einheiten verwendet und außerdem alle Buchstabenverbindungen (sogenannte Mehrgraphe), die wie Einzelbuchstaben als kleinste unteilbare Einheiten zu gelten haben."

Vokalgrapheme:

⟨a⟩ ⟨e⟩ ⟨i⟩ ⟨o⟩ ⟨u⟩ ⟨ä⟩ ⟨ö⟩ ⟨ü⟩ ⟨ie⟩

Konsonantengrapheme:

⟨b⟩ ⟨d⟩ ⟨f⟩ ⟨g⟩ ⟨h⟩ ⟨j⟩ ⟨k⟩ ⟨l⟩ ⟨m⟩ ⟨n⟩ ⟨p⟩ ⟨r⟩

⟨s⟩ ⟨t⟩ ⟨v⟩ ⟨w⟩ ⟨x⟩ ⟨z⟩ ⟨ß⟩ ⟨ch⟩ ⟨qu⟩ ⟨sch⟩

Abb. 3: Das Grapheminventar des Deutschen

Diesen Überlegungen folgend wären die Buchstabenverbindungen <sch>, <qu>, <ch> als Grapheme des Deutschen zu interpretieren, da es sich um Einheiten handelt, die in einem Wort nicht weiter zerlegt werden können, sondern nur als Ganzes ersetzt werden können.

Dem Distinktivitätskonzept folgend kommt den drei Diphthongen des Deutschen <ei>, <au>, <eu> kein Graphemstatus zu, da sich hier sehr wohl Minimalpaare finden, bei denen der Austausch eines der beiden Elemente zu einer Bedeutungsveränderung führt (<aus> vs. <bus>, <Eule> vs. <Eile> vs. <Elle>). Auch den Buchstaben <c> und <y> kommt im Deutschen kein Graphemstatus zu, da <y> in deutschen Wörtern gar nicht und <c> ausschließlich in Kombination mit den Graphemen <s> und <h> vorkommen.

Grapheminventar

Das Grapheminventar der deutschen Sprache auf der Grundlage des Distinktivitätskonzepts ist Abb. 3 zu entnehmen (Eisenberg 2009).

graphotaktische Regeln

Ferner formuliert die Graphematik graphotaktische Regeln, also Regularitäten hinsichtlich der in einer Schriftsprache möglichen Graphemkombinationen. Ein Beispiel für eine graphotaktische Regel, die eine vom phonologischen Prinzip der Orthographie abweichende Schreibweise erklärt, ist die im Deutschen geltende Besonderheit, dass im Anfangsrand einer Schreibsilbe das Phonem /ʃ/ vor /p/ und /t/ niemals durch <sch> sondern immer durch <s> realisiert wird, um die Überlänge einer Schreibsilbe (Eisenberg 2009) zu vermeiden. Eine weitere graphotaktische Regel im Deutschen gilt der Schreibweise des /i/, das üblicherweise durch die Buchstabenkombination <ie> wiedergegeben wird, am Wortanfang aber als <i> oder <ih> verschriftet werden muss.

1.2.2 Prinzipien der deutschen Orthographie

Die Systematik der deutschen Orthographie lässt sich mithilfe von drei dominanten Prinzipien, dem phonologischen (phonographischen), dem silbischen und dem morphematischen Prinzip weitgehend erklären. Die Komplexität der deutschen Orthographie resultiert weniger aus einer großen Anzahl an Ausnahmen, sondern aus der gegenseitigen Überlagerung dieser Prinzipien.

Das phonologische (phonographische) Prinzip

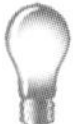

Das **grundlegende Prinzip aller alphabetischen Orthographien** besagt, dass in der Schriftsprache die phonologische Struktur der Lautsprache abgebildet wird, dass ein Phonem durch einen Buchstaben bzw. eine Buchstabenverbindung symbolisiert (Phonem-Graphem-Korrespondenz) und ein bestimmter Buchstabe durch das damit assoziierte Phonem lautsprachlich realisiert wird (Graphem-Phonem-Korrespondenz).

Symbolisierung von Phonemen

Dabei liegt die Betonung auf dem Begriff des Phonems. In alphabetischen Schriften werden Phoneme symbolisiert, die unterschiedlichen lautsprachlichen Varianten eines Phonems (Allophone) werden nicht abgebildet (Öhlschläger 2011). Unabhängig davon, ob das Phonem / r / apikoalveolar als Zungenspitzen-[r], uvular gerollt [ʀ] (durch Vibration des „Zäpfchens“) oder als uvularer Frikativ [ʁ] (durch eine Enge im Rachenraum) realisiert wird, werden diese Aussprachevarianten des Phonems / r / stets durch dasselbe Graphem <r> wiedergegeben. Dasselbe gilt für die palatalen (am harten Gaumen gebildeten = [ç]) und velaren (am Gaumensegel gebildeten = [x]) Varianten des Phonems / χ / , die stets als <ch> verschriftet werden.

In den meisten Fällen symbolisiert ein Buchstabe ein Phonem (z. B. <t> = / t /). Zum Teil korrespondiert ein Buchstabe aber auch mit einer Lautkombination (z. B. <z> = [ts], <x> = [ks]) bzw. ein Phonem mit einer Buchstabenverbindung (z. B. / ʃ / = <sch>, / χ / = <ch>). In Tab. 1 werden die wesentlichen Graphem-Phonem-Korrespondenzen abgebildet, ohne dass an dieser Stelle auf Abweichungen von den üblichen Korrespondenzen eingegangen wird.

Dominanz des phonologischen Prinzips

Auch wenn im Zusammenhang mit der Rechtschreibung üblicherweise die zahlreichen Abweichungen vom phonologischen Prinzip betont werden, darf nicht übersehen werden, dass es sich dabei um das vorherrschende Prinzip des Deutschen handelt. Obwohl es aufgrund des unterschiedlichen Verständnisses des Begriff der Lauttreue schwierig ist anzugeben, wie hoch der prozentuale Anteil an Wörtern ist, die ausschließlich durch die Anwendung des phonologischen Prinzips orthographisch korrekt verschriftet werden können, erscheint es durchaus sinnvoll, Kindern in den Eingangsklassen an Grund- und Förderschulen zunächst dieses Prinzip zu vermitteln und ihnen zu ermöglichen, es anzuwenden und zu automatisieren. Bei den meisten Wörtern, die vom phonologischen Prinzip abweichen, lassen sich selten mehr als ein bis zwei Unregelmäßigkeiten identifizieren.

Dass das phonologische Prinzip im Deutschen aber nicht das allein bestimmende sein kann, dass es sich bei den Beziehungen zwischen Graphemen und Phonemen nicht um eine Eins-zu-Eins-Korrespondenz handelt, wird allein daraus deutlich, dass die deutsche Lautsprache aus etwa 40 Phonemen, das Schriftsystem jedoch nur aus 31 Graphemen besteht.

Ein besonderes Charakteristikum des Deutschen besteht darin, dass die phonemischen Kontraste der Merkmale „gespannt“ vs. „ungespannt“ bei Vokalen (z. B. <Wal> = [vɑ:l] vs. Wall = [val]) auf Graphemebene keine Berücksichtigung finden (Tab. 1). Die gespannten und ungespannten Varianten eines Vokals werden mit Ausnahme der beiden Phoneme / i / und / ɪ / , die (meist) als <ie> bzw. <i> verschriftet werden, schriftsprachlich durch dasselbe Graphem wiedergegeben.

Tab. 1: Die häufigsten Graphem-Phonem-Korrespondenzen des Deutschen (Eisenberg 2009)

Konsonanten					
Phonem	**Graphem**	**Beispielwort**	**Phonem**	**Graphem**	**Beispielwort**
/p/	<p>	[pʊpə] – <Puppe>	/ʃ/	<sch>	[ʃulə] – <Schule>
/b/	<b>	[bal] – <Ball>	/χ/	<ch>	[dax] – <Dach>
/t/	<t>	[tɪʃ] – <Tisch>	/j/	<j>	[ja] – <ja>
/d/	<d>	[damə] -<Dame>	/h/	<h>	[hut] – <Hut>
/k/	<k>	[kʊs] – <Kuss>	/m/	<m>	[maʊs] – <Maus>
/g/	<g>	[gɛlt] – <Geld>	/n/	<n>	[nazə] – <Nase>
/f/	<f>	[fu:s] – <Fuß>	/ŋ/	<ng>	[ʀɪŋ] – Ring
/v/	<w>	[vi:zə] – <Wiese>	/l/	<l>	[lʊft] – <Luft>
/s/	<s> oder <ß>	[ast] – <Ast> [fu:s] – <Fuß>	/r/	<r>	[rɪŋ] – Ring
/z/	<s>	[zɔnə] – <Sonne>	/kv/	<qu>	[kva:l] – <Qual>
Vokale					
gespannte Vokale			**ungespannte Vokale**		
Phonem	**Graphem**	**Beispielwort**	**Phonem**	**Graphem**	**Beispielwort**
/ɑ/	<a>	[vɑ:l] – <Wal>	/a/	<a>	[val] – <Wall>
/e/	<e>	[ve:zən] – <Wesen>	/ɛ/	<e>	[vəsən] – <wessen>
/i/	<i> oder <ie>	[ju:li] – <Juli> [ʃi:f] – <schief>	/ɪ/	<i>	[ʃɪf] – <Schiff>
/o/	<o>	[o:fən] – <Ofen>	/ɔ/	<o>	[ɔfən] – <offen>
/u/	<u>	[ru:m] – <Ruhm>	/ʊ/	<u>	[rʊm] – <Rum>
/æ/	<ä>	[jætən] – <jäten>	/ə/	<e>	[o:fən] – <Ofen>
/y/	<ü>	[fy:lɐ] – <Fühler>	/ʏ/	<ü>	[fʏlɐ] – <Füller>
/ø/	<ö>	[hølə] – <Höhle>	/œ/	<ö>	[hœlə] – <Hölle>
			Schwa		
			[ə]	<e>	[zɔnə] – <Sonne>

Das bedeutet aber nicht, dass die deutsche Orthographie diese Phonemkontraste auf Vokalebene unberücksichtigt lässt. Sie werden jedoch nicht auf Buchstabenebene, sondern auf Silbenebene deutlich gemacht (silbisches Prinzip).

Abweichungen vom phonologischen Prinzip

Die meisten Abweichungen vom phonologischen Prinzip lassen sich durch graphotaktische Regeln, das silbische Prinzip bzw. das Prinzip der Morphemkonstanz erklären.

Ein Beispiel dafür ist die bereits erwähnte Regel, dass der Laut [ʃ] im Onset einer Silbe vor [p] und [t] nicht durch <sch>, sondern durch <s> verschriftet wird (<Stein>).

Die vom phonologischen Prinzip abweichende Verschriftung der Phoneme /p/, /t/ und /k/ durch die Grapheme <b>, <d> und <g> (z. B. Korb, Hund, Burg) lässt sich wiederum durch das Prinzip der Morphemkonstanz erklären. Dieses Phänomen tritt wort- und silbenfinal immer dann auf, wenn in der Explizitform der Wörter, also der zweisilbigen trochäischen Struktur des Wortes, die durch Ableitung oder Verlängerung resultiert, ein stimmhafter Plosiv artikuliert wird (z. B. <Körbe>, <Hunde>, <Berge>).

Die unterschiedliche lautsprachliche Realisierung der Vokalqualitäten (lang, gespannt vs. kurz, ungespannt) kann wiederum primär durch das silbische Prinzip erklärt werden.

Das silbische Prinzip

Um dieses Prinzip und die damit verbundenen graphematischen Regeln nachvollziehen zu können, ist es zunächst notwendig, einen Blick auf die typische Struktur deutscher Wörter zu werfen.

trochäische Struktur

Die Struktur der meisten deutschen Wörter in ihrer Explizitform ist ein zweisilbiger Trochäus, d. h. es handelt sich um Wörter mit einer betonten ersten Silbe (Hauptsilbe) und einer zweiten unbetonten Reduktionssilbe (Bredel 2009; Moths 2011; Thelen 2002). Bei Abweichungen von dieser Struktur handelt es sich meist um einsilbige Funktionswörter und um Lehnwörter aus anderen Sprachen (z. B. Salat, Balkon, Regal).

Explizitform

Unter der Explizitform eines Worts versteht man die zweisilbige flektierte Form (Plural, Genitiv, Komparativ), wenn das Wort in seiner Grundform einsilbig ist. Die Explizitform des Wortes „Hund" ist bspw. der Plural „Hunde" oder der Genitiv „des Hundes" (Eisenberg 2006). Die phonologische Explizitform eines Wortes ist linguistisch betrachtet die Grundlage der Graphematik.

Aufbau der Silbe

Betrachtet man nun den Aufbau der Silbe, so lässt sich diese in drei Elemente segmentieren, wobei nicht alle Elemente obligatorisch besetzt sein müssen. Jede Silbe verfügt über einen Silbenkern (= Nukleus N), das vokalische Element der Silbe. Die fakultativen konsonantischen Bestandteile links vom Nukleus werden als linker konsonantischer Anfangsrand (= Onset O), die Konsonanten rechts vom Nukleus als rechter Endrand (= Coda C) bezeichnet. Nukleus und Coda gemeinsam bilden den sogenannten Silbenreim (Abb. 13, s. S. 83).

Silbenstrukturen

Auf der Grundlage dieser Ausführungen lässt sich die Standardstruktur der Explizitformen zahlreicher deutscher Wörter formal folgendermaßen darstellen (Tab. 2).

Trochäus					
σ Silbe 1 (betonte Hauptsilbe)			σ Silbe 2 (unbetonte Reduktionssilbe)		
	Silbenreim			Silbenreim	
Onset	**Nukleus**	**Coda**	**Onset**	**Nukleus**	**Coda**
	E		s	e	l
	A		b	e	nd
	O		f	e	n
	I		g	e	l
R	e		g	e	n
R	o		s	e	
B	e		s	e	n
	E	n	t	e	
	I	n	s	e	l
L	e	n	d	e	
s	e	l	t	e	n
H	u	n	d	e	
h	u	n	d	e	rt
W	u	n	d	e	r

Tab. 2: Die trochäische Struktur deutscher Wörter

Die Beispielwörter in Tab. 2 machen bereits einige typische Merkmale des Aufbaus deutscher Wörter ersichtlich.

- Aufgrund der **trochäischen Struktur** liegt die Hauptbetonung des Wortes auf dem Nukleus der ersten Silbe.
- In der **ersten betonten Silbe** muss in der schriftsprachlichen Modalität lediglich der Nukleus besetzt sein, Onset und Coda sind fakultativ (Bsp.: **A**-bend, **I**-gel, **E**-sel, **O**-fen), während der Onset der Reduktionssilbe fast immer besetzt ist (gegebenenfalls durch ein silbentrennendes <h>, s. u.).
- Ist der **Onset** der betonten Hauptsilbe besetzt, kann er durch einen (= einfacher Anfangsrand) oder mehrere Konsonanten (= komplexer Anfangsrand) besetzt sein. Mit Ausnahme der Kombination von/ʃ/mit/t/oder/p/, die schriftsprachlich als <st> und <sp> wiedergegeben wird, werden die Onsets ausschließlich auf der Grundlage des phonologischen Prinzips verschriftet (<**sch**leichen>, <**Tr**eppe>, <**Fl**asche>, <**Kl**asse>).
- Der **vokalische Kern** der zweiten Silbe (Reduktionssilbe) ist orthographisch immer durch ein <e> besetzt. Wie dieses Graphem lautsprachlich umgesetzt wird, hängt von der Besetzung der Coda ab: Befindet sich im rechten Endrand ein <n> oder <l>, wird das <e> nur als sehr schwach oder gar nicht wahrnehmbares [ə] artikuliert (z. B. <Besen> → [bez(ə)n]). Ist der Endrand der zweiten Silbe unbesetzt, wird das <e> als Schwa-Laut [ə] (z. B. <Rose> → [rozə]) realisiert, während es als „vokalisiertes r" ([ɐ] ausgesprochen wird, wenn im rechten Silbenrand der zweiten Silbe ein <r> steht, (z. B. <Wunder> → [vʊndɐ]) (Bredel 2009).

Auf Silbenebene lassen sich nun einige orthographische Besonderheiten und Zusammenhänge zwischen der Orthographie und der Phonologie veranschaulichen. Es lässt sich v. a. deutlich machen, wie die unterschiedlichen Vokalqualitäten der betonten Hauptsilbe (lang/gespannt vs. kurz/ungespannt) auf Silbenebene berücksichtigt werden, die auf der Ebene des Einzelbuchstaben (mit Ausnahme des <ie>) nicht unterschieden werden.

offene und geschlossene Silben

Handelt es sich bei der ersten betonten Silbe um eine offene Silbe, also um eine Silbe ohne konsonantischen Endrand (Tab. 3), wird der Vokal lang und gespannt realisiert (z. B. Ro – se, Lu – pe, Re – gen). Ist die erste Silbe dagegen geschlossen, ist der Endrand also durch einen oder mehrere Konsonanten besetzt (Tab. 4), so ist der Vokal kurz und ungespannt zu lesen (z. B. Hun – de, In – sel, kos – ten) (vgl. Eisenberg 2009). Eine anderweitige orthographische Markierung der Länge bzw. der Kürze des Vokals ist hier üblicherweise nicht vorgesehen.

Konsonantenverdoppelung

Befindet sich zwischen den Nuklei der ersten und der zweiten Silbe nur *ein* Konsonant (z. B. <Wesen>), wird dieser als ambisilbischer Konsonant (= Silbengelenk) bezeichnet, der aufgrund des Prinzips der Onsetmaximierung der zweiten Silbe zugeordnet (We-sen) wird. Da es sich bei der ersten Silbe dann um eine offene Silbe handelt, wird der Vokal der ersten Silbe lang gesprochen. Soll der Vokal des Wortes aber kurz und ungespannt realisiert werden, muss die Coda der ersten Silbe besetzt sein (s. o.), weshalb der ambisilbische Konsonant verdoppelt wird. Da es sich bei der ersten Silbe dann wieder um eine geschlossene Silbe handelt, wird der Vokal der ersten Silbe kurz und ungespannt realisiert (z. B. <wessen>; Tab. 5).

Schärfung und Dehnung

Die Kennzeichnung des kurzen und ungespannten Vokals durch die Verdoppelung des ambisilbischen Konsonanten („Schärfung") geschieht im Deutschen

Trochäus					
σ Silbe 1 (betonte Hauptsilbe)			σ Silbe 2 (unbetonte Reduktionssilbe)		
Onset	Nukleus	Coda	Onset	Nukleus	Coda
R	o		s	e	
W	a		g	e	n
R	a		s	e	n
W	e		s	e	n

Tab. 3: zweisilbige Wörter mit offener betonter erster Silbe

Trochäus					
σ Silbe 1 (betonte Hauptsilbe)			σ Silbe 2 (unbetonte Reduktionssilbe)		
Onset	Nukleus	Coda	Onset	Nukleus	Coda
H	u	n	d	e	
k	o	s	t	e	n
	I	n	s	e	l

Tab. 4: zweisilbige Wörter mit geschlossener betonter erster Silbe

Trochäus					
σ Silbe 1 (betonte Hauptsilbe)			σ Silbe 2 (unbetonte Reduktionssilbe)		
Onset	Nukleus	Coda	Onset	Nukleus	Coda
L	ö	f	f	e	l
r	e	n	n	e	n
S	u	p	p	e	
w	e	s	s	e	n

Tab. 5: Beispiele für die Konsonantenverdoppelung nach kurzen ungespannten Vokalen in der ersten Silbe

sehr regelhaft. Zentrale Ausnahmen sind, dass Bi- und Trigraphe (<ch>, <ng>, <sch>) sowie <x> nicht verdoppelt werden (z. B. <wischen>, <Rechen>) und statt der Verdoppelung des <k> und des <z> <ck> bzw. <tz> geschrieben wird. Weniger regelmäßig ist die Dehnungsmarkierung durch die Verdoppelung des Vokals der ersten Silbe (<Seele>) oder das Einfügen eines *Dehnungs-<h>* vor Sonoranten wie <l>, <m>, <n> oder <r> (<Rahmen>, <Löhne>, <fahren>). Das Dehnungs-h lässt sich insgesamt als wenig regelhaft charakterisieren, da es nicht vor Plosiven und selten in Wörtern mit komplexen Onsets der ersten Silbe eingefügt wird. Da diese Dehnungsmarkierung aber nur im Fall einer Nichtbesetzung der Coda der ersten Silbe eingefügt wird und dies eigentlich ausreichend ist, um den Vokal als lang und gespannt zu identifizieren (s. o.), handelt es sich dabei letztendlich um eine zweifache Markierung der Vokallänge, die als nicht zwingende visuelle Stütze beim Lesen betrachtet werden kann (Eisenberg 2006).

silbentrennendes h

Vom Dehnungs-h klar zu unterscheiden und wiederum sehr regelmäßig auftretend ist das „silbentrennende <h>“. Es wird immer dann eingefügt, wenn die Coda der ersten und der Onset der zweiten Silbe leer sind, also zwischen den beiden Nuklei kein konsonantisches Material vorhanden ist. Wie das Dehnungs-h ist auch das „silbentrennende <h>“ ein „stummes <h>“ (z. B. [zeːən]). Das silbentrennende <h> tritt nicht auf, wenn der erste Vokal als Mehrgraph (z. B. <kauen>) geschrieben wird. Nur bei <ei> steht es in manchen Fällen, wie z. B. bei <Weiher> (Thelen 2002).

Das Prinzip der Morphemkonstanz

Das Prinzip der Morphemkonstanz (morphematisches Prinzip) verlangt, dass die Schreibweise des Wortstamms als kleinste bedeutungstragende Einheit auch in der Schreibung von flektierten und abgeleiteten Formen wieder erkannt werden soll. So werden die Adjektive <hell> und <kalt> zu <Helligkeit> und <Kälte>, nicht aber zu *<Hälligkeit> oder *<Kelte> nominalisiert, obgleich das phonologische Prinzip beide Schreibweisen zuließe, da die beiden Vokale der ersten Silbe durch denselben Laut [ɛ] realisiert werden.

Überlagerung der Prinzipien

Das silbische Prinzip und das Prinzip der Morphemkonstanz überlagern sich in der deutschen Orthographie, was die Rechtschreibung auf den ersten Blick unüberschaubar und regellos wirken lässt. Bspw. lässt sich die Verdoppelung des ambisilbischen Konsonanten in <kommen> als Zeichen für die ungespannte, kurze Realisierung des Vokals der ersten Silbe erklären. Die Schreibweise <drohen> spiegelt die Regel zum silbentrennenden <h> wider. Die Begründung für diese Abweichungen vom phonologischen Prinzip entfällt in den flektierten Formen dieser Wörter (z. B. <kommt> und <droht>), wird aber aufgrund des Prinzips der Morphemkonstanz beibehalten.

Das semantische Prinzip

Abschließend sei noch auf das semantische Prinzip verwiesen. Dieses Prinzip verfolgt das Ziel, dass homophone Wörter mit unterschiedlicher Bedeutung orthographisch auch unterschiedlich realisiert werden (z. B. Lied vs. Lid, Wahl vs. Wal).

Literaturempfehlungen zum deutschen Schriftsystem

Eisenberg, P. (2009): Phonem und Graphem. In: Dudenredaktion (Hrsg.): Duden Band 4. Die Grammatik. Unentbehrlich für richtiges Deutsch. Dudenverlag, Mannheim, 19–94

Bredel, U. (2009): Orthographie als System – Orthographieerwerb als Systemerwerb. Zeitschrift für Literaturwissenschaft und Linguistik 39 (153), 135–154

Zusammenfassung

Das für das Schriftsystem des Deutschen grundlegende phonologische Prinzip wird vom silbischen und vom morphematischen Prinzip flankiert bzw. ergänzt. So wie viele andere Schriftsysteme ist also auch das Deutsche ein Mischsystem, das zwar auf dem phonographischen Prinzip basiert, in dem aber auch auf Silben und Wörter bzw. Morpheme Bezug genommen wird (Öhlschläger 2011).

Dass sich die unterrichtliche Förderung orthographischer Fähigkeiten dieses sprachwissenschaftliche Wissen zunutze machen kann, wird in Kapitel 8.6 deutlich werden. Zum anderen wurden in den 2000er und 2010er Jahren einige Konzeptionen für den schriftsprachlichen Anfangsunterricht entwickelt, die auf einer sprachwissenschaftlichen Analyse des orthographischen Systems aufbauen, aber in der schulischen Praxis noch kaum Eingang gefunden haben (Bredel 2009; Braun 2011; Moths 2011).

2 Der ungestörte Schriftspracherwerb

Lernziele

- Modelle der Worterkennung und des Wortschreibens kennen (Kap. 2.1 und 2.2)
- Zusammenhänge zwischen der Worterkennung, dem Sprachverständnis und dem Leseverständnis verstehen (Kap. 2.3)
- die unterschiedlichen Phasen des Schriftspracherwerbs und die dabei vorrangig eingesetzten Strategien kennen und daraus Konsequenzen für einen entwicklungsorientierten Unterricht ableiten können (Kap. 2.4)

unterschiedliche Perspektiven

Schriftsprachliche Kompetenzen und deren Erwerb lassen sich aus zwei Perspektiven betrachten. Entwicklungsmodelle zum Lesen- und Schreibenlernen (Kap. 2.4) gliedern den Schriftspracherwerb in unterschiedliche Phasen und beschreiben dominante Strategien innerhalb dieser Abschnitte, während Prozessmodelle (Kap. 2.1 und 2.2), insbesondere Modelle zur Worterkennung, Hinweise auf die dabei ablaufenden grundlegenden kognitiven Prozesse und deren Einflussfaktoren liefern (Reber 2009).

2.1 Dual-Route Modelle

Um gedruckte Wörter lesen und verstehen zu können, müssen die visuellen Symbolfolgen der Schrift in Sprache umgewandelt werden. Um die unterschiedlichen Strategien beim Lesen von Wörtern zu beschreiben und deutlich zu machen, welche Teilprozesse für deren Anwendung notwendig sind, und damit einen Rahmen für die Unterstützung beim Erlernen der Worterkennung abstecken zu können, wird üblicherweise auf das Dual-Route-Modell von Coltheart (1978, 2005) verwiesen, der zwei grundlegende Strategien beim Lesen von Wörtern unterscheidet, die indirekte Lesestrategie des phonologischen Rekodierens und die Strategie der direkten Worterkennung (auch lexikalische Strategie).

unterschiedliche Verarbeitungswege

Ausgangspunkt des Dual-Route Modells ist die Tatsache, dass es zum einen Wörter gibt, die auf der Grundlage der gelernten Graphem-Phonem-Korrespondenzregeln (GPK-R) erlesen und verstanden werden können, während die lautsprachliche Realisierung von Wörtern, deren Schreibweise von den typischen GPK-R abweichen, als wortspezifisches Wissen im orthographischen Lexikon abgespeichert werden muss. Zum anderen sollten Wörter, die im Langzeitgedächtnis repräsentiert sind, unabhängig davon ob es sich um regelmäßige Wörter oder Ausnahmewörter handelt, auf anderem Weg verarbeitet werden als Wörter, die dem Leser in der schriftsprachlichen Modalität unbekannt sind.

Um die beiden Wege des Dual-Route Modells beschreiben zu können (Abb. 4), wird als Ausgangspunkt die Konfrontation eines Lesers mit einer Buchstabenfolge (Wort oder Pseudowort) angenommen, deren Aussprache und Bedeutung aktiviert werden sollen.

indirekter Leseweg

Der erste Verarbeitungsprozess besteht in der visuellen Analyse des orthographischen Inputs, also der Buchstabenfolge. Kommt der Leser dabei zu dem Ergebnis, dass es sich um eine unvertraute Buchstabenfolge handelt, dass also im orthographischen Lexikon kein entsprechender Eintrag repräsentiert ist, muss das Wort über die indirekte Strategie des phonologischen Rekodierens erlesen werden (linke Seite der Abb. 4).

Umwandlung einzelner Buchstaben in Laute

Dabei wird jeder einzelne Buchstabe des Wortes bewusst verarbeitet und auf der Grundlage der gelernten GPK-R in den entsprechenden Laut umgewandelt. Diese in Laute umkodierten Buchstaben müssen in der phonologischen Schleife des Arbeitsgedächtnisses (Kap. 5.2.3) zwischengespeichert werden, damit sie koartikulatorisch zu einem Wort synthetisiert werden können. Die Semantik des Wortes wird dabei zunächst nicht berücksichtigt, der Weg zur Aussprache des Wortes führt am semantischen System vorbei.

phonologische Rohform

Das Ergebnis dieses Umwandlungsprozesses stellt eine phonologische Rohform dar, die aufgrund der wechselseitigen koartikulatorischen Beeinflussung der Laute bei der natürlichen Aussprache eines Wortes und der Bedeutung des Silbenkontextes bei der lautlichen Realisierung von Vokalen mit der tatsächlichen Aussprache nicht identisch sein muss, ihr aber aufgrund der hohen Transparenz der deutschen Orthographie üblicherweise recht nahekommt. Dennoch bilden auch deutschsprachige Leseanfänger zunächst oft ein künstlich synthetisiertes Wort, indem sie die im Erstleseunterricht gelernten Lautwerte der einzelnen Buchstaben aneinanderreihen (z. B. [e:n:te.]). Erst über auditive Rückkopplungsprozesse und einen Vergleich mit den im mentalen Lexikon gespeicherten Einträgen (beim Satz- und Textlesen unter Ausnutzung von Kontextinformationen) können dann

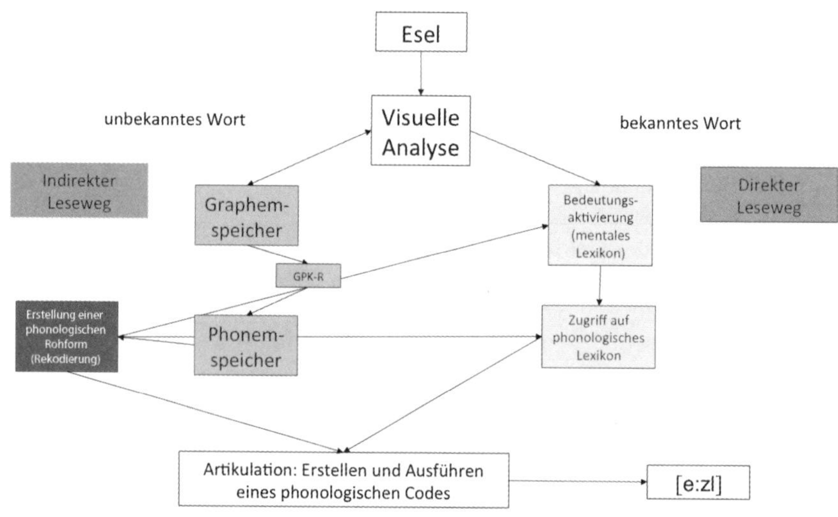

Abb. 4: Dual-Route Modell

die tatsächliche Aussprache und die Bedeutung des Wortes aktiviert werden [ɛntə]. Voraussetzung dafür ist, dass das Wort zum Wortschatz des Kindes gehört und die generierte phonologische Rohform der echten Aussprache nicht zu unähnlich ist.

wechselseitige Einflüsse

Dass die Generierung der korrekten Aussprache inklusive der korrekten Betonung sowie der Zugriff auf die Bedeutung auch vom Kontext abhängig sind, zeigen die folgenden Beispiele:

- „Die Kissen sind *modern*, aber sie fangen an zu *modern*."
- „Ich bin alle *Montage* auf *Montage*."
- „Du *wachst* am Morgen auf und *wachst* die Skier."
- „Wir *rasten* zum Parkplatz um zu *rasten*" Brügelmann (1992, 17).
- „Die Ziegel des *Dachs* sind rot. Die Haare des *Dachs sind rot*" (Costard 2011, 44).

Bei der indirekten Strategie handelt es sich um eine sichere, aber langsame, mühsame und unökonomische Vorgehensweise. Zum einen belastet sie die Kapazität des Arbeitsgedächtnisses, da die bereits verarbeiteten Grapheme für die anschließende Synthese in phonologischer Form im Arbeitsgedächtnis solange präsent gehalten werden müssen, bis die anderen Grapheme parallel verarbeitet wurden. Zum anderen wird ein großer Teil der kognitiven Ressourcen beansprucht, die dann nicht mehr für das Leseverständnis zur Verfügung stehen.

Verarbeitung größerer sublexikalischer Einheiten

Die Anwendung der indirekten Lesestrategie reduziert sich aber nicht auf die Anwendung der GPK-R. Auch das Erlesen von Wörtern durch die simultane Verarbeitung größerer sublexikalischer Einheiten als einzelne Buchstaben (Silben, häufig vorkommende Buchstabenfolgen) kann dieser Strategie zugeordnet werden. Es handelt sich dabei um einen wichtigen Lernschritt, der zwischen dem buchstabenweisen Erlesen und der direkten automatisierten Worterkennung angesiedelt ist, im klassischen Dual-Route Modell aber nicht explizit berücksichtigt wird. Die sukzessive Vergrößerung der schriftsprachlichen Einheiten, die ganzheitlich-simultan verarbeitet und mit der entsprechenden Phonologie assoziativ verknüpft werden können, dürfte den entscheidenden Schritt auf dem Weg zur Automatisierung der Worterkennung darstellen.

Die indirekte Strategie des phonologischen Rekodierens ermöglicht es Lesern, die eine relativ transparente Orthographie erlernen, von schriftsprachlich unbekannten, regelmäßigen Wörtern und Pseudowörtern eine phonologische Rohform zu bilden und diese der Artikulation zuzuführen, ohne dass damit ein Verständnis des Gelesenen zwingend verbunden ist.

direkter Leseweg

Ausnahmewörter, also Wörter, die von den üblichen GPK-R abweichen, können nur mittels der direkten lexikalischen Lesestrategie verarbeitet werden. Dabei geht das Dual-Route Modell von einer direkten Assoziation zwischen der Orthographie und den im mentalen Lexikon repräsentierten Bedeutungen, also der unmittelbaren Aktivierung der Bedeutung durch die Orthographie. Aufgrund der assoziativen Verknüpfung zwischen der semantisch-konzeptionellen Ebene und der Wortformebene im mentalen Lexikon kann in der Folge auch auf die Phonologie zugegriffen werden.

Mittels der direkten Lesestrategie können aber auch regelmäßige Wörter erlesen werden. In der Folge des wiederholten phonologischen Rekodierens von

Wörtern bilden sich im orthographischen Lexikon sukzessive Repräsentationen aus, sodass dieselbe Verarbeitung wie bei Ausnahmewörtern angenommen wird, nämlich die unmittelbare Aktivierung der Bedeutung.

Über diese Route ist eine schnelle und mühelose Aussprache sowohl bekannter regelmäßiger Wörter als auch von Ausnahmewörtern möglich. Dagegen können Pseudowörter, von denen keine mentalen Repräsentationen im Lexikon angenommen werden, nur mit Hilfe der indirekten Strategie erlesen werden.

Da bei der direkten Worterkennung einige wesentliche Charakteristika des Wortes ausreichend sind, um die Bedeutung und natürliche Aussprache zu aktivieren, handelt es sich um eine Verarbeitungsstrategie, die das Lesen schneller, flüssiger und müheloser macht, das phonologische Arbeitsgedächtnis nur in geringem Maße beansprucht, sodass die vorhandenen kognitiven Ressourcen für die komplexen Prozesse des Leseverständnisses zur Verfügung stehen (LaBerge / Samuels 1974). Die indirekte Strategie durch die direkte Worterkennung zu ergänzen, stellt deshalb ein wesentliches Ziel des schriftsprachlichen Anfangsunterrichts dar.

Das Dual-Route Modell nimmt also an, dass bei der indirekten Lesestrategie das Schriftbild in eine phonologische Form umgewandelt wird, die genutzt werden kann, um auf die Bedeutung des Wortes zuzugreifen („prälexikalische phonologische Rekodierung", Klicpera / Gasteiger-Klicpera 1995, 19). Für die direkte Lesestrategie werden dagegen direkte Assoziationen zwischen dem Wortbild und der Bedeutung angenommen. Erst deren Aktivierung ermöglicht in der Folge einen Zugriff auf die Phonologie („postlexikalische phonologische Rekodierung", Klicpera / Gasteiger-Klicpera 1995, 18).

Kritik am Dual-Route Modell

Kritik am Dual-Route Modell wurde insbesondere hinsichtlich der angenommenen Unabhängigkeit der beiden Lesewege und der nur marginalen Bedeutung der Phonologie bei der Anwendung der direkten Lesestrategie formuliert.

Bspw. kommen Frederiksen / Kroll (1976, 373) aufgrund ihrer Forschungsarbeiten zu dem Ergebnis, „[...] that there is no evidence to support the idea that phonological translation must be performed prior to accessing the internal lexicon."

Dagegen wurde von Coltheart (1978, 196) betont, dass Leser auch bei der Anwendung der direkten Lesestrategie den graphemischen Input in eine phonologische Form umkodieren:

> *„One thing is quite clear from the experiments [...]. Subjects presented visually with a string of letters [...] do derive a phonological recoding of the letter string, even when the task does not require this, and even when this can make the task more difficult."*

Die Annahme einer direkten Verknüpfung zwischen der Orthographie und der Wortbedeutung unter Umgehung der Phonologie resultiert aus den insbesondere im Englischen häufig vorkommenden unregelmäßigen Wörtern, bei denen das phonologische Rekodieren wenig zielführend ist und deren visuelle Charakteristika (Schriftbild) deshalb mit der Wortbedeutung assoziativ verknüpft werden müsse. Dagegen betonen Ehri (1997) und Seidenberg (2005), dass es auch in der englischen Orthographie kaum Wörter gibt, die vollständig von den üblichen

GPK-R abweichen. Auch Ausnahmewörter hätten üblicherweise große Überschneidungen mit regelmäßigen Wörtern und nur einzelne Buchstaben eines Wortes weichen von den üblichen GPK ab, weshalb eine völlige Unabhängigkeit der Verarbeitung regelmäßiger Wörter und Ausnahmewörter wenig wahrscheinlich sei. Dass die Umwandlung einer Buchstabenfolge in einen phonologischen Code zwar beim Erlernen und der Anwendung der indirekten Lesestrategie eine zentrale, bei der Ausbildung der direkten Worterkennung aber keine Rolle mehr spiele, sei zudem deshalb nicht plausibel, weil die meisten Kinder, die Schwierigkeiten beim Erlernen des phonologischen Rekodierens haben, üblicherweise auch beim Erwerb des direkten Lesewegs beeinträchtigt sind.

visuell phonologische Assoziationen

Ehri (1992) zufolge sei es deshalb naheliegender, bei der sukzessiven Automatisierung der Worterkennung systematische Assoziationen zwischen visuellen und phonologischen Informationen und keine arbiträren Verbindungen zwischen dem Wortbild und der Bedeutung anzunehmen. Zum einen seien visuell-semantische Verknüpfungen aufgrund der fehlenden Systematik unökonomisch und eine enorme Belastung des Gedächtnisses. Zum anderen seien Wortbilder visuell auch nicht eindeutig genug voneinander zu diskriminieren, um die üblicherweise sehr hohe Lesegenauigkeit zu erklären. Der entscheidende Schritt zur automatisierten Worterkennung sei vielmehr den kontinuierlich verbesserten Fähigkeiten im Bereich des phonologischen Rekodierens geschuldet, die es dem Kind ermöglichen, sukzessive größer werdende orthographische Einheiten simultan zu verarbeiten und mit der entsprechenden Phonologie zu verknüpfen. Während zu Beginn des Leselernprozesses die Ausbildung von Assoziationen zwischen einzelnen Buchstaben und den entsprechenden Lauten im Mittelpunkt stehe, würden im Laufe der Entwicklung Silben, Morpheme, häufig vorkommende Buchstabengruppen und schließlich ganze Wörter ganzheitlich erfasst und mit der entsprechenden Phonologie verknüpft. Demnach lässt sich die direkte genauso wie die indirekte Lesestrategie durch systematische visuell-phonologische Assoziationen charakterisieren. Bei beiden Strategien handelt es sich demnach um denselben Zugangsweg zur Bedeutung über die Phonologie eines Wortes mit dem Unterschied, dass die Größe der verarbeiteten Einheiten zunimmt.

Diese Annahme wurde insbesondere von Seidenberg/McClelland (1989) im Rahmen des konnektionistischen Modells (Kap. 2.2) ausgearbeitet.

Schreiben

Analog zum Dual-Route Modell der Worterkennung nehmen Ellis/Young (1991), Cholewa et al. (2008) und Heber (2010) auch für das Schreiben einzelner Wörter eine segmentale und eine direkte lexikalische Verarbeitungsroute an.

Vereinfacht dargestellt (für eine detaillierte Darstellung des Modells von Ellis/Young sowie einer Weiterentwicklung des Modells vgl. Heber 2010) nimmt die Produktion eines diktierten Wortes seinen Ausgangspunkt im auditiven Analysesystem. Bei diesem Verarbeitungsschritt wird die phonologische Struktur des Wortes identifiziert, die dann in der phonologischen Schleife des Arbeitsgedächtnisses aufrechterhalten werden muss.

Die weitere Verarbeitung erfolgt nun entweder über die segmentale oder die lexikalisch-semantische Route. Obwohl sowohl das Schreiben orthographisch vertrauter Wörter als auch solcher, zu denen kein wortspezifisches Wissen im Langzeitgedächtnis vorhanden ist, beide Wege aktivieren, stellt die segmentale

Verarbeitungsroute bei bekannten Wörtern eher einen Kontrollmechanismus dar und tritt erst beim Schreiben von schriftsprachlich unbekannten Wörtern in den Vordergrund.

segmentale Schreibstrategie

Die segmentale Route führt vorbei am semantischen System; das zwischengespeicherte Wort wird nach der auditiven Analyse in einzelne Phoneme, Silben oder Silbenbestandteile segmentiert, die so entstandene „Phonemkette" (Heber 2010, 47) liefert den Input für den nächsten Verarbeitungsschritt, bei dem den identifizierten Phonemen bzw. Phonemgruppen die entsprechenden Grapheme bzw. Graphemgruppen zugeordnet werden (*phonemisch-graphemische Konversion*).

Nachdem schließlich für jedes aktivierte Graphem eine passende allographische Variante (Druckschrift, Schreibschrift, Groß- oder Kleinbuchstaben) ausgewählt wurde, werden diese schreibmotorisch umgesetzt.

Werden Wörter ausschließlich über die segmentale Route verarbeitet, führt dies nur bei lautgetreuen Wörtern und Pseudowörtern zu einem richtigen Ergebnis; Wörter, deren Schreibweise sich nicht ausschließlich am phonologischen Prinzip orientieren, werden mithilfe dieser Strategie zwar lautgetreu, aber orthographisch inkorrekt wiedergegeben.

lexikalische Schreibstrategie

Das Schreiben eines Wortes mittels direkter lexikalischer Strategie wird möglich, wenn das auditive Analysesystem zu dem Ergebnis kommt, dass das in der phonologischen Schleife gespeicherte Wort im orthographischen Inputlexikon vollständig repräsentiert ist. In einem nächsten Schritt können die korrespondierenden Formen in einem graphematischen Output-Lexikon aktiviert werden, sodass das Wort als Ganzes, ohne eine bewusste Segmentation in Einzellaute oder Silben, schreibmotorisch realisiert werden kann.

Wörter, deren Schreibweise stark von den üblichen Phonem-Graphem-Korrespondenzen (z. B. <Clown>) abweicht, können nur mithilfe der direkten lexikalischen Strategie korrekt geschrieben werden.

2.2 Das konnektionistische Modell der Worterkennung

Die skizzierte Kritik am Dual-Route Modell, insbesondere die Annahme zweier weitgehend unabhängiger Verarbeitungswege für regelmäßige und Pseudowörter auf der einen und Ausnahmewörter auf der anderen Seite, führte zu Überlegungen, ob und wenn ja wie sich die Worterkennung auch durch ein einziges Verarbeitungssystem erklären lässt (Seidenberg 2005).

Annahme eines Verarbeitungssystems

Daraus resultierten unterschiedliche Modelle, wobei das *konnektionistische* oder *Netzwerkmodell* (Seidenberg / McClelland 1989; Seidenberg 2005, 2007) das bekannteste sein dürfte.

Dieses Modell nimmt weder für das Erlernen des phonologischen Rekodierens die Notwendigkeit eindeutiger GPK-R an, noch sei eine lexikalische Strategie mit einer unmittelbaren Beteiligung der semantisch-konzeptionellen Ebene des mentalen Lexikons bei der Rekodierung von Schrift in Sprache von zentraler Bedeutung. Es geht vielmehr davon aus, dass ein einziges Verarbeitungssystem ausreichend ist, um die Entwicklung der Worterkennung und die Verarbeitung unterschiedlich transparenter Wörter zu erklären.

Der zentrale Unterschied zwischen den beiden Modellen ist darin zu sehen, dass das Dual-Route Modell insbesondere für Wörter, deren Aussprache von den gelernten GPK-R abweicht, eine direkte Verbindung zwischen der Orthographie und der Bedeutung des Wortes annimmt, während konnektionistische Modelle für die Verarbeitung bedeutungstragender Einheiten (Morpheme, Wörter) denselben Mechanismus annehmen wie für sublexikalische sinnfreie Graphemfolgen. Die Aussprache von Wörtern wird demzufolge nicht erst als Resultat der Aktivierung der semantisch-konzeptionellen Ebene des mentalen Lexikon generiert, vielmehr werden im Laufe der Leseentwicklung direkte Verknüpfungen zwischen der Orthographie und der Phonologie ausgebildet. Lediglich für die korrekte Aussprache von homographen Wörtern mit unterschiedlicher Phonologie wird eine stärkere Beteiligung der semantisch-konzeptionellen Ebene des mentalen Lexikons angenommen (vgl. Beispiele von Brügelmann 1992 und Costard 2011 in Kap. 2.1).

Annahme einer Quasiregularität

Während das Dual-Route Modell von den zahlreichen Ausnahmewörtern der englischen Orthographie ausgeht, die mithilfe der indirekten Lesestrategie nicht verarbeitet werden können, weshalb eine zweite visuell-lexikalische Strategie angenommen wird, geht das konnektionistische Netzwerkmodell von einer *Quasiregularität* (Seidenberg/McClelland 1989; Seidenberg 2005, 2007) der englischen Orthographie aus, die aus einem Korpus an Regeln besteht, aber zahlreiche Unregelmäßigkeiten und Ausnahmen zulässt. Auch in der opaken (i. e.: Orthographien mit uneindeutigen GPK) englischen Schriftsprache sind die Verbindungen zwischen der Orthographie und der Phonologie nicht völlig arbiträr („HAVE is not pronounced ‚glorp'." Seidenberg 2007, 12), vielmehr kann auch die Aussprache der Ausnahmewörter großteils durch visuell-phonologische Korrespondenzen erklärt werden, die im Englischen aber eher auf der Ebene des Silbenreims als auf Buchstaben-Lautebene zu suchen sind. Während der Buchstabe <a> im Englischen lautsprachlich unterschiedlich realisiert wird (Can, Heat, Plate), wird die Buchstabenkombination <air> durchgängig identisch als [ɛ:ɐ] artikuliert (Chair, Stair, Pair, Fair).

Bei den Assoziationen zwischen einer orthographischen Einheit und der entsprechenden Phonologie handele es sich demzufolge nicht um eine statische Regelhaftigkeit, sondern um Verknüpfungen, die in einer korrelativen Beziehung zueinander stehen. Manche Verknüpfungen sind wahrscheinlicher als andere. In der deutschen Orthographie wird das Graphem <v> in den meisten Fällen als [f] und nur in einigen wenigen Wörtern als [v] realisiert. Die Korrespondenz zwischen <v> und [f] wird also als wahrscheinlicher angenommen, ist assoziativ enger verknüpft als die Verbindung zwischen <v> und [v].

interaktive Netzwerke

Das Modell postuliert, dass das Wissen über Schriftsprache in Form eines interaktiven Netzwerks gespeichert ist, in dessen untereinander verknüpften Einheiten verschiedene Informationen zur Orthographie, Phonologie und Bedeutung repräsentiert sind, die sich wechselseitig Rückmeldungen geben können (Abb. 5).

Der zentrale Lernschritt im Laufe des Schriftspracherwerbs besteht nun darin, Assoziationen zwischen dem (visuellen) orthographischen und dem phonologi-

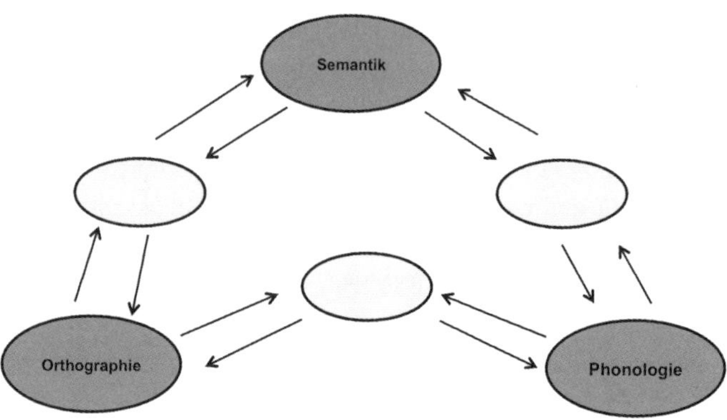

Abb. 5: Das konnektionistische Netzwerkmodell (Seidenberg 2005, 239)

schen System auszubilden, wobei das Netzwerk insbesondere in der Lage ist, die gebildeten Verknüpfungen unterschiedlich stark zu gewichten, also manche Verbindungen als wahrscheinlicher anzunehmen als andere.

Entwicklung der Worterkennung

Die Entwicklung und sukzessive Automatisierung der Worterkennung erklärt das Netzwerkmodell folgendermaßen: Die Begegnung mit unterschiedlichem Wortmaterial während des Leselernprozesses führt dazu, dass das orthographische System sukzessive mit visuellen Einträgen gefüllt wird. Da die orthographischen Einheiten üblicherweise gemeinsam mit der entsprechenden Aussprache präsentiert, wahrgenommen und verarbeitet werden, werden die in diesem System gespeicherten Repräsentationen mit entsprechenden Einheiten im phonologischen System ein erstes Mal assoziativ verknüpft (z. B. <iege> – [i:gə]).

Durch die wiederholte Konfrontation mit einer Vielzahl orthographischer Muster und der gemeinsamen Aktivierung orthographischer und phonologischer Repräsentationen werden diese in der Folge positiver Rückmeldung (korrekte Aussprache, sinnentnehmendes Lesen) verstärkt, durch Fehlermeldungen (fehlerhafte Aussprache, kein Auffinden eines entsprechenden Eintrags im mentalen Lexikon) oder Verbesserung der Aussprache (durch die Lehrkraft oder einen anderen kompetenten Leser) geschwächt bzw. modifiziert. Je häufiger die gemeinsame Aktivierung einer orthographischen und phonologischen Einheit zu einer positiven Rückmeldung führt, desto stärker wird diese Verknüpfung gewichtet, desto schneller und automatisierter wird aufgrund des orthographischen Inputs auf diese phonologische Repräsentation zugegriffen (z.B <chs> = [ks] wie in Fu*chs*). Seltener auftretende Konnexionen zwischen orthographischem Input und phonologischem Output (z. B. <chs> = [χ s] in <Bu*chs*eite>) gehen dagegen nur lose Verbindungen ein.

keine festen Zuordnungen

Damit gibt es dem konnektionistischen Modell zufolge keine festen Zuordnungen zwischen orthographischen und phonologischen Einheiten, die über explizite Regeln gelernt werden, sondern Verknüpfungen, die infolge umfassender Leseerfahrungen in Schule und Freizeit als wahrscheinlicher als andere angenommen werden.

Das konnektionistische Netzwerkmodell fokussiert die Verknüpfungen zwischen den orthographischen und den phonologischen Einheiten und grenzt sich dadurch vom Dual Route Modell ab, das für die lexikalische Lesestrategie eine unmittelbare Verbindung zwischen der Orthographie und der Semantik annimmt.

Dennoch räumt auch das Netzwerkmodell einer Verknüpfung von orthographischen und semantischen Informationen einen gewissen Stellenwert ein (Abb. 5, s. S. 34), die sich Seidenberg/McClelland (1989) zu Folge folgendermaßen darstellen lässt: Beim Lesenlernen würden dem Modell zufolge zunächst Assoziationen zwischen der Orthographie eines Wortes und der Phonologie ausgebildet. Da die Phonologie bedeutungstragender sprachlicher Einheiten (Morpheme und Wörter) im mentalen Lexikon immer auch mit der semantisch-konzeptionellen Ebene verknüpft sei, bilden sich sukzessive auch Verbindungen zwischen der Orthographie und der Wortbedeutung aus. Nach Abschluss dieser Lernprozesse würde die Worterkennung durch beide Ebenen des mentalen Lexikons (Phonologie und Semantik) gelenkt. Während das Dual-Route Modell aber eine direkte Verknüpfung zwischen Buchstabenfolge und Wortbedeutung ohne Beteiligung des phonologischen Systems annimmt, wird der semantisch-konzeptionellen Ebene im konnektionistischen Modell lediglich eine unterstützende Funktion bei der Generierung des phonologischen Outputs zugesprochen. Diese Unterstützung sei insbesondere notwendig, um die Aussprache homographer Wörter (orthographisch identische Wörter mit unterschiedlicher Phonologie) zu verifizieren (Der **Dachs** wandert über die Schindeln des **Dachs**.)

Daraus wird ersichtlich, dass auch im konnektionistischen Modell zwei mögliche Routen der Wortverarbeitung angenommen werden. „Ours is a dual-route model" (Seidenberg / McClelland 1989, 559). Aber die Autoren betonen auch den zentralen Unterschied zum Dual-Route Modell von Coltheart (1978, 2005): Während dieses davon ausginge, dass ein Wort entweder phonologisch rekodierend *oder* mittels lexikalischer Strategie verarbeitet würde, nimmt das konnektionistische Modell *ein* System für die Worterkennung an, das sowohl von der Phonologie als auch von der Semantik gelenkt wird.

2.3 Das Modell des Simple View of Reading

Das Dual-Route Model (Coltheart 1978, 2005) und das konnektionistische Netzwerkmodell (Seidenberg / McClelland 1989; Seidenberg 2005, 2007) fokussieren die Worterkennung. Beide versuchen deutlich zu machen, welche sprachlich-kognitiven Prozesse bei der Verarbeitung gedruckter Wörter ablaufen und wie sich Fähigkeiten in diesem Bereich sukzessive automatisieren. Auch wenn beide Modelle den Zugriff auf die Bedeutung im Blick haben, haben sie die Sinnentnahme allenfalls auf Wortebene im Blick.

Der Ansatz des *Simple View of Reading* (Gough / Tunmer 1986; Hoover / Gough 1990, für den deutschsprachigen Raum vgl. Marx / Jungmann 2000) berücksichtigt neben der Worterkennung nicht nur den Zugriff auf die Wortbedeutung, sondern auch das Leseverständnis auf Satz- und Textebene. Da das Modell kaum Aussagen über die bei der Worterkennung ablaufenden kognitiven Prozesse und deren Entwicklung macht, handelt es sich nicht um eine Alternative, sondern vielmehr um eine Ergänzung der beiden bislang skizzierten Ansätze.

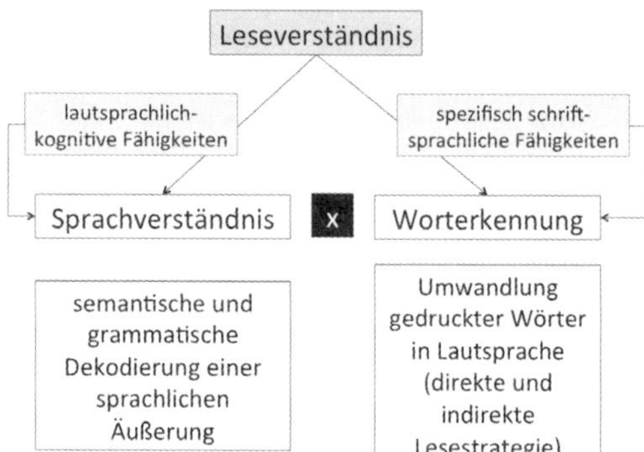

Abb. 6: Simple View of Reading (Hoover/Gough 1990)

Das Modell des Simple View of Reading stellt eine einfache Gleichung auf, die Abb. 6 zu entnehmen ist.

Teilkomponenten des Leseverständnisses

Dabei ist den Autoren dieses Ansatzes sehr wohl bewusst, dass sich hinter den beiden Faktoren dieses Produkts jeweils sehr komplexe Fähigkeiten verbergen. Dennoch trifft das Modell keine Aussagen darüber, aus welchen Teilkomponenten sich die beiden Variablen Worterkennung (*Decoding*) und Hörverständnis (*Comprehension*) zusammensetzen, welche grundlegenden (meta-)sprachlichen und kognitiven Komponenten notwendig sind, damit sich diese Fähigkeiten ungestört entwickeln können oder welche Ursachen für Beeinträchtigungen angenommen werden können. Das Modell geht lediglich davon aus, dass sich das Leseverständnis trotz aller Komplexität auf diese beiden Faktoren reduzieren lässt.

Bedeutung der Worterkennung

Mit dem Begriff der Worterkennung nehmen die Autoren Bezug zum Dual-Route Modell und subsummieren darunter sowohl die indirekte als auch die direkte Lesestrategie. Es handelt sich hier also um die spezifische schriftsprachliche Fähigkeit, die Kinder in den ersten Schuljahren möglichst schnell und sicher erlernen und automatisieren müssen.

Auch wenn die Worterkennung für das Leseverständnis nicht ausreichend ist, die Umwandlung der Zeichenfolge in Lautsprache mittels der indirekten Lesestrategie vielmehr auch ohne Zugriff auf die Wortbedeutung möglich ist, stellt die Worterkennung nichtsdestotrotz eine Conditio sine qua non – also eine notwendige Bedingung – des Leseverständnisses dar, wobei dieser Umwandlungsprozess auf Satz- und Textebene auch durch semantische und syntaktisch-morphologische Antizipationen gelenkt werden kann. Bei beeinträchtigter Worterkennung müssen Kinder nun einen Großteil der vorhandenen kognitiven Kapazitäten auf die Lesetechnik lenken, sodass kaum mehr Ressourcen für das Leseverständnis (*Reading Comprehension*) zur Verfügung stehen.

Miller/Keenan (2009) ergänzen diese Annahme, indem sie betonen, dass Kinder im Fall der beeinträchtigten Worterkennung insbesondere nicht mehr in der Lage seien, ihre Aufmerksamkeit auf die textstrukturellen Hinweise zu lenken, die auf zentrale Aussagen und Ideen hinweisen, bzw. die wichtigsten Aussagen untereinander zu verbinden und von peripheren Informationen zu differenzieren. Die Worterkennung kann als die erste Hürde im Komplex des Leseverständnisses betrachtet werden, an der insbesondere Kinder mit einer spezifischen Lesestörung bereits scheitern.

Bedeutung des Hörverständnisses

Unter dem Begriff *Hörverständnis* (*Listening Comprehension*), dem zweiten Faktor in der Gleichung des Simple View of Reading, werden keine spezifisch schriftsprachlichen, sondern alle sprachlich-kognitiven Fähigkeiten verstanden, die allgemein zur korrekten und situationsangemessenen Interpretation von Sprechakten benötigt werden. Es handelt sich also primär um rezeptive semantisch-lexikalische, grammatische und pragmatische Kompetenzen. Sie werden üblicherweise durch die Wiedergabe der Inhalte eines vorgelesenen Textes, das Ausagieren mündlich präsentierter Äußerungen mit konkreten Gegenständen (Petermann et al. 2010) erfasst oder indem aus mehreren Alternativen das zu einem Satz am besten passende Bild ausgewählt werden muss (Fox 2020).

multiplikativer Zusammenhang

Von besonderer Bedeutung ist der in der Gleichung angenommene multiplikative Zusammenhang. Geht man davon aus, dass die beiden Faktoren und damit auch das Produkt Werte zwischen Null und Eins annehmen können, nimmt das Leseverständnis den Wert Null an, sobald einer der Faktoren dem Wert Null entspricht. Auf der anderen Seite wird durch die Gleichung ausgedrückt, dass bei perfekter Kompetenz in einem der beiden Faktoren das Leseverständnis der Qualität des zweiten Faktors entspricht. Eine perfekte Worterkennung vorausgesetzt, kann ein Text also genauso gut verstanden werden wie eine analoge lautsprachlich präsentierte Äußerung.

Allerdings relativieren die Autoren die Aussage dieser Gleichung zu Recht. Die Prozesse des Leseverständnisses können auch bei perfekter Dekodierfähigkeit nicht mit den Prozessen des Sprachverständnisses gleichgesetzt werden, weil die in der mündlichen Kommunikation vorhandenen nonverbalen Informationsträger wie Mimik, Gestik, Prosodie sowie der räumliche und situative Kontext, die für die Dekodierung lautsprachlicher Äußerungen eine nicht unbedeutende Rolle spielen, in der Schriftsprache nicht zur Verfügung stehen. Der Ansatz geht aber davon aus, dass die Unterschiede weniger stark ausgeprägt sind als die Parallelen.

Forschungsergebnisse

Die zentralen Annahmen des Simple View of Reading können aufgrund zahlreicher Forschungsergebnisse als bestätigt angenommen werden. Gough/Tunmer (1986) und Hoover/Gough (1990) fassen die Resultate zahlreicher Studien zusammen, die belegen, dass die beiden Faktoren jeweils unabhängige, spezifische Beiträge zur Varianzaufklärung des Leseverständnisses liefern.

Dabei lassen sich in Abhängigkeit vom Alter der Kinder unterschiedliche Zusammenhänge nachweisen. Vermutlich aufgrund der geringen sprachlichen Komplexität des Lesematerials, das auch von Kindern mit gering ausgeprägtem Sprachverständnis verarbeitet werden kann, ist der Einfluss der Worterkennung auf das Leseverständnis in den ersten Schuljahren größer als derjenige des Sprachverständnisses. Mit zunehmender Automatisierung der Worterkennung und paralleler Zunahme der sprachlichen Komplexität der Lesetexte, übernehmen lexikalische und grammatische Fähigkeiten in der rezeptiven Modalität (Sprachverständnis) sukzessive die dominante Rolle bei der Erklärung von Unterschieden im Leseverständnis, wenn auch die Worterkennung nach wie vor einen signifikanten Einfluss ausübt. Insbesondere in der Sekundarstufe scheint der Umfang und die Differenziertheit des Wortschatzes den stärksten Einfluss auf das sinnentnehmende Lesen auf Textebene auszuüben (Cromley/Azevdeo 2007, van Steensel et al. 2016). Die Prämissen des Simple View of Reading konnten für den deutschsprachigen Raum von Marx/Jungmann (2000, 83) bestätigt werden:

„Demnach scheinen Schwierigkeiten im Worterkennen bei Leseanfängern der Hauptgrund für Schwierigkeiten beim Leseverstehen zu sein. Mit zunehmend besseren Fertigkeiten zum Worterkennen bildet das Fertigkeitsniveau des Hörverstehens die obere Leistungsgrenze im Leseverstehen".

praktische Implikationen

Der Annahme, dass Schwierigkeiten mit dem Leseverständnis einerseits aus einer Beeinträchtigung im Bereich der Worterkennung resultieren, andererseits die Konsequenz aus Defiziten in der Verarbeitung lautsprachlicher Strukturen darstellen können, hat unmittelbare Implikationen für die diagnostische und therapeutische Praxis. Um die grundlegenden Defizite von Kindern mit Verstehensschwierigkeiten identifizieren zu können, sollten diagnostisch sowohl die Fähigkeiten im Bereich der Worterkennung, z. B. mithilfe des SLRT II (Moll / Landerl 2010; Kap. 7.1), als auch das Sprachverständnis, z. B. mithilfe des TROG-D (Fox 2006) oder einzelner Subtests des SET 5–10 (Petermann et al. 2010), erfasst werden.

Was die Förderung bzw. Therapie angeht, impliziert der Simple View of Reading, dass neben den spezifischen Methoden im Rahmen des schriftsprachlichen Anfangsunterrichts (Unterstützung beim Erlernen des phonologischen Rekodierens und der automatisierten Worterkennung) eine Unterstützung im lautsprachlichen Bereich, insbesondere bei der Verarbeitung semantisch-lexikalischer und syntaktisch-morphologischer Strukturen, indirekt auch eine Förderung des Leseverständnisses darstellen kann (Stothart / Hulme 1992).

2.4 Entwicklungsmodelle

Im Folgenden wird eine Synopse der Aussagen verschiedener Autoren zur Entwicklung schriftsprachlicher Kompetenzen vorgestellt, die verdeutlichen soll, in welchen Schritten und mithilfe welcher Strategien es Kindern gelingt, die in Kapitel 2.1 und 2.2 modellhaft dargestellte Verarbeitung einzelner Wörter beim Lesen und Schreiben sukzessive zu automatisieren, sodass das Niveau eines kompetenten Lesers und Schreibers erreicht wird.

Lesen und Schreiben als Entwicklungsprozess

Frith (1986) betonte bereits vor 35 Jahren, dass der Schriftspracherwerb kein linearer Vorgang ist, bei dem das Kind von Anfang an dasselbe Verständnis von Schriftsprache hat wie Erwachsene und dieselbe Tätigkeit perfektioniert (wie z. B. beim Fahrradfahren), sondern dass das (meta)sprachlich-kognitive System im Laufe der Entwicklung qualitativen Umstrukturierungen unterworfen ist, die sich als unterschiedliche Phasen mit jeweils dominanten Strategien kennzeichnen lassen.

keine eindeutige Entwicklungsabfolge

Dabei dürfen die angenommenen Stufen nicht als eindeutig voneinander abgrenzbare Phasen interpretiert werden. Die Strategien, die für die einzelnen Stufen charakteristisch sind, entwickeln sich zum Teil parallel und überlappen sich. Klicpera et al. (2013, 26) betonen bspw., dass ihr „Kompetenzentwicklungsmodell" weniger als eindeutige Abfolge bestimmter Entwicklungsphasen zu interpretieren ist, sondern sich an den wesentlichen Lesekompetenzen orientiert, die im Laufe der Entwicklung zu erwerben sind. Auch Costard (2011) geht davon aus, dass sich die unterschiedlichen Lese- und Schreibstrategien von Beginn an gleichzeitig entwickeln und sich gegenseitig positiv beeinflussen. „Entsprechend findet man bei ein und demselben Kind zu ein und demselben Zeitpunkt Wörter in verschiedenen Lese- bzw. Schreibweisen nebeneinander" (Costard 2011, 42).

2.4.1 Präliteral-symbolische Phase

Bedeutung der Bilderbuchbetrachtung

Insbesondere von Günther (1986) wurden in Ergänzung zum Modell von Frith präliteral-symbolische Voraussetzungen für einen erfolgreichen Schriftspracherwerb hervorgehoben. Valtin (2000) und Kirschhock (2004) übernehmen eine entsprechende Phase, die sie übergreifend als *Nachahmen äußerer Verhaltensweisen* und auf Seiten des Lesens als *So-tun-als-ob-Lesen* sowie auf der Seite des Schreibens als *Kritzeln* bezeichnen. Auf der Seite der Rezeption nimmt diese Phase ihren Ausgangspunkt in der Fähigkeit, Bilder(-bücher) zu betrachten und die darin enthaltenen Informationen zu erkennen und zu verstehen. Da in graphischen Darstellungen eine Reduktion von drei- auf zweidimensionale Flächen stattfindet, benötigt das Kind, im Vergleich zur Betrachtung eines konkreten realen Gegenstandes, ein höheres Maß an Abstraktionsfähigkeit. Da der Gegenstand aber selbst abgebildet und nicht symbolisiert wird, bleiben diese Erfahrungen präliteral.

Bilder malen

Diese zunächst rezeptiven Erfahrungen eines Kindes provozieren Gestaltungen auf produktiver Seite. Das Kind beginnt aufgrund motorischer Schwierigkeiten noch recht unvollkommene Bilder zu malen und seinen Bildern eine Bedeutung zu geben. Dieses graphische Gestalten mit der Zuweisung einer Bedeutung bereitet unmittelbar auf das spätere Schreiben vor.

qualitative Veränderungen

Gegen Ende dieser Phase lassen sich sowohl auf rezeptiver als auch auf produktiver Seite qualitative Veränderungen identifizieren. Im Vergleich zur Schreibprobe in Abb. 7 links, in der das Kind versucht, das Gemeinte konkret darzustellen, fallen beim Schreibprodukt auf der rechten Seite der Abbildung v. a. die lineare Anordnung und die Verwendung kleinerer buchstabenähnlicher Zeichen auf.

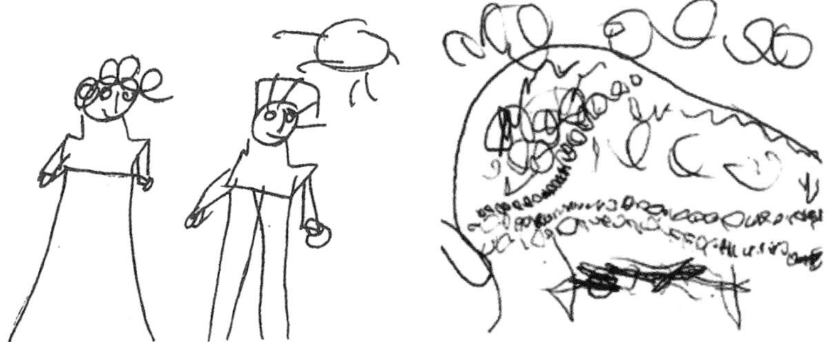

Nina (6;0): Ich hab dir einen Brief geschrieben.
Lies mal vor.
Nina: Wir sind spazieren.

Abb. 7: Schreibproben aus der präliteral-symbolischen Phase (Teilabbildung links aus Crämer/Schumann 2002, 271)

Während in der rezeptiven Modalität anfänglich Bilderbücher ausschließlich betrachtet und evtl. einzelne Bildausschnitte benannt werden, beginnt das Kind gegen Ende dieser Phase mit dem „Vorlesen" der Bücher. Dabei unterscheidet sich seine Sprechweise deutlich von seiner Alltagssprache. Die Prosodie ist deutlich ausgeprägter. Das Kind achtet auf grammatikalisch vollständige Sätze. Direkte Rede wird eingebaut und die Sprechweise ist deutlicher und langsamer.

Ausbildung einer impliziten phonologischen Bewusstheit

Gegen Ende dieser Phase gelingt es Kindern nun auch sukzessive, ihre Aufmerksamkeit in spielerischer Art und Weise auf die Klanggestalt der Sprache zu lenken, was sich in einer (zunächst noch unbewussten, impliziten) Fähigkeit zeigt, Reime zu erkennen und zu produzieren sowie Wörter in Silben zu segmentieren. Es handelt sich also um Fähigkeiten, die der „phonologischen Bewusstheit im weiteren Sinn" (Skowronek/Marx 1989, 42) bzw. der impliziten phonologische Bewusstheit für größere sprachliche Einheiten (Schnitzler 2008) zugeordnet werden (Kap. 5.3).

Aber auch auf Phonemebene lassen sich in dieser Entwicklungsphase bei vielen Kindern bereits implizite Fähigkeiten nachweisen. So sind sie häufig bereits in der Lage, einfache Laut-zu-Wort-Aufgaben („Hörst Du ein [a] in Ameise?") oder Aufgabenstellungen zur Anlautkategorisierung („Welche Wörter hören sich am Anfang gleich an? Ameise, Ahorn, Fuß.") zu lösen, v.a. wenn es sich bei dem zu identifizierenden Phonem um einen silbenwertigen Vokal handelt.

2.4.2 Logographemische Phase

visuelle Strategie

Der Wechsel von der präliteral-symbolischen zur logographemischen Stufe wird üblicherweise durch die Motivation zum Lesen ausgelöst. Das zentrale Charakteristikum dieser Phase ist die rein visuelle Vorgehensweise. Die Kinder bilden arbiträre Assoziationen zwischen den besonders hervorstechenden Merkmalen eines visuellen Zeichens und dessen Bedeutung. Die rein visuelle Vorgehensweise wird bspw. an der Fähigkeit ersichtlich, Embleme von Firmen oder Produkten zu erkennen, die aber nur im Kontext der charakteristischen Merkmale, aber nicht mehr im normalen Buchstabenformat identifiziert und benannt werden können (Ehri 1992).

Der zentrale Lernfortschritt in dieser Phase besteht darin, dass die Kinder erkennen, dass die Symbole der Schrift Sprache abbilden. Während in alphabetischen Schriften aber die phonologische Struktur der Sprache abgebildet wird, bilden Kinder in dieser Phase Assoziationen zwischen der Schrift und der Bedeutung des Wortes.

Auch auf produktiver Seite geht das Kind rein visuell vor. Bei Schreibversuchen findet keine auditive Analyse im Sinne einer Analyse des Wortes in Einzellaute mit anschließender Graphemzuordnung statt. Vielmehr werden einige wesentliche, visuell besonders hervorstechende Merkmale des Wortes aus dem Gedächtnis wiedergegeben.

Zweifel an der Existenz der logographemischen Strategie

Wimmer/Hummer (1990) gehen davon aus, dass die in den meisten Entwicklungsmodellen postulierte logographemische Strategie weniger eine natürliche Entwicklungsstufe, sondern vielmehr den Anfangsunterricht im angloamerikanischen Raum widerspiegelt. Aufgrund der Unregelmäßigkeit der GPK war es in englischsprachigen Ländern lange Zeit Usus, Kindern zu Beginn des Erstleseunterrichts, das Erkennen wichtiger Wörter anhand zentraler visueller Charakteristika zu vermitteln, eine Vorgehensweise, die Parallelen zu der Ganzwortmethode im deutschsprachigen Raum in den 1960er Jahren aufweist. Aktuell werden Kinder hierzulande dagegen von Anfang an mit den GPK und dem Prinzip der Synthese und Analyse konfrontiert. Entsprechend konnten Wimmer/Hummer bei Deutsch sprechenden Erstklässlern keine Zeichen der logographemischen Strategie erkennen. Vielmehr waren die meisten Kinder bereits wenige Monate nach Schuleintritt in der Lage, Pseudowörter korrekt zu lesen, eine Fähigkeit, die sich nur durch die Anwendung der alphabetischen Strategie erklären lässt. Die logographemische Strategie dürfte sich ausschließlich auf das Vorschulalter beschränken, wenn bekannte Firmenlogos und Produktnamen benannt und auf der produktiven Seite mit dem eigenen und dem Namen der engsten Bezugspersonen experimentiert wird. Auch Klicpera et al. (2013) sprechen von einer möglichen, aber nicht zwingend auftretenden kurzen rudimentären Phase logographemischen Lesens in der Vorschulzeit.

2.4.3 Alphabetische Phase

Kern des Erwerbs der alphabetischen Strategie ist der schrittweise Erwerb und das Verstehen des Prinzips der GPK-R sowie das Erlernen der indirekten Lese- (Coltheart 1978, 2005, Kap. 2.1) und der segmentalen Schreibstrategie. Von zentraler Bedeutung ist die Ausbildung eines impliziten Verständnisses dafür, dass die visuellen Symbole der Schriftsprache die phonologische Struktur der Lautsprache abbilden.

Der vollständige Erwerb und die Perfektionierung der alphabetischen Strategie nehmen auch bei Kindern ohne Schriftspracherwerbsprobleme üblicherweise einen längeren Zeitraum in Anspruch. Da sich innerhalb dieser Phase auch qualitativ unterschiedliche Strategien identifizieren lassen, wurde sie von einigen Autoren in Zwischenstadien gegliedert.

Zwischenstadien

Kirschhock (2004) beschreibt die Entwicklung des Lesens innerhalb der alphabetischen Strategie folgendermaßen: Ausgehend von einer *beginnenden alphabetischen Strategie*, mit Hilfe derer einzelne Buchstabennamen und Laute benannt werden und Wörter aufgrund des Kontextes in Zusammenhang mit dem Anfangsbuchstaben erraten werden, gelingt es mit der *teilweise entfalteten alphabetischen Strategie* einzelne Laute und der sich anschließenden *weitgehend entfalteten alphabetischen Strategie* ein Wort vollständig zu synthetisieren. Die *voll entfaltete alphabetische Strategie* mit der sicheren Anwendung der Synthese bildet den Abschluss dieser Phase. Auch hier kommt es noch vereinzelt zu einer verzögerten Sinnentnahme, wenn die Kinder nach der Generierung einer phonologischen Rohform im mentalen Lexikon nach dem Eintrag mit der größtmöglichen Übereinstimmung suchten und das Wort dann in natürlicher Aussprache artikulieren. Eine analoge Entwicklungsabfolge nimmt Kirschhock (2004) für das Schreiben an. Auch hier differenziert sie eine *beginnende alphabetische Strategie*, mit der die Kinder den Anfangslaut oder einen besonders prägnanten Laut eines Wortes wiedergeben, eine *teilweise entfaltete alphabetische Strategie*, bei der die Schreibweisen über Skelettschreibweisen in der Folge immer genauer werden und eine *voll entfaltete alphabetische Strategie*, bei der auch die durch Vorsprechen und Abhören eines Wortes vorkommenden Zwischenlaute und dialektale Besonderheiten wiedergegeben werden.

Auch Klicpera et al. (2013) unterscheiden in dieser Phase Schreibweisen, bei denen zunächst jede Silbe durch einen Buchstaben abgebildet wird, während später phonetische Merkmale verschriftet werden, die von Erwachsenen gar nicht mehr wahrgenommen werden (z. B. Auslautverhärtung).

Am Ende der alphabetischen Phase lassen sich beim Schreiben bereits manchmal orthographische Besonderheiten identifizieren, die aber inkonstant und unsystematisch verwendet werden. Vereinzelt kommt es dabei auch zu Übergeneralisierungen, die aber nicht als Entwicklungsrückschritt interpretiert werden dürfen. Bspw. werden die zu einem früheren Zeitpunkt bereits richtig geschriebenen Wörter <Sofa>, <Opa> und <Oma> später als <Sofer>, <Oper>, und <Omer> verschriftet, wenn das Kind die orthographische Besonderheit des Deutschen, dass ein [ɐ] am Wortende mit der Buchstabenfolge <er> wiedergegeben wird, verinnerlicht hat.

Zusammenhang zur phonologischen Bewusstheit

In der alphabetischen Phase werden die wechselseitigen Einflüsse zwischen der phonologischen Bewusstheit und dem Schriftspracherwerb besonders deutlich. Um die GPK sowie die indirekte Lese- und segmentale Schreibstrategie zu durchschauen und anzuwenden, ist es von Vorteil, zumindest über ein rudimentäres Wissen zu verfügen, dass Wörter aus kleineren Einheiten aufgebaut sind und einzelne Laute zu Wörtern synthetisiert werden können. So gelingt es in enger Wechselwirkung mit dem schriftsprachlichen Anfangsunterricht, die für das phonologische Rekodieren und die segmentale Schreibstrategie notwendigen expliziten Fähigkeiten der Phonemsynthese und Phonemsegmentation auszubilden.

Grenzen der alphabetischen Strategie

Die parallele Erfahrung von korrektem Schriftbild in der Rezeption und abweichender eigener Schreibung ist eine denkbare Erklärung dafür, dass ein letzter Strategiewechsel vorgenommen wird (Günther 1986). Die alphabetische Strategie zeigt ihre Unzulänglichkeit jedoch vor allem auf rezeptiver Seite. Auch wenn es mithilfe dieser Strategie gelingt, schriftsprachlich noch unvertraute Wörter in Lautsprache umzuwandeln, bündelt sie ein so hohes Maß an kognitiven Ressourcen und beansprucht das Arbeitsgedächtnis so stark, dass für die Sinnentnahme oft nicht mehr genügend Kapazitäten zur Verfügung stehen. Es handelt sich um eine sichere, aber v. a. auf Satz- und Textebene unökonomische Strategie.

Der Wechsel zur orthographischen Phase findet deshalb zunächst auf der Seite der Rezeption statt, wenn das mühevolle, langsame phonologische Rekodieren zugunsten der direkten Worterkennung abgebaut wird.

2.4.4 Orthographische Phase

ganzheitliche Verarbeitung größerer schriftsprachlicher Einheiten

Der Kern dieser Strategie besteht darin, dass es Kindern durch zunehmende Leseerfahrung und/oder systematische Instruktion im Rahmen des schriftsprachlichen Anfangsunterrichts gelingt, sukzessive größere schriftsprachliche Einheiten (Silben, Morpheme) ganzheitlich simultan zu verarbeiten und mit der entsprechenden Phonologie zu verknüpfen, sodass es nicht mehr auf die Analyse und Synthese einzelner Buchstaben bzw. Laute angewiesen ist.

Die orthographische Strategie ist demzufolge zunächst primär eine Lesestrategie, die durch eine zunehmende Automatisierung der Worterkennung chrakterisiert werden kann. Nichtsdestotrotz ist die Anwendung dieser Strategie beim Aufbau wortspezifischen orthographischen Wissens natürlich unverzichtbar (Günther 1986).

Aufgrund der Tatsache, dass die Graphem-Phonem-Korrespondenzen beim Lesen eindeutiger sind als die Phonem-Graphem-Korrespondenzen beim Schreiben (Kap. 1.2.1), stellt das Erlernen der korrekten Orthographie meist einen wesentlich längeren Entwicklungsprozess dar als die Automatisierung des Leseprozesses.

Erwerb der orthographischen Strategie als entscheidende Hürde

Der Erwerb der orthographischen Strategie und damit die Automatisierung des Lese- und Schreibprozesses stellen den entscheidenden Schritt auf dem Weg zum kompetenten Leser und Schreiber dar. Während das Erlernen der indirekten Lese- und Schreibstrategie aufgrund des einzellautorientierten schriftsprachlichen Anfangsunterrichts verbunden mit der relativ hohen Transparenz der Orthographie auch leseschwachen Schülern im deutschsprachigen Raum vergleichsweise geringe Schwierigkeiten bereitet, sind Probleme beim Erwerb der orthographischen Strategie das zentrale Charakteristikum lese-rechtschreibschwacher Kinder.

2.4.5 Integrativ-automatisierte Phase

Die von Günther (1986) als integrativ-automatisierte bezeichnete Phase stellt keine neue Strategie im Rahmen des Schriftspracherwerbs dar, sondern soll ausdrücken, dass die Automatisierung schriftsprachlicher Fähigkeiten einen längeren Zeitraum in Anspruch nimmt, bis das Niveau eines kompetenten Lesers und Schreibers und damit die „automatisierte und konsolidierte Integration aller beteiligten Verarbeitungsprozesse“ (Klicpera et al. 2013, 34) tatsächlich erreicht ist.

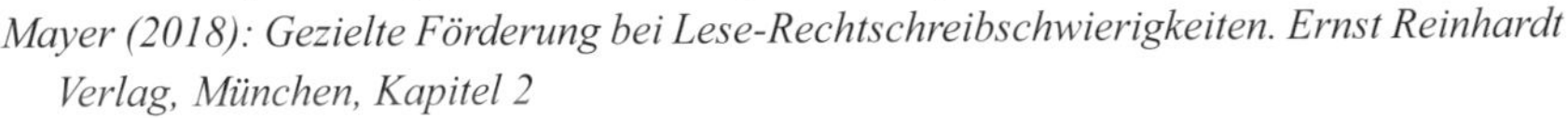

Literaturempfehlung zur Entwicklung schriftsprachlicher Fähigkeiten

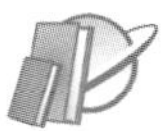

Mayer (2018): Gezielte Förderung bei Lese-Rechtschreibschwierigkeiten. Ernst Reinhardt Verlag, München, Kapitel 2

Zusammenfassung

Das Erlernen der indirekten Lesestrategie des **phonologischen Rekodierens auf der Grundlage der GPK-R** stellt einen ersten Schritt auf dem Weg zum kompetenten Leser dar. Dennoch darf sich der schriftsprachliche Anfangsunterricht nicht auf die Vermittlung dieser Fähigkeit reduzieren. Um die Lesefähigkeit sukzessive zu automatisieren, benötigen insbesondere leseschwache Kinder eine systematische Förderung im Bereich der direkten Worterkennung, also Unterstützungsangebote, die ihnen den Übergang von der alphabetischen Phase zur orthographischen Phase ermöglichen.

Dem **konnektionistischen Modell** der Worterkennung folgend sind dafür Assoziationen zwischen orthographischen und phonologischen Einheiten von zentraler Bedeutung. Nachdem die Kinder die wesentlichen GPK-R erlernt haben, verfolgt ein effektiver Erstleseunterricht deshalb das Ziel, die Kinder dabei zu unterstützen, Verknüpfungen zwischen kontinuierlich größer werdenden schriftsprachlichen Einheiten und deren Phonologie auszubilden. Das Angebot entsprechender Unterstützungsmaßnahmen hat primär dann seine Berechtigung, wenn es Kindern gelungen ist, die alphabetische Strategie anzuwenden.

Auch wenn Beeinträchtigungen im Bereich der Worterkennung das zentrale Symptom der Lese-Rechtschreibstörung darstellen (Lyon et al. 2003; Kap. 4), macht das Modell des **Simple View of Reading** deutlich, dass neben spezifisch schriftsprachlichen Kompetenzen im Bereich der Worterkennung semantische, grammatische und pragmatische Fähigkeiten einen entscheidenden Beitrag für das sinnentnehmende Lesen insbesondere auf Textebene leisten. Aus diesem Grund muss eine einzelfallorientierte Diagnostik ergeben, ob eine Förderung/Therapie des Sprachverständnisses notwendig ist, um Beeinträchtigungen im Bereich des Leseverständnisses überwinden zu können.

3 Definition der Lese-Rechtschreibstörung

Lernziele

- sich den Zusammenhang zwischen den Ursachen der Lese-Rechtschreibstörung auf neurobiologischer Ebene, den daraus resultierenden Schwierigkeiten in der Sprach- und Informationsverarbeitung sowie der Oberflächensymptomatik bewusst machen
- Schwierigkeiten bei der Worterkennung und dem Wortschreiben als Kernsymptome der Lese-Rechtschreibstörung kennen
- Auswirkungen der Lese-Rechtschreibschwierigkeiten auf die Gesamtentwicklung, insbesondere die schulische Lernentwicklung kennen

Auf der Grundlage der internationalen Klassifikationssysteme der ICD 10 (Dilling et al. 2011) der Weltgesundheitsorganisation (WHO), den Empfehlungen der Deutschen Gesellschaft für Kinder- und Jugendpsychiatrie (2007; Warnke 1993) sowie den Publikationen von Lyon et al. (2003) und Tunmer/Greaney (2010) wird diesem Buch folgendes Verständnis der Lese-Rechtschreibstörung zugrunde gelegt.

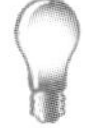

Unter der **Lese-Rechtschreibstörung** wird eine Lernstörung verstanden, die sich durch Probleme beim Erwerb und der Anwendung der indirekten Lesestrategie (= phonologisches Rekodieren) und/oder der automatisierten Worterkennung sowie beeinträchtigter Rechtschreibung charakterisieren lässt. Sie kann aus Defiziten in der phonologischen Informationsverarbeitung infolge neurobiologischer Fehlentwicklungen resultieren und geht oft mit Spracherwerbsstörungen einher. Die Lernstörung tritt unabhängig von kognitiven Fähigkeiten auf und ist nicht die Folge unangemessenen Unterrichts. Sie kann sich negativ auf das Leseverständnis, die kognitive, die sprachliche sowie die sozio-emotionale Entwicklung auswirken.

Die Begriffe Lese-Rechtschreibstörung, Legasthenie, besondere Schwierigkeiten im Erlernen des Lesens und Rechtschreibens (Beschluss der KMK-Konferenz 2007), Lese-Rechtschreibschwierigkeiten, (Entwicklungs-)Dyslexie und Schriftspracherwerbsstörungen werden in diesem Lehrbuch synonym verwendet.

Schriftspracherwerbsstörungen

Insbesondere der zuletzt genannte Begriff soll deutlich machen, dass es sich beim Lesen- und Schreibenlernen um eine Entwicklungsaufgabe handelt, die in die gesamte sprachlich-kognitive Entwicklung des Kindes eingebettet ist und insbesondere in engem Zusammenhang mit (meta-)sprachlichen Kompetenzen steht. Die Verwendung dieser Terminologie impliziert zudem, dass Schrift ein System darstellt, mit dem Sprache visuell abgebildet wird, weshalb Kinder mit sprachlichen Beeinträchtigungen eine besondere Risikogruppe für die Ausbildung von Lese-Rechtschreibschwierigkeiten darstellen.

Lese-Rechtschreibstörung – eine Lernstörung

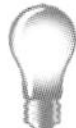

„Unter der **Lese-Rechtschreibstörung** wird eine Lernstörung verstanden …"

spezifische vs. allgemeine Lernstörung

Für das Störungsbild wurde in der Definition bewusst die Formulierung „Lernstörung", nicht aber „spezifische Lernstörung" gewählt. Mit dem vorangestellten Adjektiv, das üblicherweise auch in der englischsprachigen Literatur Verwendung findet (*Specific Reading Disability*), um die Störung von einer allgemeinen Lese-Rechtschreibschwäche (*Garden Variety Poor Reader*) abzugrenzen, soll betont werden, dass es sich bei den Betroffenen um Kinder mit mindestens durchschnittlichen kognitiven Fähigkeiten handelt, die sich außer beim Lesen und Schreiben unauffällig entwickeln und nicht durch weitere schulische Lernschwierigkeiten auffallen. Dass diese Aussage zu pauschal ist, konnte bereits die Legasthenieforschung in den 1970er Jahren deutlich machen. So machten Untersuchungen mit Kindern mit Lese-Rechtschreibstörungen deutlich, dass diese durchaus nicht in allen Teilbereichen der Intelligenz unauffällige Leistungen erbringen, sondern insbesondere in Subtests mit hohen sprachlichen Anforderungen oftmals im unterdurchschnittlichen Bereich abschneiden (Valtin 1973; Angermaier 1974). Da schriftsprachliche Fähigkeiten spätestens ab der dritten Klasse in allen Unterrichtsfächern eine zentrale Rolle spielen, ist zudem zu erwarten, dass sich eine Lese-Rechtschreibproblematik negativ auf die Leistungen in anderen Unterrichtsfächern auswirkt.

geringe praktische Relevanz des Diskrepanzkriteriums

Das zentrale Argument gegen die Differenzierung zwischen einer spezifischen Störung und einer allgemeinen Lese-Rechtschreibschwäche auf der Grundlage der Diskrepanz zwischen der Intelligenz und schriftsprachlichen Kompetenzen ist die implizite Annahme, dass es sich dabei um zwei Beeinträchtigungen mit unterschiedlichen Ätiologien handelt, die unterschiedlicher Förderung oder Therapie bedürfen. Dagegen betonen Hurford et al. (1994), dass Defizite im Bereich der phonologischen Informationsverarbeitung bei beiden Gruppen gleichermaßen zu identifizieren und kausal mit deren Schriftspracherwerbsproblematik assoziiert sind. Zum anderen seien phonologisch orientierte Fördermaßnahmen für beide postulierte Subgruppen gleichermaßen effektiv.

Auch Tunmer/Greaney (2010, 231) berichten von zahlreichen vergleichbaren Forschungsergebnissen und kommen zusammenfassend zu der Schlussfolgerung,

> *„[that there] is a considerable amount of research indicating that groups of poor readers formed on the basis of the presence or absence of IQ-achievement discrepancies do not reliably differ in long-term prognosis, response to intervention, or the cognitive skills (e. g., phonemic awareness, phonological recoding) that underlie the development of word recognition."*

Forschungsergebnisse

Fletcher et al. (1994) verglichen 200 spezifisch und allgemein leseschwache Kinder hinsichtlich der Funktionen der phonologischen Informationsverarbeitung, der sprachlichen und der visuell-motorischen Leistungen. Die Ergebnisse zeigten, dass sich die beiden Gruppen hinsichtlich dieser Variablen nicht differenzieren ließen. Vergleichbar konnten Brandenburg et al. (2013) bei Kindern mit Lese- und/oder

Rechtschreibstörungen spezifische Defizite im Bereich des Arbeitsgedächtnisses nachweisen, die bei Kindern mit durchschnittlichen und unterdurchschnittlichen kognitiven Fähigkeiten gleichermaßen ausgeprägt waren. Für den deutschsprachigen Raum stellen Klicpera/Gasteiger-Klicpera (1993, 165) fest, dass sich zwischen „diskrepanten und nicht-diskrepanten Lese-Rechtschreibschwierigkeiten" kaum Unterschiede nachweisen lassen. Sie sind der Überzeugung, dass eine Differenzierung in zwei Subgruppen auf der Grundlage des Diskrepanzkriteriums zwar möglich, aber von keiner praktischen Relevanz ist (vgl. auch von Suchodoletz 2005).

Verzicht auf das IQ-Diskrepanzkriterium in der DSM-5

Folgerichtig verzichtet die DSM-5 bei der Diagnose der Dyslexie vollständig auf das IQ-Diskrepanzkriterium und konzentriert sich bei der Feststellung der Lernstörung auf die Symptomatik (u. a. Lesegenauigkeit, Lesegeschwindigkeit, Leseverständnis, Rechtschreibfehler), den zeitlichen Faktor (mindestens sechs Monate), die negativen Auswirkungen auf die schulische Leistungsfähigkeit und die Diskrepanz zwischen der tatsächlichen und der aufgrund des Alters bzw. der Klassenstufe erwarteten Leistung von mindestens einer Standardabweichung (Schulte-Körne 2014).

Auch die Deutsche Gesellschaft für Kinder und Jugendpsychiatrie, Psychosomatik und Psychotherapie e. V. (2015) kommt in ihren Leitlinien zusammenfassend zu dem Ergebnis, dass sich zwischen Kindern und Jugendlichen, bei denen die Diagnose einer Lese-Rechtschreibstörung aufgrund einer Alters- oder Klassennormdiskrepanz gestellt wurde und Kindern und Jugendlichen, bei denen die Diagnose auf dem IQ-Diskrepanzkriterium basierte, keine relevanten Unterschiede feststellen lassen.

Die der Arbeit zugrunde gelegte Definition bezieht sich sowohl auf Kinder mit diskrepanten als auch mit nicht-diskrepanten Lese-Rechtschreibschwierigkeiten.

Dass die intellektuellen Fähigkeiten nicht hauptverantwortlich für die Ausbildung der Lernstörung sind, wird in der Definition auch durch die Formulierung „tritt unabhängig von den kognitiven Fähigkeiten auf" deutlich gemacht.

Neurobiologische Ursachen

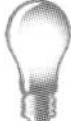

> „... kann aus Defiziten in der phonologischen Informationsverarbeitung infolge neurobiologischer Fehlentwicklungen resultieren und geht oft mit Spracherwerbsstörungen einher."

Was die Ursachen der Lese-Rechtschreibstörung angeht, herrscht dahingehend Einigkeit, dass diese im neurobiologischen Bereich anzusiedeln sind (Kap. 5). Sie führen auf sprachlich-kognitiver Ebene zu Schwierigkeiten im Bereich der phonologischen Informationsverarbeitung und über dieses Bindeglied zu den Symptomen einer Lese-Rechtschreibstörung.

ICD-10

Auch die ICD-10, die u. a. Lese-Rechtschreibstörungen im Bereich der umschriebenen Entwicklungsstörungen schulischer Fertigkeiten (F81) klassifiziert, geht davon aus, dass, „diese Störungen von Beeinträchtigungen der kognitiven Informationsverarbeitung herrühren, die großenteils auf einer biologischen Fehlfunktion beruhen" (Dilling et al. 2011, 270).

Teilleistungsstörung

Vergleichbar definiert die Deutsche Gesellschaft für Kinder- und Jugendpsychiatrie das Störungsbild als „eine an die Entwicklung der Hirnfunktion gebundene zentralnervös begründete Teilleistungsstörung" (Warnke 1993, 1). Im Zusammenhang mit dem ersten Bestimmungsmerkmal sei darauf hingewiesen, dass die angenommenen neurobiologischen Abnormitäten nicht mit einer Intelligenzminderung gleichzusetzen sind. Warnke et al. (2002) veranschaulichen diese Aussage durch einen Vergleich mit der „Unmusikalität" eines Menschen. Auch bei diesem Phänomen handele es sich um eine Besonderheit der zentralnervösen Informationsverarbeitung, ohne dass hier eine Intelligenzminderung angenommen wird. Bei den für die Lese-Rechtschreibstörung angenommenen neurobiologischen Veränderungen handelt es sich Tunmer/Greany (2010) zufolge um Fehlentwicklungen, die keinen allzu großen Einfluss auf andere kognitive Funktionen ausüben.

Symptomatik der Lese-Rechtschreibstörung

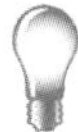

„... die sich durch Probleme beim Erwerb und der Anwendung der indirekten Lesestrategie (= phonologisches Rekodieren) und/oder der automatisierten Worterkennung sowie beeinträchtigter Rechtschreibung charakterisieren lässt."

Symptomatik-Lesen

Vergleichbar den in der Definition genannten Symptomen charakterisieren Lyon et al. (2003, 2) die Dyslexie als „difficulties with accurate and/or fluent word recognition and by poor spelling and decoding abilities." (vgl. auch Tunmer/Greany 2010).

In der ICD-10 wird die Symptomatik der Lese-Rechtschreibstörung folgendermaßen operationalisiert (Dilling et al. 2011, 275; vgl. auch Deutsche Gesellschaft für Kinder- und Jugendpsychiatrie 2007):

„In den frühen Stadien des Erlernens einer alphabetischen Schrift kann es Schwierigkeiten geben, [...], die Buchstaben korrekt zu benennen, einfache Wortreime zu bilden und bei der Analyse oder der Kategorisierung von Lauten [...]. Später können dann Fehler beim Vorlesen auftreten, die sich zeigen als

- *Auslassen, Ersetzen, Verdrehen oder Hinzufügen von Worten oder Wortteilen.*
- *Niedrige Lesegeschwindigkeit.*
- *Startschwierigkeiten beim Vorlesen, langes Zögern oder Verlieren der Zeile im Text und ungenaues Phrasieren.*
- *Vertauschen von Wörtern im Satz oder von Buchstaben in Wörtern.*

Ebenso zeigen sich Defizite im Leseverständnis z. B.

- *in der Unfähigkeit, Gelesenes wiederzugeben.*
- *in der Unfähigkeit, aus Gelesenem Schlüsse zu ziehen oder Zusammenhänge zu sehen.*
- *im Gebrauch allgemeinen Wissens als Hintergrundinformationen anstelle von Informationen aus einer Geschichte beim Beantworten von Fragen über die gelesene Geschichte."*

Symptomatik Schreiben

Im Bereich der Rechtschreibung fallen betroffene Kinder im Anfangsunterricht v.a. durch Schwierigkeiten mit dem Erwerb des phonologischen Prinzips als Grundstrategie des Schreibens auf, während im Laufe der Grundschulzeit lautgetreue Schreibweisen, die aber von der korrekten Orthographie abweichen, zu den zentralen Charakteristika gehören. Von der ICD-10 wird hervorgehoben, dass die Schwierigkeiten mit der Rechtschreibung in der späteren Kindheit üblicherweise größer sind als die beim Lesen: „Mit Lesestörungen gehen häufig Rechtschreibstörungen einher. Diese persistieren oft bis in die Adoleszenz, auch wenn im Lesen einige Fortschritte gemacht werden“ (Dilling et al. 2011, 274).

Zwischen der ICD-10 und der dieser Arbeit zugrunde gelegten Definition fallen zwei wesentliche Unterschiede auf. Die ICD-10 zählt Schwierigkeiten mit dem Leseverständnis zu den Symptomen der Lese-Rechtschreibstörung, während diese im vorliegenden Buch als Konsequenz der Lese-Rechtschreibstörung interpretiert werden. Diese Annahme resultiert aus den empirisch belegten Hypothesen des Simple View of Reading (Kap. 2.3), welcher das Leseverständnis als Produkt aus Worterkennung und Hörverständnis betrachtet. Demnach sind Schwierigkeiten im Leseverständnis entweder das Resultat spezifisch schriftsprachlicher Defizite im Bereich der Worterkennung und/oder der Beeinträchtigungen in der semantischen bzw. grammatischen Verarbeitung von Sprache; es handelt sich aber nicht um ein originäres Symptom der Dyslexie.

Kernproblematik: automatisierte Worterkennung

Ferner wird in der vorliegenden Definition explizit auf Schwierigkeiten mit der automatisierten Worterkennung Bezug genommen, ein Aspekt der in den Aussagen der ICD-10 so nicht zu finden ist, auch wenn die Formulierung „niedrige Lesegeschwindigkeit“ als Hinweis auf diese Problematik zu interpretieren ist. Die explizite Betonung von Problemen mit der Automatisierung schriftsprachlicher Kompetenzen resultiert aus Forschungsergebnissen der 1990er und 2000er Jahre, die deutlich machen konnten, dass sich lese-rechtschreibschwache Kinder, die eine relativ transparente Schriftsprache erlernen, zwar zu Beginn ihrer Schullaufbahn durch Schwierigkeiten beim Erlernen der indirekten Lesestrategie charakterisieren lassen, diese Unsicherheiten aber relativ schnell überwinden können, sodass sie spätestens ab der dritten Klasse eine ähnlich hohe Lesegenauigkeit aufweisen wie durchschnittlich lesende Kinder. Das zentrale, häufig bis ins Jugendalter persistierende Problem sind Defizite im Bereich der Automatisierung des Leseprozesses, die neben einer verringerten Lesegeschwindigkeit auch durch eine mangelnde Prosodie beim lauten Lesen offensichtlich wird (Wimmer 1993a; Holopainen et al. 2001; Serrano/Defior 2008). Da in diesem Fall ein Großteil der Aufmerksamkeit auf die Lesetechnik gelenkt werden muss, führt dies zu den eben beschriebenen negativen Konsequenzen im Bereich des Leseverständnisses. Hinzu kommt, dass bei einer beeinträchtigten Lesegeschwindigkeit auch schnell die Kapazität des Arbeitsgedächtnisses (Kap. 5.2) überlastet wird.

Die Frage, ab wann man von „Problemen“, „Defiziten“ oder einer „therapiebedürftigen Lernstörung“ sprechen kann, beantwortet die ICD-10 (Dilling et al. 2011) damit, dass die Lese-Rechtschreibleistung in einem normierten Test mindestens zwei Standardabweichungen unter dem Niveau liegen müsse, das aufgrund des chronologischen Alters und der allgemeinen Intelligenz zu erwarten wäre. Im Gegensatz dazu wird an dieser Stelle davon ausgegangen, dass eine Leistung von mehr als einer Standardabweichung unter dem Mittelwert in einem normierten, validen Test, der die Worterkennung und/oder die Rechtschreibleistung erfasst, ein ausreichendes Kriterium für das Vorliegen einer Lese-Rechtschreibstörung ist. Aufgrund der Annahme, dass Beeinträchtigungen im Bereich des Leseverständnisses eine Folge von Defiziten in der Worterkennung oder des Sprachverständnisses darstellen, sollten Überprüfungen des Leseverständnisses allein nicht zur Feststellung der Diagnose Lese-Rechtschreibstörung herangezogen werden.

Umschriebene Spracherwerbsstörungen

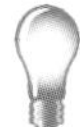

„… geht oft mit Spracherwerbsstörungen einher."

Komorbidität mit Spracherwerbsstörungen

Sowohl in der vorliegenden Definition als auch bei Lyon et al. (2003), der ICD-10 und der Deutschen Gesellschaft für Kinder- und Jugendpsychiatrie (2007) wird die häufig anzutreffende Komorbidität mit lautsprachlichen Defiziten betont.

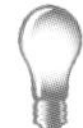

Von **Komorbidität** spricht man, wenn zusätzlich zu einem Krankheits- oder Störungsbild weitere Krankheiten oder Störungen auftreten, die als Folge einer Grunderkrankung oder als diagnostisch abgrenzbares Symptom der Grunderkrankung interpretiert werden können. In Verbindung mit Lese-Rechtschreibstörungen bezieht sich die Aussage auf das gehäufte gemeinsame Auftreten lautsprachlicher und schriftsprachlicher Beeinträchtigungen.

Definition Spracherwerbsstörungen

Die im Zusammenhang mit Schriftspracherwerbsstörungen am intensivsten erforschte sprachliche Beeinträchtigung ist die Umschriebene Spracherwerbsstörung (USES), die mit einer Prävalenz von 6–8 % zu den häufigsten Entwicklungsstörungen im Kindes- und Jugendalter gehört.

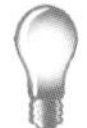

Bei einer Umschriebenen Spracherwerbsstörung (Developmental language disorder, DLD) handelt es sich um eine spezifische Problematik bei der Aneignung und der Anwendung linguistischen Wissens. Die sprachliche Beeinträchtigung lässt sich dabei nicht durch sensorische, organische, mentale oder gravierende sozio-affektive Defizite erklären (Kauschke et al. 2019). Auf der anderen Seite kann die sprachliche Beeinträchtigung jedoch weitreichende Auswirkungen auf die psychosoziale und schulisch-kognitive Entwicklung betroffener Kinder und Jugendlicher haben.

Was die sprachliche Symptomatik angeht, werden bei betroffenen Kindern Schwierigkeiten auf der phonetisch-phonologischen, der syntaktisch-morphologischen, der semantisch-lexikalischen sowie der pragmatischen Ebene offensichtlich.

Kinder mit USES als Risikogruppe

Aufgrund ihrer Schwierigkeiten mit der phonologischen Informationsverarbeitung (Kap. 5) und daraus resultierenden Defiziten in der phonologischen Bewusstheit haben viele spracherwerbsgestörte Kinder Probleme mit dem Erlernen der Worterkennung und des Wortschreibens. Da die sprachlichen Probleme spracherwerbsgestörter Kinder insbesondere auf lexikalischer und syntaktisch-morphologischer Ebene oftmals auch in der rezeptiven Modalität offensichtlich werden, entwickeln sie fast zwangsläufig Schwierigkeiten mit dem sinnentnehmenden Lesen auf Wort-, Satz- und Textebene (vgl. Simple View of Reading, Kap. 2.3).

Auch wenn die schriftsprachliche Modalität aufgrund ihres bleibenden Charakters die Möglichkeit zur wiederholten Verarbeitung bietet, fallen die Probleme betroffener Kinder mit dem Leseverständnis üblicherweise gravierender aus als diejenigen mit dem Hörsprachverständnis, da die in der lautsprachlichen Kommunikation zur Verfügung stehenden nonverbalen Informationsträger (Mimik, Gestik, Prosodie, räumlicher Kontext) bei der Verarbeitung gedruckter Texte nicht zur Verfügung stehen.

Das besondere Risiko spracherwerbsgestörter Kinder, Lese-Rechtschreibschwierigkeiten zu entwickeln, bestätigen Forschungsarbeiten aus dem angloamerikanischen Raum. So konnten Catts et al. (1999) zeigen, dass bei ca. 70% leseschwacher Kinder der zweiten Klasse bereits im Vorschulalter sprachliche Defizite nachweisbar waren. In der Untersuchung von Catts et al. (2002a) schnitten spracherwerbsgestörte Kinder bei normierten Überprüfungen der Worterkennung und des Leseverständnisses etwa eine Standardabweichung schlechter ab als sprachlich unauffällige Kinder. 50% spracherwerbsgestörter Vorschulkinder erreichten in der zweiten und vierten Klasse bei Überprüfungen des Leseverständnisses Werte im unterdurchschnittlichen Bereich. Verglichen mit den Werten für sprachnormale Kinder liegt das Risiko spracherwerbsgestörter Kinder Lese-Rechtschreibschwierigkeiten zu entwickeln damit etwa sechsmal so hoch wie bei sprachlich unauffälligen Kindern.

Negative Auswirkungen der Lese-Rechtschreibstörung

„Die Lese-Rechtschreibstörung kann sich negativ auf das Leseverständnis, die kognitive, die sprachliche sowie die sozio-emotionale Entwicklung auswirken."

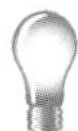

Spracherwerb und Lesen

Der Spracherwerb ist mit Schuleintritt nicht abgeschlossen. Insbesondere auf lexikalischer und syntaktisch-morphologischer Ebene können Fortschritte bis ins junge Erwachsenenalter nachgewiesen werden. Schulkinder zwischen 7 und 16 Jahren speichern durchschnittlich etwa 3000 neue Wörter im Jahr in ihrem mentalen Lexikon ab. Ein maßgeblicher Anteil dieses rasanten Wortschatzwachstums ist dem Lesen von Sachtexten und Kinderbüchern zu verdanken. Aufgrund der grammatisch komplexeren Gestaltung von Texten im Vergleich zur lautsprachlichen Kommunikation dürfte auch das zunehmende Beherrschen komplexer grammatischer Strukturen wie Appositionen, Infinitivkonstruktionen, Gerundiv, adverbialer Konjunkte etc. auf die Auseinandersetzung mit Schriftsprache zurückzuführen sein. Spracherwerbsgestörte Kinder, die per Definition bereits im Vorschulalter Schwierigkeiten auf lexikalischer und grammatischer Ebene haben, machen in Kombination mit Leseschwierigkeiten weniger Leseerfahrungen und können das Lesen nicht als Quelle elaborierter Spracherfahrung nutzen (Dannenbauer 2002).

Auswirkungen auf die soziale und personale Entwicklung

Schwierigkeiten im Bereich der schriftsprachlichen Kommunikation kombiniert mit einer eingeschränkten Weiterentwicklung sprachlicher Fähigkeiten im

Bereich Wortschatz und komplexer Syntax dürften sich in vielen Fällen wiederum auf die personale und soziale Entwicklung von Kindern und Jugendlichen auswirken. Das Beherrschen komplexer syntaktischer Strukturen ermöglicht es, die eigenen Gedanken sprachlich zu ordnen und die eigenen Emotionen, Phantasien und Ideen sprachlich exakt wiederzugeben sowie die sprachlichen Mittel einzusetzen, die einer spezifischen Situation angemessen sind. Stehen diese nicht zur Verfügung, könnte dies die Akzeptanz in der Peer-Group reduzieren, vor allem wenn man bedenkt, dass „es zu einem Kennzeichen des Jugendalters [gehört], dass sich Freundschaften bilden, indem man ‚einfach nur redet'" (Dannenbauer 2002, 11). Da im digitalen Zeitalter ein nicht unerheblicher Anteil der Kommunikation zwischen Jugendlichen in sozialen Netzwerken stattfindet, sollte auch die Gefahr sozialer Ausgrenzung aufgrund beeinträchtigter Lese- und Schreibkompetenzen nicht unterschätzt werden.

Gefährdung der kognitiven Entwicklung

Negative Auswirkungen – insbesondere in der Folge der Koexistenz laut- und schriftsprachlicher Schwierigkeiten – sind auch im Bereich der schulischen bzw. allgemein kognitiven Entwicklung anzunehmen. Schulisches Lernen ist zu einem großen Teil laut- und schriftsprachlich vermitteltes Lernen. Spätestens ab der dritten Klasse wird erwartet, dass Kinder in der Lage sind, selbstständig Informationen aus Sachtexten, Sachbüchern und dem Internet zu entnehmen. Während in den ersten beiden Schuljahren das Erlernen des Lesens im Mittelpunkt steht, wird dies durch „Lesen um zu lernen" abgelöst. Da Kinder mit beeinträchtigtem Sprach- und Leseverständnis mündliche Erklärungen der Lehrkraft und Lesetexte nur bedingt verarbeiten können, laufen sie Gefahr, sich die schulischen Lerninhalte trotz prinzipiell vorhandener kognitiver Kompetenzen nur eingeschränkt aneignen zu können. Je komplexer die zu verarbeitenden Texte und mündlichen Erklärungen im Laufe der Schuljahre werden, desto größer ist die Gefahr, dass diese Kinder den Anschluss an ihre Klassenkameraden verlieren und sich aus einem eigentlich spezifisch (schrift-)sprachgestörten Kind ein allgemein lernschwaches Kind entwickelt.

Zusammenfassung

Die **Lese-Rechtschreibstörung ist eine Lernproblematik**, die sich durch eine beeinträchtigte Worterkennung, Lesegeschwindigkeit und Rechtschreibung charakterisieren lässt. Diese spezifische schriftsprachliche Problematik kombiniert mit sprachlichen Beeinträchtigungen auf semantisch-lexikalischer und grammatischer Ebene führt dazu, dass betroffene Schülerinnen und Schüler auch Schwierigkeiten mit dem Leseverständnis entwickeln. Aufgrund der Bedeutung schriftsprachlicher Kommunikation in Schule, Freizeit und Berufsleben kann es zu negativen Auswirkungen auf die Gesamtentwicklung kommen.

4 Ursachen der Lese-Rechtschreibstörung

Von Sven Lindberg

Lernziele

- verschiedene Theorien zur Verursachung der Lese-Rechtschreibstörung kennen lernen und hinsichtlich ihrer Plausibilität einschätzen können (Kap. 4.2.1)
- die für die Leseleistung zentralen Gehirnregionen kennen (Kap. 4.2.2)

keine spezifischen Gene und Hirnregionen

In Bezug auf die Geschichte der Menschheit ist die Verwendung von Schriftsprache noch ein recht junges Phänomen und hat ihre Ursprünge ca. 3400 Jahre v. Ch. (Lawler 2001; Kap. 1.1). Lange Zeit war das Lesen und Schreiben nur einem geringen Teil der Weltbevölkerung vorbehalten, und auch im Jahr 2010 waren nach Schätzungen der UNESCO (2010) etwa 16 % der Menschen weltweit mit diesen Kulturtechniken noch nicht vertraut. Für das Lesen und Schreiben kann es demnach keine spezifischen Gene oder Hirnregionen geben. Vielmehr geht man davon aus, dass im Laufe der Entwicklung vorhandene Strukturen für die Umsetzung des Lese- und Schreibvorgangs genutzt wurden. Am Lese- und Schreibvorgang sind viele basale kognitive Fertigkeiten beteiligt, wobei die auditive und visuelle Wahrnehmung sowie Lern- und Gedächtnisprozesse eine zentrale Rolle spielen (Dehaene / Cohen 2007). Die Forschung ist sich weitgehend einig, dass Störungen im Bereich der kognitiven Informationsverarbeitung mit neurobiologischen Ursachen zu einer Beeinträchtigung des Schriftspracherwerbs führen. In diesem Kapitel werden die zentralen genetischen und neurobiologischen Grundlagen der Lese-Rechtschreibstörung beschrieben und verschiedene Theorien zu kognitiven Ursachen diskutiert.

4.1 Zur Genetik der Lese-Rechtschreibstörung

familiäres Risiko

Schon früh konnten Studien zeigen, dass für die Entwicklung einer Lese-Rechtschreibstörung ein familiäres Risiko vorliegt (Pennington / Smith 1988). Es ist davon auszugehen, dass eine genetische Beeinflussung auf sprachbasierten kognitiven Grundlagen besteht, die im Laufe der Evolution entstanden ist. Durch den Zusammenhang zwischen Sprache und den Kulturtechniken Lesen und Schreiben wirken sich genetisch bedingte Unterschiede bzw. Auffälligkeiten auf die Entwicklung der Schriftsprache aus und können mitverantwortlich für die Entstehung einer Lese-Rechtschreibstörung sein (Pennington / Olsen 2007). Mittels großangelegter Entwicklungsstudien konnte gezeigt werden, dass Kinder mit einer diagnostizierten Lese-Rechtschreibstörung häufig aus

Familien stammten, in denen bei den Eltern und Geschwistern ebenfalls Lese-Rechtschreibprobleme festgestellt wurden, während in Familien normallesender Kinder solche Probleme deutlich seltener auftraten (Pennington/Olsen 2007). Diese Beobachtungen lassen einen genetischen Zusammenhang vermuten, allerdings könnten die Unterschiede ebenso durch spezifische Umweltfaktoren vermittelt sein.

Zwillingsstudien

Um zwischen genetischen und umweltbezogenen Einflüssen trennen zu können, werden in der Forschung daher Zwillingsstudien mit eineiigen und zweieiigen Zwillingen durchgeführt. Durch solche Untersuchungen kann sichergestellt werden, dass die teilnehmenden Zwillingspaare den gleichen Umwelteinflüssen ausgesetzt sind, wobei nur die eineiigen Zwillinge zu 100% gemeinsame Gene besitzen, während zweieiige Zwillinge wie andere Geschwisterkinder nur 50% gemeinsame Gene besitzen. Tatsächlich konnten in solchen Zwillingstudien eindeutige Belege für einen genetischen Einfluss aufgedeckt werden. So sind bei eineiigen Zwillingen fast zu 70% beide Zwillinge von einer Lese-Rechtschreibstörung betroffen, bei zweieiigen Zwillingen hingegen nur ca. 40% (DeFries/Alarcon 1996).

genetische Einflüsse auf kognitive Grundlagen

Darüber hinaus zeigen sich spezifische Einflüsse auf kognitive Grundlagen des Lesens. Demnach sind ein Großteil der Unterschiede im orthographischen Wissen, der phonologischen Bewusstheit, im phonologischen Rekodieren und des Wortlesens genetisch determiniert (Gayan/Olsen 2001; Schulte-Körne et al. 2006). Zudem sind starke Einflüsse der Genetik auf den Abruf phonologischer Repräsentationen aus dem Langzeitgedächtnis, auf das phonologische Arbeitsgedächtnis und auf die Rechtschreibleistung nachweisbar (Samuelsson et al. 2007).

Es ist davon auszugehen, dass nicht ein einzelnes Gen für die Entstehung einer Lese-Rechtschreibstörung verantwortlich ist (Pennington/Olsen 2007). In der Forschung konnten verschiedene Gene identifiziert werden, die im Zusammenhang mit einem beeinträchtigten Schriftspracherwerb stehen (Schulte-Körne et al. 2006). Insgesamt scheint es jedoch so zu sein, dass es keine störungsspezifischen Genkonstellationen gibt, sondern Gene, die an einer Lese-Rechtschreibstörung beteiligt sind und ebenso in der unbeeinträchtigten Entwicklung des Lesens und Schreibens wirksam werden (Pennington/Olsen 2007). Die jeweilige Ausprägung dieser Genkonstellation stößt demnach die individuelle Hirnentwicklung an und lässt so im Verhalten Unterschiede in der Lese-Rechtschreibleistung entstehen.

4.2 Neurobiologische Grundlagen der Lese-Rechtschreibstörung

Die Lese-Rechtschreibstörung wird durch neurobiologisch verursachte Defizite in spezifischen kognitiven Bereichen hervorgerufen. In der Wissenschaft wurden verschiedene Theorien postuliert, die diese Defizite und ihre Auswirkungen auf die Lese-Rechtschreibentwicklung beschreiben.

4.2.1 Theorien zur Ursache der Lese-Rechtschreibstörung

phonologische Theorie

Es besteht weltweit mittlerweile große Einigkeit, dass Defizite in der Verarbeitung phonologischer Informationen zu einer Beeinträchtigung des Lese-Rechtschreiberwerbs führen können. Die phonologische Verarbeitung beinhaltet dabei das Erkennen, Bereithalten, Manipulieren, Speichern und Abrufen von sprachlichen Einheiten auf sublexikalischer und lexikalischer Ebene (Kap. 5). Solche Prozesse spielen bei der Aneignung des Lesens und Schreibens eine zentrale Rolle. Buchstaben, als graphisch dargestellte Symbole (Grapheme), müssen mit Lauten in Verbindung gebracht werden, die bereits fester Bestandteil der gesprochenen Sprache sind (Phoneme). Bei der Zuordnung dieser orthographischen Repräsentationen zu phonologischen Repräsentationen spricht man von der sogenannten Graphem-Phonem-Korrespondenz. Defizite in der phonologischen Verarbeitung können diese Zusammenführung zwischen Graphemen und Phonemen deutlich erschweren. Sind Laute beispielsweise nicht ausreichend klar repräsentiert, ist deren Abruf erschwert und eine eindeutige Zuordnung zu einem Symbol kann nicht im Langzeitgedächtnis gespeichert werden (Bradley/Bryant 1978; Snowling 1981). Die Fähigkeit phonologische Informationen zu verarbeiten, kann als eine zentrale Vorläuferfähigkeit des Lesens und Schreibens angesehen werden.

Rapid Auditory Processing Deficit Theorie

Einige Forscher gehen davon aus, dass die Schwierigkeiten in der phonologischen Verarbeitung, die bei Kindern mit Lese-Rechtschreibstörungen beobachtet werden können, durch eine grundlegende Beeinträchtigung basaler auditiver Verarbeitungsprozesse verursacht werden. Demnach gelingt es solchen Kindern nicht, kurze, schnell aufeinander folgende auditive Reize ausreichend zu differenzieren (Tallal 1980; Tallal et al. 1993). In Untersuchungen konnte wiederholt gezeigt werden, dass Kinder mit einer Lese-Rechtschreibstörung im Vergleich zu normallesenden Kindern massive Probleme hatten, ähnlich klingende Reize voneinander zu unterschieden (z. B. „ba“ und „pa“) bzw. größere Lücken zwischen zwei Tönen benötigten, um wahrzunehmen, dass tatsächlich zwei unterschiedliche Töne dargeboten wurden (Farmer/Klein 1995; McArthur/Bishop 2001). Anhänger der Rapid Auditory Processing Deficit Theory schließen aus solchen Befunden, dass es Kindern mit einer Lese-Rechtschreibstörung aufgrund ihres auditiven Defizits nicht gelingen kann, eine klare Phonemrepräsentation aufzubauen, wodurch weitreichende Beeinträchtigungen in der phonologischen Verarbeitung resultieren. Diese Defizite können allerdings nicht bei allen Kindern mit einer Lese-Rechtschreibstörung beobachtet werden, und es ist bisher ungeklärt, inwieweit ein solches Verarbeitungsdefizit auf auditive Reize beschränkt ist (Baldeweg et al. 1999; Kujala et al. 2000; Schulte-Körne et al. 2001).

visuelle Theorie

Neben phonologischen und allgemein auditiven Verarbeitungsdefiziten werden bei Menschen mit einer Lese-Rechtschreibstörung häufig auch Probleme in der visuellen Wahrnehmung beobachtet. So werden Buchstaben beispielsweise als verschwommen wahrgenommen oder miteinander verwechselt (z. B. „q“ und „p“ oder „d“ und „p“; vgl. Terepocki et al. 2002). Von einigen Forschern werden daher Probleme im Lesen und Schreiben auf basale visuelle Defizite zurückgeführt, da das Erkennen von Worten und Buchstaben im Vergleich zu normallesenden Personen deutlich beeinträchtigt sei (Livingstone et al. 1991; Stein/Walsh 1997).

Verfechter der visuellen Theorie vermuten eine Fehlfunktion des magnozellulären Pfads des visuellen Systems, das unter anderem für Bewegungs-, Orts- und Geschwindigkeitswahrnehmung verantwortlich ist, woraus Probleme in der binokularen Kontrolle und der visuell-räumlichen Aufmerksamkeit entstehen würden (Hari/Renvall 2001; Stein/Walsh 1997). Empirische Unterstützung findet diese Annahme durch psychophysische Studien, die eine geringere Sensitivität für visuelle Muster niedriger räumlicher und hoher zeitlicher Frequenz (Variation der Helligkeitswerte und Veränderungen der Reizkonstellationen im Zeitverlauf) bei Menschen mit Lese-Rechtschreibstörung aufdecken konnten (Cornelissen et al. 1993; Lovegrove et al. 1980).

Aufmerksamkeitsdefizithypothese

Neben visuellen Wahrnehmungs- bzw. Verarbeitungsschwierigkeiten wird von einigen Forschern auch ein visuelles Aufmerksamkeitsdefizit als zentrale Ursache der Lese-Rechtschreibstörung diskutiert (Facoetti et al. 2003). Bei diesen Überlegungen steht die Beobachtung im Mittelpunkt, dass Personen mit einer Lese-Rechtschreibstörung bei seriellen Suchaufgaben, die Aufmerksamkeit erfordern, beeinträchtigt sind, nicht aber bei automatisch ablaufenden parallelen Suchaufgaben (Marendaz et al. 1996). Studien zur visuellen Aufmerksamkeit konnten zudem zeigen, dass Menschen mit einer Lese-Rechtschreibstörung eine asymmetrische Verteilung der Aufmerksamkeit im visuellen Feld aufwiesen, da sie im linken Gesichtsfeld dargebotene Zielreize schlechter erkennen konnten als Reize, die im rechten Gesichtsfeld präsentierte wurden. Dieses Phänomen wurde von den beteiligten Forschern als sogenannter linksseitiger Mini-Neglect bezeichnet (Facoetti et al. 2001). Aufmerksamkeitsdefizite dieser Art könnten die Enkodierung von Buchstabenabfolgen beim Lesen stören, wodurch visuell ähnliche Buchstaben und Wörter verwechselt werden können. Interessanterweise konnte empirisch gezeigt werden, dass phonologische Verarbeitungsdefizite und visuelle Aufmerksamkeitsstörungen bei Personen mit einer Lese-Rechtschreibstörung statistisch nicht bedeutsam zusammenhängen, beide jedoch unabhängig zur Vorhersage der Leseleistung beitragen (Valdois et al. 2003). Ein Aufmerksamkeitsdefizit scheint also zumindest bei einer Teilgruppe verantwortlich für die Ausbildung einer Lese-Rechtschreibstörung zu sein.

zerebelläre Defizithypothese

Möglicherweise steht eine gestörte Lese-Rechtschreibentwicklung auch im Zusammenhang mit einer Beeinträchtigung des Kleinhirns (Cerebellum), wodurch unterschiedliche kognitive Defizite entstehen könnten (Nicolson et al. 2001). Das Cerebellum ist verantwortlich für die Steuerung motorischer Prozesse und damit auch an artikulatorischen und somit sprachlichen Fähigkeiten beteiligt. Eine gestörte Artikulation würde den Aufbau korrekter phonologischer Repräsentationen beeinträchtigen und dadurch langfristig Probleme in der Verarbeitung von Schriftsprache verursachen. Darüber hinaus ist das Cerebellum bei der Automatisierung von Prozessen, beziehungsweise Aufgaben mit sich wiederholenden Mustern, beteiligt (z. B. Bewegungen im Sport), was sich ebenfalls auf das Erlernen von Graphem-Phonem-Zuordnungen auswirken könnte. Empirische Befunde über schlechtere Leistungen von Menschen mit einer Lese-Rechtschreibstörung bei unterschiedlichen motorischen Aufgaben (Fawcett et al. 1996) und in Schätzaufgaben mit zeitlichen Intervallen (Nicolson et al. 1995) unterstützen diese Annahme.

Die *zerebelläre Defizithypothese* ist zum Teil massiver Kritik ausgesetzt, und sowohl ihre empirische Basis (Raberger/Wimmer 2003) als auch das postulierte Automatisierungsdefizit wurden wiederholt angezweifelt. Zudem scheinen zerebelläre Beeinträchtigungen nur bei einer Teilgruppe von Personen zu einer Lese-Rechtschreibstörung zu führen.

magnozelluläre Theorie

Die Begründer der magnozellulären Theorie versuchen, die verschiedenen Defizite, die bei Menschen mit einer Lese-Rechtschreibstörung beobachtet wurden, in einem übergreifenden Erklärungsansatz zusammenzuführen (Stein/Walsh 1997). Dabei gehen sie davon aus, dass die Fehlfunktionen im magnozellulären System nicht nur das visuelle System, sondern alle Modalitäten (visuelle, auditive und taktile) betreffen. Funktionsdefizite des Cerebellums sind demnach fehlerhaften Informationen aus verschiedenen magnozellulären Systemen geschuldet (Stein et al. 2001). Die Annahmen werden mit Ergebnissen untermauert, die belegen konnten, dass Menschen mit einer Lese-Rechtschreibstörung auch Schwierigkeiten in taktilen Aufgaben zeigen (Grant et al. 1999; Stoodley et al. 2000) und dass bei einer Teilgruppe visuelle und auditive Probleme gleichzeitig beobachtet werden konnten (Cestnick 2001; Van Ingelghem et al. 2001; Witton et al. 1998).

kritische Betrachtung der Theorien

In der internationalen Forschung hat sich die *phonologische Theorie* als der am besten erforschte und anerkannteste Erklärungsansatz für die Entstehung einer Lese-Rechtschreibstörung etabliert. Mittlerweile wird vermehrt darüber diskutiert, inwieweit bei Personen mit einer Lese-Rechtschreibstörung tatsächlich ein Defizit in der Repräsentation phonlogischer Informationen vorliegt. Möglicherweise sind die Repräsentationen an sich nicht beeinträchtigt, sondern der Zugriff auf diese Informationen im mentalen Lexikon ist gestört (Ramus/Szenkovits 2008). Daher gilt es zu klären, inwieweit es sich bei einer defizitären phonologischen Verarbeitung um ein Speicherproblem (Informationen werden fehlerhaft eingespeichert) oder ein Abrufproblem (Informationen werden fehlerhaft bzw. unvollständig abgerufen) handelt. Darüber hinaus bleibt im Rahmen der phonologischen Theorie ungeklärt, warum bei Personen mit einer Lese-Rechtschreibstörung häufig auch sensorische und motorische Defizite beobachtet werden können. Bisher werden nicht-sprachliche Faktoren als zusätzliche Marker beschrieben und berücksichtigt, aber nicht als signifikanter Einflussfaktor gewertet (z.B. Snowling 2000). Interessanterweise wird in einigen Studien auch von massiven Lese-Rechtschreibschwierigkeiten berichtet, ohne dass eine Beeinträchtigung der phonologischen Verarbeitung ermittelt werden konnte (Castles/Coltheart 1996; Valdois et al. 2003).

Die *zerebelläre Defizithypothese* legt ihren Fokus einseitig auf motorische Beeinträchtigungen und hat dadurch keine Erklärungsansätze für potenzielle sensorische Defizite, die bei Personen mit einer Lese-Rechtschreibstörung beobachtet werden können. Kritisiert wird zudem der direkte kausale Bezug zwischen Artikulation und phonologischer Verarbeitung bzw. der allgemeinen Sprachentwicklung. In vielen Studien wurden darüber hinaus nur geringe oder gar keine motorischen Defizite bei Personen mit einer Lese-Rechtschreibstörung gefunden. Daher wird vermutet, dass Probleme dieser Art möglicherweise nur bei Personen mit einer komorbid auftretenden Aufmerksamkeitsstörung ermittelt werden können (Denckla et al. 1985; Wimmer et al. 1999).

Durch ihre übergreifende Ausrichtung bietet die magnozelluläre Theorie einen integrativen Erklärungsansatz der Lese-Rechtschreibstörung, der sowohl kognitive, sensorische als auch motorische Defizite berücksichtigt. Insgesamt werden allerdings umfassende Einschränkungen und Schwächen der Theorie diskutiert (Ramus 2001). Befunde weisen beispielsweise darauf hin, dass nur bei einem Teil der Menschen mit einer Lese-Rechtschreibstörung auditive und visuelle Probleme feststellbar sind. Darüber hinaus können visuelle Probleme bei verschiedenen visuellen Anforderungen beobachtet werden und scheinen daher nicht spezifisch für rein magnozelluläre Aufgaben zu sein (Skottun 2000). Insgesamt ist die empirische Befundlage für die Bestätigung eines magnozellulären Verarbeitungsdefizits bei Personen mit einer Lese-Rechtschreibstörung als eher schwach anzusehen. Des Weiteren gibt es Kritik an den Methoden, mit denen die Funktion des magnozellulären Systems untersucht wurden, und mehrere Studien konnten keine Unterschiede in magnozellulären Funktionen zwischen normalen und lese-rechtschreibgestörten Lesern finden (Skottun 2000). In einigen Untersuchungen mit Personen, bei denen Defizite in magnozellulären Funktionen ermittelt werden konnten, traten zudem keine Beeinträchtigungen in der Leseleistung auf (Lehmkuhle et al. 1993).

Zusammenfassung

Die **bisherigen Erklärungsmodelle** sind anscheinend nur für bestimmte Teilgruppen von Personen zutreffend. Damit kann nicht von einer eindeutigen, immer gleich verlaufenden Entwicklung einer Lese-Rechtschreibstörung ausgegangen werden. Die Lese-Rechtschreibstörung ist demnach vielmehr ein multidimensionales Problem mit diversen verursachenden Faktoren, die in verschiedenen Subtypen der Störung resultieren können. In einer Untersuchung mit lese-rechtschreibgestörten Kindern wurden beispielsweise drei Cluster mit verschiedenen kognitiven Defiziten aufgedeckt, die sich in ein phonologisches Defizit, ein Defizit der visuellen Aufmerksamkeit und in ein kombiniertes Defizit der phonologischen, auditiven und magnozellulären Verarbeitung aufteilten (Heim et al. 2008).

4.2.2 Neurokognitive Korrelate der Lese-Rechtschreibstörung

neuronale Korrelate der Leseentwicklung

Die funktionelle Magnetresonanztomographie (fMRT) als bildgebendes Verfahren ermöglicht es, Aktivierungen in verschiedenen Hirnarealen darzustellen.

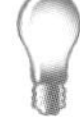

Bei der **funktionellen Magnetresonanztomographie (fMRT)** handelt es sich um ein bildgebendes Verfahren, mit dem die in einer aktuellen Situation (z. B. Beurteilung des Reims zweier Wörter, Lesen von Einzelwörtern) aktivierten Hirnareale sichtbar gemacht werden können.

Studien mit dieser forschungsgeschichtlich gesehen noch jungen Technologie haben linkshemisphärisch drei neuronale Systeme identifizieren können, die grundlegend an Prozessen des Lesens beteiligt sind (Schlaggar / McCandliss 2007). In Übereinstimmung mit den Dual-Route Modellen des Lesens (Coltheart 1978,

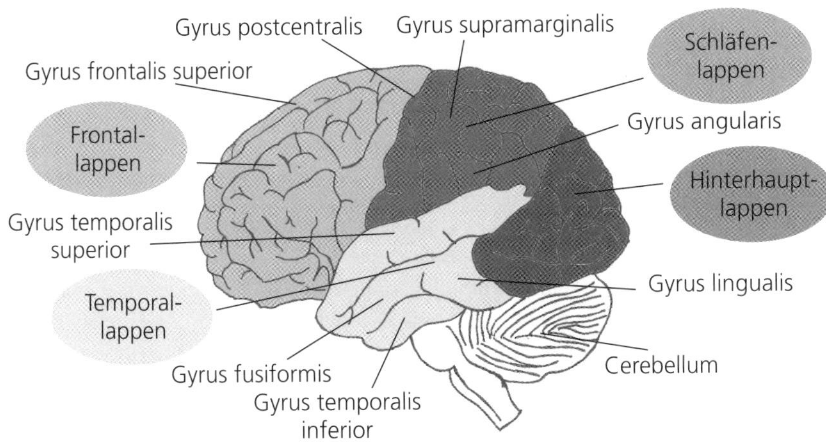

Abb. 8: Die in diesem Buch benannten und für die Verarbeitung von Schriftsprache zentralen Gehirnregionen

2005; Kap. 2.1) können diese in ein in der Großhirnrinde vorne, relativ tief liegendes ventrales orthographisches und ein hinten, relativ hoch liegendes dorsales phonologisches System unterteilt werden, die im Zusammenhang mit der indirekten beziehungsweise direkten lexikalischen Strategie stehen (Kap. 2).

orthographisches System

Das orthographische System liegt im hinteren Bereich der linken Hirnhälfte (posterior) in der sogenannten okzipito-temporalen Region an der Schnittstelle zwischen Gehirnwindungen, die als Gyrus lingualis und Gyrus fusiformis bezeichnet werden (Abb. 8).

Wissenschaftler gehen davon aus, dass dieses System mittels der Spezialisierung bestimmter Neuronenverbände auf die Erkennung sublexikalischer orthographischer Einheiten das flüssige und automatische Erfassen von Wörtern ermöglicht (sog. Visual-Word-Form Area Cohen et al. 2000; Dehaene et al. 2002; McCandliss et al. 2003). Darüber hinaus wird berichtet, dass vergleichbare Aktivierungen in dieser Region ebenfalls bei der Verarbeitung visuell dargebotener Objekte auftreten und dass das okzipito-temporale System möglicherweise für die stabile Repräsentation visueller Stimuli (wie Formen und Farben) verantwortlich ist. Durch die aktive Verknüpfung mit anderen Arealen kann dann die Kopplung an nicht visuelle Eigenschaften der Stimuli wie Semantik und Phonologie hergestellt werden (Devlin et al. 2006; Price / Devlin 2003).

phonologisches System

Das phonologische System wird in zwei Bereiche mit unterschiedlichen Funktionen unterteilt. Der eine Bereich liegt posterior (hinten) temporo-parietal in der sogenannten perisylvischen Region, welche den Gyrus supramarginalis, Gyrus angularis und den superioren temporalen Kortex umfasst (Abb. 8). Dieser Teil des phonologischen Systems ist verantwortlich für die Überführung orthographischer in sprachliche Informationen und damit zentral für die phonologische Verarbeitung und die Graphem-Phonem Zuordnung. Der andere Bereich liegt anterior (vorne) im frontalen Kortex und beinhaltet den Gyrus frontalis inferior. In diesem Teil des Systems wird die Artikulation und aktive Analyse phonologischer Elemente gesteuert (Pugh et al. 2001). Beide Bereiche des phonologischen Systems stehen im wechselseitigen Austausch und bilden ein funktionelles Netzwerk (Horwitz et al. 1998; Quaglino et al. 2008).

Strategiewechsel

In der kindlichen Leseentwicklung vollzieht sich mit der Zeit ein Wechsel vom phonologischen Lesen hin zum direkten Abruf von bekannten Wörtern. Neurobiologisch gesehen bedeutet dies, dass Kinder als Leseanfänger zunächst auf das phonologische System im temporo-parietalen Kortex angewiesen sind, da ihr Leseprozess hauptsächlich von phonologischen Rekodierungs-Strategien geprägt ist. Mit zunehmender Leseerfahrung bilden und verfestigen sich die orthographischen Verarbeitungsmechanismen des okzipito-temporalen Systems, und bei vertrauten Wörtern kann ein direkter lexikalischer und semantischer Zugriff vollzogen werden (Pugh et al. 2001). Unterstützt werden die Annahmen zur Funktionsweise des Systems durch Studien, die zeigen konnten, dass Kinder beim Lesen von Einzelwörtern im Vergleich zu Erwachsenen signifikant höhere Aktivierung in temporo-parietalen Bereichen aufweisen. Die okzipito-temporalen Regionen hingegen werden bei Kindern sowohl während des Lesevorgangs als auch bei der Wiedergabe bzw. dem Nachsprechen von auditiv präsentierten Wörtern aktiviert. Bei Erwachsenen zeigt sich eine Aktivität allerdings nur während des eigentlichen Leseprozesses. In der Forschung wird daher davon ausgegangen, dass im Verlauf der Leseentwicklung phonologische Verarbeitungsprozesse abnehmen und visuelle Verarbeitungsmechanismen mit steigender Expertise deutlich zunehmen (Church et al. 2008).

Ergebnisse von Post-mortem-Untersuchungen

Viele Erkenntnisse zu den neurobiologischen Grundlagen der Lese-Rechtschreibstörung stammen aus sogenannten Post-mortem-Untersuchungen, bei denen die Gehirne betroffener Personen analysiert wurden (Galaburda/Livingstone 1993; Galaburda/Kemper 1979; Galaburda et al. 1994; Galaburda et al. 1985). Interessanterweise wurden dabei neuronale Verlagerungen (Ektopien) und fokale kortikale Fehlbildungen (Dysplasien) entdeckt, die als Resultat einer beeinträchtigten Nervenzellwanderung in der embryonalen Entwicklungsphase angesehen wurden. Strukturelle Auffälligkeiten wurden vor allem in der perisylvischen Region der linken Hirnhälfte gefunden. Bei einem Vergleich zwischen Gehirnen von Menschen ohne Leseprobleme und Personen, die zu Lebzeiten unter einer Lese-Rechtschreibstörung litten, wurde zudem eine abnorme Symmetrie des *planum temporale* festgestellt (Galaburda/Kemper 1979; Galaburda et al. 1985).

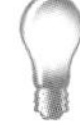

Planum temporale: Oberfläche des Schläfenlappens (Temporallappen), in dem auch das Wernicke-Areal angesiedelt ist. Dieses Areal ist bei etwa zwei Drittel der Bevölkerung linkshemisphärisch größer als rechtshemisphärisch, was als linkshemisphärische Organisation der Sprache interpretiert wird.

Darüber hinaus fanden sich Abweichungen des an der visuellen Verarbeitung beteiligten Corpus geniculatum laterale und im Corpus geniculatum mediale, der einen Teil des auditorischen Systems bildet (Galaburda/Livingstone 1993; Galaburda et al. 1994).

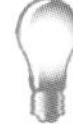

Der **Corpus geniculatum laterale (seitlicher Kniehöcker)** ist ein Teilgebiet der Sehbahn, gelegen im Thalamus, das die von der Retina über den nervus opticus eingehenden visuellen Informationen an den visuellen Cortex weiterleitet. Es ist v. a. für das Wahrnehmen von Details und schneller Bildabfolgen und für die Regulierung des Informationsflusses verantwortlich.

Der **Corpus geniculatum mediale (mittlerer Kniehöcker)** übernimmt die Funktionen des seitlichen Kniehöckers für auditive Informationen.

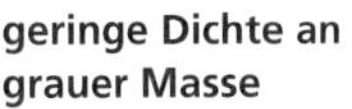
geringe Dichte an grauer Masse

Mittlerweile wurden in strukturellen Bildgebungsstudien verschiedene Kortexareale identifiziert, in denen Kinder und Erwachsene mit Lese-Rechtschreibstörung im Vergleich zu normallesenden Personen ein geringeres Volumen oder eine geringere Dichte an grauer Masse aufwiesen.

Um solche Vergleiche durchführen zu können, wird ein Verfahren namens *voxelbasierte Morphometrie (VBM)* verwendet.

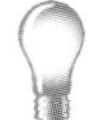

Mithilfe der **voxelbasierten Morphometrie VBM** können Hirnstrukturen aus der tomographischen Bildgebung hinsichtlich Größe, Intensität, Form- und Texturparameter quantitativ beschrieben werden. Die ermittelten Maßzahlen werden gemeinsam mit anderen experimentellen Parametern statistisch analysiert.

Dadurch können Hirnstrukturen aus der tomographischen Bildgebung hinsichtlich Größe, Intensität, Form- und Texturparameter quantitativ beschrieben werden. Die ermittelten Maßzahlen werden gemeinsam mit anderen experimentellen Parametern statistisch analysiert. Personen mit einer Lese-Rechtschreibstörung weisen demnach häufig Abweichungen in posterior temporalen bzw. temporoparietalen Regionen der linken Hemisphäre (Brambati et al. 2004; Hoeft et al. 2007; Silani et al. 2005; Steinbrink et al. 2008), in bilateralen okzipito-temporalen Regionen (Brambati et al. 2004; Eckert et al. 2005; Kronbichler et al. 2008) und dem Cerebellum auf (Brambati et al. 2004; Brown et al. 2001; Eckert et al. 2005; Kronbichler et al. 2008).

gestörte Konnektivität in neuronalen Systemen

Etwa seit dem Jahr 2000 wurde vermehrt von Befunden aus Diffusions-Tensor-Bildgebungsstudien (Diffusion Tensor Imaging, DTI) berichtet. Durch dieses Verfahren können mithilfe der Magnetresonanztomografie (MRT) die Diffusionsbewegungen von Wassermolekülen im Körpergewebe gemessen und räumlich aufgelöst dargestellt werden. Das Diffusionsverhalten bzw. die Richtungsabhängigkeit der Diffusion erlaubt Rückschlüsse auf den Verlauf der großen Nervenfaserbündel. Forschungsergebnisse ermittelten eine weniger stark ausgeprägte Konnektivität (Verbindung) der weißen Masse in linken temporo-parietalen Regionen beim Vergleich normaler und schwacher Leser (Beaulieu et al. 2005; Deutsch et al. 2005; Klingberg et al. 2000; Steinbrink et al. 2008), während im Corpus Callosum eine stärkere Konnektivität der weißen Masse bei Menschen mit einer Lese-Rechtschreibstörung im Vergleich zu normallesenden Personen gefunden wurde (Dougherty et al. 2007). Ausgehend von diesen Ergebnissen wird bei Menschen mit einer Lese-Rechtschreibstörung eine Störung der Konnektivität zwischen den neuronalen Lesesystemen innerhalb der linken Hemisphäre vermutet. Die gleichzeitig beobachtete stärkere Konnektivität zwischen anatomisch korrespondierenden Kortexarealen der linken und rechten Hemisphäre hingegen sprechen für eine stärkere Nutzung der rechtshemisphärischen Systeme. Möglicherweise kann dies als Hinweis für einen kompensatorischen Mechanismus gewertet werden, der bei leserelevanten Prozessen zum Tragen kommt (Gabrieli 2009).

Weitere Untersuchungen mit bildgebenden Verfahren konnten bedeutende Aktivierungsunterschiede zwischen Menschen mit einer Lese-Rechtschreibstörung und normallesenden Personen während der Bearbeitung von Lesematerial oder Aufgaben mit Lesebezug zeigen (McCandliss/Noble 2003; Shaywitz/Shaywitz 2005). Wiederholt konnten dabei sowohl für Erwachsene als auch für Kinder linkshemisphärische Unteraktivierungen im posterior parietalen Kortex (Brunswick et al. 1999; Rumsey et al. 1997; Shaywitz et al. 2002; Temple et al. 2001), im inferior okzipito-temporalen Kortex (Brunswick et al. 1999; McCrory et al. 2005; Paulesu et al. 2001; Shaywitz et al. 2002) und im Gyrus temporalis superior (Paulesu et al. 1996, 2001; Rumsey et al. 1997) ermittelt werden.

Interessanterweise finden sich solche Befunde in den verschiedensten Sprachen, obwohl zum Teil große Unterschiede bezüglich der Transparenz der jeweiligen Orthographie bestehen. So traten im Vergleich zu normallesenden Menschen geringere Aktivierungen in gleicher Form bei Menschen mit einer Lese-Rechtschreibstörung aus Frankreich, Italien und Großbritannien auf (Paulesu et al. 2001). Darüber hinaus zeigen Jugendliche mit einer Lese-Rechtschreibstörung die beschriebenen Unteraktivierungen nicht nur im Vergleich mit einer Gruppe Gleichaltriger, sondern auch verglichen mit einer Gruppe jüngerer Normallesender, die bezüglich des Leseniveaus analog waren. Daher scheinen die ermittelten funktionellen Defizite einer Lese-Rechtschreibstörung unabhängig von der Leseleistung zu sein (Hoeft et al. 2007). Die Beeinträchtigung der beiden posterioren Systeme des oben beschriebenen Lesenetzwerks kann somit als sprachübergreifende neuronale Signatur für eine Lese-Rechtschreibstörung angesehen werden (Shaywitz/Shaywitz 2005).

In Bezug auf die gefundenen Aktivierungsmuster des anterioren Lesesystems gibt es widersprüchliche Ergebnisse. Zum Teil werden bei Menschen mit einer Lese-Rechtschreibstörung höhere Aktivierungen im linken inferioren frontalen Kortex im Vergleich zu normallesenden Personen gefunden (Brunswick et al. 1999; Grünling et al. 2004; Shaywitz et al. 1998). Andere Studien allerdings finden solche Überaktivierungen nicht (Eden et al. 1996; Rumsey et al. 1994). Überraschenderweise wird in einigen Untersuchungen sogar von Unteraktivierungen berichtet, die beim Lesen beobachtet werden konnten (Georgiewa et al. 1999; Paulesu et al. 1996; Rumsey et al. 1997; Shaywitz et al. 2002).

Ergebnisse von Metaanalysen

Um übergreifende Aussagen treffen zu können, werden in der Wissenschaft häufig sogenannte Metaanalysen durchgeführt, die verschiedene Einzelstudien zusammenfassen und deren Aussagekraft mit speziellen statistischen Methoden bündeln. Bezüglich der Ergebnisse der verschiedenen Bildgebungsstudien zu Aktivierungsunterschieden zwischen Personen mit einer Lese-Rechtschreibstörung und solchen ohne Störung wurden in den 2000er Jahren zwei bedeutende Metaanalysen durchgeführt. Die erste Studie veranlasste eine Analyse von neun Studien, die mit gesunden, postpubertären Personen mit einer Lese-Rechtschreibstörung aus Ländern mit alphabetischen Schreibsystemen durchgeführt wurden, die mit dem Lesen von visuell präsentierten Wörtern, Pseudowörtern oder Buchstaben konfrontiert wurden (Maisog et al. 2008). Als zentrales Ergebnis konnte eine größere Wahrscheinlichkeit für eine Unteraktivierung bei Menschen mit einer Lese-Rechtschreibstörung für posterior ventrale, inferior parieto-temporale und inferior frontale Bereiche der linken und für den Gyrus fusiformis, Gyrus postcentralis und Gyrus temporalis superior der rechten Hemisphäre dokumentiert werden. Die stärksten Aktivierungswahrscheinlichkeiten und die größten Übereinstimmungen zwischen den einbezogenen Studien wurden für den extrastriaten Kortex der linken Hemisphäre gefunden. Höhere Wahrscheinlichkeiten für Überaktivierungen bei Menschen mit Dyslexie wurden für den rechtshemisphärischen Thalamus und, weniger übereinstimmend zwischen den Studien, für den anterioren Bereich der rechtshemisphärischen Insula berichtet. Allerdings konnten keine Anzeichen für eine Überaktivierung des linken frontalen Kortex oder für Aktivierungsunterschiede des Cerebellums gefunden werden. In der zweiten Metaanalyse wurden siebzehn Studien berücksichtigt, in denen Aufgaben mit Wörtern, Zeichenfolgen oder einzelnen Buchstaben von Personen mit einer Lese-Rechtschreibstörung bearbeitet werden mussten (Richlan et al. 2009). Hier wurde die höchste Wahrscheinlichkeit für Unteraktivierungen für inferior parietale, inferior, mittlere und superior temporale und fusiforme Regionen der linken Hemisphäre ermittelt. Unteraktivierungen hingegen fanden sich im Gyrus frontalis inferior bei gleichzeitigen Überaktivierungen im primären Motorkortex und der anterioren Insula. Es wurden keine Aktivitätsunterschiede zwischen Personen mit einer Lese-Rechtschreibstörung und Normallesenden in der rechten Hemisphäre oder im Cerebellum gefunden (Abb. 8).

auditive Aufgaben

Neben Studien, die sich mit der Bearbeitung von Lesematerial beschäftigen, gibt es auch einige Bildgebungsstudien, in denen Aktivierungsunterschiede zwischen Menschen mit einer Lese-Rechtschreibstörung und normallesenden Personen bei der Bearbeitung basaler auditiver Aufgaben gefunden wurden. So wurden in einer Studie beispielsweise 16 Sequenzen von drei bzw. vier Tönen pro Minute präsentiert, und es musste entschieden werden, ob die Töne innerhalb einer Sequenz identisch waren oder nicht (Rumsey et al. 1994). Neben höheren Fehlerraten zeigten Personen mit einer Lese-Rechtschreibstörung eine geringere Aktivierung in rechtshemisphärischen fronto-parietalen Regionen. In weiteren Studien mit Erwachsenen (Temple et al. 2000) und Kindern mit einer Lese-Rechtschreibstörung (Gaab et al. 2007) wurden nicht-sprachliche auditive Stimuli dargeboten, und es musste zwischen Stimuli hoher und niedriger Frequenz unterschieden werden. Personen ohne Lesebeeinträchtigung zeigten bei Stimuli mit kurzen im Vergleich zu Stimuli mit langen Frequenzübergängen erhöhte Aktivität im präfrontalen Kortex. Bei den Personen mit einer Lese-Rechtschreibstörung konnten hingegen keine Aktivierungsunterschiede in diesem Areal beobachtet werden. Interessanterweise konnten durch ein Training zur Verbesserung schneller auditiver Verarbeitung sowohl bei Erwachsenen als auch bei Kindern mit einer Lese-Rechtschreibstörung höhere Aktivierungen in präfrontalen Arealen bei der Verarbeitung von Stimuli mit kurzen Frequenzübergängen erzielt werden.

visuelle Aufgaben

Neben Studien zur phonologisch-sprachlichen Verarbeitung wurden Studien zur basalen visuellen Verarbeitung mit bildgebenden Verfahren durchgeführt. Es konnten Aktivierungsunterschiede zwischen Personen mit einer Lese-Rechtschreibstörung und unbeeinträchtigten Lesern ermittelt werden. In einer Studie wurde beispielsweise entweder ein sich gleichmäßig bewegender Stimulus mit niedrigem Kontrast (durch den vor allem das magnozelluläre System des visuellen Kortex stimuliert werden sollte), oder ein fixer Stimulus mit hohem Kontrast (der vor allem das parvozelluläre System ansprechen sollte), präsentiert. Personen ohne Leseschwierigkeiten zeigten bei der Präsentation des sich bewegenden Stimulus eine Aktivierung des Areals V5/MT im visuellen Kortex, während bei Menschen mit einer Lese-Rechtschreibstörung keine Aktivierungen auszumachen waren. Hinsichtlich des fixen Stimulus wurden keine Aktivierungsunterschiede zwischen den beiden Gruppen gefunden. In zwei weiteren Studien wurden erwachsenen Personen mit einer Lese-Rechtschreibstörung und solchen ohne Lesebeeinträchtigung sich bewegende Gittermuster mit geringer und hoher Leuchtdichte präsentiert (Demb et al. 1998). Die Personen ohne Leseprobleme wiesen höhere Aktivierungen im primären visuellen Kortex und in extrastriaten Regionen bei der Darbietung der bewegten Stimuli mit geringer Leuchtdichte auf. Darüber hinaus zeigte eine Untersuchung mit Kindern unterschiedlicher Lesefähigkeit, denen sich bewegende Gittermuster in unterschiedlichen Kontrastauflösungen dargeboten wurden, Aktivierungen der Areale V1 und MT+ (Ben-Shachar et al. 2007). Ein stärkeres Ansprechen auf Kontraständerungen im Areal MT+, aber nicht in V1, zwei Bereiche des visuellen Kortex, stand zudem im Zusammenhang mit besseren Leistungen in verschiedenen Lesetests und der phonologischen Bewusstheit. Die Aktivierungsunterschiede werden daher als ein basaler neuronaler Marker für Leseleistung angesehen.

4.2.3 Übersicht und Ausblick

Die Übersicht über die verschiedenen Erklärungsansätze zu den neurobiologischen Grundlagen macht deutlich, dass die Lese-Rechtschreibstörung als multidimensionales Problem angesehen werden kann. Auf kognitiver Ebene tritt vor allem das phonologische Verarbeitungsdefizit in den Vordergrund, welches zudem teilweise auch gemeinsam mit sensorischen und/oder motorischen Defiziten vorkommen kann. Obwohl verschiedene sehr überzeugende Theorien zur Entstehung der Störung formuliert wurden, ist es bisher keiner Hypothese gelungen, alle Phänomene, die bei einer Lese-Rechtschreibstörung beobachtet wurden, befriedigend zu erklären. Möglicherweise kann dies als ein Indikator dafür gewertet werden, dass verschiedene Untertypen der Lese-Rechtschreibstörung existieren.

strukturelle und funktionelle Abnormitäten

Als neuronale Korrelate der Dyslexie werden relativ übereinstimmend strukturelle und funktionelle Abnormitäten der posterioren Lesesysteme in temporo-parietalen und okzipito-temporalen Arealen der linken Hemisphäre beschrieben. Dabei wird davon ausgegangen, dass Beeinträchtigungen im temporo-parietalen System sich wiederum auf die Entwicklung des okzipito-temporalen Systems auswirken können (McCandliss/Noble 2003). Demnach würden diese funktionellen Beeinträchtigungen die phonologische Informationsverarbeitung und damit die Rekodierfähigkeiten massiv beeinträchtigen. Infolgedessen können Graphem-Phonem-Zuordnungen weniger effektiv und stabil aufgebaut werden. Solche gespeicherten Informationen sind allerdings notwendig für eine graduelle Spezialisierung des okzipito-temporalen Systems zur schnellen und automatisierten Worterkennung.

Bislang konnte noch nicht eindeutig geklärt werden, ob Personen mit einer Lese-Rechtschreibstörung das inferior frontale System des Lesenetzwerks und rechtshemisphärische Systeme tatsächlich als kompensatorische Mechanismen einsetzen. Auch die Rolle des Cerebellums für die Entstehung der Störung ist weiterhin ungeklärt. Obwohl strukturelle Befunde eine geringere Dichte und/oder ein geringeres Volumen der grauen Masse erkennen lassen, wurden in funktionellen Studien keine Aktivierungsunterschiede zwischen Lesern mit einer Lese-Rechtschreibstörung und unbeeinträchtigten Personen gefunden. Die beobachteten funktionellen und strukturellen Abweichungen von Menschen mit einer Lese-Rechtschreibstörung werden möglicherweise von bestimmten Genkonstellationen hervorgerufen (Fisher/Francks 2006).

neurobiologischer Erklärungsversuch

Ein neurobiologisches Modell zur Entstehung der Lese-Rechtschreibstörung versucht, die Ergebnisse aus anatomischen und funktionellen Studien mit denen aus Gen- und Tierstudien zusammenzuführen (Ramus 2004). Darin wird beschrieben, dass genetische Abweichungen, vermittelt über eine Beeinträchtigung der Nervenzellwanderung, zu einer abnormalen Entwicklung derjenigen Kortexregionen führen können, die an der phonologischen Verarbeitung beteiligt sind. Zudem wird vermutet, dass sich diese Abweichungen unter spezifischen hormonellen Bedingungen im weiteren Verlauf auf die Entwicklung des Cerebellums auswirken könnten (Stein et al. 2001). Durch das vorgeschlagene Modell kann somit das gemeinsame Auftreten phonologischer, sensorischer und motorischer Defizite bei Menschen mit einer Lese-Rechtschreibstörung potenziell erklärt werden.

abgeleitete Therapiemaßnahmen

In den 2000er Jahren haben Therapieansätze, die auf neurobiologischen Erklärungsmodellen beruhen, erste erfolgversprechende Ergebnisse gezeigt. Beachtenswert ist allerdings, dass nicht alle Personen mit einer Lese-Rechtschreibstörung von diesen Interventionen profitieren konnten. So wurde in einer multiplen Einzelfallstudie gezeigt, dass von den untersuchten 16 Erwachsenen mit einer Lese-Rechtschreibstörung zwar alle ein phonologisches Verarbeitungsdefizit aufwiesen, allerdings nur zehn an weiteren auditiven Verarbeitungsproblemen litten, vier zudem motorische Defizite und zwei Schwierigkeiten bei visuellen Aufgaben hatten (Ramus et al. 2003). Diese Beobachtung macht deutlich, dass die phonologischen Probleme von Menschen mit einer Lese-Rechtschreibstörung auf unterschiedlichen Ursachen beruhen können. Daher können Personen möglicherweise nur von einer Intervention profitieren, wenn diese auf der Basis des jeweils zugrundeliegenden neurobiologischen Defizits entwickelt wurde. Eine Person mit einer sensorischen Beeinträchtigung kann nicht von einem Training motorischer Funktionen profitieren und umgekehrt. Wie bereits erwähnt, wird daher eine Unterteilung der Lese-Rechtschreibstörung in unterschiedliche Untergruppen diskutiert (Beaton 2004). Erste Studien deuten sogar daraufhin, dass solche Untergruppen auch mit elektrophysiologischen Methoden identifiziert werden können (Lachmann et al. 2005).

Notwendigkeit weiterer Forschung

Weitere Forschung auf kognitiver und neurobiologischer Ebene ist unbedingt notwendig, um die bisherigen Befunde weiter empirisch zu unterstützen. Nur so kann mit der Zeit ein tieferes Verständnis der Störung und ihrer kognitiven und neuronalen Bedingungsfaktoren erlangt werden. Auch eine genauere Ausdifferenzierung kognitiver Untertypen der Lese-Rechtschreibstörung, möglicher Komorbiditäten und die Suche nach diesen zugrunde liegenden Dysfunktionen in neuronalen Netzwerken sollten im Fokus zukünftiger Forschung stehen. Neue Erkenntnisse und Fortschritte sind unumgänglich für die Verbesserung individueller Diagnoseinstrumente und für die Entwicklung an das individuelle kognitive Profil angepasster Präventions- und Interventionsansätze.

Zusammenfassung

Das Kapitel widmet sich **genetischen, kognitiven und neuronalen Grundlagen der Lese-Rechtschreibstörung**. Basierend auf einer Darstellung der wichtigsten kognitiven und neurobiologischen Theorien der Entstehung von Lese-Rechtschreibstörung werden Ergebnisse zu spezifischen Störungen des neuronalen Lesenetzwerks bei Menschen mit einer Lese-Rechtschreibstörung aus Postmortem-Untersuchungen und strukturellen sowie funktionellen Bildgebungsstudien beschrieben. Die Befunde lassen erkennen, dass die Lese-Rechtschreibstörung ein multidimensionales Problem darstellt, das mit verschiedenen kognitiven, sensorischen und motorischen Defiziten und spezifischen Störungen auf neuronaler Ebene einhergeht. In Zukunft sollte sich Forschung daher verstärkt individuellen Profilen bzw. Subtypen der Störung auf kognitiver wie neuronaler Ebene widmen.

5 Die phonologische Informationsverarbeitung

Lernziele

- das Modell des Arbeitsgedächtnisses nach Baddeley und die spezifischen Aufgaben dessen Teilkomponenten kennen und wissen, wie die einzelnen Funktionen überprüft werden können (Kap. 5.2)
- die spezifischen Defizite in der Kapazität des Arbeitsgedächtnisses dyslektischer Schüler sowie die Zusammenhänge zwischen den Teilfunktionen des Arbeitsgedächtnisses und schriftsprachlichen Kompetenzen kennen (Kap. 5.2)
- das Konstrukt der phonologischen Bewusstheit in seiner Vielschichtigkeit verstehen (Kap. 5.3.1. und 5.3.2)
- einschätzen können, welche Fähigkeiten aus dem Konstrukt der phonologischen Bewusstheit sich üblicherweise bereits im Vorschulalter und welche sich erst in der Auseinandersetzung mit dem alphabetischen Prinzip der Schriftsprache entwickeln und daraus Konsequenzen für die Diagnostik und Förderung ableiten können (Kap. 5.3.3)
- die Auswirkungen einer Förderung der phonologischen Bewusstheit auf schriftsprachliche Kompetenzen differenziert einschätzen können (Kap. 5.3.4 und 5.3.5)
- das Konstrukt der Benennungsgeschwindigkeit kennen und unterschiedliche Modelle zur Erklärung des Zusammenhangs mit dem Schriftspracherwerb nachvollziehen können (Kap. 5.4.1 und 5.4.5)
- die Double-Deficit Hypothese kennen und nachvollziehen können, warum Kinder mit einem doppelten Defizit hinsichtlich des Schriftspracherwerbs besonders gefährdet sind (Kap. 5.4.8)

5.1 Begriffsklärung

Bindeglied zwischen Ursache und Symptomatik

Während im vorangegangenen Kapitel Hypothesen zu potenziellen Ursachen der Lese-Rechtschreibstörung im engeren Sinn diskutiert wurden, werden im Folgenden die Zusammenhänge zwischen dem Konstrukt der phonologischen Informationsverarbeitung und dem Schriftspracherwerb in den Mittelpunkt gerückt. Dabei handelt es sich bei den Annahmen zu neurobiologischen Ursachen und der Rolle der phonologischen Informationsverarbeitung im Verursachungskomplex von Lese-Rechtschreibstörungen nicht um einander ausschließende Annahmen. Vielmehr versuchen die in diesem Kapitel skizzierten Ansätze zu erklären, welche neurobiologischen Auffälligkeiten zu basalen Defiziten in der Wahrnehmungs- und Informationsverarbeitung führen und für (meta-)sprachlich-kognitive Beeinträchtigungen verantwortlich sein könnten. Diese werden damit als Bindeglied zwischen den Ursachen im engeren Sinn und der Oberflächensymptomatik einer Lese-Rechtschreibstörung interpretiert (Abb. 9).

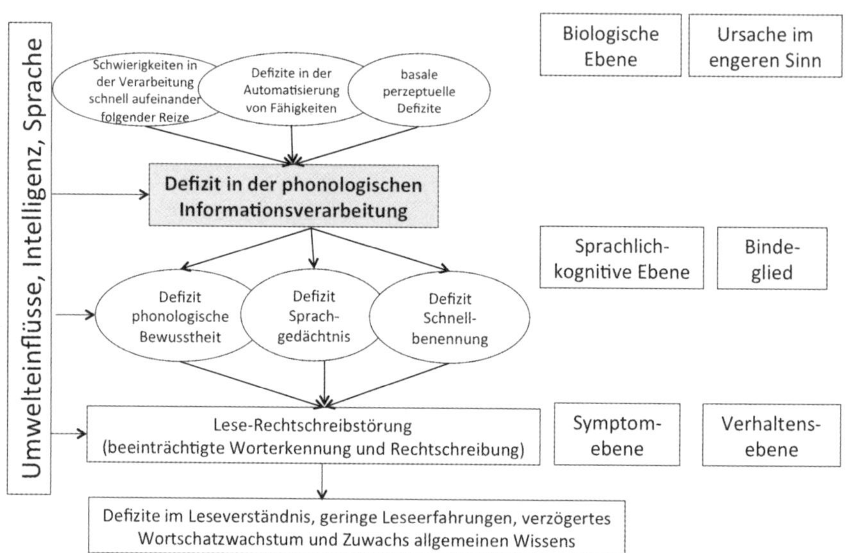

Abb. 9: Verbindung zwischen der biologischen, der sprachlich-kognitiven und der Symptomebene (in Anlehnung an Frith 1997, mod. A. M.)

phonologische Defizithypothese

Konkret nimmt die phonologische Defizithypothese (Stanovic 1988) an, dass Veränderungen auf neuroanatomischer Ebene zu subtilen Beeinträchtigungen in der Wahrnehmung und/oder der Verarbeitung visueller, akustischer, insbesondere aber sprachlicher Informationen führen. Diese sind u.a. verantwortlich für die Ausbildung phonologischer Repräsentationen geringer Qualität und damit für eine verzögerte Entwicklung des phonologischen Systems und führen zur Symptomatik der Lese-Rechtschreibstörung, die als Folge der Probleme in der Verarbeitung phonologischer Informationen interpretiert wird.

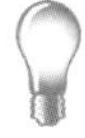

Die **phonologische Defizithypothese** geht davon aus, dass eine Lese-Rechtschreibstörung unabhängig von den allgemeinen kognitiven Fähigkeiten als Manifestation einer zugrunde liegenden Störung im Bereich der phonologischen Informationsverarbeitung in der Folge neurobiologischer Fehlentwicklungen interpretiert werden kann.

Abbildung 9 macht dabei deutlich, dass es sich bei den angenommenen Zusammenhängen nicht um eine zwangsläufige Verbindung zwischen Defiziten auf neuroanatomischer Ebene, den sprachlich-kognitiven Beeinträchtigungen und der Oberflächensymptomatik handelt, dass diese vielmehr durch protektive Faktoren (z.B. Umwelteinflüsse, sprachliche Kompetenzen, Intelligenz) kompensiert oder durch zusätzliche Risikofaktoren verstärkt werden können.

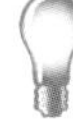

Die **phonologische Informationsverarbeitung** umfasst Prozesse, bei denen sprachliche oder schriftsprachliche Informationen phonologisch kodiert oder rekodiert werden müssen (Schnitzler 2008). Konkret versteht man darunter die Fähigkeit, bei der Produktion und der Verarbeitung gesprochener und geschriebener Sprache Informationen über die Lautstruktur der Sprache wahrzunehmen, bewusst damit umzugehen, sie zu speichern und zu verarbeiten bzw. auf phonologische Repräsentationen im Langzeitgedächtnis automatisiert zugreifen zu können.

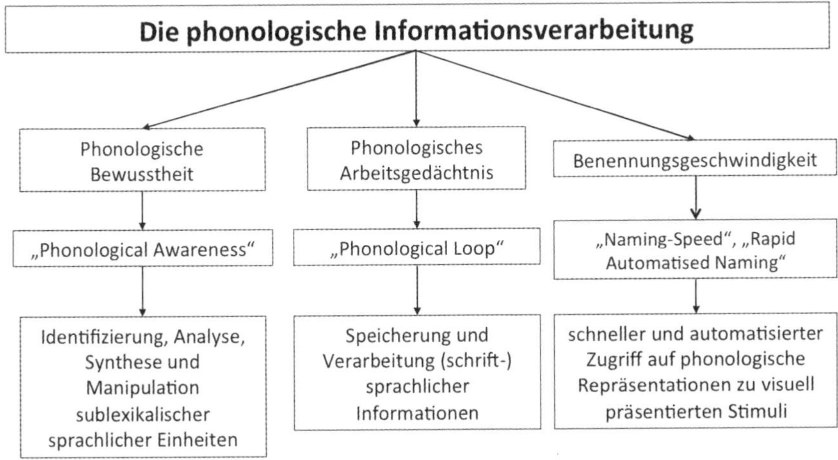

Abb. 10: Die phonologische Informationsverarbeitung

drei Funktionen der phonologischen Informationsverarbeitung

Entsprechend werden diesem komplexen Konstrukt in Anlehnung an Wagner/Torgesen (1987) und Torgesen et al. (1997b) üblicherweise die phonologische Bewusstheit (*Phonological Awareness*), das phonologische Arbeitsgedächtnis (*Phonological Loop*) und die Benennungsgeschwindigkeit (*Rapid Automatized Naming, Naming-Speed*) zugeordnet (Abb. 10).

5.2 Das Arbeitsgedächtnis

5.2.1 Begriffsklärung

Trennung Lang- und Kurzzeitgedächtnis

Die Trennung des menschlichen Gedächtnisses in einen Langzeitspeicher von prinzipiell unbegrenzter und einen Kurzzeitspeicher begrenzter Kapazität geht zurück auf den kanadischen Kognitionspsychologen Hebb (1972). Er formulierte die mittlerweile als bestätigt geltende Hypothese, dass die Speicherung von Informationen auf Aktivitäten in jeweils zu spezifischen Schaltmustern zusammengeschlossenen Zellverbänden beruht. Dabei handelt es sich bei Informationen, die im Kurzzeitgedächtnis (KZG) gespeichert werden, um eine kurzfristig anhaltende elektrische Erregung innerhalb eines Zellverbandes, während die im Langzeitgedächtnis (LZG) gespeicherten Inhalte auf strukturell dauerhaften Verstärkungen synaptischer Verbindungen zwischen Zellverbänden etabliert werden.

Auf der Grundlage dieser Annahmen schlugen Atkinson/Shiffrin (zit. Baddeley 2001) erstmals ein Gedächtnismodell vor, das neben einem Ultrakurzzeit- und einem LZG ein KZG beinhaltet. Während den sensorischen Registern des Ultrakurzzeitgedächtnisses die Aufgabe obliegt, Umgebungsinformationen kurzfristig, aber relativ vollständig aufzunehmen, werden im LZG Informationen dauerhaft abgelegt. Im dazwischengeschalteten KZG werden die von den sensorischen Registern stammenden Informationen zeitlich und quantitativ begrenzt gespeichert, weiterverarbeitet und mit den bereits bestehenden Wissensinhalten aus dem LZG verknüpft (Eiermann/Ritterfeld 2013).

Kritik am modalitätsübergreifenden KZG

Ein wesentlicher Kritikpunkt am Modell von Atkinson/Shiffrin bestand darin, dass das KZG als eindimensionales System konzipiert war, in dem modalitätsübergreifend visuelle, auditive, motorische, taktile etc. Informationen gespeichert werden. Mit dieser Annahme unvereinbar erschienen die im Rahmen des *Dual-Task Paradigmas* ermittelten Ergebnisse, nach denen Versuchspersonen in der Lage waren, sich neue Informationen aus einer bestimmten Modalität (z.B. der visuellen) einzuprägen, obwohl die Kapazität des KZG bereits durch eine Gedächtnisaufgabe aus einer anderen Modalität (z.B. einer sprachlichen) an seine Leistungsgrenze geführt wurde (Baddeley 2003). Gegen eine modalitätsübergreifende Konzeption des Kurzzeitgedächtnisses sprechen auch Studien, die in Abhängigkeit der zu memorierenden Informationen (z.B. akustisch oder visuell) deutlich divergierende Leistungen innerhalb eines Teilnehmerfeldes nachweisen konnten. Bspw. lassen sich bei Kindern mit Spracherwerbsstörungen durchgängig unterdurchschnittliche Leistungen bei Überprüfungen des sprachlichen Kurzzeitgedächtnisses, nicht aber bei Überprüfungen des visuellen Gedächtnisses belegen (Hasselhorn/Grube 2003; Archibald/Joanisse 2009).

Unter anderem diese Kritikpunkte waren es, die Baddeley (1986, 2001, 2003) zu einer Neukonzipierung des Arbeitsgedächtnisses motivierten.

5.2.2 Das Modell des Arbeitsgedächtnisses nach Baddeley

Dreikomponentenmodell

Baddeley (1986, 2001, 2003) entwickelte ein Dreikomponentensystem, in dem neben der modalitätsspezifischen kurzzeitigen Speicherung von Informationen (= KZG) v.a. die aktive Rolle der Informationsver*arbeit*ung (= Arbeitsgedächtnis, AG) betont wird.

Das Modell beinhaltet eine *Zentrale Exekutive*, das von zwei modalitätsspezifischen Subsystemen („slave-systems“) unterstützt wird, wobei das eine auf die

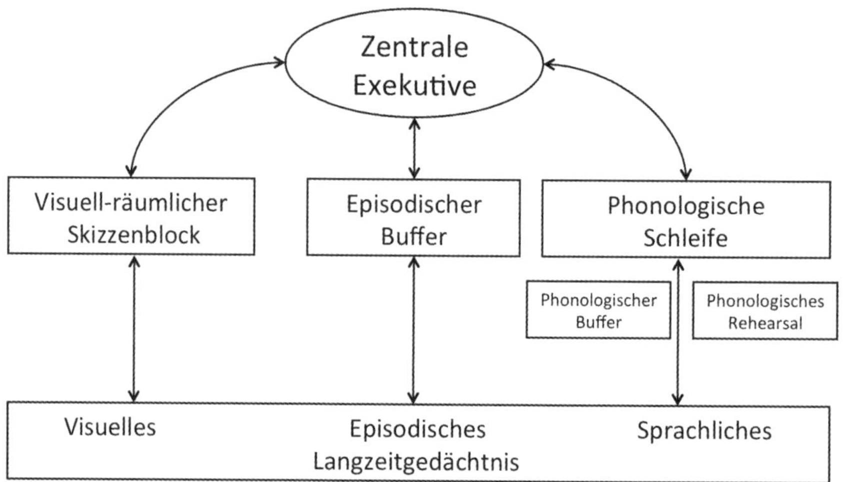

Abb. 11: Das Modell des Arbeitsgedächtnisses nach Baddeley (2000)

Speicherung akustischer und (schrift-)sprachlicher Informationen (= *phonologische Schleife*) und das andere auf analoge Funktionen für visuelle Informationen (= *visuell-räumliche Skizzenblock*) spezialisiert ist.

episodischer Buffer als vierte Komponente

In einer der zahlreichen Modifikationen des Modells wurde der *episodische Buffer* als vierte Komponente in das Modell integriert (Baddeley 2001, 2003; Abb. 11). Aufgrund der vernachlässigbaren Bedeutung des *visuell-räumlichen Skizzenblocks* im Zusammenhang mit Störungen des Schriftspracherwerbs (Marx et al. 2001) bleibt dieser im Folgenden unberücksichtigt.

5.2.3 Die Komponenten des Arbeitsgedächtnisses

Die Zentrale Exekutive

ZE als Aufmerksamkeitskontrollinstanz

Die *Zentrale Exekutive* (ZE), die üblicherweise mit den Verarbeitungsprozessen im AG assoziiert wird, wird etwa seit dem Jahr 2000 primär als Aufmerksamkeitskontrollinstanz betrachtet. Sie ist in der Lage, in nicht ritualisierten, unvertrauten Situationen sinnvolle Handlungsmöglichkeiten auszutarieren, indem die im LZG repräsentierten Schemata mit aktuell eingehenden Informationen verglichen werden und nach alternativen Lösungen gesucht wird. Während automatisierte, weitgehend bewusstseinsfern ablaufende Handlungen ohne nennenswerte Beanspruchung dieses Kontrollsystems durchgeführt werden, greift die ZE in nicht routiniert ablaufenden Situationen durch bewusste Kontrolle der Aufmerksamkeit aktiv ein und hemmt oder aktiviert mögliche Handlungen (Janczyk et al. 2004).

Formen der Aufmerksamkeitslenkung

So können die für das Lösen einer Aufgabe als relevant eingestuften Informationen von der ZE fokussiert und unwesentliche ausgeblendet werden (*Capacity to Focus Attention, Attention Inhibition*). Zum anderen verfügt sie über die Möglichkeit, den Fokus der Aufmerksamkeit umzuschalten, sie also zunächst auf eine bestimmte Art von Informationen und unmittelbar danach auf andere zu lenken (*Attention Switching*). Schließlich geht es insbesondere bei der Kontrolle und Koordination der beiden modalitätsspezifischen Subsysteme (phonologische Schleife und visuell-räumlicher Skizzenblock) um die flexible Aufteilung der vorhandenen Aufmerksamkeitskapazitäten (*Attention Dividing*), wenn in einer bestimmten Situation sprachliche und visuelle Informationen gleichzeitig beachtet werden müssen.

Überprüfungen der Kapazität der ZE

Die Kapazität der ZE wird üblicherweise durch Aufgabenstellungen überprüft, bei denen Informationen gespeichert und gleichzeitig verarbeitet werden müssen. Die Aufmerksamkeit muss also sowohl auf das Behalten als auch auf die Analyse von Informationen gelenkt werden. In der normierten Batterie zur Überprüfung des Arbeitsgedächtnisses für Kinder zwischen fünf und zwölf Jahren (Hasselhorn et al. 2012) wird die Funktionstüchtigkeit der Zentralen Exekutive bspw. mithilfe eines *Stroop-Tests* erfasst. Bei dieser Aufgabenstellung hört das Kind das Wort „Mann" oder „Frau", während gleichzeitig im oberen Abschnitt des Bildschirms die Zeichnung eines Mannes oder einer Frau zu sehen ist. Die Aufgabe besteht nun darin, die akustische Information zu unterdrücken (*Attention Inhibition*), die Aufmerksamkeit ausschließlich auf die visuelle Information zu lenken (*Attention Focussing*) und im unteren Teil des Bildschirms die zu diesem visuellen Stimulus passenden Bilder anzutippen.

Beim Subtest „Zählspanne" müssen die Testpersonen in einer Abfolge von Bildern mit Kreisen und Quadraten ausschließlich die Kreise zählen (*Attention Focussing* und *Attention Inhibition*) und sich deren Anzahl merken (*Speichern*). Nach der Präsentation mehrerer Bilder muss angegeben werden, wie viele Kreise auf den einzelnen Bildern zu sehen waren.

Die phonologische Schleife (Phonological Loop)

Teilfunktionen der phonologischen Schleife

Dem Modell von Baddeley zufolge lässt sich die phonologische Schleife in einen phonologischen Kurzzeitspeicher (*Phonological Buffer*) und ein Rehearsal-System (*Phonological Rehearsal*) trennen. Der phonologische Buffer ist in der Lage, eingehende Informationen innerhalb eines Zeitfensters von etwa zwei Sekunden passiv zu speichern. Werden die Informationen über diesen Zeitraum hinaus benötigt, können sie mittels *phonologischer Rehearsal-Prozesse* aktiv aufrechterhalten werden.

Überprüfungen

Die Effizienz und die Genauigkeit des phonologischen Buffers werden üblicherweise durch das Nachsprechen von Pseudowörtern erfasst. Im Bielefelder Screening (Jansen et al. 2002; Kap. 6.2.1) wird die Funktionstüchtigkeit dieses Systems bspw. durch das Nachsprechen vier- und fünfsilbiger Pseudowörter mit einfachen Silbenstrukturen erfasst (z. B. „risolamu"). Da von Pseudowörtern keine Repräsentationen im mentalen Lexikon existieren, semantisch-lexikalisches Wissen im Langzeitgedächtnis zur Lösung der Aufgabe also nicht genutzt werden kann, müssen die Informationen im Buffer gespeichert werden, bevor sie wiederholt werden.

Die Fähigkeit zur aktiven Aufrechterhaltung sprachlicher Informationen (*Rehearsal*) kann durch das Nachsprechen von Zahlen- oder Wortfolgen ermittelt werden. Dieses Aufgabenformat ist bspw. Bestandteil des WISC V (Petermann 2017) und der K-ABC II (Melchers / Melchers 2015).

Aus dem Zürcher Lesetest (Linder / Grissemann 2000) stammen die weitverbreiteten Mottiersilben. Obwohl es sich auch hier um das Nachsprechen von Pseudowörtern handelt, wird mit diesem Test die Gesamtkapazität der phonologischen Schleife erfasst, da die einzelnen Silben im Sekundentakt vorgesprochen werden, sodass die Kapazität des phonologischen Buffers alleine nicht ausreichend ist, um die zwei- bis sechssilbigen Pseudowörter korrekt wiederzugeben. Mittlerweile liegen für diesen Test Normwerte für 4- bis 6-jährige (Kiese-Himmel / Risse 2009) bzw. 5- bis 17-jährige Kinder und Jugendliche (Wild / Fleck 2013) vor.

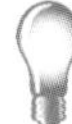

Bei **Mottiersilben** handelt es sich um zwei- bis sechssilbige Pseudowörter mit einfachen Konsonant-Vokal-Strukturen (KV-Strukturen), die silbenweise im Sekundentakt vorgesprochen und vom Kind wiederholt werden müssen. Mithilfe der Mottiersilben sollen die Effizienz und Präzision des phonologischen Buffers sowie die Gesamtkapazität der phonologischen Schleife erfasst werden.

Da bei diesen Aufgabenstellungen sowohl die Genauigkeit des Einscannens sprachlichen Materials im phonologischen Buffer als auch die Fähigkeit der aktiven Aufrechterhaltung der Informationen erfasst wird, wird die maximale Anzahl an Einheiten, die in der richtigen Reihenfolge wiedergegeben werden kann, als Gesamtkapazität der phonologischen Schleife oder „funktionale Kapazität des phonologischen Arbeitsgedächtnisses“ (Hasselhorn / Grube 2003, 32) bezeichnet.

Speicherung schriftsprachlicher Informationen in der phonologischen Schleife

Dass auch schriftsprachliche Informationen nicht visuell, sondern in phonologischer Form in der phonologischen Schleife gespeichert und diskriminiert werden müssen, legen die Ergebnisse von Untersuchungen zum *phonologischen Ähnlichkeitseffekt* nahe. Sollen Versuchspersonen visuell präsentierte Buchstaben mit ähnlicher Phonologie (z. B. <T>, <B>, <W>, …) in der richtigen Reihenfolge wiedergeben, gelingt dies weniger gut als bei Buchstaben, deren Lautwerte in phonologischer Hinsicht unähnlich sind (z. B. <Y>, <X>, <V> etc.). Dieses Ergebnis ließe sich nicht erklären, wenn die Items visuell kodiert würden. Für eine sprachliche Speicherung schriftsprachlicher Informationen spricht auch, dass Fehler bei dieser Aufgabenstellung meistens phonologisch ähnliche Laute, nicht aber visuell ähnliche Buchstaben sind (z. B. [b] statt des präsentierten <t>, aber nicht das visuell ähnliche <f>).

Analog kann der *phonologische Unterdrückungseffekt* interpretiert werden: Die Kapazität der phonologischen Schleife sinkt, wenn das Rehearsal blockiert wird, indem während des Einprägens einer schriftlich präsentierten Buchstaben-, Zahlen-, Wort- oder Pseudowortfolge bspw. eine sinnfreie Silbe artikuliert werden muss (Baddeley 1986).

Der Episodische Buffer

Das ursprüngliche Dreikomponentenmodell des AG von Baddeley (1986) konnte die Frage nach der Verbindung zwischen Arbeits- und Langzeitgedächtnis sowie nach der Verknüpfung zwischen den in den beiden Subsystemen modalitätsspezifisch gespeicherten Informationen nicht zufriedenstellend beantworten (Baddeley 2000). So müssen in vielen alltäglichen Situationen sprachliche und visuelle Informationen miteinander in Beziehung gesetzt und mit bereits vorhandenem Wissen im Langzeitgedächtnis verknüpft werden, um neues Wissen im Langzeitgedächtnis konsolidieren zu können. Um auch solche kognitiven Prozesse modellhaft erklären zu können, wurde von Baddeley (2000) ein viertes System, der *Episodische Buffer* vorgeschlagen.

Dabei handelt es sich um ein System begrenzter Kapazität, das der bewussten Steuerung unterliegt und die modalitätsspezifisch gespeicherten Informationen der phonologischen Schleife und des visuell-räumlichen Skizzenblocks in einem multimodalen Code vereint. Aufgrund seiner Schnittstellenfunktion zwischen Arbeits- und Langzeitgedächtnis ist der Episodische Buffer zudem in der Lage, aktuelle und bereits konsolidierte Episoden zu neuen ganzheitlichen Wissensbeständen zu verknüpfen.

5.2.4 Zusammenhänge zwischen dem Arbeitsgedächtnis und dem Schriftspracherwerb

Die Ergebnisse zahlreicher Forschungsarbeiten legen nahe, dass Kinder mit Lese-Rechtschreibschwierigkeiten bei Überprüfungen des Arbeitsgedächtnisses unterdurchschnittlich abschneiden.

persistierende AG-Probleme leseschwacher Kinder

Swanson et al. (2009) kommen im Rahmen einer Metaanalyse bspw. zu dem Ergebnis, dass dyslektische Kinder unabhängig vom Alter sowohl bei Überprüfungen des KZG als auch des AG etwa zwei Drittel einer Standardabweichung schlechter abschneiden als durchschnittlich lesende Kontrollkinder. Bei diesen Problemen handelt es sich offensichtlich um bis ins Jugendalter persistierende Beeinträchtigungen. So konnten Smith-Spark/Fisk (2007) selbst bei 20-jährigen dyslektischen Universitätsstudenten im Vergleich zu denjenigen einer Kontrollgruppe Defizite im Kurzzeit- und Arbeitsgedächtnis nachweisen.

beeinträchtigte Teilfunktionen bei LRS

Weniger eindeutig kann die Frage beantwortet werden, welche Funktionen des AG bei lese-rechtschreibschwachen Kindern besonders beeinträchtigt sind.

Für den deutschsprachigen Raum konnten Fischbach et al. (2014) zeigen, dass die deutlichsten Schwierigkeiten lese- und/oder rechtschreibschwacher Kinder zwischen dem 9. und dem 12. Lebensjahr im phonologischen Rehearsal offensichtlich waren. Hinsichtlich der Funktionstüchtigkeit des phonologischen Buffers, ließen sich Beeinträchtigungen bis zum Ende der Primarstufe, nicht aber darüber hinaus nachweisen. Tendenziell, aber nicht durchgängig konnten unterdurchschnittliche Leistungen im Bereich der ZE (Zahlen nachsprechen rückwärts) beobachtet werden.

enge Zusammenhänge zwischen ZE und Leseverständnis

Was den Zusammenhang zwischen schriftsprachlichen Teilkompetenzen und Teilfunktionen des Arbeitsgedächtnisses angeht, scheint die Kapazität der ZE vor allem mit dem Leseverständnis, die Funktionstüchtigkeit der phonologischen Schleife dagegen primär mit der Worterkennung bzw. der Rechtschreibung verknüpft zu sein (Swanson et al. 2009; Brandenburg et al. 2014).

So konnten Seigneuric et al. (2000) sowie Seigneuric/Ehrlich (2005) in einer Längsschnittuntersuchung einen kleinen, aber signifikanten Einfluss der Kapazität der ZE auf das Leseverständnis in der dritten und vierten Klasse, nicht aber in den ersten beiden Jahrgangsstufen nachweisen. Der Einfluss der Verarbeitungskapazität des AG scheint also mit zunehmendem Alter und damit einhergehender zunehmender Komplexität des Lesematerials sowie höheren Anforderungen an die kognitive Verarbeitung zuzunehmen.

Nevo/Breznitz (2011) konnten in einer Untersuchung mit Hebräisch sprechenden 6-jährigen Kindern zeigen, dass es insbesondere die komplexen Überprüfungen der ZE (z.B. Zahlen nachsprechen rückwärts) sind, die in Regressionsanalysen einen signifikanten Beitrag zur Varianzaufklärung des Leseverständnisses (17 %) und der Dekodierfähigkeit (6 %) liefern.

Nation et al. (1999) machten in ihrer Untersuchung deutlich, dass Schüler mit spezifischen Problemen im Leseverständnis einer hinsichtlich der Dekodierfähigkeiten parallelisierten Kontrollgruppe bei Überprüfungen der Kapazität der Zentralen Exekutive in der sprachlichen, nicht aber in der visuellen Modalität signifikant unterlegen waren. Zu ähnlichen Ergebnissen kommen Swanson et al. (2006).

Arbeitsgedächtnis-Defizite bei beeinträchtigter Worterkennung

Um die Frage zu beantworten, welche Funktionen des Arbeitsgedächtnisses bei Kindern mit spezifischen Defiziten in der Worterkennung beeinträchtigt sind, verglich de Jong (1998) Kinder mit unterdurchschnittlicher Lesegeschwindigkeit mit einer Kontrollgruppe gleichaltriger durchschnittlich lesender Kinder hinsichtlich der Kapazität der phonologischen Schleife und des Arbeitsgedächtnisses. Dass die Gruppe leseschwacher Kinder bei allen Testungen der phonologischen Schleife und des Arbeitsgedächtnisses schlechter abschnitt als die Kontrollgruppe, interpretiert der Autor dahingehend, dass bei leseschwachen Kindern von einer umfassenden Beeinträchtigung in der Kapazität des phonologischen Arbeitsgedächtnisses auszugehen ist.

De Jongs (1998) Studie reduzierte sich im Bereich der phonologischen Schleife auf die Erfassung des phonologischen Rehearsals. Mittlerweile liegen einige Forschungsergebnisse vor, die das Defizit leseschwacher Kinder in der phonologischen Schleife weiter präzisieren konnten. Schuchardt et al. (2006) bspw. replizierten in einer Untersuchung mit lese- und rechtschreibschwachen Drittklässlern die Defizite leseschwacher Kinder im Bereich der Zentralen Exekutive, identifizierten aber mit einer beeinträchtigten Funktionstüchtigkeit des phonologischen Buffers ein spezifisches Problem im Bereich der phonologischen Schleife. Zu einem vergleichbaren Ergebnis kommen Kibby et al. (2004). Eine differenzierte Untersuchung zum Zusammenhang zwischen dem Arbeitsgedächtnis und Schriftspracherwerbsstörungen liegt von Hasselhorn et al. (2010) vor. Auch sie konnten eine beeinträchtigte Funktionstüchtigkeit des phonologischen Buffers bei Kindern mit isolierten Lesestörungen belegen, während gleichzeitig keine Schwierigkeiten im Bereich des phonologischen Rehearsals offensichtlich wurden. Bei isolierten Rechtschreibstörungen dagegen konnte ein spezifisches Defizit im Bereich des phonologischen Rehearsals nachgewiesen werden.

Im Gegensatz dazu identifizierten Brandenburg et al. (2013, 2014) bei Drittklässlern mit isolierten Rechtschreibschwierigkeiten ein spezifisches Defizit im Bereich des phonologischen Buffers, während bei isolierten Lesestörungen primär die ZE des Arbeitsgedächtnisses beeinträchtigt war. Die divergierenden Ergebnisse hinsichtlich der isolierten Lesestörung lassen sich vermutlich dadurch erklären, dass die Diagnose „Lesestörung“ bei Hasselhorn et al. (2010) auf der Grundlage beeinträchtigter Worterkennung, bei Brandenburg et al. (2014) dagegen aufgrund von Defiziten im Leseverständnis gestellt wurde.

5.2.5 Erklärung des Zusammenhangs zwischen dem Arbeitsgedächtnis und Schriftspracherwerb

Abschließend stellt sich die Frage, wie sich die im vorigen Abschnitt dargestellten Zusammenhänge theoretisch einordnen und erklären lassen.

Zusammenhänge mit dem Lesenlernen

Obwohl die im vorigen Abschnitt referierten Forschungsergebnisse v. a. einen Zusammenhang zwischen der ZE und dem Leseverständnis nahelegen, dürfte die Fähigkeit, Informationen im Arbeitsgedächtnis zu speichern und parallel zu verarbeiten bereits zu Beginn des Schriftspracherwerbs beim Erlernen der indirekten Strategie des phonologischen Rekodierens eine wesentliche Rolle spielen.

Schriftsprachlich unvertraute Wörter werden erlesen, indem die einzelnen Grapheme auf der Grundlage der gelernten GPK-R in eine phonologische Form umkodiert werden. Um diese in Laute rekodierten Buchstaben zu einem Wort synthetisieren zu können, müssen die bereits verarbeiteten Buchstaben in phonologischer Form in der phonologischen Schleife des Arbeitsgedächtnisses zwischengespeichert werden, während die folgenden Buchstaben gleichzeitig rekodiert, also verarbeitet werden müssen (Pressler et al. 2014). Damit beansprucht dieser bei Leseanfängern noch langsam ablaufende Prozess der Rekodierung sowohl die Speicher- als auch die Verarbeitungsfunktion des Arbeitsgedächtnisses in hohem Ausmaß. Bei beeinträchtigter Kapazität des Arbeitsgedächtnisses ist der Prozess der phonologischen Rekodierung vor allem bei längeren Wörtern nur unter erschwerten Bedingungen möglich, da die ersten Laute evtl. nicht so lange in der phonologischen Schleife aufrecht erhalten werden können, bis die Kinder mit der Rekodierung der einzelnen Buchstaben am Ende des Wortes angelangt sind (de Jong 1998; Wagner/Torgesen 1987).

Zusammenhänge mit dem Leseverständnis

Mit Zunahme der sprachlichen und inhaltlichen Komplexität der Texte, mit denen Kinder konfrontiert werden, dürfte das Arbeitsgedächtnis trotz der zu diesem Zeitpunkt evtl. bereits automatisierten Worterkennung eine zunehmend bedeutendere Rolle spielen. Denn um sich auch von längeren Geschichten eigenaktiv ein Gesamtbild konstruieren zu können, muss die Semantik bereits verarbeiteter Phrasen, Sätze oder Absätze vollständig im Arbeitsgedächtnis gespeichert werden, während die folgenden Textabschnitte parallel gelesen (verarbeitet) werden. Wenn der Leser aufgrund einer beeinträchtigten Kapazität des Arbeitsgedächtnisses nicht in der Lage ist, die bereits verarbeiteten Einzelinformationen in der phonologischen Schleife aufrecht zu erhalten und zueinander in Beziehung zu setzen, ist ein Verstehen des gesamten Textes nur mehr eingeschränkt möglich (Fischbach et al. 2014).

Einfluss auf die phonologische Bewusstheit

Ein potenzieller indirekter Einfluss des Arbeitsgedächtnisses auf den Schriftspracherwerb ist auch über die Funktion der phonologischen Bewusstheit anzunehmen. Um typische Aufgaben zur Überprüfung der phonologischen Bewusstheit bewältigen zu können, müssen phonologische Informationen im phonologischen Buffer präzise eingescannt und mittels Rehearsalprozesse aufrechterhalten werden, während gleichzeitig die geforderte Operation (Identifizieren, Synthetisieren, Analysieren, Manipulieren) durchgeführt werden muss (Verarbeitungsaspekt). Die Kapazität des Arbeitsgedächtnisses könnte demnach als Einschränkung im Bereich der Informations*verarbeitung* interpretiert werden, die die Ausbildung einer angemessenen phonologischen Bewusstheit erschwert und damit indirekt in Zusammenhang mit Schriftspracherwerbsproblemen steht. Entsprechend lassen sich die Ergebnisse von Pressler et al. (2014) interpretieren. Sie zeigten, dass die vor Schuleintritt erfasste Kapazität des Arbeitsgedächtnisses zum einen in hohem Maße mit der phonologischen Bewusstheit korreliert und zum anderen einen hohen Beitrag zur Varianzaufklärung der Lese-Rechtschreibkompetenz liefert. Wird aber die phonologische Bewusstheit als weiterer Prädiktor in Regressionsanalysen berücksichtigt, reduziert sich der Einfluss des Arbeitsgedächtnisses auf ein statistisch nicht signifikantes Niveau (vgl. auch Jansen et al. 2010).

Vergleichbar können die Ergebnisse von Oakhill/Kyle (2000) eingeordnet werden. Sie konnten zum einen signifikante Korrelationen zwischen einer Anlautkategorisierungs- bzw. Phonemelisionsaufgabe und einer Überprüfung des Arbeitsgedächtnisses ermitteln ($r = .61$ bzw. $.34$, $p < .01$). Zum anderen konnten 37 % der Leistungsunterschiede bei einer Aufgabe, bei der Wörter hinsichtlich ihres Anlauts miteinander verglichen werden sollten, durch die Variable Arbeitsgedächtnis erklärt werden (vgl. auch Mierbach 2011).

5.2.6 Möglichkeiten der Förderung

Arbeitsgedächtnis als invariantes Persönlichkeitsmerkmal

Die Effizienz und Kapazität des Arbeitsgedächtnisses wird üblicherweise als stabiles, weitgehend invariantes Persönlichkeitsmerkmal betrachtet, das zwar reifungsbedingten Veränderungen unterworfen ist, sich aber systematischen Fördermaßnahmen gegenüber als weitgehend resistent erweist.

> *„WM [= Working Memory, A. M.] ability is highly heritable and unlike many other cognitive assessments, appears to be relatively impervious to substantial differences in environmental experience and opportunity" (Holmes et al. 2009, 9).*

Trainingsstudien

Erst seit dem Jahr 2005 wurden vereinzelt Studien publiziert, die zum einen von positiven Effekten eines Gedächtnistrainings berichten und zum anderen Auswirkungen auf schriftsprachliche Kompetenzen belegen konnten.

Holmes et al. (2009) versuchten, die Kapazität der unterschiedlichen Funktionen des Arbeitsgedächtnisses von Kindern zu verbessern, die in einer Voruntersuchung bei zwei Überprüfungen des phonologischen Arbeitsgedächtnisses unterdurchschnittlich abschnitten. Im Rahmen des zwanzigtägigen Trainings wurden die Kinder mit Aufgaben konfrontiert, die sowohl die Speicher- als auch die Verarbeitungskapazität des Arbeitsgedächtnisses etwas über dem ermittelten Ausgangsniveau beanspruchten (Wiederholung einer Reihe visuell-räumlicher Informationen, Zahlen nachsprechen, Zahlen nachsprechen rückwärts etc.), wobei der Schwierigkeitsgrad kontinuierlich an die aktuelle Leistungsfähigkeit angepasst wurde. Als Kontrollbedingung fungierte eine hinsichtlich der Gedächtnisleistungen parallelisierte Gruppe, die das gleiche Training ohne Adaption auf niedrigem Schwierigkeitsniveau durchführte.

Nach Abschluss der Intervention erzielten die Kinder der Trainingsgruppe bei Transferaufgaben zur Überprüfung des Arbeits-, nicht aber des sprachlichen Kurzzeitgedächtnisses, signifikant größere Leistungsfortschritte als die Kontrollgruppe. Offensichtlich ist es durch das Training also gelungen, die Verarbeitungsstrategien, nicht aber die Kapazität des Kurzzeitgedächtnisses selbst zu beeinflussen.

Trotz der positiven Auswirkungen des Trainings, konnte in keiner der beiden Gruppen ein Transfer auf schriftsprachliche Fähigkeiten nachgewiesen werden.

Dahlin (2011) führte mit 42 Kindern mit sonderpädagogischem Förderbedarf ein Gedächtnistraining in Anlehnung an Klingberg et al. (2005) durch, dessen Auswirkungen auf die schriftsprachlichen Kompetenzen ermittelt werden sollten. Im Gegensatz zur Studie von Holmes verbesserten sich die Leistungen der Kinder in dieser Studie v.a. in den beiden Speichersystemen des visuell-räumlichen Skizzenblocks und der phonologischen Schleife. Zudem wirkte sich die Förderung auch positiv auf das Leseverständnis (nicht aber auf die Worterkennung) aus. Allerdings macht die Autorin nicht deutlich, ob es sich bei der Trainingsgruppe um lese-rechtschreibschwache Kinder bzw. um Kinder mit Defiziten im Arbeitsgedächtnis handelt. Die Ergebnisse der Studie werden zudem ausschließlich als Rohwerte angegeben, sodass ein tatsächlicher Leistungsfortschritt objektiv nicht beurteilt werden kann. Zum anderen finden sich weder bei Dahlin (2011) noch bei Klingberg et al (2005) präzise Angaben über die Inhalte und den Ablauf des Trainings. Da das Training ursprünglich für Kinder mit Aufmerksamkeitsstörungen konzipiert wurde, ist anzunehmen, dass es sich primär um eine Art Konzentrationstraining handelte, währenddessen die Kinder lernten, vorhandene Kapazitäten effizienter zu nutzen.

So gehen auch Holmes et al. (2009) davon aus, dass die Verbesserungen bei den Gedächtnisleistungen in ihrer Studie aus der Anwendung kompensatorischer Strategien resultieren, mit deren Hilfe die potenziell vorhandenen Kapazitäten des Arbeitsgedächtnisses besser genutzt werden können.

Zusammenfassung

Trotz der im Detail divergierenden Ergebnisse kann festgehalten werden, dass die Fähigkeit, Informationen zu speichern und gleichzeitig zu verarbeiten primär mit Schwierigkeiten im Leseverständnis verknüpft ist (Nation et al. 1999; Seigneuric/Ehrlich 2005; Swanson et al. 2006, 2009; Nevo/Breznitz 2011; Brandenburg et al. 2014), während bei spezifischen Lese-Rechtschreibschwierigkeiten v.a. die phonologische Schleife beeinträchtigt zu sein scheint (Kibby et al. 2004; Schuchardt 2006; Hasselhorn et al. 2010; Brandenburg et al. 2014). Die Kapazität des Arbeitsgedächtnisses (Speicherung und Verarbeitung von Informationen) spielt eine wesentliche Rolle bei allen Formen des schulischen Lernens. Lehrkräfte in der schulischen Praxis müssen Defizite im Arbeitsgedächtnis berücksichtigen, auch wenn die Frage nach der Trainierbarkeit der Kapazität des Arbeitsgedächtnisses und eventuellen Auswirkungen auf schriftsprachliche Kompetenzen vom Stand der Forschung im Jahr 2015 eher negativ beantwortet werden muss.

Trotz empirisch **nachgewiesener Defizite** lese-rechtschreibschwacher Kinder sind die **Korrelationen** zwischen den unterschiedlichen Komponenten des Arbeitsgedächtnisses und Lese-Rechtschreibüberprüfungen im Vergleich zur phonologischen Bewusstheit und der Benennungsgeschwindigkeit eher als gering einzuschätzen (Landerl et al. 2013; Moll et al. 2014; Mayer 2014). Insbesondere wenn in Regressionsanalysen gleichzeitig die phonologische Bewusstheit berücksichtigt wird, kann das Arbeitsgedächtnis kaum mehr einen signifikanten Beitrag zur Varianzaufklärung im schriftsprachlichen Bereich liefern (Schatschneider/Torgesen 2004).

Literaturempfehlung zur Berücksichtigung eingeschränkter Gedächtniskapazitäten im schulischen Alltag

Boudreau, D., Costanza-Smith, A. (2011): Assessment and Treatment of Working Memory Deficits in School-Age Children: The Role of the Speech-Language Pathologist. Language, Speech and Hearing Services in Schools 42 (2), 152–166

5.3 Die phonologische Bewusstheit

5.3.1 Begriffsklärung

Die phonologische Bewusstheit gilt als eine (meta-)sprachliche Kompetenz, die seit den 1980er Jahren im Zusammenhang mit angenommenen Ursachen einer Lese-Rechtschreibstörung in den Fokus der Aufmerksamkeit rückte.

vielschichtiges komplexes Konstrukt

Dabei handelt es sich um ein vielschichtiges Konstrukt, dessen Teilkomponenten unterschiedlich komplexe Anforderungen an die metasprachlich-kognitiven Fähigkeiten und das Arbeitsgedächtnis stellen und die einem Entwicklungsprozess unterworfen sind, sodass zahlreiche unterschiedliche Definitionen und Modellvorstellungen entstanden sind „und die Einordnung der phonologischen Bewusstheit und ihre Abgrenzung von anderen kognitiven Fähigkeiten bis heute nicht endgültig geklärt ist“ (Schnitzler 2008, 5).

Bewusstheit für sublexikalische sprachliche Einheiten

Zunächst ist zu betonen, dass sich die phonologische Bewusstheit ausschließlich auf die Identifizierung und Verarbeitung sprachlichen Materials bezieht und nicht mit der auditiven Wahrnehmungs- und Verarbeitungsfähigkeit gleichgesetzt werden kann. Im Vergleich zur auditiven Wahrnehmung ist die phonologische Bewusstheit höher anzusiedeln. Sie baut auf Komponenten der zentralen Sprachverarbeitung auf und kann sich nur auf der Grundlage qualitativ hochwertiger phonologischer Repräsentationen im phonologischen Inputlexikon ausbilden.

weiter und enger gefasstes Verständnis

Ein weit gefasstes Verständnis des Begriffs der phonologischen Bewusstheit ordnet auch implizites Wissen über den Aufbau von Wörtern aus kleineren Einheiten und den spielerischen Umgang mit Sprache diesem Konstrukt zu. Dazu gehören bspw. die Fähigkeiten, Reime zu erkennen und zu produzieren, sowie Wörter in Klatschspielen in Silben zu segmentieren. Einer engeren Vorstellung des Begriffs folgend, wird dagegen ausschließlich die explizite Anwendung metsprachlich phonologischen Wissens unter das Konstrukt der phonologischen Bewusstheit subsummiert, wenn Kinder bspw. einzelne Laute zu Wörtern synthetisieren oder eine Silbe durch eine andere ersetzen sollen.

Definitionen

Schneider et al. (1994, 177) definieren als Vertreter eines weit gefassten Verständnisses die phonologische Bewusstheit bspw. als „Einsicht in die verschiedenen Einheiten der gesprochenen Sprache und die Differenzierung charakteristischer Elemente wie *Wörter, Silben und Phoneme.*“ An anderer Stelle wird das Konstrukt begrifflich gefasst als „Einsicht in die Phonologie der Sprache, wenn sie [die Kinder] beispielsweise *Wörter in Sätzen oder Silben in Wörtern* unterscheiden können, *Reime erkennen und auch produzieren* und schließlich auch dazu in der Lage sind, *Einzellaute (Phoneme) in Wörtern* zu identifizieren“ (Schneider 2000, 98). Vergleichbar ordnen Forster/Martschinke (2001, 7) die Fähigkeit, „sprachliche Einheiten wie *Wörter, Silben und Phoneme* identifizieren und unterscheiden zu können“ der phonologischen Bewusstheit zu (alle Hervorhebungen: A. M.).

phonologische Bewusstheit im weiteren und engeren Sinn

Im deutschsprachigen Raum hat die Differenzierung zwischen einer phonologischen Bewusstheit im weiteren und im engeren Sinn in Anlehnung an Skowronek/Marx (1989) eine mittlerweile recht lange Tradition und bildet die theoretische Grundlage zahlreicher diagnostischer Verfahren (Jansen et al. 2002; Martschinke et al. 2001; Hartmann / Dolenc 2005) und Förderprogramme (Forster / Martschinke 2001; Hartmann / Dolenc 2005; Küspert / Schneider 2008). Dabei meint die phonologische Bewusstheit im weiteren Sinne „Aufgaben, die das Umgehen mit den lautlichen Aspekten der Sprechsprache verlangen. Dies sind in der Regel Aufgaben, deren Anforderungen an Sprachleistungen anknüpfen, die in konkreten, dem Kind bekannten Spielhandlungen enthalten sind, wie z. B. Reimen, Silbenklatschen“ (Skowronek / Marx 1989, 42). Demgegenüber werden unter einer phonologischen Bewusstheit im engeren Sinne, „Sprachleistungen [verstanden], bei denen explizit mit lautlichen Strukturen operiert werden muss, die weder semantische noch sprechrhythmische Bezüge aufweisen“ (Skowronek / Marx 1989, 42).

Überprüfungen der phonologischen Bewusstheit

Der Komplexität des Konstrukts entsprechend wird die phonologische Bewusstheit in Diagnoseverfahren und experimentellen Studien durch eine Bandbreite unterschiedlicher Aufgabenstellungen erfasst. Sie reicht vom Vollenden von Kinderreimen über das Klatschen eines Wortes in Sprechsilben, der Bestimmung des Anfangs- oder Endlautes eines Wortes, dem Synthetisieren von Einzellauten zu Wörtern bzw. dem Segmentieren von Wörtern in Einzellaute bis zum Rückwärtssprechen eines vorgesprochenen Pseudowortes. Eine exemplarische Übersicht über Aufgabenstellungen zur Erfassung der phonologischen Bewusstheit aus diagnostischen Verfahren und empirischen Studien findet sich in Tab. 6.

kognitive Struktur der Aufgabenstellungen

Trotz der unterschiedlichen Komplexität der konkreten Aufgabe, lassen sich McBride-Chang (1995) zufolge folgende vier Gemeinsamkeiten identifizieren:

- Die üblicherweise verbal, z. T. auch mit Bildunterstützung präsentierten Stimuli müssen akustisch korrekt wahrgenommen werden (= Funktion der Sprachwahrnehmung, insbesondere der phonematischen Differenzierungsfähigkeit).
- Die Informationen müssen exakt, vollständig und reihenfolgenrichtig im phonologischen Buffer des Arbeitsgedächtnisses eingespeichert und durch Rehearsal-Prozesse aufrechterhalten werden können (= Funktion der phonologischen Schleife).
- An dem in der phonologischen Schleife gespeicherten Sprachmaterial muss die geforderte Operation durchgeführt werden (Vergleichen, Identifizieren, Synthetisieren etc. = Funktion metasprachlich-kognitiver Fähigkeiten).
- Die Antwort muss üblicherweise verbal wiedergegeben werden. Vereinzelt reicht auch das Zeigen oder Ankreuzen eines Bildes.

5.3.2 Das zweidimensionale Modell der phonologischen Bewusstheit

Problematik der ausschließlichen Berücksichtigung der sublexikalischen Einheit

Die Problematik der Differenzierung des Konstrukts in eine phonologische Bewusstheit im weiteren und engeren Sinn nach Skowronek / Marx (1989) besteht darin, dass die in diesem Modell ausschließlich berücksichtigte Größe der sprachlichen Einheit (Reime und Silben vs. Laute) sowohl einen ansteigenden Schwierigkeitsgrad als auch eine Entwicklungsabfolge impliziert. Konkret sollte sich die Bewusstheit für größere sprachliche Einheiten also früher entwickeln als diejenige für die Lautstruktur der Sprache, Aufgaben auf Reim- und Silbenebene sollten von Kindern früher gelöst werden können als Aufgaben auf Phonemebene. Küspert (1998, 70) geht bspw. davon aus „dass umso höhere kognitive Anforde-

Reimerkennung 1	„Du hörst jetzt zwei Wörter; wenn sich die beiden Wörter gleich anhören, dann sagst du ‚ja', wenn sie sich nicht gleich anhören sagst du ‚nein'. Baum – Traum." (Jansen et al. 2002)
Reimerkennung 2	„Ich sage Dir jetzt vier Wörter. Ein Wort passt nicht dazu, weil es ganz anders klingt als die anderen drei Wörter. Du sollst das Wort herausfinden, das nicht zu den anderen passt. Feld, Geld, Pudel, Welt."
Reimproduktion	„Welches Wort reimt sich auf ‚Tisch'?"
Silbensynthese	„Kannst Du den Roboter verstehen? Welches Wort meint er wohl: Re-gen-bo-gen?"
Silbensegmentation	„Klatsche das Wort ‚Tennisball'. Aus wie vielen Silben besteht das Wort?"
Silbenelision	„Welches Wort hörst Du, wenn Du bei ‚Handschuh' ‚Hand' (bei ‚Regenbogen' das ‚re') weglässt?"
Laut-zu-Wort Aufgabe	„Hörst Du ein [i] in Igel?" (Jansen et al. 2002)
Anlautkategorisierung	„Jetzt sollst Du herausfinden, welche Wörter am Anfang gleich klingen. Ameise, Igel, Aal."
Auslautkategorisierung	analog
Anlautidentifizierung (analog Inlaut- und Auslautidentifizierung)	„Jetzt sollst Du herausfinden, mit welchem Laut die Wörter anfangen. Ich zeige Dir ein Bild und sage das Wort. Du überlegst Dir, wie das Wort beginnt." (Hartmann/Dolenc 2005)
Phonemsegmentation	„Welche Laute hörst Du in ‚Ball'?" „Wie viele Laute hörst du in ‚Sofa'?"
Phonemsynthese	„Der Roboter spricht heute besonders komisch. Welches Wort meint er wohl: [z]-[o]-[f]-[a]?"
Phonemelision	„Welches Wort ergibt sich, wenn du bei ‚reisen' das [ʀ] weglässt?"
Phoneme hinzufügen	„Welches Wort hörst du, wenn du bei ‚Eis' ein [ʀ] dazu tust?"
Lautersetzung	„Ersetze bei ‚Ananas' alle [a] durch ein [i]."
Phonemreversion	Die Segmente eines vorgegebenen Wortes in umgekehrter Reihenfolge anordnen („Tisch" wird „Schit").

Tab. 6: Aufgabenstellungen zur Erfassung der phonologischen Bewusstheit

rungen gestellt werden, je kleiner die zu erkennenden sprachlichen Einheiten sind". Ein Beispiel aus dem „Rundgang durch Hörhausen" (Martschinke et al. 2001 vgl. Kap. 6.2.3) kann jedoch verdeutlichen, dass die alleinige Berücksichtigung der *Größe der sprachlichen Einheit* für die Darstellung einer Entwicklungsabfolge und daraus resultierend für die Konzeption von Förderprogrammen nicht zwingend zielführend ist. So müssen beim Subtest 2 „Silben zusammensetzen" die Namen zweier Tiere zunächst in Sprechsilben segmentiert werden, bevor die erste Silbe des einen Tieres und die zweite Silbe des anderen Tieres zu einem neuen Tier zusammengesetzt werden (Beispiel: Ziege + Kamel → Ziemel + Kage). Diese Aufgabe, die der Silbenebene und damit der phonologischen Bewusstheit im weiteren Sinn zugeordnet wird, konnte nur von 30 % einer repräsentativen Stichprobe von Schulanfängern korrekt gelöst werden, während immerhin 50 %–60 % derselben Stichprobe Lautkategorisierungsaufgaben (phonologische Bewusstheit im engeren Sinn) erfolgreich bewältigen konnten.

zweidimensionales Modell der phonologischen Bewusstheit

Eine Weiterentwicklung der Differenzierung nach Skowronek/Marx (1989), welche diesen scheinbaren Widerspruch aufzulösen versucht, ist das zweidimensionale Modell der phonologischen Bewusstheit von Schnitzler (2008) in Anlehnung an Stackhouse/Wells (1997). Mithilfe dieses Modells (Abb. 12) – in der Abbildung wurde für jede der zwölf Ebenen eine prototypische Aufgabenstellung eingefügt – gelingt es wesentlich besser, das komplexe Konstrukt der phonologischen Bewusstheit konkret operationalisiert abzubilden.

Es macht zunächst deutlich, dass unter der phonologischen Bewusstheit ausschließlich der Umgang mit *sublexikalischen* Einheiten (Silben, Onset, Rime, Phonem) subsumiert wird. Die Fähigkeit, die formale Korrektheit und Vollständigkeit von Sätzen zu beurteilen oder zu bestimmen, aus wie vielen Wörtern ein Satz besteht, wird nicht dem Konstrukt der phonologischen Bewusstheit zugeordnet und sollte deshalb weder in Diagnoseverfahren noch in Trainingsprogrammen berücksichtigt werden.

Onset und Rime

Die Ebene von Onset und Rime stellt eine, insbesondere für die Förderung, wichtige Stufe zwischen der Silben- und Phonemebene dar (Kap. 8.2). Onset und Rime teilen die sublexikalische Einheit der Silbe in zwei Konstituenten. Unter dem Onset versteht man in der Linguistik den linken konsonantischen Silbenrand,

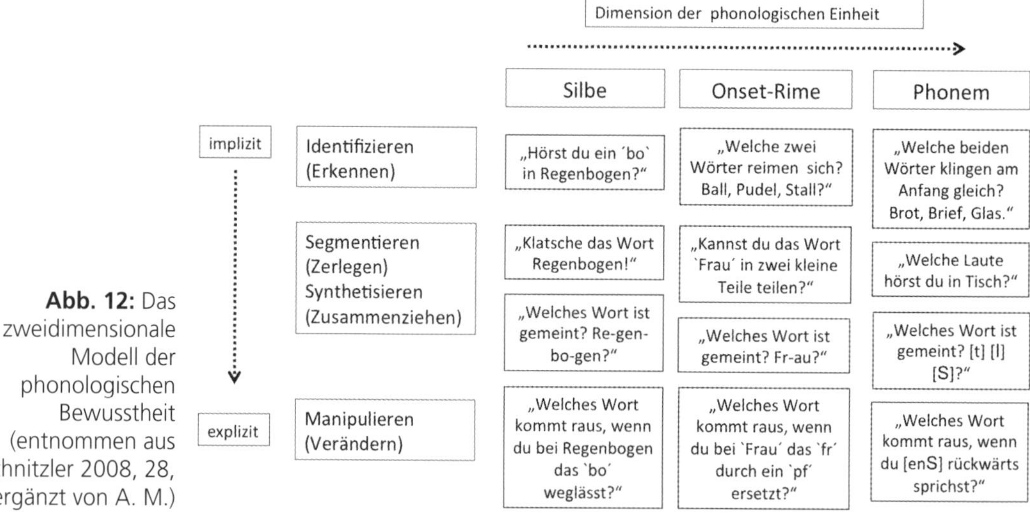

Abb. 12: Das zweidimensionale Modell der phonologischen Bewusstheit (entnommen aus Schnitzler 2008, 28, ergänzt von A. M.)

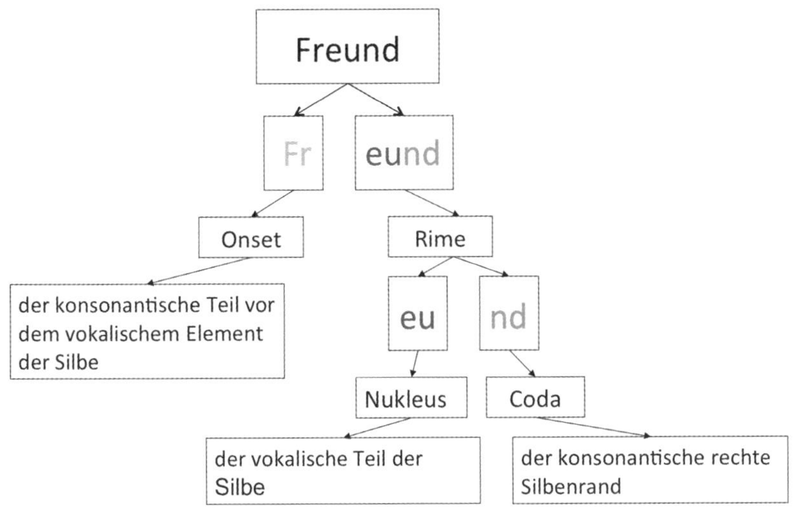

Abb. 13: Die Ebene von Onset und Rime

also die Konsonanten vor dem vokalischen Element der Silbe (= Silbengipfel oder Nukleus). Der Silbengipfel und der rechte konsonantische Silbenrand (= Coda) bilden zusammen den Rime (= Silbenreim, Abb. 13).

Was den Schwierigkeitsgrad angeht, ist eine Abfolge von der Silbenbewusstheit über die Onset-Rime-Bewusstheit zur Phonembewusstheit anzunehmen, vorausgesetzt, dass auf diesen drei Ebenen die gleiche Operation verlangt wird (z.B. das Identifizieren einer Silbe, eines Onsets oder eines Lauts). Die Silbe als die größte sublexikalische Einheit eines Wortes lässt sich im Sprechfluss gut identifizieren und ermöglicht einen ersten Zugang zu den formalen Aspekten der Lautsprache. Die subsilbische Einheit von Onset und Rime als Zwischenstufe ist schwieriger zu verarbeiten als die Silbe, aber einfacher als die einzelnen Phoneme eines Wortes (Treiman 1992). Für das Erkennen von Phonemen ist ein hohes Abstraktionsvermögen notwendig, da sie im Sprechfluss nicht rhythmisch markiert sowie koartikulatorischen Einflüssen unterworfen sind (Schnitzler 2008). Soweit entspricht das *zweidimensionale Modell* in der *Dimension der phonologischen Einheit* der Differenzierung nach Skowronek / Marx (1989).

implizite und explizite Bewusstheit

Die zentrale Weiterentwicklung dieses Modells im Vergleich zur Unterscheidung der phonologischen Bewusstheit im weiteren und engeren Sinn, liegt in der Berücksichtigung der Komplexität der Aufgabenstellung (Identifizieren, Segmentieren, Synthetisieren, Manipulieren), die auf allen drei sublexikalischen Ebenen eine Rolle spielen kann. Um die Komplexität der Aufgabenstellungen zu unterscheiden, ordnet das Modell mögliche Operationen auf einer Skala zwischen impliziter und expliziter Bewusstheit. Die implizite Bewusstheit meint die prinzipielle Verfügbarkeit des Wissens um verschiedene phonologische Einheiten und die spontane Anwendung dieses Wissens (z.B. wenn Silben in Wörtern *identifiziert* oder hinsichtlich ihres Anlautes verglichen werden sollen), während die explizite Bewusstheit die bewusste Anwendung dieses Wissens meint (z.B. wenn Laute in einem Wort durch andere ersetzt werden sollen = *manipulieren*).

Zwischen *impliziter* und *expliziter* Bewusstheit eingeordnet ist die Synthese- und die Segmentationsfähigkeit. Das Synthetisieren phonologischer Einheiten wird üblicherweise erfasst, indem isoliert präsentierte sublexikalische Einheiten (Silben, Onset und Rime, Phoneme) koartikulatorisch verschmolzen werden müssen. Beim Segmentieren werden dem Kind vollständige Wörter vorgesprochen, die es in kleinere Segmente (z. B. Silben oder Laute) zerlegen soll.

Die unterschiedlichen Ebenen dieses Modells lassen abschließend eine konkret operationalisierte Definition der phonologischen Bewusstheit zu, die dieser Arbeit zugrunde gelegt wird:

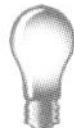

Die **phonologische Bewusstheit** meint die bewusste Identifizierung, Analyse, Synthese und Manipulation *sprachlicher* Einheiten auf *sublexikalischer* Ebene.

Berücksichtigung der linguistischen Komplexität

Ergänzend muss aber darauf hingewiesen werden, dass auch innerhalb der zwölf Felder des zweidimensionalen Modells (Abb. 12) auf jeder Ebene zusätzlich die linguistische Komplexität des Sprachmaterials berücksichtigt werden muss, um unterschiedliche Schwierigkeitsgrade noch differenzierter abbilden zu können. In Abhängigkeit der ausgewählten (Pseudo-)Wörter können insbesondere auf Phonemebene für die Felder der Matrix unterschiedlich schwierige Aufgaben konstruiert werden. McBride-Chang (1995) konnte bspw. zeigen, dass sowohl die Lautklasse als auch deren Position im Wort den Schwierigkeitsgrad von Aufgaben zur Phonemidentifizierung beeinflusst. So sind Frikative bei entsprechenden Aufgaben einfacher zu verarbeiten als Plosive. Konsonanten, die Bestandteil eines Konsonantenclusters sind, bereiten größere Schwierigkeiten im Vergleich zu Wörtern mit einer einfachen Konsonant-Vokal-Struktur.

Bei Syntheseaufgaben ist zudem der Faktor *Bekanntheit des Zielitems* (Wort oder Pseudowort) zu berücksichtigen. Bei der Verwendung echter Wörter kann das Kind durch „globale Klangassoziationen, d. h. dem Benennen klanglich ähnlicher Wörter, die zwischen der Abfolge auditiv präsentierter Lautsegmente und der phonologischen Gestalt lexikalischer Wortformen gebildet werden, zum richtigen Ergebnis kommen“ (Schnitzler 2008, 26).

Auch die phonologische Ähnlichkeit zwischen Zielitem(s) und Ablenkern spielt hier eine nicht zu unterschätzende Rolle. Dies gilt insbesondere bei bildunterstützten Aufgaben.

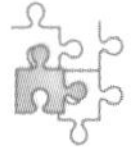

Werden bei einer **Syntheseaufgabe** die Laute [b], [a], [l] isoliert präsentiert und als Lösungsalternativen die Bilder eines Telefons, einer Flasche und eines Balls vorgelegt, dürfte dies keine echte Syntheseleistung aufseiten des Kindes erfordern. Ein globaler Klangeindruck dürfte hier ausreichend sein, um das richtige Wort zu nennen. Anspruchsvoller wird dieselbe Aufgabe, wenn die Bilder einer Bank, eines Balls und eines Stalls gewählt werden.

Bei der **Anlautidentifizierung** sind Aufgabenstellungen einfacher zu lösen, wenn die Ablenker einen Anlaut aus einer anderen Lautklasse besitzen als wenn Wörter mit phonologisch ähnlichen Anfangslauten vorgegeben werden. Eine denkbare Aufgabe, bei der die Kinder aus den vier Wörtern „Schlange“, „Schnecke“, „Koffer“ und „Tisch“ die beiden Wörter mit demselben Anlaut identifizieren müssen, ist deutlich einfacher zu lösen als die gleiche mit den Wörtern „Schlange“, „Schnecke“, „Socken“ und „Fliege“. Diese Aspekte müssen auch bei der Konzeption einer entwicklungsorientierten Förderung der phonologischen Bewusstheit berücksichtigt werden (Kap. 8.2).

5.3.3 Entwicklung der phonologischen Bewusstheit

Bedeutung für die Früherkennung und Förderung

Das vorangegangene Kapitel sollte deutlich machen, dass es sich bei der phonologischen Bewusstheit um ein komplexes Konstrukt handelt, dessen Teilfähigkeiten sich nicht nach einem „Alles-oder-Nichts-Prinzip" entwickeln, sondern sich vielmehr sukzessive zwischen dem Vorschulalter und Ende der Primarstufe, insbesondere auch durch die Auseinandersetzung mit dem alphabetischen Prinzip der Schriftsprache ausbildet. Um Risikokinder für die Ausbildung von Lese-Rechtschreibstörungen zuverlässig identifizieren und entwicklungsorientierte Fördermaßnahmen für den Vorschulbereich bzw. die Eingangsklassen an Grund- und Förderschulen konzipieren zu können, ist es deshalb von zentraler Bedeutung, die Teilkompetenzen, die sich bereits im Vorschulalter ohne zusätzliche Förderung auf natürlichem Weg ausbilden, von solchen zu differenzieren, die ein Großteil der Kinder erst in der Auseinandersetzung mit dem alphabetischen Prinzip der Schriftsprache erwirbt.

Im Folgenden soll deshalb auf der Grundlage des zweidimensionalen Modells der phonologischen Bewusstheit (Schnitzler 2008, Abb. 12, Kap. 5.3.2) und den Itemkennwerten einiger im deutschsprachigen Raum publizierten normierten Diagnoseverfahren (Martschinke et al. 2001; Jansen et al. 2002; Stock et al. 2003; Hartmann/Dolenc 2005; Mayer 2020) die unauffällige Entwicklung der phonologischen Bewusstheit skizziert werden.

Silbenebene

Was das Identifizieren und Segmentieren auf Silbenebene angeht, kann bereits im Vorschulalter von guten Fähigkeiten ausgegangen werden. Obwohl die Autoren des „Bielefelder Screenings" (BISC, Jansen et al. 2002) die *Laut-zu-Wort-Aufgabe* („Hörst du ein [i:] in Igel?") der phonologischen Bewusstheit im engeren Sinn und damit der Phonemebene zuordnen, handelt es sich genau genommen um eine Aufgabe, die „nur" das Identifizieren auf Silbenebene erfordert, da es sich bei allen „Anlauten" um die vollständige erste Silbe des Wortes handelt. 86 % der Kinder konnten Aufgaben dieser Art bereits vier Monate vor Schulbeginn lösen. Die Fähigkeit, Wörter z. B. durch Klatschen in Silben zu segmentieren, fällt Vorschulkindern nahezu ebenso leicht. Sowohl im BISC als auch im „Rundgang durch Hörhausen" (Martschinke et al. 2001) und „Olli der Ohrendetektiv" (Hartmann/Dolenc 2005) konnten Ende der Vorschulzeit bzw. unmittelbar zu Beginn der ersten Klasse etwa 80 % der Kinder entsprechende Aufgabenstellungen korrekt lösen. Da die Synthese von Silben zu Wörtern in keinem der Verfahren erfasst wird, lässt sich über die Entwicklung dieser Fähigkeit keine Aussage treffen. Es ist jedoch davon auszugehen, dass diese Aufgabe den Kindern ähnlich leicht fallen dürfte, insbesondere wenn echte Wörter verwendet werden, da in diesem Fall auch die Einträge im mentalen Lexikon eine Hilfe für die korrekte Lösung bieten können. Wozu Vorschulkinder auf Silbenebene noch kaum in der Lage sind, ist das Manipulieren, wie das Beispiel aus dem „Rundgang durch Hörhausen" in Kapitel 5.3.2 belegen konnte. Auch Mitte der ersten Klasse konnte nur etwa die Hälfte der überprüften Kinder entsprechende Aufgaben lösen. Über die weitere Entwicklung dieser Fähigkeit ist keine Aussage möglich, da das Manipulieren auf Silbenebene in anderen Verfahren nicht überprüft wird.

Ebene von Onset und Rime

Was die Ebene von Onset und Rime angeht, können im Vorschulalter vergleichbar gute Fähigkeiten nachgewiesen werden, auch wenn die Ergebnisse aufgrund kleinerer Unterschiede in der konkreten Aufgabenstellung etwas voneinander abweichen. Was das Identifzieren auf dieser Ebene angeht, wird diese Fähigkeit üblicherweise durch Reimaufgaben überprüft, bei denen die Kinder entscheiden müssen, ob und wenn ja welche Wörter sich reimen. Im BISC konnten Vorschulkinder in 88% aller Fälle richtig entscheiden, ob sich zwei Wörter reimen. Eine vergleichbare Aufgabenstellung bei „Olli der Ohrendetektiv", bei der aus drei Bildern die beiden identifiziert werden müssen, die sich reimen, gelingt Vorschulkindern zu 80%. Der entsprechende Wert für die Aufgabe aus dem „Rundgang durch Hörhausen", bei der aus vier Wörtern dasjenige ausgewählt werden muss, das im Reim nicht mit den anderen übereinstimmt, lag zu Beginn der ersten Klasse bei 75%. Dieser marginale Unterschied dürfte sich vermutlich durch die unterschiedliche Beanspruchung des Arbeitsgedächtnisses in der Folge der Anzahl präsentierter Wörter erklären lassen. Noch geringer liegt der Wert für den Subtest „Reimen" im TEPHOBE (Mayer 2020). „Nur" 69% der Kinder konnten Ende der Vorschulzeit eine solche Aufgabe lösen. Dies dürfte darauf zurückzuführen sein, dass im TEPHOBE jeweils vier Wörter gewählt wurden, die sich in phonologischer Hinsicht ähnlich sind (z.B. Schlange, Zange, Zahn, Hammer), während dieses Kriterium in den anderen Verfahren nicht berücksichtigt wurde.

Die Synthese von Onset und Rime wird nur im BISC und TEPHOBE überprüft. Trotz unterschiedlicher Ergebnisse im Detail ist auch hier von gut ausgebildeten Fähigkeiten im Vorschulalter auszugehen. So gelang es Kindern vier Monate vor Schuleintritt bei der Aufgabe „Laute assoziieren" des BISC in 87% aller Fälle, ein in Onset und Rime segmentiert vorgesprochenes Wort dem richtigen Bild zuzuordnen, während der entsprechende Wert im TEPHOBE Ende der Vorschulzeit mit 76% etwas niedriger liegt. Der marginale Unterschied dürfte zum einen wiederum an der phonologischen Ähnlichkeit zwischen Ziel- und Ablenkeritems im TEPHOBE liegen (z.B. Präsentation: Kn-opf; Ablenkerbilder: Kopf, Knoten, Knochen), worauf im BISC keine Rücksicht genommen wurde. Zum anderen könnten die Fähigkeiten der Vorschulkinder im BISC überschätzt werden, da in diesem Verfahren auch Lösungen als korrekt bewertet werden, wenn das vom Kind gewählte Bild im Onset und dem vokalischen Element mit dem präsentierten Item übereinstimmt (z.B. Präsentation: „B-uch"; korrekte Lösungen: Buch, Bus). Die bereits erwähnte Problematik der *globalen Klangassoziation* (Schnitzler 2008) könnte hier in besonderer Weise greifen. Zur Segmentation und Manipulation auf Onset-Rime-Ebene lassen sich auf der Grundlage der hier analysierten Verfahren keine Aussagen treffen.

Phonemebene

Aufgrund des engen Zusammenhangs zwischen der Phonembewusstheit und dem Schriftspracherwerb ist die Entwicklung auf dieser Ebene von besonderem Interesse. Hier lassen sich in der Literatur zwei konträre Standpunkte ausmachen: Morais (1991) nimmt an, dass sich eine Bewusstheit auf Phonemebene üblicherweise erst in der Auseinandersetzung mit einem alphabetischen Schriftsystem ausbildet, da Laute in der Kommunikation kaum wahrnehmbar sind, sich in Wörtern gegenseitig überlappen und beeinflussen sowie keine eindeutigen Grenzen haben. Er belegt seinen Standpunkt durch Untersuchungen mit erwachsenen portugiesischen Analphabeten, bei denen nur eine eingeschränkte Phonembewusstheit nachweisbar war.

besondere Bedeutung der Phonembewusstheit

In vergleichbarer Weise lassen sich die Ergebnisse von Read et al. (1986) interpretieren, die die Leistungen chinesischer Erwachsener, die ausschließlich ein logographemisches Schriftsystem erlernt haben, mit solchen verglichen, die während der Schulzeit auch mit einem alphabetischen Schriftsystem konfrontiert wurden. Während die zuerst genannte Gruppe eine Aufgabe auf Phonemebene nur zu etwa 30 % korrekt lösen konnte, gelang dies der anderen Gruppe zu etwa 90 %.

Gegen die Hypothese einer Ausbildung der Phonembewusstheit ausschließlich als Konsequenz der Auseinandersetzung mit der Schriftsprache sprechen die Ergebnisse von Trainingsstudien, im Rahmen derer es gelang, eine Lautbewusstheit bereits bei Vorschulkindern ohne Einsatz schriftsprachlichen Materials zu elizitieren (Lundberg 1988, 1991; Schneider et al. 2000). Um diesen scheinbaren Widerspruch aufzulösen, kann wiederum die Berücksichtigung der unterschiedlichen Komplexität der Aufgabenstellung im zweidimensionalen Modell hilfreich sein.

Identifizieren

Die Ergebnisse der Normierungsstichproben machen nämlich deutlich, dass etwa die Hälfte aller Vorschulkinder in der Lage ist, einfache Identifizierungsaufgaben auf Phonemebene zu lösen. Selbst im TEPHOBE, wo einige der zu identifizierenden Anlaute Bestandteil komplexer Konsonantencluster sind, lag der mittlere Schwierigkeitsgrad nur geringfügig niedriger (41 %–49 %).

Synthetisieren

Auf den ersten Blick recht widersprüchliche Ergebnisse lassen sich für das Synthetisieren auf Phonemebene finden. Während Schulanfänger im „Rundgang durch Hörhausen“ mit durchschnittlich 25 % richtig gelöster Aufgaben nur mäßige Leistungen erbringen, können diejenigen von Vorschulkindern in den Normierungsstichproben von „Olli der Ohrendetektiv“ und TEPHOBE mit 68 % bzw. 72 % als gut eingeschätzt werden. Diese deutlichen Unterschiede bei Aufgabenstellungen, die dem zweidimensionalen Modell derselben Ebene zugeordnet würden, lässt sich durch eine genaue Betrachtung der Aufgabenstellung erklären und macht wiederum deutlich, dass innerhalb der einzelnen Felder des zweidimensionalen Modells in Abhängigkeit vom verwendeten Sprachmaterial und der konkreten Aufgabenstellung unterschiedlich komplexe Überprüfungen zusammengefasst werden. Während im „Rundgang durch Hörhausen“ zwei bis vier Laute zu Pseudowörtern synthetisiert werden, werden in den beiden anderen Verfahren echte Wörter verwendet, wobei jeweils drei Auswahlalternativen zur Verfügung stehen. Obwohl v. a. im TEPHOBE auf die phonologische Ähnlichkeit zwischen Ziel- und Ablenkeritems geachtet wurde, kann nicht ausgeschlossen werden, dass eine *globale Klangassoziation* (Schnitzler 2008) und nicht eine echte Syntheseleistung zum richtigen Ergebnis führt. Aus diesem Grund dürften die Synthesefähigkeiten von Vorschulkindern bei solchen Aufgabenformaten eher überschätzt werden.

Implikationen für die Förderung

Gerade diese unterschiedlichen Resultate können für eine entwicklungsorientierte Förderpraxis genutzt werden. Während die Phonemsynthese ohne Unterstützung Kindern im Vorschulalter noch sehr schwer fallen dürfte, ist es durchaus sinnvoll, diese komplexe Fähigkeit noch vor Schuleintritt mit einfachem Wortmaterial und Bildunterstützung anzubahnen (Kap. 8.2).

Die Phonemsegmentation dagegen fällt Erstklässlern noch relativ schwer, vermutlich da die Unterstützung durch Bildmaterial und der Zugriff auf das mentale Lexikon bei der Verwendung vertrauter Wörter keine Hilfen darstellen. Im „Rundgang durch Hörhausen“ liegt der mittlere Schwierigkeitsgrad für eine Aufgabe, bei der drei- bis siebenlautige reale Wörter analysiert werden mussten, Anfang der ersten Klasse bei .30. Selbst Ende der ersten Klasse konnte nur etwa die Hälfte der Kinder der Normierungsstichprobe im BAKO (Stock et al. 2003)

Pseudowörter korrekt segmentieren. Allerdings weisen Lundberg et al. (1988) vor dem Hintergrund der Ergebnisse ihrer Interventionsstudie darauf hin, dass das Erlernen der Phonemsegmentation nicht zwingend an das Erlernen eines alphabetischen Schriftsystems, aber an eine systematische Instruktion gebunden ist, die aber durchaus auch schon im Vorschulalter effektiv durchgeführt werden kann.

Da BAKO insbesondere die expliziten Fähigkeiten auf Phonemebene zwischen der ersten und vierten Klasse erfasst, lässt dieses Verfahren eine differenzierte Aussage über die Entwicklung in diesem Bereich zu. Aufgrund der Tatsache, dass bei allen Aufgabenstellungen, die dem Manipulieren zugeordnet werden können, Ende der ersten Klasse maximal ein mittlerer Schwierigkeitsgrad von .57 (Phonemelision) erreicht wurde, ist davon auszugehen, dass es sich hier um Fähigkeiten handelt, die sich in der Auseinandersetzung mit dem alphabetischen Prinzip der Schriftsprache im Laufe der ersten Schuljahre ausbildet.

Die eingangs angesprochene Kontroverse (Morais et al. 1991 vs. Lundberg 1991) kann vermutlich dahingehend aufgelöst werden, dass sich eine vollständige explizite Phonembewusstheit tatsächlich erst parallel zum Lesen- und Schreibenlernen ausbildet, während sich eine rudimentäre, implizite Bewusstheit für die Lautstruktur der Sprache häufig bereits im Vorschulalter nachweisen lässt bzw. in spielerischen Übungsformaten evoziert werden kann.

> *„A child must possess a rudimentary level of phonological awareness in order to benefit from specific instruction in phonics. Children must have some awareness of the separable phonemic components of speech in order to learn such representations effectively" (Tunmer/Rohl 1991, 10).*

Konsequenzen für die Früherkennung und die Förderung

Früherkennung

Um im Vorschulalter und zu Beginn der ersten Klasse Risikokinder für die Ausbildung von Schriftspracherwerbsstörungen zuverlässig erfassen zu können, sollten in entsprechenden Verfahren ausschließlich Fähigkeiten überprüft werden, die in dieser Altersgruppe auch ohne spezifische Instruktion erwartet werden können. Die vorangegangene Analyse sollte zeigen, dass dies v. a. für die implizite Bewusstheit auf Silben- sowie die Onset und Rimeebene zutrifft. Eventuell können hier einfache Aufgaben auf Phonemebene (Identifizieren) ergänzt werden. Die Erfassung der expliziten Phonembewusstheit (Segmentieren, Manipulieren) sollte aus Verfahren zur Früherkennung von Risikokindern ausgeklammert werden, da sich diese Fähigkeit bei den meisten Kindern erst im Laufe der ersten Klasse ausbildet bzw. die Konsequenz einer systematischen Intervention darstellt.

Auch die Förderung im Vorschulalter sollte sich auf die implizite Bewusstheit auf Silben-, Onset und Rime- und Phonemebene konzentrieren. Was die Phonemsynthese angeht, so erscheint es sinnvoll, diese mit echten Wörtern und Bildunterstützung einzuführen, um die Kinder mit dieser komplexen Fähigkeit vertraut zu machen. „Echte" Syntheseaufgaben, bei denen ein diffuser Höreindruck für die korrekte Lösung nicht mehr ausreicht, sollten neben der Phonemsegmentation den Schwerpunkt der Förderung parallel zum Lesen- und Schreibenlernen bilden (Kap. 8.2).

5.3.4 Zusammenhänge zwischen der phonologischen Bewusstheit und dem Schriftspracherwerb

Die Forschungsgruppe um Libermann und Shankweiler an den Haskins Laboratorien der Universität Connecticut, New Haven, lieferte bereits in den 1970er Jahren erste empirische Belege für den Zusammenhang zwischen der phonologischen Bewusstheit und dem Schriftspracherwerb (eine Zusammenfassung und ein Rückblick findet sich bei Brady / Shankweiler 1991). Deren frühe Arbeiten waren der Ausgangspunkt für Forschungsaktivitäten ungewöhnlicher Intensität, sodass die Zusammenhänge zwischen metaphonologischen Fähigkeiten und dem Lesen- und Schreibenlernen derzeit als das am besten erforschte Gebiet entwicklungsbedingter Dyslexien gelten können. Bryant / Goswami stellten 1987 bspw. fest,

> *„[that] the discovery of a strong relationship between children's phonological awareness and their progress in learning to read is one of the greatest successes of modern psychology" (Lundberg 1991, 47).*

Korrelative Zusammenhänge zwischen der phonologischen Bewusstheit und dem Schriftspracherwerb

Eine der ersten groß angelegten Forschungsarbeiten zum Zusammenhang zwischen der phonologischen Bewusstheit und schriftsprachlichen Kompetenzen stammt von der Oxforder Forschungsgruppe um Bradley / Bryant (1983). Sie konnten zeigen, dass die Fähigkeiten vier- und fünfjähriger Kinder im Bereich der Lautkategorisierung in signifikantem Zusammenhang mit der Lese- Rechtschreibleistung drei Jahre später standen. Regressionsanalysen machten zudem deutlich, dass die phonologische Bewusstheit auch nach Berücksichtigung der Intelligenz und des Gedächtnisses einen zwar nur geringen, aber statistisch signifikanten Beitrag zur Erklärung individueller Unterschiede bei Überprüfungen der Lese-Rechtschreibfähigkeit liefern konnte.

Von vergleichbaren Ergebnissen berichten Lundberg et al. (1980), in deren Studie die explizite Phonembewusstheit am engsten mit der Lese-Rechtschreibfähigkeit korreliert war. Ebenso zeigten Näslund / Schneider (1996) im Rahmen der Münchner LOGIK Studie, dass die Lautbewusstheit und die Reimerkennung vierjähriger Kinder die besten Prädiktoren schriftsprachlicher Fähigkeiten in der zweiten Klasse darstellten, während die Silbenbewusstheit kaum mit schriftsprachlichen Kompetenzen korreliert zu sein scheint (Fricke et al. 2008). Zusätzlich durchgeführte Regressionsanalysen kamen zudem zu dem Ergebnis, dass diese beiden Teilkomponenten der phonologischen Bewusstheit auch nach Berücksichtigung der Buchstabenkenntnis Unterschiede im Lesen und Schreiben erklären konnten, wobei der Einfluss auf die Rechtschreibleistung größer war als auf die Lesefähigkeit, ein Ergebnis, das in zahlreichen Studien, die bis zum Jahr 2021 durchgeführt wurden, immer wieder repliziert werden konnte.

Zu vergleichbaren Ergebnissen kamen Landerl et al. (1992) in einer Untersuchung mit deutschsprachigen Kindern. Insbesondere die explizite Phonembewusstheit stand in substanzieller Beziehung v. a. mit der Schreibentwicklung und der Lesegenauigkeit und bildete in Regressionsanalysen auch nach Berücksichtigung der kognitiven Fähigkeiten und der Buchstabenkenntnis einen signifikanten Prädiktor für schriftsprachliche Fähigkeiten.

zeitlich begrenzte Auswirkungen der pB auf die Lesefähigkeit

Mittlerweile liegt ausreichende empirische Evidenz vor, dass die vorschulische phonologische Bewusstheit in signifikantem Zusammenhang mit dem schulischen Schriftspracherwerb steht, wobei der Einfluss aufgrund der sich verändernden Lese- und Schreibstrategien im Laufe der Grundschulzeit einem Entwicklungsprozess unterworfen ist. Eine Fortführung der Studie von Landerl et al. (1992) konnte bspw. zeigen, dass die zu Beginn der ersten Klasse erfasste phonologische Bewusstheit keinen signifikanten Beitrag mehr zur Erklärung der Unterschiede schriftsprachlicher Fähigkeiten in der vierten Klasse liefern konnte.

langfristiger Einfluss der pB auf das Rechtschreiben

Eine aktuellere Untersuchung von Berendes et al. (2010) konnte etwas differenzierter zeigen, dass die explizite Phonembewusstheit in der dritten Klasse mit der Rechtschreibleistung, nicht aber mit der Lesegeschwindigkeit in substanzieller Beziehung steht. Für die Leseleistung, operationalisiert über die Anzahl korrekt gelesener Wörter pro Minute, spielte in diesem Alter der Umfang des Wortschatzes eine wesentlich bedeutsamere Rolle. Zu einem vergleichbaren Ergebnis kommen Wimmer/Mayringer (2002): Während Viertklässler mit isolierten Rechtschreibschwierigkeiten bei der Erfassung der phonologischen Bewusstheit drei Jahre vorher unterdurchschnittliche Leistungen erzielten, schnitten Kinder mit isolierten Leseschwierigkeiten in diesem Bereich unauffällig ab. Die phonologische Bewusstheit scheint auf die Rechtschreibleistung einen längerfristigen Einfluss auszuüben als auf die Lesefähigkeit.

Gorecki/Landerl (2015) kommen vor dem Hintergrund ihrer Forschungsergebnisse sogar zu dem Ergebnis, dass der Einfluss der phonlogischen Bewusstheit auf diese schriftsprachliche Kompetenz durch die vorschulischen Lesekompetenzen erklärt werden kann. Während ohne Berücksichtigung der Lesefähigkeit zu Beginn der ersten Klasse ein signifikanter Einfluss der phonologischen Bewusstheit auf die Lesekompetenz Ende der ersten Klasse nachgewiesen werden konnte, verliert dieser Einfluss an Signifikanz, wenn die Lesefähigkeit zu Beginn der ersten Klasse kontrolliert wird. „Die Vorhersagekraft der phonologischen Bewusstheit für spätere Lesefähigkeiten ist offenbar vorwiegend durch frühe Lesekompetenzen erklärbar.“ (Gorecki/Landerl 2015, 139)

kein zwingender Risikofaktor

Trotz der unbestrittenen Zusammenhänge zwischen der phonologischen Bewusstheit und schriftsprachlichen Leistungen betonen Landerl et al. (1992), dass eine angemessene phonologische Bewusstheit im Vorschulalter einen unauffälligen Schriftspracherwerb wahrscheinlich macht, ein vorschulisches Defizit in diesem Bereich aber nicht zwingend als Risikofaktor für Lese-Rechtschreibschwierigkeiten interpretiert werden kann.

phonologische Induktionshypothese

Wimmer et al. (1991) formulierten in diesem Zusammenhang die *phonologische Induktionshypothese*, nach der es den meisten Kindern, die ihre Schullaufbahn mit Beeinträchtigungen in der phonologischen Bewusstheit starten, durch die Auseinandersetzung mit dem alphabetischen Prinzip einer Orthographie kombiniert mit einer recht transparenten GPK ziemlich schnell gelingt, eine für einen erfolgreichen Schriftspracherwerb ausreichende phonologische Bewusstheit auszubilden:

> *„In transparent orthographies, even children who start reading acquisition with deficient phonological skills may be able to understand the mappings between spoken and written language if they are simple enough. Moreover, a simple and transparent representation of the phonological structure may help children to overcome early deficits, even more so if formal reading instruction is strongly phonics-based as is the case in many consistent orthographies" (Landerl et al. 2013).*

Untermauert wird diese Hypothese durch eine Studie von Holopainen et al. (2001), die in einer Untersuchung mit 91 Finnisch sprechenden Vorschulkindern zeigen konnten, dass Kinder mit bereits vorschulisch ausgeprägter phonologischer Bewusstheit den Schriftspracherwerb üblicherweise weitgehend problemlos bewältigen, während sich Schwierigkeiten beim Erlernen des phonologischen Rekodierens nicht durch ein vorschulisches phonologisches Defizit prognostizieren lassen.

Dieser Zusammenhang dürfte sich dadurch erklären lassen, dass transparente Orthographien, wie die deutsche und die finnische, keine allzu hohen Anforderungen an die phonologische Verarbeitung stellen, sodass die Graphem-Phonem-Korrespondenz und das alphabetische Prinzip relativ leicht zu durchschauen sind. Zum anderen ermöglicht es der phonologisch ausgerichtete schriftsprachliche Anfangsunterricht im deutschsprachigen Raum mit den Schwerpunkten einer systematischen Vermittlung der GPK, des phonologischen Rekodierens und des lautgetreuen Aufschreibens sowie der Integration von Elementen einer Förderung der phonologischen Bewusstheit, auch den meisten Kindern mit einer verzögerten Entwicklung, Rückstände in der phonologischen Bewusstheit recht schnell aufzuholen.

Dafür sprechen auch die Ergebnisse von Wimmer (1993a), der die phonologische Bewusstheit von leseschwachen Zweit- und Viertklässlern mit einer Kontrollgruppe durchschnittlich lesender Kinder verglich. Obwohl die dyslektischen Kinder bei einigen phonologischen Aufgaben statistisch signifikant schlechter abschnitten als die Kinder der Kontrollgruppe durchschnittlich lesender Kinder, machten sie insbesondere in der vierten Klasse dabei so wenige Fehler, dass eine beeinträchtigte phonologische Bewusstheit dem Autor zufolge zwar die ersten Schritte beim Lesen- und Schreibenlernen erschweren, spätestens aber ab der dritten Klasse kaum mehr ursächlich mit Leseschwierigkeiten verknüpft sein kann. Dass selbst leseschwache Kinder im deutschsprachigen Raum Ende der Grundschulzeit im Bereich der phonologischen Bewusstheit keine große Schwierigkeiten aufweisen, konnten Landerl/Wimmer (2000) zeigen. Selbst bei einer komplexen Manipulationsaufgabe, bei der Onset und Rime von zwei Wörtern vertauscht und zu neuen Wörtern synthetisiert werden sollten (Hut und Fisch → Fut und Hisch) lag der prozentuale Fehleranteil dyslektischer Kinder zwar höher als derjenige einer Kontrollgruppe, war aber dennoch als sehr gering zu beurteilen (15 %). In einer weiteren Studie mit Kindern der dritten Klasse erreichten dyslektische Kinder bei Aufgaben zur Phonemsegmentation der Kontrollgruppe vergleichbar nahezu perfekte Werte (Wimmer et al. 1998).

Risikokinder

Gefährdet sind Juel (1988) zufolge die Kinder, die ihre Schullaufbahn zum einen mit einer schwach ausgeprägten phonologischen Bewusstheit starten, zum anderen aber in den ersten Schulwochen auch nur geringe Fortschritte in diesem Bereich machen und Schwierigkeiten beim Einprägen der GPK sowie dem Erlernen des synthetisierenden Lesens und des lautgetreuen Schreibens haben. Wimmer (1993b, 217) formuliert als Regel für die schulische Praxis:

> *„wait and see [but] don't wait too long. If introduction to an alphabetic writing system does not induce phonemic awareness in a child, as it does for the large majority of children in very short time, then there definitely is a need for quick intervention".*

Zusammenfassung

Zusammenfassend machen die referierten Studien deutlich, dass insbesondere die **Phonembewusstheit** in substanzieller Beziehung mit dem frühen Schriftspracherwerb steht. Insgesamt scheint die phonologische Bewusstheit im deutschsprachigen Raum aber dennoch nur bedingt geeignet zu sein, Lese-Rechtschreibschwierigkeiten zu prognostizieren. Insbesondere für den Bereich der Lesegeschwindigkeit ist der Einfluss der phonologischen Bewusstheit als gering zu bewerten (Moll et al. 2014). In den meisten Fällen dürften negative Auswirkungen eines Defizits der phonologischen Bewusstheit auf den Schriftspracherwerb in den ersten Jahrgangsstufen beschränkt sein. Einem Großteil der Kinder mit einem vorschulischen Defizit in der phonologischen Bewusstheit gelingt es, in der Auseinandersetzung mit dem alphabetischen Prinzip einer recht transparenten Schriftsprache eine ausreichende Phonembewusstheit auszubilden. Langfristige Einflüsse der phonologischen Bewusstheit lassen sich dagegen für das Rechtschreiben nachweisen.

Ergebnisse von Interventionsstudien

Effektivität der Förderung der phonologischen Bewusstheit

Eine der ersten Interventionsstudien in Europa wurde von Lundberg et al. (1988) in Skandinavien durchgeführt. Das dabei eingesetzte Training, das von der Forschungsgruppe um Schneider als Würzburger Trainingsprogramm „Hören, Lauschen, Lernen" (Küspert/Schneider 2008) für den deutschsprachigen Raum adaptiert wurde, umfasste einen Zeitraum von acht Monaten mit 15–20-minütigen täglich durchgeführten metalinguistischen Spielen (Aufgaben zum Reimen, zur Silbe, zu An- und Auslauten, der Phonemsynthese und Phonemanalyse). Dass die trainierten Kinder einer Kontrollgruppe im Bereich der phonologischen Bewusstheit sowohl unmittelbar nach der Intervention als auch drei Monate später signifikant überlegen waren, kann als Beleg dafür gewertet werden, dass die Ausbildung der phonologischen Bewusstheit im Vorschulalter durch ein strukturiertes Training auch ohne schriftsprachliches Material effektiv unterstützt werden kann. Vergleichbar konnten Fröhlich et al. (2009), die ein Trainingsprogramm der phonologischen Bewusstheit mit einem Buchstaben-Laut Training („Lobo vom Globo", Fröhlich et al. 2010) kombinierten, zeigen, dass die Kinder der Trainingsgruppe nach Beendigung der Intervention bei allen Aufgaben zur Erfassung der phonologischen Bewusstheit signifikant besser abschnitten als diejenigen der Kontrollgruppe.

geringfügige Auswirkungen auf den Schriftspracherwerb

Was die Auswirkungen eines Trainings auf den Schriftspracherwerb angeht, können zwar einige positive Effekte nachgewiesen werden, die aber insgesamt keinen Anlass zu Euphorie geben. Obwohl die Kinder der Experimentalgruppe in der Studie von Lundberg et al. (1988) sowohl im Bereich der Lesegeschwindigkeit als auch der Rechtschreibung signifikant besser abschnitten als die nicht trainierte Kontrollgruppe, müssen insbesondere die Werte für die Lesegeschwindigkeit aus praktischer Perspektive betrachtet letztendlich als irrelevant bezeichnet werden. Die Kinder der Experimentalgruppe konnten Mitte der ersten Klasse lediglich 0,5 Wörter/Minute, in der zweiten Klasse 1,5 Wörter/Minute mehr lesen als diejenigen der Kontrollgruppe. Vergleichbare Ergebnisse ermittelte die Würzburger Forschungsgruppe um Schneider (Schneider et al. 1997). Nachdem zwischen der Experimental- und der Kontrollgruppe in einer ersten Analyse keinerlei Unterschiede im Lesen und Rechtschreiben nachgewiesen werden konnten, unterteilten die Autoren die geförderten Kinder in zwei Gruppen. Eine Überlegenheit im schriftsprachlichen Bereich konnte ausschließlich für die Kinder nachgewiesen werden, mit denen das Training vollständig und gewissenhaft durchgeführt wurde. Allerdings fielen die Unterschiede auch in dieser Reanalyse so gering aus, dass nicht von einer praktischen Relevanz der Förderung gesprochen werden kann. Bei der Überprüfung der Lesefähigkeit in der zweiten Klasse lagen die Leistungen der Kontrollgruppe tendenziell sogar höher als die der „gut geförderten" Trainingsgruppe.

Ebensowenig sprechen die Resultate der Längsschnittuntersuchung von Blaser et al. (2007, 2010) für langfristige Effekte einer vorschulischen Förderung der phonologischen Bewusstheit. Unmittelbar nach Beendigung des Trainings sowie zu Beginn der ersten Klasse schnitt die Trainingsgruppe bei Überprüfungen der phonologischen Bewusstheit zwar noch signifikant besser ab als die Kontrollgruppe. Ende der ersten und zweiten Klasse hatte diese – vermutlich durch die Auseinandersetzung mit dem alphabetischen Prinzip der Schriftsprache im Rahmen des schriftsprachlichen Anfangsunterrichts – ihre Rückstände im Bereich der phonologischen Bewusstheit aber bereits aufgeholt und auch bei der Erfassung schriftsprachlicher Kompetenzen in den ersten vier Grundschulklassen konnten keine Effekte des Trainings identifiziert werden.

Für die Durchführung phonologisch orientierter Maßnahmen spricht allerdings der im Vergleich zur Kontrollgruppe deutlich geringere Anteil an Kindern mit unterdurchschnittlichen Rechtschreibleistungen in der ersten und zweiten Klasse (Blaser et al. 2007) sowie Ende des dritten, nicht aber des vierten Schuljahres (Blaser et al. 2010).

Dass es den meisten Kindern auch ohne spezifisches Training gelingt, eine für eine unauffällige Schriftsprachentwicklung ausreichende phonologische Bewusstheit auszubilden, legen auch die Ergebnisse einer Interventionsstudie mit spracherwerbsgestörten Kindern nahe (Hartmann 2002). Trotz einer Überlegenheit trainierter Kinder bei der Überprüfung der phonologischen Bewusstheit unmittelbar nach Beendigung der Intervention ließen sich bereits Mitte der ersten Klasse keine Unterschiede mehr in der phonologischen Bewusstheit nachweisen.

maximal kurzfristige Effekte

Nach einer kurzzeitigen Euphorie, was die Förderung der phonologischen Bewusstheit als Möglichkeit zur Prävention von Schriftspracherwerbsstörungen angeht, kann im Jahr 2021 konstatiert werden, dass die Auswirkungen entsprechender Trainingsprogramme nicht überschätzt werden sollten. Die erst kürzlich veröffentlichte Metaanalyse zu Auswirkungen deutschsprachiger Trainingsprogramme auf den Schriftspracherwerb von Fischer/Pfost (2015) kommt zwar zu statistisch bedeutsamen kurzfristigen Effekten was die phonologische Bewusstheit selbst angeht (d = .36), die sich langfristig betrachtet (*Follow-up-Test* mehr als ein Jahr nach der Intervention) aber so stark abschwächen, dass sie nicht mehr gegen den Zufall abgesichert werden konnten. Auch was die Auswirkungen auf das Lesen angeht, konnten nur kurzfristige Effekte nachgewiesen werden. Ein anderes Bild ergibt sich allerdings für die Rechtschreibleistung, für die ein kleiner, aber bedeutsamer langfristiger Effekt identifiziert werden konnte. Ise et al. (2012) nehmen an, dass spätestens mit Schuleintritt ein systematisches und strukturiertes Lese-und Rechtschreibtraining erfolgversprechender ist als ausschließlich phonologisch orientierte Maßnahmen.

Diese nur marginale Überlegenheit trainierter Kinder im Bereich schriftsprachlicher Kompetenzen in den bislang referierten Studien sollte aber nicht zu der Schlussfolgerung führen, dass eine Förderung der phonologischen Bewusstheit im Vorschulbereich und den Eingangsklassen überflüssig sei. Um die Notwendigkeit und die Effektivität einer Förderung der phonologischen Bewusstheit einschätzen zu können, sind vielmehr Interventionsstudien mit Kindern von Bedeutung, die sich vor Beginn der Maßnahme durch ein Defizit in der phonologischen Bewusstheit oder besondere Schwierigkeiten beim Erwerb der alphabetischen Strategie charakterisieren lassen.

Studien mit Risikokindern

Bradley / Bryant (1983) bspw. wählten die Kinder aus, die bei den Kategorisierungsaufgaben (Kap. 5.3.4) am schlechtesten abgeschnitten hatten, und teilten diese unterschiedlichen Trainingssettings zu. Die Ergebnisse machten deutlich, dass insbesondere die Gruppe, in der das Training der phonologischen Bewusstheit mit der Vermittlung der wichtigsten GPK kombiniert wurde, den anderen Gruppen bei der Überprüfung schriftsprachlicher Fähigkeiten signifikant überlegen war.

phonologische Verknüpfungshypothese

Diese besonders positiven Auswirkungen einer Förderung der phonologischen Bewusstheit unter Einbezug schriftsprachlichen Materials wurden von Hatcher et al. (1994) mit Schulkindern in der ersten Klasse repliziert und als *phonologische Verknüpfungshypothese* (*Phonological Linkage Hypothesis*) bezeichnet:

> *„The integration of training in phonological skills with letter-sound-training (or more broadly with phonologically based reading instruction) may be particularly effective as a way of improving reading skills. According to this view, training in phonological skills in isolation from reading and spelling skills may be much less effective than training that forms explicit links between children's underlying phonological skills and their experience in learning to read" (Hatcher et al 1994, 42).*

Die Gültigkeit dieser Hypothese für das Vorschulalter zu replizieren, war das Ziel einer Studie mit deutschsprachigen Risikokindern von Roth (1999; Schneider et al. 2000). Die Kinder, die bei Überprüfungen der phonologischen Informationsverarbeitung und der visuellen Aufmerksamkeitssteuerung (BISC; Jansen et al. 2002, Kap. 6.2.1) als Risikokinder klassifiziert wurden, wurden einer von drei Trainingsbedingungen zugewiesen. Während die Experimentalgruppe EG 1 eine isolierte Förderung der phonologischen Bewusstheit erhielt, fand in der EG 2 ein isoliertes Buchstaben-Laut-Training statt. Für die EG 3 wurde ein aus den Inhalten der beiden anderen Bedingungen kombiniertes, in zeitlicher Hinsicht identisches Förderprogramm zusammengestellt.

Unmittelbar nach der Intervention sowie zu Beginn der ersten Klasse, waren die EG 1 und EG 3 im Bereich der phonologischen Bewusstheit sowohl der „Buchstaben-Laut-Gruppe“ als auch einer Kontrollgruppe mit Nicht-Risikokindern (aus ethischen Gründen verzichtete man auf eine Kontrollgruppe aus Risikokindern) überlegen. Obwohl die Kinder der drei Trainingsbedingungen bei Überprüfungen der Lese-Rechtschreibfähigkeiten in den ersten beiden Jahrgangsstufen nicht das Niveau der nicht geförderten „Nicht-Risikokinder“ erreichten, konnten durchaus positive Auswirkungen auf den Schriftspracherwerb nachgewiesen werden. So lagen die Ergebnisse der drei Trainingsgruppen im durchschnittlichen Bereich und nur bei einem relativ geringen Prozentsatz geförderter Risikokinder wurden am Ende des dritten Schuljahres schwerwiegende Lese- und Rechtschreibschwierigkeiten offensichtlich. Dass sich im Vergleich zu den anderen beiden Trainingsbedingungen zudem eine durchgängige Überlegenheit der kombinierten Förderung nachweisen ließ, kann als Bestätigung der phonologischen Verknüpfungshypothese für den deutschsprachigen Raum interpretiert werden.

positive Effekte einer Förderung im Vorschulalter

Vergleicht man die Ergebnisse von Roth (1999) mit denjenigen von Hatz/ Sachse (2010) wird zudem deutlich, dass eine Förderung der phonologischen Bewusstheit bei Risikokindern im Vorschulalter erfolgversprechender ist als im Schulalter. Die zu Beginn der ersten Klasse mithilfe des „Münsteraner Screenings“ (MÜSC, Mannhaupt 2006a) (Kap. 6.2.1) identifizierten Risikokinder wurden von den Autoren unterschiedlichen Förderbedingungen und einer Kontrollgruppe zugeteilt. Nachdem die gesamte Interventionsgruppe in einer ersten Phase eine Kleingruppenförderung der phonologischen Bewusstheit kombiniert mit der Vermittlung der wichtigsten Graphem-Phonem-Korrespondenzen absolvierte, erhielt ein Teil dieser Gruppe anschließend ein zusätzliches Rechtschreibtraining, während der anderen Hälfte keine über den Deutschunterricht hinausgehende Förderung angeboten wurde. Was die Auswirkungen auf schriftsprachliche Kompetenzen angeht, konnte Ende der ersten Klasse (nicht aber Ende der zweiten Klasse) ausschließlich eine Überlegenheit der Gruppe nachgewiesen werden, die das ergänzende Rechtschreibtraining durchlaufen hatte. Aus diesem Grund lasse sich den Autoren zufolge der hohe Aufwand einer Förderung der phonologischen Bewusstheit in Kleingruppen zusätzlich zum regulären Deutschunterricht nicht rechtfertigen. Die Ergebnisse bestätigen die Aussagen von Ise et al. (2012), dass ein spezifisches Lese- oder Rechtschreibtraining erfolgversprechender sei als ausschließlich phonologisch orientierte Maßnahmen. Die Autoren erklären diese Ergebnisse dadurch,

> *„dass die Auseinandersetzung mit Buchstaben und Lauten im Schriftsprachunterricht des ersten Schuljahres zu einer großen Steigerung in phonologischer Bewusstheit führt, demzufolge sich Fördereffekte im schulischen Kontext deutlich verringern. Gleichermaßen ist wohl auch von Bedeutung, dass das Konzept der Förderung der phonologischen Bewusstheit im schulischen Anfangsunterricht mittlerweile einen breiten Raum einnimmt“ (Hatz/Sachse 2010, 236).*

In vergleichbarer Weise lassen sich die Ergebnisse von Metz et al. (2011) interpretieren. Die Überlegenheit ihrer Trainingsgruppe infolge einer zwölf Wochen umfassenden Förderung im Schulalter fiel sowohl hinsichtlich der phonologischen

Bewusstheit als auch der Rechtschreibung – mit Ausnahme zweier Überprüfungen der Phonemsynthese – so marginal aus, dass sie aus praktischer Hinsicht als irrelevant einzuschätzen sind. Selbst die statistisch signifikante Überlegenheit im Bereich des Wort- und Satzverständnisses dürften den Autoren zufolge eher auf die Integration der Förderung des Textverständnisses in das Programm und weniger auf die verbesserte phonologische Bewusstheit zurückzuführen sein.

Dass eine Förderung der phonologischen Bewusstheit im Vorschulalter größere Effekte auf das Lesen und Schreiben erzielen kann als im Schulalter, machen auch die Metaanalysen von Bus/van Ijzendoorn (1999) für den angloamerikanischen und diejenigen von Fischer/Pfost (2015) und Ise et al. (2012) für den deutschsprachigen Raum deutlich.

Aufgrund der dennoch nicht zu unterschätzenden Bedeutung einer angemessenen phonologischen Bewusstheit für einen erfolgreichen Einstieg in den Schriftspracherwerb, muss deshalb insbesondere für die leistungsschwächsten Risikokinder eine optimierte Form der Förderung der phonologischen Bewusstheit implementiert werden. Entsprechende Kriterien werden in Kapitel 8.2 skizziert.

Studien mit spracherwerbsgestörten Kindern

Eine besondere Risikogruppe für die Ausbildung von Schriftspracherwerbsstörungen sind Kinder mit Umschriebenen Spracherwerbsstörungen (USES). Aufgrund ihrer beeinträchtigten Sprachwahrnehmung und -verarbeitung (z. B. phonematische Diskriminationsfähigkeit) sowie einer eingeschränkten Kapazität des phonologischen Arbeitsgedächtnisses lassen sie sich häufig durch Schwierigkeiten in der Identifizierung, Analyse und Verarbeitung phonologischer Merkmale der Sprache charakterisieren, sodass anzunehmen ist, dass in dieser Gruppe besonders gravierende Defizite in der phonologischen Bewusstheit nachweisbar sind. Marx et al. (2005a) konnten diese Annahme durch einen Vergleich zwischen Kindern aus Regelkindergärten und Kindern aus Vorschulklassen von Schulen mit dem Förderschwerpunkt Sprache bestätigen. Spracherwerbsgestörte Kinder schnitten bei Überprüfungen der phonologischen Bewusstheit zum Teil mehr als eine Standardabweichung schlechter ab als die Kontrollgruppe (cohen's d = .62–1.12).

besondere Schwierigkeiten der SSES Kinder auf Phonemebene

Eine mit den beiden Gruppen durchgeführte Förderung macht deutlich, dass auch spracherwerbsgestörte Kinder von einem Training der phonologischen Bewusstheit profitieren können (Marx et al. 2005a, 2005b). Effekte zeigten sich insbesondere hinsichtlich der Bewusstheit für größere sublexikalische Einheiten, da in diesem Bereich nach der Intervention keine Unterschiede mehr zwischen der Trainingsgruppe und der ebenfalls geförderten Kontrollgruppe festgestellt werden konnten. Allerdings konnten die Kinder mit USES bei den für den Schriftspracherwerb besonders relevanten Überprüfungen der Phonembewusstheit nicht das Niveau der Kontrollgruppe erreichen, obwohl sich auch bei den spracherwerbsgestörten Kindern deutliche Fortschritte in diesem Bereich feststellen ließen.

kaum Auswirkungen auf den Schriftspracherwerb

Was die Auswirkungen der Förderung auf den Schriftspracherwerb angeht, gilt vergleichbares wie für die bereits skizzierten Ergebnisse. Bereits zwei Monate nach Schulbeginn konnten bei Transferaufgaben zur phonologischen Bewusstheit keine Unterschiede mehr zwischen den trainierten und den nicht geförderten spracherwerbsgestörten Kindern einer Kontrollgruppe nachgewiesen werden. Ebenso wenig konnten Ende der ersten Klasse bei der Erfassung der Lesegeschwindigkeit, des Leseverständnisses und der orthographischen Kompetenzen Unterschiede zwischen diesen beiden Gruppen belegt werden (Marx et al. 2005b).

Eine weitere Untersuchung, die die Effekte einer Förderung der phonologischen Bewusstheit bei Kindern mit SSES evaluierte, ist die bereits erwähnte Studie von Hartmann (2002). Der Autor verglich die Auswirkungen einer Förderung der phonologischen Bewusstheit bei Kindern mit Spracherwerbsstörungen mit denjenigen, die eine herkömmliche logopädische Therapie erhielten. Trotz einer Überlegenheit der Trainingsgruppe im Bereich der phonologischen Bewusstheit unmittelbar nach der Therapie unterschieden sich die beiden Gruppen bereits nach vier Monaten Unterricht weder im Bereich der phonologischen Bewusstheit noch im Lesen und Schreiben voneinander. In ihrer Metaanalyse kommen Hartmann / Studer (2013) zusammenfassend zu dem Ergebnis, dass mittlerweile ausreichend Evidenz dafür vorliegt, dass metaphonologische Maßnahmen auch bei spracherwerbsgestörten Kindern kurzfristig effektiv sind, sich die Effektstärken langfristig betrachtet aber deutlich verringern. Durchgängig gering ist der Transfer auf die schriftsprachlichen Leistungen zu bewerten, sodass sich für die Gruppe spracherwerbsgestörter Kinder letztendlich dasselbe Bild abzeichnet wie für unausgelesene Stichproben bzw. Risikokinder mit beeinträchtigter phonologischer Bewusstheit ohne lautsprachliche Beeinträchtigungen.

5.3.5 Erklärung des Zusammenhangs zwischen der phonologischen Bewusstheit und schriftsprachlichen Kompetenzen

Obwohl Publikationen bis zum Jahr 2021 weitgehend übereinstimmend zu dem Ergebnis kommen, dass Auswirkungen eines zusätzlichen Trainings der phonologischen Bewusstheit auf den Schriftspracherwerb maximal kurzfristiger Natur sind, sind die engen korrelativen Zusammenhänge zwischen den beiden Variablen unbestritten. Erklärungen dafür liegen auf der Hand: Schulanfänger werden üblicherweise mit Wörtern konfrontiert, von denen noch kein orthographisches Wissen im Inputlexikon repräsentiert ist und die deshalb phonologisch rekodierend bzw. mittels der segmentalen Schreibstrategie verarbeitet werden müssen (Kap. 2.1). Beim Lesen werden die auf der Grundlage der GPK-R in Laute umkodierten Buchstaben zu bedeutungstragenden Einheiten synthetisiert (= Phonemsynthese). Wesentlich für das Verstehen der GPK-R und die erfolgreiche Anwendung der indirekten Lesestrategie ist eine Bewusstheit dafür, dass Wörter aus kleineren sprachlichen Einheiten bestehen bzw. dass Laute zu Wörtern synthetisiert werden können. Diese Fähigkeit, einzelne Laute koartikulatorisch zu größeren sinntragenden lexikalischen Einheiten zu verschmelzen, entspricht der Phonemsyntese aus dem komplexen Konstrukt der phonlogischen Bewusstheit.

Phonemsynthese und Lesen

Während diese Synthesefähigkeit bei Überprüfungen der phonologischen Bewusstheit ausschließlich in der lautsprachlichen Modalität erfasst wird, wenden Kinder diese Fähigkeit beim phonologischen Rekodieren unter Einbezug schriftsprachlichen Materials an.

Phonemanalyse und Schreiben

Analog spielt die Fähigkeit zur Phonemsegmentation beim Erlernen der indirekten Schreibstrategie eine zentrale Rolle. Wörter, von denen noch keine mentalen Repräsentationen im orthographischen Inputlexikon zur Verfügung stehen, werden verschriftet, indem sie in ihre Einzellaute segmentiert und die einzelnen Laute in die entsprechenden Grapheme rekodiert werden. Damit wenden Kinder beim frühen Schreiben die Fähigkeit zur Phonemsegmentation unter Berücksichtigung schriftsprachlichen Materials an.

Zusammenfassung

Bei der **phonologischen Bewusstheit** handelt es sich um eine komplexe metasprachliche Fähigkeit, die in engen korrelativen Zusammenhängen insbesondere mit dem frühen Schriftspracherwerb steht.
Interventionsstudien machen deutlich, dass eine zusätzlich zum schriftsprachlichen Anfangsunterricht durchgeführte Förderung der phonologischen Bewusstheit zwar Auswirkungen auf die korrekte Rechtschreibung hat, die Effekte auf das Lesen dagegen geringer ausfallen und maximal kurzfristiger Natur sind. Dies dürfte damit zusammenhängen, dass die Auseinandersetzung mit dem alphabetischen Prinzip der Schriftsprache selbst für die Kinder, die im Vorschulalter noch über keine explizite Bewusstheit für die Lautstruktur der Sprache verfügen, in vielen Fällen ausreichend ist, um eine für das Lesen- und Schreibenlernen angemessene phonologische Bewusstheit auszubilden. Entsprechend ist eine Förderung für alle Kinder im Vorschulbereich oder den Eingangsklassen von Grund- und Förderschulen überflüssig. Eine an bestimmten, primär linguistischen Kriterien orientierte, optimierte Förderung der phonologischen Bewusstheit (Kap. 8.2) sollte ausschließlich für Kinder umgesetzt werden, die im Vorschulalter bzw. unmittelbar zu Beginn der ersten Klasse durch ein Defizit in diesem Bereich auffallen und zudem in den ersten Schulwochen parallel zur Vermittlung der ersten Graphem-Phonem-Korrespondenzen und des synthetisierenden Lesens nur geringe Fortschritte machen. Diese laufen Gefahr, langfristige Schwierigkeiten mit dem Schriftspracherwerb zu entwickeln.
Es darf aber nicht übersehen werden, dass entsprechende Maßnahmen primär geeignet sind, Kindern den Einstieg in den Schriftspracherwerb zu erleichtern, aber nicht zwangsläufig ausreichen, um die „Entwicklungsaufgabe Schriftspracherwerb" insgesamt erfolgreich zu absolvieren. Im angloamerikanischen Raum wird v. a. der geringe Transfer phonologisch orientierter Fördermaßnahmen auf die direkte Worterkennung und das Leseverständnis diskutiert. So fordern Torgesen et al. (1997a), dass präventive Fördermaßnahmen, neben der Vermittlung notwendiger Grundlagen, langfristig gesehen auch zu durchschnittlichen Fähigkeiten in der direkten Worterkennung und dem Leseverständnis führen müssen. Durch eine Analyse unterschiedlicher Forschungsarbeiten konnten die Autoren jedoch zeigen, dass sich selbst in den Gruppen mit den größten Fortschritten infolge phonologisch orientierter Fördermaßnahmen keine gleichermaßen verbesserte direkte Worterkennung und Veränderungen im Leseverständnis nachweisen ließen. Auch wenn die Automatisierung der Worterkennung und die Ausbildung eines angemessenen Leseverständnisses ohne zumindest durchschnittliche Fähigkeiten im Bereich des phonologischen Rekodierens nicht möglich sein dürften, bedeutet dies umgekehrt nicht, dass es sich dabei um eine ausreichende Bedingung oder eine zwangsläufige Entwicklung handelt. Aus diesem Grund muss eine Förderung der phonologischen Bewusstheit durch Methoden ergänzt werden, die auf die Automatisierung des Leseprozesses abzielen (Kap. 8.4.2, 9.9, 9.10). Das Kapitel 5.4 soll zeigen, dass vor allem die Benennungsgeschwindigkeit einen bedeutsamen Prognoseindikator für mögliche Schwierigkeiten mit der Automatisierung des Leseprozesses darstellt.

5.4 Die Benennungsgeschwindigkeit

„There is little disagreement that rapid automatized naming (RAN) speed, defined as the ability to name as fast as possible an array of stimuli such as digits, letters, colors, and objects, is a strong predictor of reading acquisition and, often, an indicator of reading difficulties" (Georgiou et al. 2009, 508).

5.4.1 Begriffsklärung

Spätestens seit der Aufarbeitung des Forschungsstandes zum Zusammenhang zwischen der Benennungsgeschwindigkeit und Lese-Rechtschreibstörungen im Rahmen der Double-Deficit Hypothese (Wolf/Bowers 1999; Wolf et al. 2000) herrscht in der wissenschaftlichen Forschung weitgehend Konsens, dass sich lese-rechtschreibschwache Kinder als Gruppe betrachtet durch ein Defizit in der Benennungsgeschwindigkeit charakterisieren lassen (Wolf et al. 1986; Spring/Davies 1988; Ackerman/Dykman 1993; Wimmer 1993a; Brizzolara et al. 2006). Neben signifikanten Korrelationen zwischen der Benennungsgeschwindigkeit und schriftsprachlichen Kompetenzen (Bowers/Swanson 1991; Manis et al. 2000; Jansen et al. 2010; Mayer 2014, 2018), stellt die vorschulisch oder unmittelbar zu Beginn der Schulzeit erfasste Benennungsgeschwindigkeit einen zuverlässigen Prädiktor für schriftsprachliche Leistungen, insbesondere die direkte Worterkennung dar (Meyer et al. 1998; Kirby et al. 2003).

Dass leseschwache Kinder als Gruppe betrachtet bei Überprüfungen der Benennungsgeschwindigkeit schlechter abschneiden als durchschnittlich lesende Kinder, kann mittlerweile für zahlreiche unterschiedliche Orthographien als belegt angenommen werden (Georgiou et al. 2007; Holländisch: van den Bos et al. 2002; Finnisch: Holopainen et al. 2001; Deutsch: Wimmer 1993a; Mayer 2014; Griechisch: Papadopoulos et al. 2009; Italienisch: Brizzolara et al. 2006; Spanisch: Escribano 2007).

Wie die phonologische Bewusstheit meint die Benennungsgeschwindigkeit eine lautsprachlich-kognitive Kompetenz und darf nicht mit der Wortlesegeschwindigkeit verwechselt werden.

Die **Benennungsgeschwindigkeit** meint die Fähigkeit, eine Abfolge gleichzeitig sichtbarer vertrauter Bilder oder Symbole (z. B. Buchstaben, Zahlen) möglichst schnell visuell zu verarbeiten und zu identifizieren, die entsprechenden verbalen Repräsentationen im mentalen Lexikon zu aktivieren, einen artikulatorisch-motorischen Plan zu entwerfen und das entsprechende Wort (oder den entsprechenden Laut) schließlich zu artikulieren.

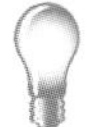

Im Folgenden werden die Begriffe Benennungsgeschwindigkeit, *Rapid Automatized Naming* (RAN) und *Naming-Speed* synonym verwendet.

5.4.2 Überprüfung der Benennungsgeschwindigkeit

RAN-Tests Um die Benennungsgeschwindigkeit zu erfassen, bedient man sich üblicherweise eines Formats, das von Denckla/Rudel (1974) entwickelt wurde, um die Fähigkeit zu erfassen, visuelle und phonologische Repräsentationen schnell und präzise zu verknüpfen und mögliche Unterschiede zwischen dyslektischen und durchschnittlich lesenden Kindern in diesem Bereich nachzuweisen. Dabei wird Versuchspersonen pro Subtest eine Karte mit fünf unterschiedlichen Symbolen aus einer Kategorie (Buchstaben, Zahlen, Farben oder Objekte) vorgelegt, die jeweils zehnmal wiederholt werden, sodass das Kind pro Subtest 50 Items, die alle gleichzeitig sichtbar sind, in der Leserichtung von links nach rechts, sowie von oben nach unten benennen muss (Abb.14). Normwerte für den deutschsprachigen Raum wurden erstmals von Mayer (2020) für das Vorschulalter und die ersten beiden Grundschulklassen vorgelegt.

Da die Benennungsgeschwindigkeit nicht die Kenntnis von Bildern oder Symbolen überprüft, sondern eine Aussage darüber liefern soll, wie schnell es einer Versuchsperson gelingt, verbale Repräsentationen zu bekannten visuellen Stimuli zu aktivieren, kommen in den unterschiedlichen Altersgruppen ausschließlich Subtests mit Items zum Einsatz, die der Zielgruppe üblicherweise vertraut sind. Aus diesem Grund reduziert sich die Überprüfung der Benennungsgeschwindigkeit im deutschsprachigen Raum im Vorschulalter auf die Kategorien Farben und Objekte. Erst im Schulalter kann die Benennungsgeschwindigkeit mit den prognostisch wertvolleren alphanumerischen Symbolen (Buchstaben und Zahlen) erfasst werden.

RAN Zahlen
(schnelles Benennen: Zahlen)

1. Übungsreihe

6	4	8	2	5

2. Übungsreihe

4	8	6	5	2

Testreihen (ab hier Zeitnahme)

5	6	4	8	2
6	2	8	4	5
2	8	6	5	4
8	4	5	6	2
4	5	8	2	6
5	8	6	2	4
2	5	6	8	4
8	4	2	6	5
4	8	6	5	2
5	6	8	2	4

RAN Objekte
(schnelles Benennen: Objekte)

1. Übungsreihe

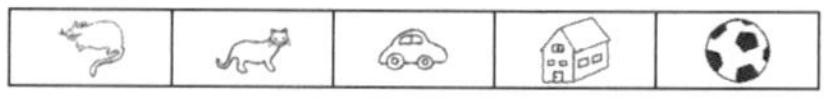

2. Übungsreihe

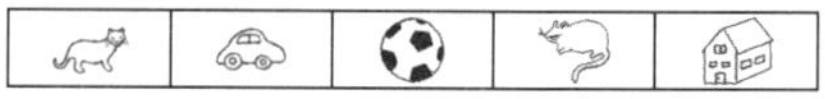

Testreihen (ab hier Zeitnahme)

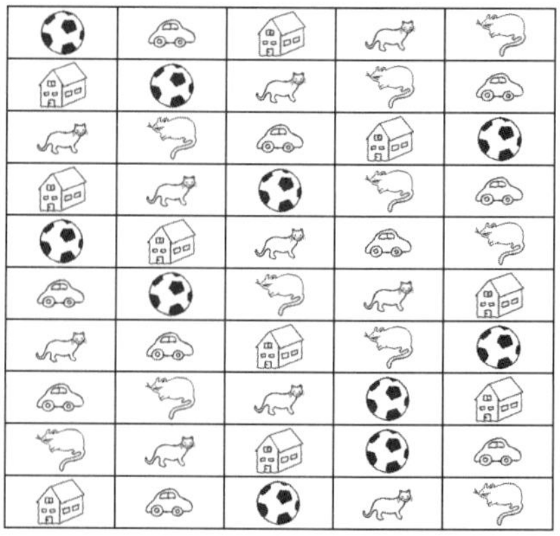

Abb. 14: Überprüfung der Benennungsgeschwindigkeit (RAN-Test) (Mayer 2020)

5.4.3 RAN-Leistungen dyslektischer Kinder

Forschungsfragen

Forschungsarbeiten zum Zusammenhang zwischen der Schnellbenennung und entwicklungsbedingten Lese-Rechtschreibstörungen versuchen zum einen die Frage zu beantworten, ob sich dyslektische Kinder als Gruppe betrachtet durch ein Defizit in der Benennungsgeschwindigkeit charakterisieren lassen, zum anderen sollen Quer- und Längsschnittuntersuchungen korrelative und prognostische Zusammenhänge zwischen der Benennungsgeschwindigkeit und unterschiedlichen schriftsprachlichen Kompetenzen ermitteln und gegebenenfalls einen kausalen Zusammenhang belegen.

RAN-Defizit als spezifisches Problem von Kindern mit LRS

Eine der ersten Untersuchungen zur Frage nach einem möglichen RAN-Defizit leseschwacher Kinder stammt von Denckla / Rudel (1976), die die Benennungsgeschwindigkeit von 120 durchschnittlich lesenden mit der von 128 entwicklungsverzögerten Kindern mit und ohne Lese-Rechtschreibschwierigkeiten zwischen 7;0 und 10;11 Jahren verglichen. Die Gruppe durchschnittlich lesender Kinder schnitt bei allen Überprüfungen in allen Altersgruppen signifikant besser ab als die Gruppe dyslektischer Kinder. Dass diese auch signifikant schlechtere Ergebnisse erzielte als diejenige mit Entwicklungsverzögerungen und durchschnittlichen Schriftsprachkompetenzen, wird als Beleg dafür interpretiert, dass das *Naming-Speed Deficit* kein Symptom bei allgemeinen Entwicklungsschwierigkeiten, sondern ein spezifisches Problem bei Lese-Rechtschreibschwierigkeiten darstellt. Eine genauere Analyse zeigte, dass 83 % der dyslektischen 9- bis 11-jährigen Kinder bei mindestens drei RAN-Überprüfungen mehr als eine Standardabweichung unter dem Mittelwert abschnitt und nur bei zwei lese-rechtschreibschwachen Kindern keinerlei Probleme mit der Schnellbenennung nachweisbar waren.

RAN-Defizit leseschwacher Kinder

Wolf et al. (1986) kamen in ihrem Vergleich zwischen durchschnittlich lesenden (n = 74) und dyslektischen Kindern (n = 11) zwischen Kindergarten und zweiter Klasse zu einem vergleichbaren Resultat. Dyslektische Kinder schnitten bei allen RAN-Testungen deutlich schlechter ab als Kinder ohne schriftsprachliche Beeinträchtigungen und obwohl sie zwischen Kindergarten und der zweiten Klasse signifikant größere Fortschritte in der Benennungsgeschwindigkeit machten als die Vergleichsgruppe, erreichten sie bis zu dieser Altersstufe nicht deren Niveau. Auch Meyer et al. (1998) zeigten, dass die Entwicklungskurven für die Benennungsgeschwindigkeit bei durchschnittlich lesenden und dyslektischen Kindern – mit einer etwas deutlicheren Steigung in der Gruppe mit Lese-Rechtschreibschwierigkeiten – nahezu parallel verlaufen, leseschwache Kinder aber bis zur achten Klasse in allen Kategorien signifikant schlechtere Werte erreichten.

RAN als Prädiktor

Für den deutschsprachigen Raum von besonderer Bedeutung ist die Untersuchung von Wimmer (1993a). Er konnte zeigen, dass nicht die phonologische Bewusstheit, sondern die Benennungsgeschwindigkeit die Variable ist, die am besten zwischen durchschnittlich lesenden und leseschwachen deutschsprachigen Kindern differenzieren kann und zudem den besten Prädiktor für die Automatisierung der Worterkennung, operationalisiert über die Lesegeschwindigkeit darstellt. In die gleiche Richtung weist die Studie von Brizzolara et al. (2006), deren Ergebnisse mit italienischen Schülern nahelegen, dass Defizite in der phonologischen Bewusstheit v. a. in der Gruppe leseschwacher Kinder mit sprachlichen Beeinträchtigungen offensichtlich wurden, während bei allen Kindern mit Leseschwierigkeiten unabhängig vom Sprachentwicklungsstand massive Beeinträchtigungen bei RAN-Überprüfungen nachgewiesen werden konnten. Auch Vandewalle et al. (2010) konnten zeigen, dass Kinder mit Spracherwerbsstörungen im Vergleich zu einer sprachlich unauffälligen Kontrollgruppe zwar schlechtere Leistungen im Bereich der phonologischen Bewusstheit erbrachten, diese Problematik aber im Vergleich zur Benennungsgeschwindigkeit in wesentlich geringerem Ausmaß mit der Lesegenauigkeit und der Lesegeschwindigkeit assoziiert war.

Im Rahmen eines Pilotprojekts (Mayer 2009) zur Normierung des TEPHOBE (Mayer 2020) wurde deutlich, dass die Unterschiede zwischen dyslektischen und durchschnittlich lesenden Kindern sowohl bei RAN-Zahlen als auch bei RAN-Buchstaben hochsignifikant ausfielen (Tab. 7).

In der Untersuchung von Mayer (2014) schnitten die Kinder, die Ende der ersten bzw. zweiten Klasse durch Lese-Rechtschreibschwierigkeiten auffielen, retrospektiv betrachtet bereits Anfang der ersten Klasse bei Überprüfungen der Benennungsgeschwindigkeit bis zu ¾ einer Standardabweichung schlechter ab als Kinder mit unauffälliger Schriftsprachentwicklung.

RAN-Lesegeschwindigkeit

Im Rahmen einer Querschnittsuntersuchung mit 200 Schülern zwischen dem ersten und dem fünften Schulbesuchsjahr (Mayer 2018) konnten die Ergebnisse international publizierter Studien dahingehend bestätigt werden, dass die Schnellbenennung in besonders engem Zusammenhang mit der Lesegeschwindigkeit steht, während für die Lesegenauigkeit zwar auch statistisch signifikante, aber deutlich geringere Korrelationen nachgewiesen werden konnten. Dabei fielen die Zusammenhänge mit der Lesegeschwindigkeit für echte Wörter und Pseudowörter nahezu identisch aus (r=.79 bzw. r=.76), was dafür spricht, dass RAN kein Maß für die orthographische Verarbeitungsfähigkeit und damit für den Auf- und Ausbau orthographischen Wissens (lexikalische Lesestrategie) verantwortlich ist, sondern die Lesegeschwindigkeit im Allgemeinen beeinflusst (Moll et al. 2009).

Tab. 7: RAN-Werte für durchschnittliche und dyslektische Leser (Ergebnisse eines Pilotprojekts, Mayer 2009)

	N	RAN-Buchstaben[1] (SD)	RAN-Zahlen[1] (SD)	Signifikanz
1. Klasse				
dyslektisch	17	1,19 (.18)	1,20 (.20)	RAN-B: p < .001 RAN-Z: p < .02
non-dyslektisch	46	1,53 (.31)	1,35 (.27)	
2. Klasse				
dyslektisch	8	1,45 (.37)	1,46 (.38)	RAN-B: p = .08 (n.s.) RAN-Z: p < .05
non-dyslektisch	35	1,74 (.42)	1,76 (.31)	
3. Klasse				
dyslektisch	6	1,67 (.20)	1,71 (.11)	RAN-B: p < .01 RAN-Z: p < .01
non-dyslektisch	44	2,01 (.43)	2,11 (.44)	

[1] RAN-Daten sind in Items pro Sekunde angegeben.

Die besondere Bedeutung der Benennungsgeschwindigkeit als Prädiktor für schriftsprachliche Kompetenzen konnte durch die Ergebnisse von Regressionsanalysen bestätigt werden. RAN konnte Unterschiede im Bereich der Lesegeschwindigkeit auch nach Berücksichtigung des Alters und der visuellen Verarbeitungsgeschwindigkeit zu 22,7 % (Lesegeschwindigkeit Pseudowörter: 23 %) erklären. Dass die Benennungsgeschwindigkeit eine Funktion darstellt, die sehr gut zwischen durchschnittlich lesenden und leseschwachen Kindern differenzieren kann, konnte schließlich durch die Ergebnisse von T-Tests für unabhängige Stichproben belegt werden, die sowohl für RAN Farben ($t(196)=2.49$, $p<.01$) als auch für RAN Zahlen ($t(195)=6.83$, $p<.01$) statistisch höchst signifikant ausfallen. Zum anderen spricht auch die Berechnung der Effektstärken für deutliche Unterschiede zwischen den beiden Gruppen, die insbesondere für RAN Zahlen einem großen Effekt entsprechen (RAN Zahlen: $d=.97$, RAN Farben: $d=.38$).

RAN allein kein ausreichend zuverlässiger Prädiktor

Die hohe Prävalenz eines Naming-Speed Defizits in der Gruppe leseschwacher Kinder wird in der Studie von Jansen et al. (2010) deutlich. Bei 55 % der Kinder mit schriftsprachlichen Auffälligkeiten wurden unterdurchschnittliche Leistungen in der Schnellbenennung offensichtlich. Dass aber auch in der Kontrollgruppe bei etwa 30 % der Kinder ein Naming-Speed Defizit nachgewiesen werden konnte, macht deutlich, dass die alleinige Berücksichtigung der Schnellbenennung bei der Früherkennung von Risikokindern nicht ausreichend valide ist, sondern durch eine Überprüfung der anderen beiden Funktionen der phonologischen Informationsverarbeitung, insbesondere der phonologischen Bewusstheit ergänzt werden muss. Denn während bei 75 % leseschwacher Kinder in mindestens zwei Funktionen der phonologischen Informationsverarbeitung ein Defizit offensichtlich wurde, war dies bei keinem Kind der Kontrollgruppe der Fall.

5.4.4 Persistenz des Naming-Speed Deficit

langfristige negative Auswirkungen des RAN-Defizits

Dass es sich beim Naming-Speed Deficit um ein Persönlichkeitsmerkmal handelt, das den Schriftspracherwerb von Kindern und Jugendlichen langfristig negativ beeinflussen kann, legen insbesondere die Ergebnisse von Korhonen (1991, 1995) nahe. In der Untersuchung von 1991 überprüfte der Autor verschiedene neuropsychologische Funktionen (RAN, kognitive Fähigkeiten, Gedächtnis, sensorische Integration, Motorik, visuelle und auditive Wahrnehmung) von Drittklässlern mit Lernschwierigkeiten und teilte diese auf der Grundlage ihrer Leistungen in den erfassten Bereichen in fünf Subgruppen mit unterschiedlichen Profilen ein. Zusätzlich wurden die Teilnehmer sowohl parallel als auch ein erneutes Mal in der sechsten Klasse hinsichtlich ihrer Lese-Rechtschreibfähigkeit überprüft. Von besonderem Interesse ist die Entwicklung der Subgruppe, die sich in der dritten Klasse durch massive Schwierigkeiten in der Schnellbenennung bei gleichzeitig durchschnittlichen nonverbalen, allgemein sprachlichen und visuell-räumlichen Fähigkeiten charakterisieren ließ. Der im Vergleich zu den anderen Gruppen bereits in der dritten Klasse hohe Anteil leseschwacher Kinder blieb in der Follow-up-Untersuchung in der sechsten Klasse stabil, während sich die Anzahl leseschwacher Kinder in den meisten anderen

Subgruppen deutlich reduzierte. Offensichtlich ist bei Kindern mit Defiziten in der Schnellbenennung langfristig eine ungünstige Entwicklungsprognose in Bezug auf Lese-Rechtschreibfähigkeiten anzunehmen. Dies bestätigt eine erneute Überprüfung der Gruppe mit RAN-Defiziten im Alter von 18 Jahren (Korhonen 1995). Hier konnten nach wie vor signifikante Schwierigkeiten im Bereich der Benennungsgeschwindigkeit und der Schriftsprache nachgewiesen werden, die sowohl in der Anzahl an Fehlern als auch in einer niedrigen Lese- und Schreibgeschwindigkeit offensichtlich wurden.

Für einen persistierenden Einfluss von RAN auf den Schriftspracherwerb sprechen auch die Ergebnisse der Studie von Mayer (2018), die deutlich machen, dass die Korrelationen zwischen RAN und der Lesegeschwindigkeit zwischen der ersten und fünften Klasse sukzessive zunehmen und mit zunehmendem Alter auch ein deutlicherer Zusammenhang mit der Lesegenauigkeit nachgewiesen werden konnte.

Während Kinder mit durchschnittlicher Benennungsgeschwindigkeit ihre durch eine beeinträchtigte phonologische Bewusstheit verursachten Schwierigkeiten in der Folge eines einzellautorientierten Erstleseunterrichts, die Auseinandersetzung mit dem alphabetischen Prinzip der Schriftsprache sowie die mittlerweile weit verbreitete Integration von Elementen einer phonologisch orientierten Förderung in den Eingangsklassen in vielen Fällen überwinden können, scheint ein „Naming-Speed Deficit" ein Risiko darzustellen, das zu persistierenden Leseschwierigkeiten führen kann. Wood (zit. Blachman 1994, 290) fasst es pointiert zusammen:

> *„Poor phoneme awareness may get the child into a remedial program, but also having a naming rate deficit may be what keeps the child in the program."*

5.4.5 Erklärungsmodelle

Während in der internationalen Forschungsliteratur kaum Zweifel daran bestehen, dass sich Kinder mit Lese-Rechtschreibschwierigkeiten als Gruppe betrachtet durch eine beeinträchtigte Benennungsgeschwindigkeit charakterisieren lassen, wird nach wie vor kontrovers diskutiert, was diese Funktion der phonologischen Informationsverarbeitung eigentlich misst und wie sich der Zusammenhang mit Lese-Rechtschreibschwierigkeiten erklären lässt.

komplexe Zusammenhänge zwischen RAN und Schriftsprache

Die in diesem Rahmen von verschiedenen Forschungsgruppen vorgestellten Modelle schließen einander nicht aus, sondern dürften vielmehr jedes für sich einen Teil des komplexen Zusammenhangs zwischen der Benennungsgeschwindigkeit und schriftsprachlichen Kompetenzen erklären (Kirby et al. 2010).

kognitive Struktur der RAN-Tests

Um die unterschiedlichen Ansätze nachvollziehen zu können, sollte zunächst geklärt werden, welche visuell-sprachlich-kognitiven Faktoren an der komplexen Leistung „Benennungsgeschwindigkeit" beteiligt sind (Wolf/Bowers 1999).

selektive Aufmerksamkeitslenkung

Bei den typischen RAN-Tests im seriellen Format (Kap. 5.4.2) müssen die Probanden zunächst ihre Aufmerksamkeit selektiv auf das zu benennende Item fokussieren, während die Information der anderen ausgeblendet wird (*Attention Focussing*, *Attention Inhibition*). Wurde ein Item vollständig verarbeitet und benannt, muss die Aufmerksamkeit von diesem gelöst und auf das Folgende gelenkt werden, sodass die als Aufmerksamkeitskontrollinstanz interpretierte Zentrale Exekutive des Arbeitsgedächtnisses (Kap. 5.2.3) im komplexen Konstrukt der Benennungsgeschwindigkeit eine nicht unwesentliche Rolle spielen dürfte.

visuelle Verarbeitung

Während der Fokussierung eines Items, muss dieses zunächst visuell verarbeitet werden. Nach der Analyse zentraler Merkmale auf basaler Ebene und der Wahrnehmung visueller Details kann der Stimulus von anderen diskriminiert werden, ohne dass es zu diesem Zeitpunkt schon zu einer Identifizierung gekommen ist. Zu diesem Zweck wird das Ergebnis der visuellen Analyse mit den im Langzeitgedächtnis gespeicherten mentalen visuellen Repräsentationen (= Imagene, Johnson et al. 1996) verglichen. Die Identifizierung eines Items ist nur möglich, wenn zur aktuellen Wahrnehmung im Langzeitgedächtnis ein Imagen mit maximaler Übereinstimmung zur Verfügung steht.

Aktivierung der verbalen Repräsentation

Aufgrund assoziativer Verknüpfungen zwischen Imagenen und entsprechenden verbalen Repräsentationen im mentalen Lexikon kann der im Langzeitgedächtnis mit dem aktivierten Imagen am engsten verknüpfte Eintrag aktiviert werden, sodass unmittelbar der phonologische Code des Wortes zur Verfügung steht. Dieser erstellt einen motorischen Plan, dessen Ausführung schließlich zur Artikulation führt.

Notwendigkeit eines präzisen Timings

Unabhängig von den einzelnen Verarbeitungsschritten erfordert der komplexe Prozess der Schnellbenennung ein hocheffizientes, fein aufeinander abgestimmtes, hoch automatisiertes Zusammenspiel der zugrunde liegenden perzeptuellen, lexikalischen, phonologischen und kognitiven Komponenten sowie eine möglichst schnelle Ausführung der Teilschritte.

Der Zusammenhang zwischen RAN und dem Schriftspracherwerb lässt sich durch die phonologische Komponente des Konstrukts erklären.

Die Tatsache, dass die Geschwindigkeit, mit der phonologische Repräsentationen zu identifizierten visuellen Items aktiviert werden können, eine wichtige Rolle im Konstrukt der Benennungsgeschwindigkeit spielt, wird von zahlreichen Autoren als ausreichend erachtet, um das Phänomen unter das Dach der phonologischen Informationsverarbeitung einzuordnen (Wagner/Torgesen 1987; Wagner et al. 1993; Torgesen et al. 1997b; Faust et al. 2003; Pressler et al. 2014). Dies macht auch der z. T. synonym für die Benennungsgeschwindigkeit gebrauchte Terminus „Retrieval of Phonological Codes from a Long-Term Store" (Wagner et al. 1993, 84) bzw. „Recoding of Phonological Codes from Long-Term Memory" (Pressler et al. 2014, 385) deutlich.

Die zentrale Bedeutung der Zugriffsgeschwindigkeit auf phonologische Repräsentationen wird durch Überprüfungen der Schnellbenennung im diskreten Format, bei dem die einzelnen Items nacheinander eingeblendet werden, unterstrichen. Fawcett/Nicolson (1994) konnten bspw. zeigen, dass 8- bis 17-jährige leseschwache Kinder und Jugendliche bei allen Benennaufgaben (Buchstaben, Zahlen, Farben, und Objekte) signifikant schlechter abschnitten als hinsichtlich des Alters parallelisierter Kontrollgruppen. Da aufgrund des gewählten diskreten Formats zahlreiche mögliche Ursachen für ein RAN-Defizit ausgeschlossen werden konnten (Zeilensprung, Einhalten der Zeilen, Ermüdungserscheinungen, Aufmerksamkeitslenkung, Ausdauer), sei anzunehmen, dass die Zugriffsgeschwindigkeit auf phonologische Repräsentationen die Kernkomponente im

RAN-Konstrukt sei. Zu einem ähnlichen Resultat und einer analogen Interpretation kommen Bowers/Swanson (1991) und Lervag/Hulme (2009).

Zerlegung des RAN-Konstrukts

Um die grundlegenden Beeinträchtigungen im Fall eines Naming-speed Deficits identifizieren und so den Zusammenhang mit Lese-Rechtschreibschwierigkeiten erklären zu können, versucht ein alternatives Forschungsparadigma, das komplexe Konstrukt der Benennungsgeschwindigkeit so weit wie möglich in einzelne Komponenten zu zerlegen. Bspw. gehen Torgesen et al. (1997b, 183) davon aus,

> *„that our understanding of rapid naming ability's relation to reading development, in general, and orthographic development in particular, will be enhanced to the extent that we make progress in dissecting the component skills involved in performance on rapid naming tasks."*

Zu diesem Zweck wurde von Obregón (1994) ein Programm entwickelt, das sowohl die Artikulationszeiten als auch die Pausen zwischen den einzelnen artikulatorischen Einheiten während einer RAN-Überprüfung im seriellen Format sichtbar machen kann. Dabei werden die artikulatorischen Einheiten als Index für die Artikulationsgeschwindigkeit und die Vertrautheit mit den Items interpretiert, während die Pausen als Ausdruck der visuellen Verarbeitungsgeschwindigkeit, der Zugriffsgeschwindigkeit auf phonologische Codes und der Aufmerksamkeitskontrolle betrachtet werden können. Der Autor konnte zeigen, dass sich die Unterschiede zwischen Kindern mit guter und schlechter Benennungsgeschwindigkeit primär durch die Pausen zwischen den einzelnen Artikulationsvorgängen erklären lassen (Neuhaus et al 2002).

Obwohl sich dieses Ergebnis aus unterschiedlichen Blickwinkeln erklären lässt (Neuhaus et al 2002), wird es üblicherweise dahingehend interpretiert, dass RAN primär eine Funktion der phonologischen Verarbeitung darstellt, von der phonologischen Bewusstheit aber abzugrenzen sei, da bei der Schnellbenennung zusätzliche, bei anderen phonologischen Aufgabenstellungen nicht notwendige Anforderungen an eine automatisierte, schnelle modalitätsübergreifende Verknüpfung zwischen visuellen Symbolen und phonologischen Codes gestellt würden (Vaessen et al. 2009).

Die Einordnung der Benennungsgeschwindigkeit in das Konstrukt der phonologischen Informationsverarbeitung wird also damit begründet, dass die Zugriffsgeschwindigkeit auf phonologische Repräsentationen die entscheidende Komponente im RAN-Konstrukt darstelle. Während die phonologische Bewusstheit auf den bewussten Umgang mit sublexikalischen Einheiten referiert, handele es sich bei RAN eher um ein implizites Wissen, in dessen Mittelpunkt die Geschwindigkeit angesiedelt ist, mit der phonologische Informationen verarbeitet werden können.

Kritik an der phonologischen Interpretation

Trotz der Plausibilität dieser Erklärungen sprechen einige theoretische Überlegungen und empirische Ergebnisse dagegen, dass der Zusammenhang zwischen RAN und dem Schriftspracherwerb allein durch die phonologische Komponente erklärt werden kann.

Aus theoretischer Perspektive erscheint es unwahrscheinlich, dass ein komplexes Konstrukt wie die Schnellbenennung, an dem neben dem zweifelsohne wichtigen Zugriff auf phonologische Repräsentationen zahlreiche andere Komponenten beteiligt sind (s. o.), von einer einzigen Subkomponente bestimmt wird.

Aus empirischer Perspektive kann angemerkt werden, dass die Benennungsgeschwindigkeit nur moderat mit phonologischen Fähigkeiten korreliert (z.B. Blachman 1984; Cornwall 1992; Wimmer 1993a; Manis et al. 2000; Wolf et al. 2002; Kirby et al. 2003; Vaessen et al. 2009; Torppa et al. 2013; Mayer 2014). In einer Metanalyse, für die 41 Studien berücksichtigt wurden, ermittelten Swanson et al. (2003) bspw. eine mittlere Korrelation von r = .35 zwischen der phonologischen Bewusstheit und der Benennungsgeschwindigkeit. Hinzukommt, dass die Benennungsgeschwindigkeit in Regressionsanalysen auch nach Berücksichtigung der phonologischen Bewusstheit einen zusätzlichen spezifischen Beitrag zur Varianzaufklärung schriftsprachlicher Kompetenzen liefert.

Vergleichbar interpretieren Dahhan et al. (2014) ihre Ergebnisse. Ausgehend von der Annahme, dass ein RAN-Defizit umso offensichtlicher werden sollte je ähnlicher sich die Items in phonologischer Hinsicht sind und der Zusammenhang mit der Lesefähigkeit dann umso deutlicher zu Tage treten sollte, wenn die phonologische Komponente als zentraler Mediator fungiert, wurde neben dem ursprünglichen RAN-Test von Denckla / Rudel (1974) eine weitere Überprüfung mit phonologisch ähnlichen Items konzipiert. Dass sich zwischen den beiden Versionen keine signifikanten Unterschiede hinsichtlich ihrer Zusammenhänge mit der Lesefähigkeit nachweisen ließen, spricht den Autoren zufolge gegen die Hypothese, dass die phonologische Komponente allein den Zusammenhang zwischen RAN und der Lesefähigkeit erklären könne.

Aufgrund dieser Ergebnisse sind sich die meisten Wissenschaftler einig, dass RAN eine phonologische Komponente besitzt, aber keine ausschließliche Überprüfung phonologischer Fähigkeiten darstellt. Deshalb wird die in diesem Buch beibehaltene Einordnung der Benennungsgeschwindigkeit unter das Konstrukt der phonologischen Informationsverarbeitung auch infrage gestellt (Moll et al. 2014) und nach alternativen Erklärungen gesucht, welche die Zusammenhänge zwischen RAN und dem Schriftspracherwerb zumindest teilweise unabhängig von der phonologischen Informationsverarbeitung betrachten.

Für die Praxis der Früherkennung und der Förderung scheint es von untergeordneter Bedeutung zu sein, ob die beiden Funktionen gemeinsam der phonologischen Informationsverarbeitung zugeordnet werden. Von zentraler Bedeutung sind vielmehr die unabhängigen Einflüsse der beiden Prädiktoren auf das Lesen und Schreiben, weshalb bei der Früherkennung von drohenden Lese-Rechtschreibschwierigkeiten beide Variablen erfasst werden sollten.

Der Zusammenhang zwischen RAN und dem Schriftspracherwerb lässt sich durch den Faktor „globale Verarbeitungsgeschwindigkeit" erklären.

„[RAN is] an index of generally slow processing speed, naming and reading are linked because skilled performance in both naming and reading depends, in part, on the rapid execution of the underlying processes" (Kail et al. 1999, 312).

RAN-Defizit als Spitze eines Eisbergs

Vertreter dieser Hypothese interpretieren das Naming-Speed Deficit als die Spitze eines Eisbergs, dem ein globales Defizit in der Verarbeitungsgeschwindigkeit zugrunde liegt. Catts et al. (2002b) konnten bspw. zeigen, dass leseschwache Drittklässler nicht nur bei Überprüfungen der Benennungsgeschwindigkeit, sondern bei allen Überprüfungen, bei denen die Verarbeitungsgeschwindigkeit eine Rolle spielt, signifikant schlechtere Leistungen erzielten als die Kontrollgruppe. Insbesondere die in dieser Studie durchgeführten Regressionsanalysen sprechen für die Bedeutung der Verarbeitungsgeschwindigkeit als Mediator zwischen der Benennungsgeschwindigkeit und der Lesefähigkeit. Während die Benennungsgeschwindigkeit einen spezifischen Beitrag zur Varianzaufklärung unterschiedlicher Leseüberprüfungen leistete, reduzierte sich dieser auf ein nicht signifikantes Niveau, wenn zuerst der Faktor Verarbeitungsgeschwindigkeit berücksichtigt wird.

Kail/Hall (1994) versuchten zu klären, ob die reifungsbedingte Zunahme in der Benennungsgeschwindigkeit die Folge eines altersbedingten schnelleren Zugriffs auf phonologische Repräsentationen aufgrund der zunehmenden Automatisierung der Graphem-Phonem-Korrespondenzregeln oder einer entwicklungsbedingten Verbesserung der Verarbeitungsgeschwindigkeit zu interpretieren sei. Dass die Benennungsgeschwindigkeit der 8- bis 13-jährigen Kinder in signifikantem Zusammenhang mit der nonverbalen Verarbeitungsgeschwindigkeit, nicht aber mit dem Alter stand, sei den Autoren zufolge ein Beleg dafür, dass die altersabhängige Zunahme der Zugriffsgeschwindigkeit auf die mit visuellen Symbolen (Buchstaben) verknüpften verbalen Repräsentationen nicht der ausschlaggebende Faktor im RAN-Konstrukt sein kann.

Beschränkung der Schnellbenennung durch globalen Faktor

Es sei vielmehr davon auszugehen, dass der Benennungsgeschwindigkeit durch einen globalen Mechanismus eine obere Grenze gesetzt wird. Dieser globale Mechanismus beschränkt ganz allgemein die Geschwindigkeit, mit der Informationen verarbeitet und kognitive Prozesse ausgeführt werden können (Kail et al. 1999). Für die Hypothese dieses reifungsbedingten, globalen Faktors, der durch zusätzliche Übung nicht großartig verändert werden kann, sprechen auch die bislang nicht nachweisbaren Effekte eines Trainings der Benennungsgeschwindigkeit (Kap. 5.4.6).

Auch Georgiou et al. (2008, 2009) sowie Wolf/Bowers (1999) schließen sich dieser Hypothese an. Die signifikanten Zusammenhänge zwischen den Pausenzeiten bei den RAN-Überprüfungen und schriftsprachlichen Aufgabenstellungen seien nicht als Problem mit der Zugriffsgeschwindigkeit auf phonologische Repräsentationen, sondern als Defizit in der Verarbeitungsgeschwindigkeit zu interpretieren, das im seriellen Format der RAN-Überprüfungen und der damit einhergehenden hohen Anforderung an die Verarbeitungsgeschwindigkeit besonders deutlich hervortritt.

Relativierung des Modells

Dass die Benennungsgeschwindigkeit für Farben in weit geringerem Ausmaß mit den Lesekompetenzen korreliert als RAN Buchstaben und Zahlen (Georgiou et al. 2008, 2014; Mayer 2018) macht jedoch deutlich, dass auch dieses Modell keine ausreichende Erklärung für den Zusammenhang zwischen der Benennungsgeschwindigkeit und der Lesefähigkeit liefern kann, da die Anforderungen an die Verarbeitungsgeschwindigkeit bei beiden RAN-Überprüfungen vergleichbar sind. Zudem lieferten insbesondere die Pausenzeiten der RAN-Überprüfungen auch nach Kontrolle der Verarbeitungsgeschwindigkeit noch einen spezifischen Beitrag zu Varianzaufklärung der Lesegeschwindigkeit auf Wort- und Textebene. Zusammenfassend kommen Georgiou et al. (2009) deshalb zu dem Ergebnis, dass sich die Beziehung zwischen RAN und Überprüfungen der Lesegeschwindigkeit etwa zu 25 % durch den Faktor Verarbeitungsgeschwindigkeit erklären lässt.

Dem Naming-Speed Deficit liegt eine beeinträchtigte visuelle Verarbeitungsgeschwindigkeit zugrunde.
Diese Hypothese stellt gewissermaßen einen Spezialfall der eben skizzierten Annahme dar. Ihr zufolge ist das Defizit in der Benennungsgeschwindigkeit nicht das Resultat eines modalitätsübergreifenden, globalen Defizits in der Verarbeitungsgeschwindigkeit, sondern einer spezifischen Beeinträchtigung, visuelle Informationen genau, schnell und automatisiert zu verarbeiten. In ihrer Kritik an der Einordnung der Benennungsgeschwindigkeit unter das Dach der phonologischen Informationsverarbeitung argumentieren Wolf/Bowers (1999), dass bei der Schnellbenennung nicht ausschließlich phonologische Fähigkeiten involviert sind, der Benennung vielmehr visuelle Verarbeitungs- und Diskriminationsfähigkeiten vorgeschaltet seien, die für schlechte Benennleistungen verantwortlich sein könnten. Eine Bestätigung dieser Hypothese erhielte man, wenn Kinder mit einem RAN-Defizit auch bei nicht-sprachlichen Überprüfungen der visuellen Verarbeitungsgeschwindigkeit schlechter abschnitten als Kinder mit durchschnittlichen RAN-Leistungen.

Defizit in der Verarbeitung basaler visueller Merkmale

Vor dem Hintergrund dieser Annahme verglichen Stainthorp et al. (2010) die Leistungen von Schülern mit guter bzw. schlechter Benennungsgeschwindigkeit hinsichtlich der visuellen Verarbeitungsgeschwindigkeit. Das prinzipielle Aufgabenformat bestand darin, jeweils zwei gleichzeitig präsentierte visuelle Stimuli (abstrakte Formen, buchstabenähnliche Formen, Buchstaben) als gleich oder ungleich zu beurteilen. Die schlechteren Leistungen von Kindern mit einem RAN-Defizit bei diesen Überprüfungen können zunächst als Beleg für Schwierigkeiten in der visuellen Verarbeitung interpretiert werden. Da die Unterschiede zwischen den beiden Gruppen in den Kategorien „buchstabenähnliche Formen“ und „echte Buchstaben“ statistisch nicht mehr nachweisbar waren, nachdem die Werte im Bereich der einfachen abstrakten Formen berücksichtigt wurden, nehmen die Autoren an, dass dem Naming-Speed Deficit v. a. Schwierigkeiten in der Diskrimination basaler visueller Merkmale zugrunde liegen.

Hinweise auf spezifisches visuelles Defizit

Entsprechende Verarbeitungsdefizite in der auditiven Modalität konnten bei Kindern mit einem RAN-Defizit nicht nachgewiesen werden, sodass nicht von einem globalen, sondern einem spezifischen Defizit in der Verarbeitungsgeschwindigkeit ausgegangen werden muss. In Regressionsanalysen konnten die RAN-Tests aber auch nach Berücksichtigung der visuellen Tests einen zusätzlichen Beitrag zur Varianzaufklärung schriftsprachlicher Leistungen liefern, sodass auch der Faktor „visuelle Verarbeitungsgeschwindigkeit“ den Zusammenhang zwischen der Benennungsgeschwindigkeit und schriftsprachlichen Kompetenzen nicht vollständig erklären kann.

Eye-Tracking Paradigma

Für die Bedeutung visueller Fähigkeiten im komplexen Konstrukt der Benennungsgeschwindigkeit und der Lesefähigkeit, sprechen auch Untersuchungen im Rahmen des Eye-Tracking Paradigmas.

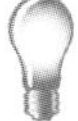

Mithilfe eines **Eye Trackers** können die Augen- bzw. die Blickbewegungen einer Versuchsperson beim Betrachten eines visuellen Stimulus aufgezeichnet werden. Diese bestehen v. a. aus Fixationen (Fokussierung eines bestimmten Punkts) und Sakkaden (Sprünge in Form von schnellen Augenbewegungen).

Während einer Fixation wird mit der zentralen Stelle der Netzhaut (= Fovea) ein visueller Stimulus fokussiert, indes gleichzeitig die Informationen links und rechts davon zumindest teilweise verarbeitet werden können (parafoveale Verarbeitung).

Bspw. konnten Dahhan et al. (2014) bei einer Gruppe erwachsener leseschwacher Probanden bei RAN-Überprüfungen signifikant längere Fixationszeiten sowie kürzere Sakkaden nachweisen, was den Autoren zufolge entweder das Resultat einer ineffizienten parafovealen Verarbeitung oder einer beeinträchtigten visuellen Identifizierungsleistung während der einzelnen Fixationen sein könnte. Dass der Einfluss der mittels *Eye-Tracking* bestimmten visuellen Funktionen auf schriftsprachliche Fähigkeiten auch nach Kontrolle phonologischer Fähigkeiten nachweisbar war, spreche insbesondere gegen die Annahme, dass die Zugriffsgeschwindigkeit auf phonologische Repräsentationen die kritische Komponente im komplexen RAN-Konstrukt darstelle.

Gegenbelege

Gegen die Annahme eines spezifischen Defizits im Bereich der visuellen Verarbeitungsgeschwindigkeit, das dem RAN-Defizit zugrunde liegen könnte, sprechen wiederum die Ergebnisse von Wimmer/Mayringer (2001). Sie überprüften die Benennungsgeschwindigkeit für Zahlen und Objekte sowie die visuelle Verarbeitungsgeschwindigkeit von leseschwachen und durchschnittlich lesenden Drittklässlern. Um eine möglichst reine Erfassung visueller Fähigkeiten zu erhalten, wurden die Aufgabenstellungen analog zur Studie von Stainthorp et al. (2010) ohne phonologischen Output konzipiert.

Während sich bei den Überprüfungen der visuellen Verarbeitungsgeschwindigkeit ohne phonologischen Output keine signifikanten Unterschiede zwischen den beiden Gruppen nachweisen ließen, schnitten die leseschwachen Schüler bei beiden RAN-Tests deutlich schlechter ab als die Vergleichsgruppe. Aus diesem Grund könne sich das RAN-Defizit leseschwacher Kinder nicht durch die beeinträchtigte visuelle Verarbeitung erklären lassen.

Die Benennungsgeschwindigkeit stellt ein Maß dafür dar, wie schnell und effektiv orthographische Repräsentationen im Langzeitgedächtnis abstrahiert werden können.

Diese Hypothese stellt weniger eine Erklärung dafür dar, welche Schwierigkeiten einem Defizit in der Benennungsgeschwindigkeit zugrunde liegen, sondern versucht, den Zusammenhang zwischen RAN und dem Schriftspracherwerb, insbesondere der orthographische Lesestrategie zu modellieren, unabhängig davon, welche grundlegenden Beeinträchtigungen angenommen werden.

Zusammenhang RAN-orthographische Verarbeitung

Um im Laufe der ersten Schuljahre die orthographische Strategie zu erwerben (Kap. 2.4.4), müssen Kinder lernen, sukzessive größere schriftsprachliche Einheiten als Einzelbuchstaben (z. B. Silben) ganzheitlich zu verarbeiten und mit der entsprechenden Phonologie zu verknüpfen. Da Kinder in der Folge nicht mehr darauf angewiesen sind, jeden einzelnen Buchstaben eines Worts bewusst wahrzunehmen, führt dies zu einer Steigerung der Lesegeschwindigkeit und der Leseflüssigkeit. Nachdem zahlreiche Studien (Kap. 5.4.7) v. a. einen engen Zusammenhang zwischen der Benennungsgeschwindigkeit und der Lesegeschwindigkeit nahelegen, erscheint die Hypothese gerechtfertigt, eine Verknüpfung zwischen RAN und der „orthographischen Verarbeitung“ anzunehmen.

Insbesondere die Forschungsgruppe um Bowers (Bowers / Wolf 1993; Bowers et al. 1994; Bowers / Newby-Clark 2002) liefert eine plausible Erklärung für den Zusammenhang zwischen einem RAN-Defizit und Schwierigkeiten mit der ganzheitlich-simultanen Erfassung größerer schriftsprachlicher Einheiten.

> *„If a beginning reader is slow in identifying individual letters (as indexed by rapid naming tests), then single letters in a word will not be activated in sufficiently close temporal proximity to allow the child to become sensitive to letter patterns that frequently co-occur in print“ (Bowers et al. 1994, 203).*

Die Autoren gehen also davon aus, dass die Schnellbenennung einen Parameter für die automatisierte visuelle Verarbeitung von Symbolen oder den Zugriff auf die entsprechenden verbalen Repräsentationen darstelle. Beim Lesen führe eine entsprechende Problematik dazu, dass die einzelnen Buchstaben eines Wortes zu langsam bzw. in zu großer zeitlicher Distanz verarbeitet würden, sodass es den Kindern nur unter erschwerten Bedingungen gelänge, häufig vorkommende Buchstabenfolgen als wiederkehrende orthographische Muster zu erkennen, abzuspeichern und mit der entsprechenden Phonologie zu verknüpfen.

besondere Schwierigkeiten mit der direkten Worterkennung

Damit hätten Kinder mit einem Naming-Speed Deficit“ besondere Schwierigkeiten beim Übergang von der alphabetischen zur orthographisch-morphematischen Strategie, da sublexikalisches und lexikalisches orthographisches Wissen nur langsam und mühevoll aufgebaut werden kann.

Um die Brauchbarkeit dieser Hypothese zu überprüfen, stellt sich zunächst die Frage, ob es ausreichende empirische Evidenz für einen substanziellen Zusammenhang zwischen der Benennungsgeschwindigkeit und der orthographischen Verarbeitung bzw. der direkten Worterkennung gibt.

Zusammenhang RAN-Rechtschreibung

Für einen Zusammenhang mit orthographischen Fähigkeiten in der produktiven Modalität, sprechen bspw. die Resultate von Savage et al. (2008). Der Einfluss insbesondere von RAN Zahlen und Buchstaben auf die Rechtschreibleistung konnte zum einen durch hochsignifikante Korrelationen mit der Rechtschreibleistung ($r = .43$ und $.52$) belegt werden. Zudem lieferten die beiden Überprüfungen auch nach Berücksichtigung der phonologischen Bewusstheit einen statistisch bedeutsamen Beitrag zur Varianzaufklärung der Rechtschreibleistung. Den Autoren zufolge ist dies ein Beleg dafür, dass sich der Einfluss der Benennungsgeschwindigkeit nicht allein durch deren phonologische Komponente erklären lässt, RAN vielmehr ein Maß dafür sei, wie schnell und präzise orthographisches Wissen auf sublexikalischer und lexikalischer Ebene abstrahiert werden könne.

rezeptive orthographische Verarbeitung

Um die rezeptiven orthographischen Verarbeitungskompetenzen zu überprüfen, werden im angloamerikanischen Raum üblicherweise zwei Aufgabenstellungen eingesetzt. Bei einem *Orthographic-Choice Test* muss aus homophonen Wortpaaren mit unterschiedlicher Orthographie (z. B. „Kaiser“ vs. „Keyser“) dasjenige identifiziert werden, das der tatsächlichen Schreibweise entspricht. Bei einem *Wordlikeness-Test* muss aus zwei Buchstabenfolgen, die keinen echten Wörtern entsprechen, dasjenige ausgewählt werden, das den phonotaktischen Regeln der Orthographie entspricht (z. B. „wrlz" vs. „wolt"). Für die eingeschränkte orthographische Verarbeitungskapazität von Kindern mit einem RAN-Defizit sprechen die Ergebnisse von Bowers et al. (1999), in deren Studie Kinder mit einem Defizit in der Benennungsgeschwindigkeit sowohl bei einer Orthographic-Choice Aufgabe als auch einem Wordlikeness-Test signifikant langsamer und schlechter abschnitten als Kinder mit einem isolierten Defizit in der phonologischen Bewusstheit.

Die Ergebnisse von Manis et al. (2000) sprechen dagegen nicht eindeutig für den angenommenen Zusammenhang. Obwohl die Benennungsgeschwindigkeit für Leistungen in einer Orthographic-Choice-Aufgabe und einem Wordlikeness-Test sowie dem Lesen von *Ausnahmewörtern* einen höheren Beitrag zur Varianzaufklärung liefern konnte als die phonologische Bewusstheit, schnitten Kinder mit einem Naming-Speed Deficit auf einem ähnlichen Niveau ab wie diejenigen mit einem Defizit in der phonologischen Bewusstheit.

Auch Moll et al. (2009) interpretieren ihre Ergebnisse dahingehend, dass RAN keine Überprüfung der orthographischen Verarbeitungseffizienz darstellt. Insbesondere den markanten Zusammenhang zwischen der Benennungsgeschwindigkeit und der Lesegeschwindigkeit für *Pseudowörter* werten die Autoren als Beleg dafür, dass die Benennungsgeschwindigkeit kein Maß für die orthographische Verarbeitung darstellen könne, da Pseudowörter ausschließlich phonologisch rekodierend und nicht mittels einer orthographischen Strategie verarbeitet würden. In diese Argumentationslinie passen auch die bereits erwähnten Ergebnisse von Mayer (2018), der zwischen RAN und der Lesegeschwindigkeit für echte Wörter und Pseudowörter nahezu identische Zusammenhänge nachweisen konnte. Zum anderen sprechen die im Vergleich zur phonologischen Bewusstheit geringen Zusammenhänge mit dem Erlernen der korrekten Rechtschreibung, für die qualitativ hochwertige orthographische Repräsentationen ausschlaggebend sind, gegen die Hypothese, dass die Benennungsgeschwindigkeit ein Maß der orthographischen Verarbeitung darstelle. Vergleichbar lassen sich die Ergebnisse von Wimmer/Mayringer (2002) interpretieren, dass bei Kindern mit beeinträchtigter Lesegeschwindigkeit häufig ein Naming-Speed Deficit, bei Kindern mit isolierten Defiziten in der Rechtschreibung dagegen primär ein Defizit in der phonologischen Bewusstheit offensichtlich wird.

Kirby et al. (2010) kommen in einer Aufarbeitung des Forschungsstandes zusammenfassend zu der Schlussfolgerung, dass die häufig replizierten vergleichbaren Korrelationen zwischen RAN und der Lesegeschwindigkeit für echte Wörter sowie Pseudowörter dagegen sprechen, dass sich der Zusammenhang zwischen der Benennungsgeschwindigkeit und schriftsprachlichen Kompetenzen durch den Faktor der orthographischen Verarbeitung erklären lässt. Allerdings wird bei dieser Argumentation übersehen, dass auch das Lesen von Pseudowörtern durch sublexikalisches orthographisches Wissen gesteuert werden kann.

Aufbau orthographischen Wissens als Folge ausreichender Lesegenauigkeit

Schließlich wenden sich auch die Vertreter der *phonologischen Defizithypothese* zumindest indirekt gegen die Bedeutung der Benennungsgeschwindigkeit für die Ausbildung orthographischen Wissens, indem sie die mit der phonologischen Bewusstheit assoziierte Fähigkeit zum phonologischen Rekodieren als primären Motor für die Ausbildung orthographischer Repräsentationen hervorheben. So geht Torgesen (2002) bspw. davon aus, dass die Schwierigkeiten im Aufbau orthographischen Wissens primär die Konsequenz einer eingeschränkten Lesegenauigkeit darstellen, da in diesem Fall der von Share (1999) postulierte Selbstlehrmechanismus (*Self-Teaching-Mechanism*) nicht wirksam werden könne. Orthographische Repräsentationen von Wörtern könnten ausschließlich in der Folge wiederholten synthetisierenden Lesens abstrahiert werden.

> *„Because words do not become sight words until they are read accurately a number of times, inaccurate reading and diminished reading practice both cause slow growth in the number of words that can be recognized at a single glance" (Schatschneider/Torgesen 2004, 760).*

5.4.6 Training der Benennungsgeschwindigkeit?

keine empirische Evidenz für die Effektivität eines RAN-Trainings

Aufgrund des empirisch belegten Zusammenhangs zwischen der Benennungsgeschwindigkeit und dem Schriftspracherwerb müsste die Konsequenz lauten, bei einem Defizit in der Benennungsgeschwindigkeit die schnelle Benennung von vertrauten Symbolen zu trainieren, um das Risiko, Schwierigkeiten mit der Automatisierung des Leseprozesses auszubilden, zu minimieren. Jedoch liegt für die Effektivität eines Trainings der Schnellbenennung bis zum Jahr 2021 keine empirische Evidenz vor.

ausschließlich reifungsbedingte Fortschritte

Berglez (2002) versuchte bspw. die Benennungsgeschwindigkeit von Vorschulkindern zu verbessern, indem Farben und vertraute Objekte hochfrequent, möglichst schnell benannt werden sollten. Dass sich die Benennungsgeschwindigkeit aller untersuchten Kinder im Zeitraum eines halben Jahres verbesserte, sich aber keine Unterschiede zwischen trainierten und nicht trainierten Gruppen identifizieren ließen, kann als Beleg dafür gewertet werden, dass die Verbesserung nicht auf das Training, sondern eher auf reifungsbedingte Entwicklungsfortschritte zurückgeführt werden kann.

Zu einem vergleichbaren Fazit kommen de Jong/Vrielink (2004), denen es nicht gelang, die Schnellbenennung von Buchstaben in einer Gruppe niederländischer Erstklässler durch ein zehntägiges, tägliches Training zu verbessern. Ähnlich wie bei Berglez verbesserten sich die RAN-Leistungen der Experimentalgruppe in vergleichbarer Weise wie die der Kontrollgruppen. Da es sich bei den Teilnehmern dieser beiden Studien aber nicht um Kinder mit Schriftspracherwerbsproblemen oder um Kinder mit einem Naming-Speed Deficit handelte, sagen diese Ergebnisse noch nichts darüber aus, ob ein Training bei Kindern mit beeinträchtigter RAN-Leistung effektiv sein und zu einer verbesserten Aneignung wortspezifischen Wissens führen könnte.

Aber auch Conrad/Levy (2011) gelang es nicht, durch ein Training der hochfrequenten Benennung von Buchstaben bei Kindern mit einem Defizit in der Benennungsgeschwindigkeit eine Leistungssteigerung in diesem Bereich, geschweige denn Auswirkungen auf Lese- und Rechtschreibleistungen nachzuweisen.

Am Lehrstuhl für Sprachheilpädagogik der LMU München wird 2021 eine Interventionsstudie pilotiert, in der ein alternatives Paradigma hinsichtlich seiner Auswirkungen auf die Lesegeschwindigkeit evaluiert wird. Das Projekt zielt auf die Evaluation eines softwaregestützten Trainings zur Verbesserung der Benennungsgeschwindigkeit, indem die Verarbeitung und Identifikation visueller Symbole sowie der Zugriff auf die entsprechenden phonologischen Repräsentationen dadurch beschleunigt werden soll, indem die Präsentationszeit der Items – angepasst an die jeweils aktuelle Benennungsgeschwindigkeit der Schüler – durch das Programm sukzessive verkürzt wird. Durch die dadurch erwarteten Fortschritte im Bereich der Verarbeitungsgeschwindigkeit sollte es den Kindern besser gelingen, ihre Aufmerksamkeit auf häufig vorkommende orthographische Muster zu lenken und diese ganzheitlich simultan zu verarbeiten, sodass das buchstabenweise Erlesen von Wörtern durch die orthographische Lesestrategie ergänzt werden kann.

Konsequenz: Training der automatisierten Worterkennung

Sollte ein Training der Benennungsgeschwindigkeit bei leseschwachen Kindern nicht die erhofften Auswirkungen auf die Lesekompetenz erzielen, besteht eine mögliche Konsequenz darin, Kinder mit einem Naming-Speed Deficit darin zu unterstützen, den Leseprozess trotz des zugrunde liegenden und nicht zu beeinflussenden RAN-Defizits zu automatisieren. Ein entsprechendes Trainingsprogramm, das für die spezifischen Bedürfnisse von Kindern mit einem Defizit in der Benennungsgeschwindigkeit konzipiert wurde, ist die „Blitzschnelle Worterkennung“ (Mayer 2012; Kap. 9.9).

5.4.7 Spezifische Einflüsse der phonologischen Bewusstheit und der Benennungsgeschwindigkeit auf den Schriftspracherwerb

unabhängige Beiträge der beiden Funktionen

Von besonderem Interesse für die Früherkennung und Prävention ist das häufig replizierte Ergebnis, dass die phonologische Bewusstheit und die Benennungsgeschwindigkeit trotz korrelativer Zusammenhänge von moderater Größe (z. B. Swanson et al. 2003; Wolf et al. 2002; Mayer 2008) jeweils spezifische Beiträge zur Aufklärung schriftsprachlicher Kompetenzen liefern und weitgehend unabhängig als Prädiktoren von Lese-Rechtschreibschwierigkeiten fungieren. Während die phonologische Bewusstheit v. a. einen Einfluss auf den Erwerb der alphabetischen Strategie (Bowers/Swanson 1991; Manis et al. 2000) und die Rechtschreibung ausübt, steht die Benennungsgeschwindigkeit in besonders engem Zusammenhang mit der automatisierten Worterkennung und damit der Lesegeschwindigkeit (Kirby et al. 2003; Georgiou et al. 2008; Landerl/Wimmer 2008; Moll et al. 2009, 2014; Mayer 2018).

markante Korrelationen zwischen der pB und der alphabetischen Strategie

Wolf et al. (2002) konnten in einer Untersuchung von 144 leseschwachen Kinder der zweiten und dritten Klasse bspw. zeigen, dass, trotz signifikanter Zusammenhänge zwischen den beiden Prädiktoren und allen Leseüberprüfungen, die Korrelationen zwischen der phonologischen Bewusstheit und dem Rekodieren (Lesen von Pseudowörtern) deutlich höher ausfielen als mit der direkten Worterkennung, während sich für die Benennungsgeschwindigkeit das umgekehrte Bild zeigte.

markante Korrelationen zwischen RAN und der Lesegeschwindigkeit

Was die Benennungsgeschwindigkeit angeht, kamen Georgiou et al. (2008, 2009) zu vergleichbaren Ergebnissen. Sie konnten in einer Untersuchung mit Kindern zwischen der ersten und fünften Klasse deutlich engere Verbindungen zwischen der Benennungsgeschwindigkeit und der Lesegeschwindigkeit auf Wort- und Textebene als mit der Lesegenauigkeit identifizieren.

Cornwall (1992, 537) fasst die bis zu diesem Zeitpunkt ermittelten spezifischen Zusammenhänge zwischen der phonologischen Bewusstheit, der Benennungsgeschwindigkeit und schriftsprachlichen Teilkompetenzen pointiert zusammen:

> *„Phonological awareness enables the youngster to discover and exploit the alphabetic principle, thereby becoming able to determine individual words that she or he has not seen before [...]. In the general school population, there is a developmental shift at ages 8 to 10 from a phonologically mediated word recognition process to rapid recognition of words. [...] rapid naming tasks, may affect the ease with which youngsters are able to develop automaticity in word recognition."*

Gültigkeit in Orthographien unterschiedlicher Transparenz

Die crosslinguistische Untersuchung von Moll et al. (2014), deren Stichprobe sich ausschließlich aus Kindern mit durchschnittlichen Lese-Rechtschreibfähigkeiten zusammensetzte, konnte diese Annahme bestätigen. Die Zusammenhänge zwischen der phonologischen Bewusstheit und der Benennungsgeschwindigkeit auf der einen und der Lesegenauigkeit, der Lesegeschwindigkeit und der Rechtschreibung auf der anderen Seite ergaben in den fünf erfassten Orthographien unterschiedlicher Transparenz (Englisch, Französisch, Deutsch, Ungarisch und Finnisch) vergleichbare Muster. Die Benennungsgeschwindigkeit ist der stärkste Prädiktor für die Lesegeschwindigkeit, während die phonologische Bewusstheit am engsten mit der Lesegenauigkeit und der Rechtschreibung korreliert. Die stärksten Zusammenhänge konnten dabei in der opaken englischen, die schwächsten in der transparenten finnischen Orthographie nachgewiesen werden.

Gegenbelege

Dass die phonologische Bewusstheit aber durchaus auch für die Ausbildung automatisierter Leseprozesse von Bedeutung ist, legen dagegen die Ergebnisse von Vaessen et al. (2009) sowie Lervag/Hulme (2009) nahe. In beiden Studien werden zwar auch die deutlichen Zusammenhänge zwischen der Benennungsgeschwindigkeit und der orthographischen Lesestrategie betont, es konnte aber auch ein Einfluss der phonologischen Bewusstheit auf die Lesegeschwindigkeit nachgewiesen werden. Aus theoretischer Perspektive kann der Einfluss der phonologischen Bewusstheit durch den am Ende von Kapitel 5.4.5 erläuterten Selbstlehrmechanismus (Share 1995) erklärt werden, dem zu Folge zumindest durchschnittliche phonologische Fähigkeiten eine notwendige Voraussetzung für die Automatisierung der Worterkennung darstelle.

Cronin (2013) konnte bei Kindern mit einem Defizit in der phonologischen Bewusstheit und denjenigen mit einem Naming-Speed Deficit bis zur fünften Klasse keine Unterschiede im Bereich der direkten Worterkennung und dem Lesen von Pseudowörtern nachweisen, sodass sie zu der Schlussfolgerung kommt, dass Beeinträchtigungen in den beiden Variablen vergleichbare Auswirkungen auf die unterschiedlichen Lesestrategien ausüben.

Für die relativ transparente niederländische Schriftsprache zeigten Verhagen et al (2008) zunächst – den Ergebnissen von Cronin vergleichbar –, dass die zu Beginn und Ende der ersten Klasse erfasste phonologische Bewusstheit und Benennungsgeschwindigkeit in vergleichbarem Ausmaß mit der Lesegenauigkeit korrelieren, dagegen lieferte aber allein die Benennungsgeschwindigkeit einen signifikanten Beitrag zur Varianzaufklärung im Bereich der Lesegeschwindigkeit.

In einer Untersuchung mit ca. 1.000 Erstklässlern, konnte Mayer (2014) zeigen, dass die zu Schulbeginn der ersten Klasse überprüfte phonologische Bewusstheit und Benennungsgeschwindigkeit in nahezu identischer Weise mit der Lesegeschwindigkeit, dem Leseverständnis und der Rechtschreibung Ende der ersten und der zweiten Klasse korrelieren. Die durchgeführten Regressionsanalysen legen im Vergleich mit der phonologischen Bewusstheit einen tendenziell größeren Einfluss der Benennungsgeschwindigkeit auf alle drei schriftsprachlichen Teilfähigkeiten nahe.

Konsequenzen für die Früherkennung und Förderung

Unabhängig von Unterschieden im Detail machen diese Ergebnisse deutlich, dass in der Früherkennung von Schriftspracherwerbsstörungen beide Variablen gemeinsam berücksichtigt und phonologisch orientierte Fördermaßnahmen durch spezifische Lesetrainings, die auf die automatisierte Worterkennung abzielen, ergänzt werden sollten.

5.4.8 Die Double-Deficit Hypothese

Grundannahmen

Die *Double-Deficit Hypothese* (Wolf/Bowers 1999; Wolf et al. 2000) stellt das phonologische Defizit als zugrunde liegende Kernproblematik einer Lese-Rechtschreibstörung nicht infrage, sondern ergänzt diese Hypothese durch die Annahme, dass es sich bei der Benennungsgeschwindigkeit um ein zweites, von phonologischen Fähigkeiten weitgehend unabhängiges Kerndefizit handelt.

Die Double-Deficit Hypothese geht von folgenden Grundannahmen aus (Vaessen et al. 2009): Trotz der unbestrittenen Beteiligung phonologischer Fähigkeiten am komplexen Konstrukt der Benennungsgeschwindigkeit (Zugriffsgeschwindigkeit auf phonologische Repräsentationen, Kap. 5.4.5) sprechen die nur moderaten Korrelationen zwischen RAN und der phonologischen Bewusstheit (Wimmer 1993a; Wolf et al. 2002; Verhagen et al. 2008; Mayer 2014) sowie die durch Regressionsanalysen ermittelten weitgehend unabhängigen Beiträge zur Varianzaufklärung schriftsprachlicher Fähigkeiten (Blachman 1984; Bowers/Swanson 1991; Cornwall 1992; Wagner et al. 1993; Manis et al. 2000; Mayer 2014; Kap. 5.4.7) dafür, die beiden Funktionen als getrennte Ursachen der Dyslexie zu betrachten und die Subsummierung der Benennungsgeschwindigkeit unter das Dach der phonologischen Informationsverarbeitung aufzugeben.

Subgruppen der Double-Deficit Hypothese

Entsprechend postuliert die Double-Deficit Hypothese folgende Subgruppen von Kindern mit entwicklungsbedingten Dyslexien:

- Kinder mit beeinträchtigter phonologischer Bewusstheit, aber durchschnittlicher Benennungsgeschwindigkeit **(Phonological-Awareness-Deficit Group)**
- Kinder mit durchschnittlich ausgeprägter phonologischer Bewusstheit, aber beeinträchtigter Benennungsgeschwindigkeit **(Naming-Speed Deficit Group)**
- Kinder mit beeinträchtigter phonologischer Bewusstheit und beeinträchtigter Benennungsgeschwindigkeit **(Double-Deficit Group)**

Profil der Subgruppen

Die Schwierigkeiten der Phonological-Awareness-Deficit Group sollten bereits zu Beginn des Schriftspracherwerbs offensichtlich werden. Aufgrund ihrer Probleme mit der expliziten Phonembewusstheit fällt es diesen Kindern oftmals schwer, das Prinzip der GPK-R zu durchschauen und die indirekte Lesestrategie und die segmentale Schreibstrategie zu erlernen.

Folgt man den Hypothesen und Ergebnissen von Moll et al. (2009) und Wimmer/Mayringer (2002), dann entwickelt diese Subgruppe langfristig betrachtet auch Probleme beim Erwerb der korrekten Orthographie, während die Schwierigkeiten im Bereich des Lesens in der Folge eines einzellautorientierten Unterrichts, der systematischen Vermittlung des phonologischen Rekodierens und der Intergration einer Förderung der phonologischen Bewusstheit meist auf die ersten beiden Schuljahre begrenzt ist. Empirisch untermauert werden diese Annahmen durch die Ergebnisse von Berendes et al. (2010), die einen markanten Einfluss der phonologischen Bewusstheit auf die Rechtschreibung, nicht aber auf die Leseleistung in der dritten und vierten Klasse nachweisen konnten, für die der Wortschatzumfang der deutlich bessere Prädiktor war.

Kinder mit einem Naming-Speed Deficit dagegen sollten aufgrund ihrer durchschnittlichen phonologischen Bewusstheit keine größeren Schwierigkeiten bei der Aneignung der alphabetischen Strategie haben. Die Auswirkungen eines RAN-Defizits werden dann offensichtlich, wenn es durchschnittlich lesenden Kindern gelingt, das phonologische Rekodieren durch die automatisierte Worterkennung zu ergänzen. Es handelt sich um Kinder, die bei hoher Lesegenauigkeit Schwierigkeiten haben, eine angemessene Lesegeschwindigkeit zu entwickeln. Probleme mit dem Leseverständnis resultieren aus der Notwendigkeit, einen großen Teil der Ressourcen auf die Lesetechnik zu lenken. Hinsichtlich der Rechtschreibleistungen lässt sich für Kinder mit einem Naming-Speed Deficit prognostizieren, dass Beeinträchtigungen in diesem Bereich zu erwarten sind, wenn RAN über die Variable *orthographische Verarbeitung* mit dem Schriftspracherwerb verbunden sein sollte. Ist die Benennungsgeschwindigkeit dagegen primär ein Maß für die Verarbeitungsgeschwindigkeit, müssten sich die Schwierigkeiten primär auf die Lesegeschwindigkeit reduzieren.

Aufgrund der unabhängigen additiven Beiträge der phonologischen Bewusstheit und der Benennungsgeschwindigkeit sollten Kinder mit einem Double-Deficit zur Gruppe mit den markantesten Lese-Rechtschreibschwierigkeiten gehören.

Empirische Überprüfung der Double-Deficit Hypothese

Die für die Double-Deficit Gruppe postulierten umfassenden Schwierigkeiten gehören zu den am besten belegten Annahmen der Double-Deficit Hypothese.

besondere Schwierigkeiten der Double-Deficit Group

In der bereits erwähnten Untersuchung von Bowers et al. (1999) schnitten Kinder mit einem Double-Deficit bei Leseüberprüfungen deutlich mehr als eine Standardabweichung unter dem Mittelwert ab. Auch die prozentualen Anteile leseschwacher Kinder in den Subgruppen der Double-Deficit Hypothese sprechen für die besonderen Schwierigkeiten von Kindern mit einem Double-Deficit. Bspw. schnitten in der Untersuchung von Sunseth/Bowers (2002) alle Kinder aus der No-Deficit Group bei einer normierten Überprüfung der Lesegeschwindigkeit und der -genauigkeit im durchschnittlichen Bereich ab, während bei 24% der

Phonological-Awareness-Deficit Group, bei 33 % der Naming-Speed Deficit Group und bei 94 % der Double-Deficit Group unterdurchschnittliche Lesefähigkeiten nachgewiesen wurden. In der Studie von Mayer (2014) lagen die Ergebnisse aller Kinder, bei denen zu Beginn der ersten Klasse ein Double-Deficit nachweisbar war, Ende der ersten und zweiten Klasse bei normierten Lese- und Rechtschreibüberprüfungen im unterdurchschnittlichen Bereich. Als Gruppe betrachtet lagen ihre Werte etwa zwei Standardabweichungen unter dem Mittelwert.

Dass Kinder mit einem Double-Deficit zu der Gruppe mit den größten Schwierigkeiten im schriftsprachlichen Bereich, konnte für den angloamerikanischen Raum von Bowers (1995), Lovett et al. (2000), Wolf et al. (2002), Kirby et al. (2003) und Cronin (2013), für Länder mit transparenteren Orthographien von Escribano (2007), Papadopoulos et al. (2009) und Torppa et al. (2013) bestätigt werden.

Kinder mit einem RAN-Defizit bzw. der pB

Bowers et al. (1999) konnten das postulierte Profil der Gruppe mit einem Defizit in der phonologischen Bewusstheit bestätigen, da betroffene Kinder besondere Schwierigkeiten beim Lesen von Pseudowörtern hatten. Auch die im Vergleich zur Phonological-Awareness-Deficit Group deutlich herabgesetzte Textlesegeschwindigkeit bei gleichzeitig hoher Lesegenauigkeit der Naming-Speed Deficit Group entspricht den Annahmen der Hypothese.

In der Studie von Sunseth / Bowers (2002) schnitten Kinder mit einem Defizit in der phonologischen Bewusstheit vor allem bei der Überprüfung der Dekodierfähigkeiten im unterdurchschnittlichen Bereich ab, während die Probleme der Kinder mit einem Naming-Speed Deficit vor allem dann offensichtlich wurden, wenn neben der Lesegenauigkeit auch der Faktor Lesegeschwindigkeit berücksichtigt wurde.

Kritik an der Double-Deficit Hypothese

Kritik an der Double-Deficit Hypothese wurde im Rahmen einer umfassenden Analyse des Forschungsstandes v. a. von Vukovic / Siegel (2006) formuliert.

geringe Prävalenz eines isolierten RAN-Defizits

Gegen die Annahme, dass es sich bei der beeinträchtigten Benennungsgeschwindigkeit um eine zentrale, von phonologischen Fähigkeiten weitgehend unabhängige Ursache der Dyslexie handele, spreche den Autorinnen zufolge die geringe Prävalenz eines isolierten RAN-Defizits. So konnte Denckla (1972, zit. Vukovic / Siegel 2006) nur bei 9 % leseschwacher Kinder ein Naming-Speed Deficit nachweisen, das zudem nicht isoliert, sondern ausschließlich in Kombination mit weiteren Beeinträchtigungen (z. B. Defiziten im Kurzzeitgedächtnis) offensichtlich wurde. Zu ähnlichen Ergebnissen kommen Vaessen et al. (2009), die in einer Untersuchung mit dyslektischen Kindern zwar bei 10,5 % ein Defizit in der Benennungsgeschwindigkeit identifizieren konnten, wobei jedoch etwa bei der Hälfte zusätzliche Beeinträchtigungen im Arbeitsgedächtnis und der phonologischen Verarbeitungsgeschwindigkeit nachweisbar waren. Zu einem vergleichbaren Ergebnis kommen Pennington et al. (2001). Sie konnten in ihrer Untersuchung mit 71 dyslektischen Kindern und Jugendlichen nur neun ausfindig machen, die bei Überprüfungen der phonologischen Bewusstheit unauffällige Leistungen erzielten, wobei wiederum nur zwei dieser Kinder unterdurchschnittliche RAN-Werte erzielten.

Dagegen identifizierte Cronin (2013) bei 122 Vorschulkindern eine vergleichbare Anzahl an Kindern mit einem Naming-Speed Deficit wie mit einem Defizit in der phonologischen Bewusstheit. Auch Torppa et al. (2012) konnten die Existenz der Naming-Speed Deficit Group in einer Untersuchung mit finnischen Kindern eindeutig belegen. Sie umfasste etwa genauso viele Kinder wie die beiden anderen postulierten Subgruppen. Zu nahezu identischen Zahlen kommt Mayer (2014).

Gegenbelege

Die Ergebnisse von Denckla (1972, zit. Vukovic/Siegel 2006) und Pennington et al. (2001) weisen auf den zweiten Kritikpunkt hin: Ein Naming-Speed Deficit trete bei den wenigsten lese-rechtschreibschwachen Kindern als isoliertes Merkmal, sondern meist in Kombination mit einem Defizit in der phonologischen Bewusstheit auf. So kommen Vukovic/Siegel (2006) auf der Grundlage einer Analyse der Ergebnisse von Morris et al. (1998) zu dem Ergebnis, dass Kinder mit einem Defizit in der Benennungsgeschwindigkeit nur dann gehäuft Leseschwierigkeiten entwickeln, wenn gleichzeitig Defizite im Bereich der phonologischen Bewusstheit nachweisbar sind, während die Subgruppe mit einem isolierten RAN-Defizit durchschnittliche Ergebnisse bei Lese-Rechtschreibüberprüfungen erzielte. Allerdings erwähnen die Autorinnen nicht, dass diese Kinder trotz durchschnittlicher Leistungen bei der Worterkennung und Rechtschreibung vermehrt durch Defizite in der Textleseflüssigkeit auffielen, ein Befund, der sehr gut zum postulierten Profil der Naming-Speed Deficit Group passt.

RAN-Defizit kein isoliertes Merkmal bei LRS

Gegen die Kritik von Vukovic/Siegel (2006) sprechen auch die Ergebnisse von Mayer (2014), in dessen Studie Kinder mit einem isolierten Defizit in der Benennungsgeschwindigkeit bei Überprüfungen der Lesegeschwindigkeit, des Leseverständnisses und der Rechtschreibung Ende der ersten und der zweiten Klasse etwa eine Standardabweichung unter dem Mittelwert der Normierungsstichprobe abschnitten.

Gegenbelege

Auch Brizzolara et al. (2006) konnten deutlich machen, dass sich bei etwa 70% leseschwacher italienischer Kinder ein isoliertes Naming-Speed Deficit nachweisen lässt, während eine beeinträchtigte phonologische Bewusstheit nur bei leseschwachen Kindern offensichtlich wurde, bei denen gleichzeitig lautsprachliche Beeinträchtigungen diagnostiziert wurden.

Um ihre Kritik zu untermauern verweisen Vukovic/Siegel (2006) auf die Untersuchung von Badian (1997), die bei keinem von 28 spezifisch lese-rechtschreibschwachen Kindern und nur bei vier von 22 leseschwachen Kindern mit umfassenden Lernschwierigkeiten ein isoliertes Defizit in der Benennungsgeschwindigkeit identifizieren konnte. Allerdings darf hier nicht übersehen werden, dass sich in beiden Gruppen zum einen auch nur jeweils zwei Kinder mit einem isolierten Defizit in der phonologischen Bewusstheit befanden und zum anderen immerhin bei 85% der dyslektischen und bei 50% der allgemein lernschwachen Kinder neben anderen Schwierigkeiten auch Beeinträchtigungen in der Benennungsgeschwindigkeit nachweisbar waren.

RAN-Defizit kein spezifisches Merkmal bei LRS

Ein weiterer von Vukovic/Siegel (2006) vorgebrachter Kritikpunkt an der Double-Deficit Hypothese bezieht sich darauf, dass Probleme bei der Schnellbenennung weniger ein spezifisches Charakteristikum der Lese-Rechtschreibstörung, sondern ein allgemeines Merkmal von Kindern mit Lernschwierigkeiten darstellen. So schnitten in der Untersuchung von Denckla/Rudel (1976) zwar

94% der dyslektischen Kinder bei RAN-Tests im unterdurchschnittlichen Bereich ab, jedoch waren auch in der Gruppe mit allgemeinen Lernschwierigkeiten bei 77% entsprechende Auffälligkeiten nachweisbar. Dieser Kritikpunkt ist sicherlich berechtigt und macht deutlich, dass eine alleinige Berücksichtigung der Benennungsgeschwindigkeit bei der Früherkennung von Risikokindern zu einem zu hohen Prozentsatz „falscher Positiver" führen sollte (Jansen et al. 2010).

geringer prognostischer Wert von RAN

Darüber hinaus spricht Pennington et al. (2001) zufolge auch der im Vergleich zur phonologischen Bewusstheit geringe Beitrag der Benennungsgeschwindigkeit zur Varianzaufklärung schriftsprachlicher Leistungen gegen die Annahmen der Double-Deficit Hypothese. Dieses Resultat muss jedoch vor dem Hintergrund interpretiert werden, dass im angloamerikanischen Raum die Lesegenauigkeit meist ohne Berücksichtigung der Lesegeschwindigkeit erfasst wird. Die Benennungsgeschwindigkeit liefert aber üblicherweise einen größeren Beitrag zur Varianzaufklärung als die phonologische Bewusstheit, wenn die Lesegeschwindigkeit als abhängige Variable fungiert. Entsprechend konnten Moll et al. (2014) zeigen, dass die Benennungsgeschwindigkeit auch im angloamerikanischen Raum eng mit der Lesefähigkeit korreliert, wenn sie unter Berücksichtigung des Zeitfaktors erfasst wird.

Schließlich weisen Vukovic/Siegel (2006) darauf hin, dass der Einfluss der Benennungsgeschwindigkeit an Bedeutung verliert, sobald die Worterkennung zu einem früheren Zeitpunkt als Autoregressor berücksichtigt wird. Dieses Argument sollte allerdings nicht zu hoch bewertet werden. Die Berücksichtigung eines Autoregressors in einer hierarchischen Regressionsanalyse dürfte die tatsächliche Bedeutung der Prädiktoren zu einem großen Teil überdecken, da deren Einfluss und derjenige des Autoregressors weitgehend redundant sind. Das Fehlen eines zusätzlichen Effekts über den des Autoregressors hinaus lässt nicht den Schluss einer vernachlässigbaren Bedeutung des Prädiktors zu (de Jong/van der Leij 2002).

wechselseitige Einflüsse

Ein letzter Kritikpunkt wurde von Schatschneider et al. (2002) formuliert. Die Autoren beziehen sich auf die implizite Annahme der Double-Deficit Hypothese, dass sich Kinder mit einem isolierten Defizit in der phonologischen Bewusstheit und diejenigen der Double-Deficit Gruppe ausschließlich hinsichtlich der Benennungsgeschwindigkeit unterscheiden. Aufgrund des korrelativen Zusammenhangs zwischen der Benennungsgeschwindigkeit und der phonologischen Bewusstheit sei aber zu erwarten, dass sich die beiden Gruppen auch im Bereich der phonologischen Bewusstheit unterscheiden sollten. Die besonderen Schwierigkeiten der Double-Deficit Kinder könnten deshalb auch aus deren stärker ausgeprägten phonologischen Defizite resultieren. Das Gleiche gelte für Kinder mit einem isolierten Defizit in der Benennungsgeschwindigkeit, bei denen zumindest marginale Schwierigkeiten in der phonologischen Bewusstheit nachweisbar sein sollten. In einer eigenen Untersuchung konnten die Autoren entsprechend zeigen, dass die Double-Deficit Gruppe bei Überprüfungen der phonologischen Bewusstheit in der ersten Klasse um etwa ein Drittel einer Standardabweichung schlechter abschnitt als diejenige, bei der ausschließlich eine Schwäche in der phonologischen Bewusstheit nachweisbar war. Die Kritik von Schatschneider et al. (2002) wurde von Kirby et al. (2003) und Cronin (2013) in Untersuchungen mit Englisch sprechenden Kindern, von Torppa et al. (2012) in einer finnischen Studie und von

Mayer (2014) bei deutschen Kindern berücksichtigt. Obwohl sich in deren Untersuchungen die Kinder der „Double-Deficit-Gruppe" im Vergleich mit den Gruppen mit einem isolierten Defizit in der phonologischen Bewusstheit bzw. der Benennungsgeschwindigkeit tatsächlich nur in jeweils einer der beiden Funktionen unterschieden, erzielte diese Gruppe bei allen Lese-Rechtschreibüberprüfungen mit Abstand die schlechtesten Leistungen. In der Untersuchung von Kirby et al. (2003) lagen ihre Leistungen bei allen Leseüberprüfungen zwischen der ersten und fünften Klasse im Mittel etwa zwei Jahre unter der Altersnorm. Bei Mayer (2014) lagen die Lese-Rechtschreibleistungen der Kinder mit einem Double-Deficit Ende der ersten und der zweiten Klasse zwei Standardabweichungen unter dem Mittelwert und eine Standardabweichung unter den Werten der beiden Single-Deficit Gruppen.

Zusammenfassung

Kinder mit Lese-Rechtschreibschwierigkeiten lassen sich sowohl durch Defizite in der phonologischen Bewusstheit als auch in der Benennungsgeschwindigkeit charakterisieren. Während die phonologische Bewusstheit v. a. einen Einfluss auf die ersten Schritte beim Lesenlernen ausübt, beeinflusst die Benennungsgeschwindigkeit primär die Lesegeschwindigkeit für echte Wörter und Pseudowörter.

Kontrovers diskutiert wird, welche Komponenten des vielschichtigen Konstrukts der Benennungsgeschwindigkeit primär für ein entsprechendes Defizit verantwortlich sind und wie sich der Zusammenhang zwischen der Benennungsgeschwindigkeit und schriftsprachlichen Kompetenzen erklären lässt.

Anzunehmen ist, dass die **Benennungsgeschwindigkeit** nicht von einem einzelnen Faktor beeinflusst wird, sondern dass es sich vielmehr um ein komplexes Zusammenspiel der (visuellen) Verarbeitungsgeschwindigkeit und der Zugriffsgeschwindigkeit auf phonologische Repräsentationen auf der Basis eines präzisen Timing-Mechanismus handelt, das dafür verantwortlich ist, wie gut und schnell es Kindern im Laufe des Schriftspracherwerbs gelingt, Repräsentationen im orthographischen Wortformspeicher zu abstrahieren. Unabhängig davon, wie zukünftige Forschungsarbeiten den Zusammenhang zwischen der Benennungsgeschwindigkeit, der phonologischen Bewusstheit und den schriftsprachlichen Kompetenzen erklären werden, erscheint die weitgehende Unabhängigkeit der beiden Prädiktoren die Bedeutung zu unterstreichen, im Rahmen der Früherkennung von Risikokindern Überprüfungen der phonologischen Bewusstheit durch die Erfassung der Benennungsgeschwindigkeit zu ergänzen. Die substanziellen Zusammenhänge zwischen dem Naming-Speed Deficit und insbesondere der Lesegeschwindigkeit machen zudem deutlich, dass Kinder mit einem Defizit in der Benennungsgeschwindigkeit zusätzlich zu phonologisch orientierten Maßnahmen eine systematische Unterstützung benötigen, um orthographische Repräsentationen auf sublexikalischer und lexikalischer Ebene auszubilden und eine angemessene Lesegeschwindigkeit zu erreichen.

6 Früherkennung von Schriftspracherwerbsstörungen

Lernziele

- die zentralen Probleme im Zusammenhang mit der Früherkennung von Lese-Rechtschreibschwierigkeiten kennen (Kap. 6.1)
- Aufbau und Inhalte der für den deutschsprachigen Raum entwickelten Verfahren zur Früherkennung kennen und deren Qualität einschätzen können (Kap. 6.2)

6.1 Das Problem der Früherkennung

komplexes, ungelöstes Unterfangen

Trotz der umfassend empirischen Belege für die Zusammenhänge zwischen vorschulischen (meta-)sprachlich-kognitiven Fähigkeiten, insbesondere den unterschiedlichen Funktionen der phonologischen Informationsverarbeitung und dem Schriftspracherwerb handelt es sich bei der Früherkennung von Risikokindern um ein komplexes Unterfangen, das bislang nur ansatzweise zufriedenstellend gelöst werden konnte.

vielfältige Einflüsse auf den Schriftspracherwerb

Zum einen hängt dies damit zusammen, dass das Lesen- und Schreibenlernen, nachdem Ende der Vorschulzeit oder zu Beginn der ersten Klasse eine Risikoklassifikation vorgenommen wurde, nicht allein durch die im Kind liegenden sprachlich-kognitiven Voraussetzungen gesteuert wird, sondern die „Bemühungen und den Einfluss vieler Personen widerspiegelt" (Klicpera et al. 2013, 218), sodass sowohl kompensatorische als auch erschwerende Faktoren wirksam werden können. Der wichtigste dieser Einflüsse ist natürlich die Qualität des Unterrichts, die zum Zeitpunkt der Klassifikation nicht abgeschätzt werden kann.

Zum anderen wird der komplexe Schriftspracherwerbsprozess von unterschiedlichen basalen, (meta-)sprachlichen und kognitiven Fähigkeiten beeinflusst. Während die Funktionen der phonologischen Informationsverarbeitung sowie die vorschulische Buchstabenkenntnis v.a. einen Einfluss auf die Entwicklung der Worterkennung und der orthographischen Kompetenzen ausüben, stellen der Umfang und die Differenziertheit des Wortschatzes, die syntaktisch-morphologischen Kompetenzen sowie die kognitiven Fähigkeiten wichtige Prädiktoren für das Leseverständnis und den schriftsprachlichen Ausdruck insbesondere ab dem späten Grundschulalter dar (Ennemoser et al. 2012). Deshalb hängt die Validität einer Risikoklassifikation u.a. von den im Rahmen der Früherkennung erfassten Fähigkeiten und dem Zeitpunkt der Überprüfung schriftsprachlicher Kompetenzen ab (Hogan/Thomson 2010). Was die Früherkennung einer Lese-Rechtschreibstörung im eigentlichen Sinn und damit die Prognose spezifischer Schwierigkeiten beim

Erlernen der Worterkennung und der Rechtschreibung angeht, dürften insbesondere die phonologische Informationsverarbeitung und die vorschulische Buchstabenkenntnis besonders wertvolle Prädiktoren darstellen.

Unklarheit über geeignete Risikofaktoren

Erschwerend kommt jedoch hinzu, dass selbst substanziell hohe Korrelationen zwischen diesen Prädiktoren und späteren schriftsprachlichen Kompetenzen nicht zwingend eine zuverlässige Aussage darüber erlauben, inwieweit diese Variablen geeignet sind, Kinder mit Lese-Rechtschreibschwierigkeiten zuverlässig zu identifizieren. Dies trifft insbesondere dann zu, „wenn die zur Prädiktion eingesetzten Verfahren gut im mittleren oder oberen Verteilungsbereich differenzieren, hingegen im unteren Verteilungsbereich – der gerade für die Identifikation von Risikogruppen interessiert – keine oder nur ungenügende Differenzierungen zulassen" (Jansen et al. 2002, 45).

„A moderate or high correlation demonstrating the predictive validity of a factor does not imply that this factor will discriminate well between students who will develop RD (= reading disability; A. M.) and those who will not" (Gijsel et al. 2006, 560).

Beispiel vorschulische Buchstabenkenntnis

Marx / Weber (2006) verdeutlichen dies am Beispiel der vorschulischen Buchstabenkenntnis. Trotz signifikanter Korrelationen mit späteren schriftsprachlichen Kompetenzen ermöglicht diese Variable keine valide Prognose von Lese-Rechtschreibschwierigkeiten. Die Zusammenhänge sind nämlich zu einem großen Teil auf die Kinder zurückzuführen, die bereits im Kindergarten viele Buchstaben kennen und sich dann auch beim Lesen- und Schreibenlernen unauffällig entwickeln, während gleichzeitig auch der größte Teil der Vorschulkinder ohne Buchstabenkenntnisse den Schriftspracherwerb problemlos bewältigt (Scanlon / Vellutino 1996).

phonologische Defizite kein zwingender Risikofaktor

Kapitel 5.3.4 sollte Vergleichbares für die phonologische Bewusstheit deutlich machen. Während sich Vorschulkinder mit gut ausgeprägter phonologischer Bewusstheit zumindest beim Schriftspracherwerb in den ersten beiden Jahrgangsstufen üblicherweise unauffällig entwickeln, stellen phonologische Defizite zu Schulbeginn keinen zwingenden Risikofaktor für die Ausbildung von Lese-Rechtschreibstörungen dar. Offensichtlich gelingt es auch den meisten Kindern mit ungünstigen Ausgangsbedingungen in diesem Bereich durch die Auseinandersetzung mit dem alphabetischen Prinzip der Schriftsprache, einem stark einzellautorientierten Unterricht mit einer systematischen Vermittlung der GPK, des synthetisierenden Lesens und des lautgetreuen Aufschreibens von Wörtern sowie die Integration phonologischer Aufgaben und Übungen eine ausreichende phonologische Bewusstheit auszubilden, die die Grundlage für einen erfolgreichen Einstieg in die Schriftsprache bildet (Wimmer et al. 1991; Landerl / Wimmer 1994; Holopainen et al. 2001). Auch Scarborough (1998, 85) kommt in ihrer Metaanalyse zu dem Ergebnis, dass die phonologische Bewusstheit wesentlich besser geeignet ist, gute Lesefähigkeiten zu prognostizieren als Schriftspracherwerbsprobleme.

„[...] among children, who have recently begun, or will soon begin kindergarten, few of those with strong phonological awareness skills will stumble in learning to read, but many of those with weak phonological sensitivity will go on to become adequate readers."

Vermeidung von Overprediction und Underprediction

Für eine möglichst valide Früherkennung, die eine notwendige Voraussetzung für die Umsetzung effektiver präventiver Maßnahmen ist, gilt es zum einen, die Problematik der Overprediction zu vermeiden, also eine nicht akzeptable Anzahl an Kindern als Risikokinder zu klassifizieren, die sich beim Schriftspracherwerb unauffällig entwickeln (= falsche Positive). Dies ist insbesondere vor dem Hintergrund zeitintensiver und kostenaufwendiger Interventionsmaßnahmen und geringer finanzieller und personeller Ressourcen eine nicht zu unterschätzende Herausforderung (Catts et al. 2009). Zum anderen muss vermieden werden, Kinder als Nicht-Risikokinder zu klassifizieren, bei denen später Lese-Rechtschreibschwierigkeiten offensichtlich werden (= Underprediction, falsche Negative). Dies hätte zur Konsequenz, dass die Problematik der Betroffenen meist erst im Laufe der zweiten Klasse aufgrund des Lehrerurteils oder durch normierte Überprüfungen der Lese-Rechtschreibfähigkeiten erkannt würde. Diese Form der Fehlklassifikation ist besonders fatal, da präventive Maßnahmen deutlich erfolgversprechender sind als Interventionsmaßnahmen, die erst im Laufe der Primarstufe realisiert werden (O'Connor / Jenkins 1999; Nicolson / Fawcett 1999; Catts et al. 2009).

Einige Studien haben sich zur Aufgabe gemacht, die vorschulischen Fähigkeiten zu ermitteln, die eine möglichst valide Früherkennung ermöglichen.

wenig aussagekräftige Risikofaktoren

Scarborough (1998) konnte deutlich machen, dass viele im Zusammenhang mit Lese-Rechtschreibschwierigkeiten immer wieder erwähnte Variablen trotz signifikanter Korrelationen mit der Lesefähigkeit nicht geeignet sind, einen problematischen Schriftspracherwerb zu prognostizieren. Dazu gehören u. a. das Alter zum Zeitpunkt der Einschulung, vorschulische Literacy-Kompetenzen, die Fähigkeit zur Phonemdiskrimination und die Artikulationsgenauigkeit, die allgemeinen kognitiven Fähigkeiten sowie das familiär gehäufte Auftreten von Leseschwierigkeiten. Was den zuletzt genannten Risikofaktor angeht, kommen Torppa et al. (2012) im Gegensatz zur Analyse von Scarborough (1998) allerdings zu dem Ergebnis, dass Kinder aus „Risikofamilien" etwa viermal so häufig Leseschwierigkeiten entwickelten wie Kinder in deren Familien keine entsprechenden Fälle bekannt waren.

O'Connor / Jenkins (1999) versuchten, eine knappe, in der (vor-)schulischen Praxis einsetzbare Aufgabenbatterie zu entwickeln, die Kinder mit drohenden Lese-Rechtschreibschwierigkeiten möglichst zuverlässig identifiziert. Als potenzielle Prädiktoren wurden der rezeptive Wortschatz sowie das phonologische Arbeitsgedächtnis, die Benennungsgeschwindigkeit und die phonologische Bewusstheit erfasst.

pB und RAN als wichtige Risikofaktoren

Die gemittelten Ergebnisse über mehrere Stichproben hinweg zeigten, dass eine Aufgabenkombination aus Phonemsegmentation, Phonemsynthese, Silbenelision und Benennungsgeschwindigkeit die zuverlässigsten Ergebnisse liefert. Mit Hilfe einer solchen Aufgabenzusammenstellung konnten alle Kinder identifiziert werden, die sich bis Ende der ersten Klasse im Schriftspracherwerb unauffällig entwickelten. Allerdings lag der prozentuale Anteil falscher Positiver, also der Kinder, die sich trotz einer Risikoklassifikation beim Erwerb der Schriftsprache unauffällig entwickeln bei über 50 %.

aber: zu viele falsche Positive

Die Bedeutung der phonologischen Bewusstheit und der Benennungsgeschwindigkeit als zentrale Risikofaktoren konnte von Landerl et al. (2013) in einer groß angelegten crosslinguistischen Studie bestätigt werden, in der 2.000 Kinder mit und ohne Lese-Rechtschreibschwierigkeiten aus Ländern mit sechs unterschiedlich transparenten Orthographien (Englisch, Französisch, Niederländisch, Deutsch, Finnisch, Ungarisch) untersucht wurden. Die beiden Funktionen der phonologischen Informationsverarbeitung waren in allen Ländern die Variablen, die am besten zwischen dyslektischen Kindern und durchschnittlichen Lesern differenzieren konnten, wobei die prognostische Aussagekraft mit Zunahme der Komplexität der Orthographie steigt.

In einer Querschnittuntersuchung mit der Zielsetzung, die zentralen Risikofaktoren für Lese-Rechtschreibschwierigkeiten zu identifizieren, erfassten Hammil et al. (2002) das Sprachverständnis, semantische, grammatische und phonologische Fähigkeiten sowie die Benennungsgeschwindigkeit bei Kindern zwischen der ersten und der sechsten Klasse. Um die diskriminative Validität der Prädiktoren beurteilen zu können, wurden die Kinder zum einen auf der Basis ihrer Lesefähigkeiten, zum anderen gemäß ihres Abschneidens im Bereich der Prädiktoren in zwei Gruppen eingeteilt. Die Autoren konnten erfreulich hohe Übereinstimmungsraten zwischen der Risikoklassifikation und der Lesefähigkeit nachweisen. Bspw. lagen die Werte von 77 % aller Kinder, die bei Überprüfungen der Benennungsgeschwindigkeit einen PR von unter bzw. über 25 erreichten, bei der Erfassung der Wortlesefähigkeiten im selben Leistungsbereich. Die entsprechenden Werte für die anderen Prädiktoren lagen bei etwa 80 %.

Allerdings zeigt sich auch in dieser Studie die Problematik einer zu hohen Anzahl sogenannter falscher Positiver. So schnitten 54 % der Kinder mit einem RAN-Defizit bei der Überprüfung der Worterkennung unauffällig ab. Die entsprechenden Werte für die anderen Risikofaktoren lagen zwischen 60 % und 70 %.

Auch die Sensitivitätswerte (= wie viele Kinder mit einer Risikoklassifikation entwickeln tatsächlich Lese-Rechtschreibschwierigkeiten?) erreichten nicht den üblicherweise geforderten Mindestwert von 80 %. Nur knapp zwei Drittel der leseschwachen Kinder konnten aufgrund ihres Abschneidens bei den (meta-)sprachlichen Aufgabenstellungen korrekt identifiziert werden. Mit 83 %–91 % sind die Spezifitätswerte, also die korrekte Identifizierung von Kindern mit unauffälligen Leseleistungen, deutlich besser.

Gijsel et al. (2006) überprüften bei 462 Kindern Mitte des letzten Kindergartenjahres die Funktionstüchtigkeit des phonologischen Buffers, die Benennungsgeschwindigkeit, die Buchstabenkenntnis und das Auftreten (schrift-)sprachlicher Schwierigkeiten im engeren Familienumfeld als vorschulische Risikofaktoren. Zudem sollten die Erzieherinnen eine Prognose über den Schriftspracherwerb abgeben und das Verhalten, die Motivation, die Konzentrationsfähigkeit und die Anstrengungsbereitschaft beurteilen. Die phonologische Bewusstheit wurde aufgrund ihrer eingeschränkten Validität, was die Prognose von Leseschwierigkeiten angeht, bewusst ausgeklammert. Die Lesefähigkeit wurde drei Monate nach Beginn des schriftsprachlichen Anfangsunterrichts in der ersten Klasse erfasst. Überprüft wurde die Fähigkeit, kurze Wörter bestehend aus bereits gelernten Graphem-Phonem-Korrespondenzen zu rekodieren.

Auch in dieser Studie ist insbesondere die hohe Anzahl falscher Positiver mit Werten zwischen 45 % und 65 % zu beklagen, während die Werte für die falsch negativ klassifizierten Kindern mit 15%–24% in einem akzeptablen Bereich lagen. Ein kombiniertes Modell mit den Prädiktoren Buchstabenkenntnis, Benennungsgeschwindigkeit und Erzieherinnenurteil erreichte mit einer Gesamtgenauigkeit von 71% ein zufriedenstellendes Ergebnis.

Auch wenn die Autoren die Nicht-Berücksichtigung der phonologischen Bewusstheit begründen, wäre es – aufgrund ihrer Einflüsse auf den frühen Schriftspracherwerb – vermutlich sinnvoll gewesen, diese Variable einzubeziehen. Ferner muss die Aussagekraft der Studie infrage gestellt werden, da eine Klassifizierung der Kinder bereits drei Monate nach Schuleintritt vermutlich keine ausreichende Aussagekraft besitzt. In der relativ transparenten niederländischen Orthographie fallen leseschwache Kinder primär durch eine beeinträchtigte Lesegeschwindigkeit auf, die frühestens Ende der ersten Klasse zuverlässig diagnostiziert werden kann.

Insgesamt können die bislang aufgearbeiteten Studien deutlich machen, dass es offensichtlich wesentlich einfacher ist, Kinder mit unproblematischem Schriftspracherwerb korrekt zu identifizieren, während gleichzeitig eine nicht akzeptable Anzahl „falscher Positiver" zu beklagen ist.

unlösbares Problem?

Eventuell lässt sich dieses Problem sowohl aufgrund der Entwicklungsdynamik im Bereich der Prädiktoren als auch einer Vielzahl Ende des Kindergartens oder Anfang der ersten Klasse nicht absehbarer Einflüsse, insbesondere der Qualität des schriftsprachlichen Anfangsunterrichts und der häuslichen Unterstützung, nicht zufriedenstellend lösen. So dürfte es sich bei den falschen Positiven häufig um Kinder mit Entwicklungsverzögerungen handeln, deren Fähigkeiten im Bereich der wichtigsten Vorläuferfähigkeiten zwar mit Schuleintritt noch nicht vollständig ausgebildet sind, die ihre Rückstände aber durch die systematische Auseinandersetzung mit dem alphabetischen Prinzip der Schriftsprache oder hilfreiche individualisierte Unterstützungsmaßnahmen in der ersten Klasse sehr schnell aufholen können.

Eine der wenigen Studien, die m. W. sehr gute Ergebnisse im Bereich der Früherkennung erzielen konnte, stammt von Hurford et al. (1994). Als Risikofaktoren wurden zu Beginn der ersten Klasse die Phonemdiskrimination, die phonologische Bewusstheit sowie die Lesegenauigkeit von (Pseudo-)wörtern (Woodcock-Reading-Mastery-Test, Woodcock 1987) von 171 Kindern erfasst. Die Ergebnisse legen nahe, dass durch die kombinierte Erfassung dieser drei Variablen zu Beginn der ersten Klasse eine zuverlässige Identifizierung von Kindern mit Leseschwierigkeiten möglich ist: Es konnten alle Kinder mit späteren Leseschwierigkeiten (Sensitivität: 100%) und 145 von 148 (Spezifität: 98%) der Kinder ohne Leseschwierigkeiten korrekt klassifiziert werden. Auf den deutschsprachigen Raum sind diese Resultate aber kaum übertragbar, da derzeit kein Verfahren existiert, mit dessen Hilfe die Lesefähigkeit bereits Anfang der ersten Klasse normiert erfasst werden könnte.

6.2 Diagnostische Verfahren zur Früherkennung von Risikokindern

Weitere Informationen über die an dieser Stelle nicht näher erläuterten Verfahren zur Früherkennung und zur Erfassung schriftsprachlicher Kompetenzen (Kapitel 7) finden sich bei Beushausen (2007) und Tollkühn / Spreer (2005) sowie Spreer (2018).

6.2.1 Bielefelder und Münsteraner Screening (BISC und MÜSC)

Das „Bielefelder Screening zur Früherkennung von Lese-Rechtschreibschwierigkeiten" (BISC, Jansen et al. 2002) verfolgt das Ziel, Kinder zu identifizieren, die ohne zusätzliche spezifische Unterstützungsmaßnahmen mit hoher Wahrscheinlichkeit Schwierigkeiten im schriftsprachlichen Anfangsunterricht entwickeln würden.

Verfahren für das Vorschulalter

Das Verfahren kann im letzten Kindergartenjahr entweder zehn oder vier Monate vor Schulbeginn eingesetzt werden. Für Schulkinder ist es den Autoren zufolge nicht mehr geeignet, da sich deren Verständnis von Schriftsprache bereits nach wenigen Unterrichtswochen grundlegend von dem von Vorschulkindern unterscheidet. Dies sei auch bei der Interpretation der Ergebnisse von zurückgestellten Kindern zu beachten, die – wenn auch nur einige Wochen – bereits im Lesen und Schreiben unterrichtet wurden. In diesem Fall könne nur die Klassifikation „Risikokind" als valide angenommen werden, da es diesen Kindern, trotz des Unterrichts offensichtlich nicht gelungen sei, ihre Defizite zu überwinden.

Erfassung von vier Risikofaktoren

BISC erfasst vier kritische Vorläuferfähigkeiten. Dazu gehören die drei Funktionen der phonologischen Informationsverarbeitung, die phonologische Bewusstheit, der schnelle Abruf aus dem Langzeitgedächtnis (Benennungsgeschwindigkeit) und das phonetische Rekodieren im Arbeitsgedächtnis sowie die visuelle Aufmerksamkeitssteuerung.

Überprüfungen

Die phonologische Bewusstheit sollte nach Aussage der Autoren im Vorschulalter nur auf den sublexikalischen Ebenen der Silbe, des Reims und betonter Vokale erfasst werden, da sich eine explizite Phonembewusstheit bei den meisten Kindern erst in der Auseinandersetzung mit Schriftsprache ausbilde und solche Aufgabenstellungen für eine Risikoklassifikation deshalb ungeeignet seien.

Überprüfung der phonologischen Bewusstheit

Den Überprüfungen der phonologischen Bewusstheit legen die Autoren die Differenzierung einer phonologischen Bewusstheit im weiteren und einer phonologischen Bewusstheit im engeren Sinn zugrunde (Skowronek / Marx 1989). Die Beurteilung, ob sich zwei vorgesprochene Wörter reimen, sowie das Segmentieren von Wörtern in Sprechsilben werden der phonologischen Bewusstheit im weiteren Sinn, das „Laute-Assoziieren" und die „Laut-zu-Wort-Aufgabe" der phonologischen Bewusstheit im engeren Sinn zugeordnet.

Kritik an der Zuordnung

Diese Zuordnung ist jedoch nicht zwingend nachvollziehbar. Beim „**Laute**-Assoziieren“ müssen einsilbige Wörter, die in zwei Einheiten segmentiert vorgesprochen werden, synthetisiert werden, wobei als Antwortalternativen jeweils vier Bilder zur Auswahl stehen. Dabei werden sieben von zehn Items an der Grenze zwischen Onset und Rime segmentiert (z. B. „B–uch“ „F–isch“), sodass also keine Bewusstheit auf **Laut**ebene, sondern eine Syntheseleistung auf der Ebene von Onset und Rime gefordert ist. Hinzukommt, dass bei der Auswertung nicht nur das tatsächlich gemeinte Wort („Buch“, „Fisch“) als korrekt bewertet wird, sondern auch, wenn das Bild gewählt wird, dessen Name im Onset und dem vokalischen Element des Silbenreims („Bus“) oder dem vollständigen Rime („Tisch“) mit dem präsentierten Item übereinstimmt.

Bei der „Laut-zu-Wort-Aufgabe“ müssen die Kinder entscheiden, ob ein vorgegebener Laut in einem vorgesprochenen Wort vorkommt („Hörst du ein ‚Ei‘ in Oma?“ „Hörst du ein ‚I‘ in Igel?“). Da es sich bei der zu identifizierenden Einheit durchgängig zwar um einen Laut, aber gleichzeitig auch um die vollständige betonte Anfangssilbe des Wortes handelt, erscheint es sinnvoller, diese Überprüfung dem Identifizieren auf Silbenebene und damit der phonologischen Bewusstheit im weiteren Sinn zuzuordnen.

Pseudowörter nachsprechen

Das „phonetische Rekodieren im Kurzzeitgedächtnis“ – eine Formulierung, die im deutschsprachigen Raum immer wieder als Synonym für das phonologische Arbeitsgedächtnis verwendet wird – wird im BISC durch das Nachsprechen vier- bis sechssilbiger Pseudowörter mit einfacher Silbenstruktur getestet. Den Autoren zufolge wird mit dieser Aufgabe die Kapazität des Arbeitsgedächtnisses überprüft. Die Ausführungen in Kapitel 5.2 sollten jedoch deutlich gemacht haben, dass auf diese Weise ausschließlich eines der beiden Subsysteme des sprachlichen Kurzzeitgedächtnisses erfasst werden kann, nämlich die Genauigkeit und Effizienz des phonologischen Buffers.

Schnellbenennung

Für den schnellen Abruf von Informationen aus dem Langzeitgedächtnis (Benennungsgeschwindigkeit) wurden für das BISC zwei Aufgaben konstruiert um festzustellen, inwieweit es dem Kind gelingt, die gelernten Assoziationen zwischen visuellen Symbolen und den entsprechenden phonologischen Codes automatisiert zu aktivieren.

Während die Schnellbenennung üblicherweise mithilfe der RAN-Tests (Kap. 5.4.2) erfasst wird, bedient sich das BISC eines sehr komplexen Formats, dessen Verständnis insbesondere Kinder mit kognitiven Beeinträchtigungen bereits vor Schwierigkeiten stellen könnte. Bei der Aufgabe „Schnelles Benennen Farben 1“ müssen die „echten“ Farben von 24 schwarz-weiß gezeichneten Obst- und Gemüsebildern (Tomate, Salat, Pflaume, Zitrone) benannt werden. Im zweiten Subtest „Schnelles Benennen Farben 2“ werden den Kindern die gleichen Bildobjekte vorgelegt, die nun in falschen Farben ausgemalt sind. Wieder haben die Kinder die Aufgabe, die richtige Farben der Obst- und Gemüseobjekte zu nennen. Diese Form der Überprüfung der Schnellbenennung muss dahingehend kritisiert werden, inwiefern die Zielsetzung, die Verknüpfung zwischen visuellen Symbolen mit den dazugehörigen verbalen Repräsentationen tatsächlich erfasst werden kann, wenn die Testpersonen eben nicht die phonologischen Codes der präsentierten Farben, sondern andere aktivieren sollen.

Die Verarbeitung visueller Informationen, insbesondere die visuelle Aufmerksamkeitssteuerung ist ein grundlegender Bestandteil jedes Leseprozesses. Völlig zu Recht verweisen die Autoren darauf, dass sich bedeutsame Zusammenhänge zwischen der visuellen Wahrnehmung und dem Lesen- und Schreibenlernen nur bei der Verwendung schriftsprachlicher Stimuli nachweisen lassen. Aus diesem Grund setzt das BISC eine „Wort-Vergleich-Suchaufgabe“ ein, bei der die Kinder ein Wort aus vier Buchstaben (z. B. „Nerz“) mit vier gleichzeitig sichtbaren Alternativen, die zu 25 % („Ganz“), 50 % („Neun“), 75 % („Herz“) oder 100 % mit dem Ausgangswort übereinstimmen, vergleichen und die identische Buchstabenfolge identifizieren müssen.

visuelle Aufmerksamkeitssteuerung

Weil BISC das Ziel verfolgt, Risikokinder für die Ausbildung von Schriftspracherwerbsstörungen zu identifizieren, muss das Verfahren v. a. im unteren Leistungsbereich differenzieren. Deshalb sollte es sich durchgängig um Aufgabenstellungen mit geringen Schwierigkeitsgraden handeln. Dass dies den Autoren gelungen ist, belegen die Indizes der einzelnen Subtests des BISC. Sie liegen für den Testzeitpunkt vier Monate vor Schulbeginn zwischen m = .66–.88 (Nachsprechen von Pseudowörtern: m = .66; Reimen: m = .88; Wortvergleichsaufgabe: m = .75; Laute assoziieren: m = .88; Silben segmentieren: m = .87; Laut-zu-Wort Aufgabe“: m = .86. Dies bedeutet also, dass zwischen 66 % und 88 % der Stichprobe die Aufgaben im BISC korrekt lösen konnten. (Für die beiden Überprüfungen zur Schnellbenennung können keine Schwierigkeitsgrade angegeben werden.)

Schwierigkeitsgrade

Auswertung

Um eine Klassifikation vornehmen zu können, legen die Autoren für jeden Subtest einen Rohwert fest, bei dessen Unterschreiten ein Risikopunkt vergeben wird. Schneidet das Kind in mehr als drei Subtests im Risikobereich ab, handelt es sich um ein „Risikokind“ für die Ausbildung von Schriftspracherwerbsstörungen. Da die Autoren einer nicht hinreichend ausgebildeten phonologischen Bewusstheit das gleiche Gewicht bei der Verursachung einer Lese-Rechtschreibstörung zumessen wie den anderen drei Bereichen, ist eine Risikoklassifikation aber nur gerechtfertigt, wenn mindestens zwei der vier überprüften Leistungsbereiche betroffen sind. Fragwürdig erscheint in diesem Zusammenhang aber, warum die Autoren trotz dieser sinnvollen Einschränkung für Risikokinder pauschal eine präventive Förderung der phonologischen Bewusstheit empfehlen (Jansen et al. 2002, 28) und nicht auf die Notwendigkeit einer auf die individuellen Bedürfnisse des Kindes abgestimmte Förderung hinweisen.

Risikopunkte

Die Rohwerte für das „Pseudowörter nachsprechen“, „Silben segmentieren“, „Reimen“ und die „Laut-zu-Wort-Aufgabe“ entsprechen der Summe der richtig gelösten Items und sind problemlos zu ermitteln. Komplexer ist die Auswertung der „Wort-Vergleich-Suchaufgabe“ und des „Laute-Assoziierens“. Wie bereits erwähnt, wird beim „Laute-Assoziieren“ die Antwort auch dann als korrekt betrachtet, wenn das vom Kind genannte Wort bzw. gezeigte Bild mit dem Onset und dem vokalischen Element bzw. dem Rime des präsentierten Items übereinstimmt. Beide Lösungen werden gleichermaßen mit einem Punkt bewertet. Analog wird bei der „Wort-Vergleich-Suchaufgabe“ auch dann ein Punkt vergeben, wenn das Kind das

Berechnungen

„Buchstabenbild“ zeigt, das nur zu 75 % mit dem Zielitem übereinstimmt. Auch hier findet keine Differenzierung zwischen richtigen und „fast richtigen“ Lösungen statt.

Neben der Antwortgenauigkeit wird bei dieser Aufgabe zusätzlich die Antwortgeschwindigkeit berücksichtigt und gesondert bewertet. Dazu wird der Median der Reaktionsszeiten aller 12 Items ermittelt, der in einen Punktwert (= Rohwert) umgerechnet wird.

In ähnlicher Weise werden die beiden Schnellbenennungsaufgaben ausgewertet. Die jeweiligen Gesamtzeiten bei beiden Aufgaben werden unter Berücksichtigung der falsch benannten Items (für jedes falsch benannte Item werden 2,5 bzw. 3,5 Sekunden zur Gesamtzeit addiert) in einen Punktwert (= Rohwert) umkodiert.

Testgütekriterien

Die Reliabilität des Verfahrens fällt mit Ausnahme der Wort-Vergleich-Suchaufgabe und der Silbensegmentierung (Cronbach's α = .77–.84) in einem wenig zufriedenstellenden Bereich aus.

prognostische Validität

Aufgrund der Zielsetzung des Verfahrens sind jedoch die Angaben zur prognostischen Validität von größerer Relevanz. Dafür wurden aus der Gesamtstichprobe (N = 1.120) 186 Kinder ausgewählt, deren schriftsprachliche Kompetenzen bis zum Ende der zweiten Klasse insgesamt viermal überprüft wurden. Ende der zweiten Klasse lassen sich moderate bis hohe Korrelationen zwischen den Ergebnissen im BISC und den Lese-Rechtschreibüberprüfungen belegen. Regressionsanalysen machen deutlich, dass die Leistungen im BISC etwa 35 % der Unterschiede im schriftsprachlichen Bereich erklären können. Für die prognostische Validität liefern die Autoren zusätzlich Angaben zur Spezifität, Sensitivität und der Anzahl valider bzw. falsch klassifizierter Kinder. Während das BISC mit 88,2 % und 96,9 % (zehn bzw. vier Monate vor Schulbeginn) ausreichend gute Spezifitätswerte erreicht, ist die Sensitivität mit Werten zwischen 73,1 % bzw. 65,4 % als nicht zufriedenstellend zu beurteilen. Offensichtlich ist es auch mit dem BISC besser möglich, Kinder mit unauffälligem Schriftspracherwerb zu identifizieren als Kinder mit Lese-Rechtschreibschwierigkeiten.

Längsschnittuntersuchung

Die Längsschnittuntersuchung zur prognostischen Validität des BISC liefert auf den ersten Blick sehr gute Ergebnisse, da von 153 Kindern, für die auch noch Ende der zweiten Klasse Datensätze zur Verfügung standen, 85 % valide positiv und 89 % valide negativ klassifiziert wurden. Dies entspricht einer Gesamttrefferquote von 88 %. Bei genauerer Analyse wird aber deutlich, dass die Früherkennung mittels BISC eine zu große Anzahl lese-rechtschreibschwacher Kinder übersieht: Von 36 Kindern, die Ende der zweiten Klasse tatsächlich Lese- und/oder Schreibschwierigkeiten entwickelten, wurden im BISC nur 22 Kinder (61 %) als Risikokinder klassifiziert.

Marx / Weber (2006) ermittelten in einer Längsschnittstudie noch deutlich schlechtere Werte für die prognostische Validität des BISC. Wird die Rechtschreibleistung Ende der ersten Klasse als Kriterium für Probleme beim Schriftspracherwerb herangezogen, konnten nur 15 % der Kinder valide positiv klassifiziert werden, d. h. 85 % der „BISC-Risikokinder“ entwickelten sich im Bereich der Rechtschreibung unauffällig. Positiver ist mit 92% der Anteil valider Negativer zu beurteilen. Dies spiegelt sich auch in den Sensitivitäts- (33%) und Spezifitätswerten (81%) wider. Eine korrekte Vorhersage war für 77% der Kinder möglich. Besonders problematisch erscheint, dass 66% der Kinder, die Ende der ersten Klasse durch Rechtschreibprobleme auffällig wurden, im BISC nicht identifiziert werden konnten.

Ende der zweiten Klasse lagen die Werte für die Sensitivität bei 47% und die Spezifität bei 80%. Der Anteil valider Positiver betrug nur noch 6%. Die entsprechenden Werte sowie der prozentuale Anteil valider Positiver – legt man die Lesegeschwindigkeit bzw. das Leseverständnis als Kriterium für Schriftspracherwerbsprobleme an – können Tab. 8 entnommen werden.

	Ende 1. Klasse			**Ende 2. Klasse**		
	Sensitivität	Spezifität	valide Positive	Sensitivität	Spezifität	valide Positive
Lesegeschwindigkeit	47 %	82 %	21 %	35 %	82 %	19 %
Leseverständnis	40 %	82 %	16 %	31 %	81 %	16 %

Tab. 8: Prognostische Validität des BISC (Marx/Weber 2006)

Zusammenfassung

BISC ist ein einfach zu handhabendes Verfahren, auf dessen Grundlage die Identifizierung der Kinder, die in den Eingangsklassen an Grund- und Förderschulen tatsächlich Lese-Rechtschreibschwierigkeiten entwickeln, nicht zufriedenstellend möglich ist. Inwieweit die problematische Auswertung der Einzelaufgaben (Laute-Assoziieren, Wort-Vergleich-Suchaufgabe) dafür verantwortlich sein und eine differenziertere Auswertung zu besseren Sensitivitätswerten und einer höheren Anzahl valider Positiver führen könnte, müssten zukünftige Forschungsarbeiten zeigen.

Von Mannhaupt (2006b) wurde mit dem „Münsteraner Screening zur Früherkennung von Lese-Rechtschreibstörungen" (MÜSC) eine Adaption des BISC in Form einer Gruppenüberprüfung vorgelegt, dem dieselben theoretischen Annahmen zugrunde liegen und das in den ersten fünf Wochen der ersten Klasse durchgeführt werden kann. Aufgrund seiner Konzeption mussten einige Modifikationen vorgenommen werden.

- Die **Erfassung der visuellen Aufmerksamkeit** wurde unmittelbar aus dem BISC übernommen.
- Das **Silbensegmentieren** wird überprüft, indem neben das graphisch dargestellte Wort Silbenbögen eingezeichnet werden.
- Bei der **Reimaufgabe** wird vom Testleiter (TL) ein Wort präsentiert und die Kinder müssen aus drei Alternativen (Bildern) das Reimwort anzukreuzen.
- Die Aufgabe **Laute-Assoziieren** wurde ebenfalls direkt aus dem BISC übernommen. Der TL präsentiert ein Wort in zwei Teile segmentiert. Die Kinder kreuzen aus vier Alternativen das gemeinte an.

- Die **Laut-zu-Wort-Aufgabe** wurde dahingehend modifiziert, dass ein Laut vorgegeben wird und die Kinder entscheiden müssen, welches von drei graphisch dargestellten Wörtern diesen als Anlaut besitzt.
- Die **Kapazität des Arbeitsgedächtnisses** wird im Gegensatz zum BISC nicht durch das Nachsprechen von Pseudowörtern, sondern durch eine Überprüfung des phonologischen Rehearsals erfasst. Dabei wird eine Wortfolge vorgesprochen und die Kinder müssen aus drei Alternativen die passende Bilderfolge ankreuzen.
- Kritisch zu bewerten sind die beiden **Aufgaben zur Schnellbenennung**, die für das MÜSC so verändert wurden, dass nicht mehr von einer Schnellbenennung gesprochen werden kann. Der erste Subtest besteht darin, dass in der linken Spalte des Testhefts Obst- oder Gemüsebilder schwarz-weiß präsentiert werden und in der rechten Spalte aus vier Alternativen die Farben anzukreuzen sind, die den jeweiligen Objekten in der Realität entsprechen. Beim zweiten Subtest wird in der linken Spalte ein Obst- oder Gemüseobjekt in falscher Farbe vorgegeben und die Kinder müssen in der rechten Spalte die eigentliche Farbe ankreuzen. Eine Überprüfung der Schnellbenennung zeichnet sich aber im Wesentlichen durch die Aktivierung phonologischer Repräsentationen im Langzeitgedächtnis und einen phonologischen Output aus. Beide Komponenten fehlen hier, sodass dieser Subtest sicherlich kein geeignetes Format für die Überprüfung der Schnellbenennung darstellt.

6.2.2 Test zur Erfassung der phonologischen Bewusstheit und der Benennungsgeschwindigkeit (TEPHOBE)

Zielsetzung und Zielgruppe

TEPHOBE (Mayer 2020) ist ein standardisierter und normierter Test zur Überprüfung der phonologischen Bewusstheit und der Benennungsgeschwindigkeit. Das Ziel des Verfahrens besteht zum einen in einer möglichst zuverlässigen Identifizierung von Risikokindern für die Ausbildung von Schriftspracherwerbsstörungen, zum anderen sollen auf der Basis einer qualitativen Interpretation der Ergebnisse Fördermaßnahmen abgeleitet werden, die auf das individuelle Profil des Kindes ausgerichtet sind. Das Verfahren ist normiert für die letzten drei Monate des letzten Kindergartenjahres sowie die ersten drei Monate der ersten und zweiten Klasse. Für die Normierung des Verfahrens standen Daten von insgesamt 800 Kindern zur Verfügung.

Theoretische Grundlagen

Die theoretische Grundlage des Verfahrens bildet das Konstrukt der phonologischen Informationsverarbeitung und die belegte Annahme, dass die phonologische Bewusstheit und die Benennungsgeschwindigkeit innerhalb dieses Konstrukts den größten Einfluss auf den Schriftspracherwerb ausüben. Die Überprüfung der phonologischen Bewusstheit orientiert sich am zweidimensionalen Modell in Anlehnung an Schnitzler (2008; Kap. 5.3.2). Dabei wurden ausschließlich Aufgaben ausgewählt, die auf der Grundlage der Daten zur Entwicklung der phonologischen Bewusstheit (Kap. 5.3.3), bei den meisten Kindern dieser Altersgruppe vorausgesetzt werden können, weshalb das Verfahren insbesondere im unteren Leistungsbereich differenzieren kann und unterdurchschnittliche Werte tatsächlich auf ein phonologisches Defizit hinweisen.

Gruppenüberprüfung der pB

TEPHOBE ist im deutschsprachigen Raum einer von wenigen Tests, mit dem die phonologische Bewusstheit in Form eines Gruppentests erfasst werden kann, sodass der Zeitaufwand für die Klassifizierungsdiagnostik in einem vertretbaren Rahmen gehalten werden kann. Die Überprüfung der phonologischen Bewusstheit im Klassenverband nimmt etwa eine Unterrichtsstunde in Anspruch. Ein vergleichbar ökonomisches Verfahren liegt für den deutschsprachigen Raum von Barth / Gomm (2014) vor. Als einziges Verfahren bietet TEPHOBE zugleich normierte Vergleichswerte für die Benennungsgeschwindigkeit.

Überprüfungen

Bildauswahlaufgabe

Das prinzipielle Aufgabenformat zur Überprüfung der phonologischen Bewusstheit besteht aus einer Bildauswahlaufgabe. Die Kinder müssen aus vier Alternativen das bzw. die richtigen Bilder identifizieren und ankreuzen. Jeder einzelne Untertest umfasst sieben Items, denen jeweils eine Beispielaufgabe vorangestellt ist, um die Kinder mit dem Aufgabenformat vertraut zu machen.

bewusste Auswahl der Ablenkerbilder

Da bei der Vorgabe von Antwortalternativen insbesondere bei Synthese- und Elisionsaufgaben die Gefahr besteht, dass nicht zwingend die phonologischen Fähigkeiten, sondern ein diffuser Höreindruck (Schnitzler 2008) die Auswahl des richtigen Bildes unterstützt und die phonologischen Fähigkeiten somit überschätzt werden könnten, wurde im TEPHOBE auf eine möglichst große phonologische Ähnlichkeit zwischen Zielitem(s) und Ablenker geachtet (vgl. die Beispiele bei der Beschreibung der einzelnen Subtests).

Aufgabenstellungen

Folgende Aufgabenstellungen kommen zum Einsatz, wobei Subtest 1 und 2 ausschließlich im Vorschulalter und zu Beginn der ersten Kasse, die Subtests 5 bis 7 ausschließlich zu Beginn der zweiten Klasse durchgeführt werden. Subtests 3 und 4 kommen zu allen drei möglichen Testzeitpunkten zum Einsatz.

1. **Synthese von Onset und Rime:** Die Kinder müssen herausfinden, welches Wort sich ergibt, wenn der isoliert präsentierte Onset und Silbenreim synthetisiert werden. Die Ablenker wurden so ausgewählt, dass sie im Onset und dem Nukleus oder im vollständigen Rime mit dem Zielwort übereinstimmen (z. B. Zielitem: Zahn; Ablenkerbilder: Kran, Zange, Hahn).
2. **Phonemsynthese:** Die Kinder müssen herausfinden, welches echte Wort sich ergibt, wenn isoliert präsentierte Laute synthetisiert werden. Die Ablenker wurden so ausgewählt, dass sie dem Zielitem in phonologischer Hinsicht möglichst ähnlich sind (z. B. Präsentation [t], [ɪ], [ʃ]: Bilder: Tisch, Fisch, Schiff, Stift).
3. **Reimerkennung:** Es müssen aus vier Wörtern die beiden identifiziert werden, die sich reimen (z. B. Zielitems: Schlange, Zange; Ablenkerbilder: Zahn, Hammer).
4. **Anlautkategorisierung:** Aus vier Bildern sollen die beiden identifiziert werden, die im Anlaut übereinstimmen. Dabei wurden zum einen Ablenker mit großer phonologischer Ähnlichkeit ausgewählt (z. B. Zielitems: Kind, Katze; Ablenkerbild: Tasse). Zum anderen wurde darauf geachtet, Ablenker mit Anfangslauten aus derselben Lautklasse zu wählen (z. B. zu identifizierender Anfangslaut: [ʃ] (Schlange); Anfangslaute der Ablenkerbilder: [z] (Socken) und [ts] (Ziege)). Teilweise müssen Anlaute identifiziert werden, die Bestandteil von Konsonantenclustern sind (z. B. Zielitems: Brief, Blume).

5. **Auslautkategorisierung:** Die Kinder müssen aus vier Bildern die beiden identifizieren, die im Auslaut übereinstimmen (zur Auswahl der Ablenker: s. Subtest Anlautkategorisierung).
6. **Phonemelision:** Die Kinder haben die Aufgabe, das Wort anzukreuzen, das sich ergibt, wenn ein Laut (An-, In- oder Auslaut) eliminiert wird. (z. B. „Welches Wort ergibt sich, wenn du bei ‚Rast' das [r] weglässt?" Ablenkerbilder: Arzt, Rad, Fass).
7. **Phonemumkehr:** Die Kinder müssen herausfinden, welches echte Wort sich ergibt, wenn die Lautfolge eines vorgesprochenen Pseudowortes in umgekehrter Reihenfolge ausgesprochen wird (z. B. Zielitem: [salg] = Glas; Ablenkerbilder: Salat, Gans, Gabel).

RAN-Tests Die Überprüfungen der Benennungsgeschwindigkeit basieren auf den RAN-Tests von Denckla/Rudel (1976; Kap. 5.4.2, Abb. 14). Aufgrund fehlender Buchstaben- und Zahlenkenntnis reduziert sich TEPHOBE im Kindergartenalter auf die beiden Subtests RAN-Objekte und RAN-Farben, bei Schulkindern werden RAN-Buchstaben, RAN-Zahlen und RAN-Farben eingesetzt. Die einzelnen Subtests bestehen aus fünf unterschiedlichen Items, die jeweils zehnmal wiederholt werden, sodass das Kind pro Subtest 50 Items benennen muss. Jeder Aufgabe sind zwei Übungszeilen vorangestellt um zu überprüfen, ob dem Kind die Symbole vertraut sind, und um es mit der Aufgabenstellung vertraut zu machen.

Auswertung

Der Rohwert für jeden einzelnen Subtest ergibt sich durch Addition der richtig gelösten Items. Durch die Addition der Rohwerte aller Subtests erhält man den Gesamtrohwert für die Überprüfung der phonologischen Bewusstheit. Sowohl die Punktzahl der einzelnen Subtests als auch die des Gesamttests können in Prozentränge und T-Werte umgewandelt werden.

Um die Ergebnisse der RAN-Überprüfungen in normierte Vergleichswerte umkodieren zu können, muss die Gesamtzeit pro Subtest zunächst in den Wert „Items pro Sekunde" umgerechnet werden, indem die Anzahl der benannten Items durch die Gesamtzeit dividiert wird.

Testgütekriterien

Reliabilität Die Reliabilität, bestimmt über eine Homogenitätsanalyse (**Cronbach's α**), liegen für die einzelnen Subtests und den Gesamttest der phonologischen Bewusstheit zwischen $\alpha = .71-.78$ und damit in einem noch zufriedenstellenden Bereich. Für die Überprüfungen der Benennungsgeschwindigkeit liegen die Ergebnisse zwischen $\alpha = .78-.86$.

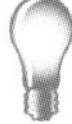

Cronbach's α ist ein Maß für die Homogenität eines Messverfahrens. Es handelt sich um eine erweiterte Form der Testhalbierungsmethode. Der Test wird nicht in zwei Teile, sondern in so viele Teile zerlegt, wie er Items enthält und die mittlere Korrelation berechnet. Ein Wert von 0.7 wird üblicherweise als Mindestmaß für ein homogenes Verfahren angegeben.

prognostische Validität

Die prognostische Validität wurde von Mayer/Motsch (2014) im Rahmen einer Längsschnittstudie mit 253 Kindern ermittelt, mit denen das Verfahren zu Beginn der ersten Klasse durchgeführt wurde. Ende der ersten und zweiten Klasse wurde der prozentuale Anteil an Kindern mit und ohne Lese-Rechtschreibschwierigkeiten in der Gruppe der Risikokinder und Nicht-Risikokinder ermittelt. Die Ergebnisse dieser Analyse können Tab. 9 und 10 (S. 133) entnommen werden. Der prozentuale Anteil korrekter Voraussagen beträgt Ende der ersten Klasse 76,5 % (Ende der zweiten Klasse 70 %). Besonders zuverlässig war die Prognose für Kinder mit einem Defizit in der phonologischen Bewusstheit und der Benennungsgeschwindigkeit (= Double-Deficit, Kap. 5.4.8), da in dieser Gruppe bei allen Kindern sowohl Ende der ersten als auch der zweiten Klasse Lese- und/oder Rechtschreibprobleme offensichtlich wurden. TEPHOBE wird 2021 im Rahmen eines Forschungsprojekts am Lehrstuhl für Sprachheilpädagogik der LMU München neu normiert. In diesem Zusammenhang fand auch eine Überarbeitung des Testverfahrens statt, das für die Erfassung der phonologischen Bewusstheit neben einer Optimierung der Ablenkerbilder auch die Integration einer Überprüfung der Phonemsegmentation („Wie viele Laute hörst du in …?") vorsieht.

	TEPHOBE-Risikokind (pad, nsd, dd)	**TEPHOBE – „kein Risikokind" (No-Deficit)**
Lese- und/oder Rechtschreibschwierigkeit	71,4 % valide positiv	22,8 % falsch negativ
durchschnittliche Lese-Rechtschreibfähigkeit	28,6 % falsch positiv	77,2 % valide negativ

Tab. 9: Daten zur prognostischen Validität des TEPHOBE Ende der ersten Klasse

	TEPHOBE-Risikokind (pad, nsd, dd)	**TEPHOBE – „kein Risikokind" (No-Deficit)**
Lese- und/oder Rechtschreibschwierigkeit	72,7 % valide positiv	34 % falsch negativ
durchschnittliche Lese-Rechtschreibfähigkeit	27,3 % falsch positiv	66 % valide negativ

Tab. 10: Daten zur prognostischen Validität des TEPHOBE Ende der zweiten Klasse

6.2.3 Der Rundgang durch Hörhausen

Zielsetzung und Zielgruppe

Der „Rundgang durch Hörhausen“ (Martschinke et al. 2001) erfasst die phonologische Bewusstheit und spezifisch schriftsprachliche Kenntnisse (z. B. Buchstabenkenntnis) als Prädiktoren eines erfolgreichen Schriftspracherwerbs. Das Verfahren verfolgt zum einen das Ziel, Risikokinder für die Ausbildung von

Lese- Rechtschreibschwierigkeiten zu identifizieren, zum anderen sollte es aufgrund der Integration recht anspruchsvoller Überprüfungen möglich sein, die Effektivität phonologisch orientierter Fördermaßnahmen, also Fortschritte im Laufe des ersten Schulhalbjahres zu ermitteln. Der zeitliche Aufwand für die Durchführung nimmt etwa 30 bis 40 Minuten in Anspruch.

Verzahnung mit Förderprogramm

Für die schulische Praxis von besonderer Relevanz ist die enge Verzahnung mit dem Förderprogramm „Leichter lesen und schreiben lernen mit der Hexe Susi“ (Forster/Martschinke 2001; Kap. 9.2, Abb. 26), die es möglich macht, für die Förderung diejenigen Einheiten auszuwählen, die einzelnen Kindern bzw. Schülergruppen im Diagnoseverfahren besondere Schwierigkeiten bereiteten.

Theoretische Grundlage des Verfahrens ist – wie im Bielefelder Screening – die Differenzierung des Konstrukts in eine phonologische Bewusstheit im weiteren und engeren Sinn (Skowronek/Marx 1989).

Überprüfungen

Der „Rundgang durch Hörhausen“ ist als kindgemäßes, motivierendes Verfahren konzipiert, in dem die insgesamt zehn Aufgaben als Stationen eines imaginären Rundgangs durch den Ort „Hörhausen“ präsentiert werden.

Dabei werden die phonologische Bewusstheit im weiteren Sinn mit drei und die phonologische Bewusstheit im engeren Sinn mit vier Subtests überprüft. Drei weitere Aufgaben überprüfen, inwiefern ein Kind bereits über rudimentäre Lese- und/oder Schreibkenntnisse verfügt.

Überprüfung der phonologischen Bewusstheit im weiteren Sinn

- **Silben segmentieren:** Die Namen der auf Bildkärtchen dargestellten Tiere sollen segmentiert werden, indem für jede Sprechsilbe einmal geklatscht wird.
- **Silben zusammensetzen:** Zwei zweisilbige Tiernamen müssen zunächst in Sprechsilben segmentiert werden, bevor die erste Silbe des ersten mit der zweiten Silbe des zweiten Tiernamens zu einem neuen Tiernamen zusammengesetzt wird, sodass die Namen von zwei Phantasietieren entstehen (Ka-mel, Zie-ge → Kage, Ziemel).
- **Endreim erkennen:** Aus vier Bildern müssen die drei ausgewählt, werden, deren dargestellte Wörter sich reimen.

Überprüfung der phonologischen Bewusstheit im engeren Sinn

- **Phonemanalyse:** Drei- bis sechslautige echte Wörter müssen in Einzellaute zerlegt werden, indem für jeden wahrgenommenen Laut ein Stein gelegt wird.
- **Lautsynthese mit Umkehraufgabe:** Vom Versuchsleiter werden Steine, die jeweils einen Laut repräsentieren, auf die Waggons eines Zuges gelegt. Diese Laute sollen synthetisiert werden, wenn die einzelnen Waggons des Zuges, durch einen Tunnel fahren und nacheinander erscheinen. Die Umkehraufgabe ergibt sich, indem der Zug anschließend rückwärts durch den Tunnel fährt und das Kind die Laute nun in umgekehrter Reihenfolge synthetisieren muss.

- **Anlaut erkennen:** Aus vier Bildern müssen die drei gesucht werden, deren präsentierte Wörter im Anlaut übereinstimmen.
- **Endlaut erkennen:** Analog zum Anlaut erkennen.

Überprüfung schriftsprachspezifischer Vorkenntnisse

- **Den eigenen Namen schreiben:** Das Kind schreibt seinen Vornamen auf einen Umschlag.
- **Weitere Wörter schreiben:** Das Kind soll auf ein Briefpapier (beliebige) weitere Wörter schreiben.
- **Buchstabenkenntnis:** Das Kind soll möglichst viele der auf einer Tafel stehenden Buchstaben benennen.

Auswertung

keine Berücksichtigung der schriftsprachlichen Kenntnisse

Die spezifisch schriftsprachlichen Fähigkeiten werden bei der Auswertung und Einschätzung eines Kindes nicht berücksichtigt. Diese Vorgehensweise ist nicht zwingend nachvollziehbar, da zahlreiche Untersuchungen gezeigt haben, dass die vorschulische Buchstabenkenntnis einen zuverlässigen Prädiktor für einen unauffälligen Schriftspracherwerb darstellt (Scarborough 1998).

Bei fünf der sieben Überprüfungen (Silben segmentieren, Endreim, Anlaut- und Endlaut erkennen, Lautsynthese mit Umkehraufgabe) wird für jede vollständig korrekt gelöste Aufgabe ein Punkt, ansonsten null Punkte vergeben. Bei den beiden Aufgaben „Silben zusammensetzen“ und „Phonemanalyse“ werden für teilweise korrekte Lösungen auch halbe Punkte verteilt, wobei die Autoren präzise Angaben darüber machen, welche Lösungen als korrekt bzw. teilweise korrekt bewertet werden.

Interpretation der Werte

Um das Leistungsniveau der Kinder einschätzen und die Notwendigkeit spezifischer Unterstützungsmaßnahmen ableiten zu können, werden sowohl für den Gesamtwert als auch für das Abschneiden im Bereich der phonologischen Bewusstheit im weiteren und engeren Sinn Cut-off-Werte benannt, die einer Leistung unter PR 20 entsprechen.

Testgütekriterien

Die Reliabilität des Verfahrens wurde anhand einer Stichprobe von 375 Schulanfängern zu Beginn und Mitte der ersten Klasse bestimmt. Sie wurde zu beiden Testzeitpunkten sowohl auf Subtestebene als auch für die phonologische Bewusstheit im weiteren und im engeren Sinn und den Gesamttest durch eine Homogenitätsanalyse (Cronbach's α) geschätzt. Mit Ausnahme der Subtests „Silben segmentieren“ ($\alpha = .63$ bzw. $\alpha = .69$) und „An- bzw. Endlautkategorisierung“ ($\alpha = .65$ bzw. $\alpha = .64$) liegen diese Werte mit $\alpha = .78 - .92$ in einem zufriedenstellenden bis sehr guten Bereich. Auch die Werte für den Gesamttest können mit $\alpha = .90$ und .92 (Anfang bzw. Mitte der ersten Klasse) als sehr gut interpretiert werden.

Schwierigkeitsindizes

Die mittleren Schwierigkeitsgrade (m) liegen insbesondere Anfang der ersten Klasse für die Subtests „Silben zusammensetzen“ (m = .30), die „Phonemanalyse“ (m = .30) und die „Lautsynthese mit Umkehraufgabe (m = .21) sehr hoch. Der Wert m gibt an, wie hoch der prozentuale Anteil der Kinder ist, die die Aufgabe korrekt gelöst haben; m = .21 bedeutet, dass 21 % der Normierungsstichprobe die Aufgabe korrekt gelöst haben. Da es sich hier also um Aufgabenstellungen handelt, die nur von einem geringen Anteil der Schulanfänger gelöst werden können, sind sie nicht geeignet, Risikokinder für die Ausbildung von Lese-Rechtschreibschwierigkeiten zu identifizieren. Lediglich das „Silben segmentieren“ und „Reime erkennen“ mit Schwierigkeitsgraden zwischen m = .75 und .79 scheinen Aufgabenstellungen zu sein, die von den meisten Schulanfängern korrekt gelöst werden können. Die Berücksichtigung der komplexen Aufgabenstellungen resultiert aus der Zielsetzung des Verfahrens, auch noch Mitte der ersten Klasse Fortschritte der Kinder im Bereich der phonologischen Bewusstheit zu ermitteln.

Vor- und Nachteil des Verfahrens

Hier wird sowohl der Vorteil als auch die Schwachstelle des Verfahrens deutlich. Zum einen ist es aufgrund der im mittleren Bereich liegenden Schwierigkeitsindizes geeignet, Mitte der ersten Klasse die Kinder zu identifizieren, die nicht in ausreichendem Maße von phonologisch orientierten Maßnahmen profitieren konnten. Zum anderen ist es mit dem Rundgang durch Hörhausen aufgrund der Komplexität einzelner Aufgabenstellungen kaum möglich, den Anspruch an eine zuverlässige Früherkennung von Kindern mit drohenden Lese-Rechtschreibschwierigkeiten zu erfüllen. Diese Problematik ist auch den Autorinnen bewusst:

> *„Da sehr viele Kinder zu Schuljahresbeginn niedrige Werte erzielten […] verbergen sich hier auch etliche Kinder, die sich ganz normal entwickeln und kein ausgesprochenes Risiko haben im Schriftsprachbereich zu versagen. In den durchgeführten Klassifikationsanalysen ist die ‚Trefferquote' der vorhergesagten Risikokinder im Vergleich zu den Kindern, die tatsächlich auffällig schlechte Leistungen in den standardisierten Lese-Rechtschreibtests erreichten, deshalb nicht optimal“ (Martschinke et al. 2001, 38).*

Spezifität und Sensitivität

Diese Aussage wird durch die angegebenen Spezifitäts- und Sensitivitätswerte unterstützt. Während die Werte für die Spezifität des Verfahrens mit über 80 % als gut zu bezeichnen sind, liegt die Sensitivität mit Werten zwischen 38 % und 48 %in einem nicht zufriedenstellenden Bereich. Deutlich mehr als die Hälfte der im „Rundgang durch Hörhausen“ auffälligen Kinder entwickelten sich im Schriftspracherwerb also völlig unauffällig.

Zusammenfassend betrachtet ist der Rundgang durch Hörhausen für die Früherkennung von Risikokindern kaum geeignet und sollte ausschließlich eingesetzt werden, um Fortschritte im Bereich der phonologischen Bewusstheit in der Folge einer Förderung im ersten Schulhalbjahr zu bestimmen. Trotz entsprechender Aussagen der Autoren ist es sicherlich kein Verfahren, dessen Einsatz im Vorschulbereich seine Berechtigung hätte.

6.2.4 Basiskompetenzen für Lese-Rechtschreibleistungen (BAKO 1–4)

Zielsetzung, Zielgruppe, theoretische Grundlage

BAKO 1–4 (Stock et al. 2003) ist eine standardisierte und normierte Überprüfung der phonologischen Bewusstheit für das Grundschulalter. Zuverlässige Vergleichswerte liegen jeweils für die letzten drei Monate zwischen der ersten und vierten Klasse vor. Das Verfahren kann ausschließlich in der Einzelsituation durchgeführt werden und nimmt ca. 30 Minuten in Anspruch. Die Differenzierung zwischen der phonologischen Bewusstheit im weiteren und engeren Sinn (Skowronek/Marx 1989) bildet auch für dieses Verfahren die theoretische Grundlage. Da die phonologische Bewusstheit im engeren Sinn in besonders engem Zusammenhang mit dem Schriftspracherwerb steht und die Zielgruppe des Verfahrens zum frühestmöglichen Testeinsatz bereits ein knappes Jahr systematisch mit dem alphabetischen Prinzip der Schriftsprache konfrontiert wurde, überprüft BAKO sinnvollerweise ausschließlich die Bewusstheit auf Phonemebene. Dabei kommen in allen Altersgruppen sieben Subtests mit denselben 74 Aufgaben zum Einsatz. Da sich der Test aus diesem Grund besonders für jüngere Kinder mit beeinträchtigter phonologischer Bewusstheit bei vollständiger Durchführung als zu anstrengend und langwierig erwiesen hat, werden vier der sieben Subtests nach drei aufeinanderfolgend falschen Antworten abgebrochen.

Überprüfungen

Aufgaben inkl. Reliabilität

Folgende Aufgabenstellungen kommen zum Einsatz (die Werte in Klammern geben die Bandbreite der internen Konsistenz (Cronbach's α) und der Split-Half-Reliabilität (r_{tt}) für die vier möglichen Testzeitpunkte an):

- **Pseudowortsegmentierung:** Für jeden einzelnen Laut eines vorgesprochenen Pseudowortes muss ein Stein gelegt werden. Durch die Verwendung komplexer Silbenstrukturen mit zahlreichen Konsonantenclustern soll die Schwierigkeit des Subtests erhöht werden (α = .45–.68, r_{tt} = .44–.61).
- **Vokalersetzung:** Die Kinder haben die Aufgabe jedes /a/ in einem Wort durch ein /i/ zu ersetzen. Andere Vokale sollen nicht verändert werden (α =.83–.90, r_{tt} = .74–.85).
- **Restwortbestimmung:** Es müssen die Lautfolgen (Pseudowörter) genannt werden, die entstehen, nachdem der Anlaut vorgesprochener Wörter eliminiert wurde. Dabei beginnen zwei der sieben Items mit einem Konsonantencluster, vier Items sind Pseudowörter (α = .51–.74, r_{tt} = .59–.77).
- **Phonemvertauschung:** Die Kinder haben die Aufgabe, die ersten beiden Laute des Ausgangswortes zu vertauschen (α = .77–.86, r_{tt} = .75–.82).
- **Lautkategorisierung:** Die Kinder sollen aus vier Wörtern diejenigen identifizieren, die einen abweichenden Anfangs- oder Endlaut haben. Sechs der acht Items bestehen aus Pseudowörtern (α = .57–.68, r_{tt} = .57–.64).
- **Vokallängenbestimmung:** Aus vier Pseudowörtern ist dasjenige auszuwählen, das im Vergleich zu den anderen Wörtern eine andere Vokallänge aufweist (α = .77–.82, r_{tt} = .61–.80).
- **Wortumkehr:** Die Lautfolge der vorgegebenen Wörter muss in umgekehrter Reihenfolge ausgesprochen werden. Sieben der zehn vorgesprochenen Wörter sind Pseudowörter (α = .91–.92, r_{tt} = .79–.84).

Auswertung

Die Auswertung des Verfahrens ist denkbar einfach. Für jedes richtig gelöste Item erhält das Kind einen Punkt, für jede falsche Lösung null Punkte. Eine wesentliche Hilfestellung für die Auswertung sind die von den Autoren genannten Beispiele, welche Antworten „noch“ als richtig und welche als falsch zu bewerten sind. Die Rohwerte für die einzelnen Subtests sowie den Gesamttest können in Prozentränge und T-Werte umgerechnet werden, sodass sowohl eine objektive Leistungsbewertung als auch eine qualitative Interpretation des Entwicklungsstandes möglich ist.

Testgütekriterien

Für die Normierung des Verfahrens lagen Daten von insgesamt 876 Kindern zwischen der ersten und vierten Klasse aus insgesamt fünf Bundesländern vor. Angaben zur Reliabilität der einzelnen Subtests wurden bereits im vorangegangenen Abschnitt benannt. Während diese Angaben deutlich machen, dass die Reliabilität der einzelnen Subtests nicht durchgängig in einem zufriedenstellenden Bereich liegt, kann die interne Konsistenz des Gesamttests mit Werten zwischen $\alpha = .90-.94$ zwar als sehr gut beurteilt werden. Die Homogenität der einzelnen Subtests dagegen muss mit Werten, die z. T. unter $\alpha = .5$ liegen, als nicht mehr akzeptabel interpretiert werden.

Korrelationen mit schriftsprachlichen Kompetenzen

Die Ergebnisse der mit einem Teil der Stichprobe (n = 280) durchgeführten Lese-Rechtschreibüberprüfungen stehen in moderatem signifikanten Zusammenhang ($r = .42-.48$) mit der Lesefähigkeit. Stärkere Korrelationen lassen sich mit der Rechtschreibfähigkeit nachweisen ($r = .54-.68$), was den in Kapitel 5.3.4 beschriebenen Annahmen entspricht, dass der Einfluss der phonologischen Bewusstheit auf die Rechtschreibfähigkeit bedeutender und langfristiger ausfällt als auf die Lesefähigkeit.

praktische Relevanz

Stellt man die Frage nach der Bedeutung bzw. der praktischen Relevanz des BAKO im Rahmen der Früherkennung, muss kritisch angemerkt werden, dass der frühestmögliche Testzeitpunkt Ende der ersten Klasse im Sinne einer spätestens mit Schuleintritt einsetzenden präventiven Förderung eindeutig zu spät ist. Aufgrund der Tatsache, dass sich die prädiktive Aussagekraft der phonologischen Bewusstheit mit zunehmendem Alter reduziert, muss zudem die Notwendigkeit einer Überprüfung der phonologischen Bewusstheit im Laufe der Grundschulzeit infrage gestellt werden. Für Lehrkräfte in der schulischen Praxis dürfte es spätestens ab der zweiten Klasse wesentlich sinnvoller sein, die bis zu diesem Zeitpunkt erworbenen Lese-Rechtschreibfähigkeiten durch die Bestimmung der Lesegenauigkeit (z. B. das Lesen von Pseudowörtern), die Lesegeschwindigkeit (direkte automatisierte Worterkennung), das lautgetreue Schreiben von Wörtern und die orthographischen Kompetenzen im engeren Sinn zu überprüfen. Inwieweit bei Kindern ab der zweiten Klasse eine Förderung der phonologischen Bewusstheit noch notwendig ist, kann auch aus der qualitativen Interpretation schriftsprachlicher Leistungen abgeleitet werden.

Die Einsatzberechtigung von BAKO reduziert sich deshalb – dem „Rundgang durch Hörhausen“ (Martschinke et al. 2001) vergleichbar – auf die Überprüfung von Fortschritten im Bereich der phonologischen Bewusstheit in der Folge entsprechender Fördermaßnahmen.

Zusammenfassung

Die **Früherkennung von Lese-Rechtschreibschwierigkeiten** ist ein komplexes Unterfangen, das aufgrund der vielfältigen Einflüsse auf den Schriftspracherwerb vermutlich nie vollständig zufriedenstellend gelöst werden kann. Zu den zuverlässigsten Prädiktoren des Schriftspracherwerbs gehören die phonologische Bewusstheit und die Benennungsgeschwindigkeit. Im deutschsprachigen Raum stehen einige ökonomische Verfahren zur Verfügung, die das Ziel einer frühzeitigen Identifizierung von Kindern mit Lese-Rechtschreibschwierigkeiten verfolgen. Analysen der prognostischen Validität zeigen, dass diese Verfahren nur bedingt geeignet sind, die selbst formulierten Ansprüche zu erfüllen.

7 Diagnostik

Lernziel

den Aufbau, die Inhalte, Zielsetzungen und Gütekriterien der wichtigsten Verfahren zur Erfassung der Lesegeschwindigkeit, der Lesegenauigkeit, des Leseverständnisses und der Rechtschreibung kennen und deren Qualität einschätzen können

„Die Diagnose einer Lese-Rechtschreibstörung, isolierten Rechtschreibstörung oder isolierten Lesestörung soll auf den Ergebnissen psychometrischer Leistungstests beruhen, die Lesegeschwindigkeit, Lesefehler und Leseverständnis sowie die Fehler in der Rechtschreibung beim Wort und/oder Textschreiben messen" (Deutsche Gesellschaft für Kinder und Jugendpsychiatrie, Psychosomatik und Psychotherapie e. V. 2015, 5).

Diagnostische Aufgaben

Eine umfassende Diagnostik schriftsprachlicher Kompetenzen sollte die Lesegenauigkeit und –geschwindigkeit echter Wörter und Pseudowörter überprüfen, um zwischen Schwierigkeiten bei der Anwendung des alphabetischen Prinzips und der direkten automatisierten Worterkennung (orthographische Lesestrategie) differenzieren zu können. Analog sollte die Erfassung der Rechtschreibkompetenz zwischen der korrekten Anwendung des phonologischen Prinzips als Grundstrategie des Schreibens und der Fähigkeit orthographische Prinzipien zu berücksichtigen, unterscheiden. Ergänzt werden sollten entsprechende Verfahren durch eine gezielte Überprüfung des sinnentnehmenden Lesens auf Satz- und Textebene, die aber aufgrund der Komplexität und Vielschichtigkeit des Konstrukts nicht geeignet ist, um eine spezifische Lese-Rechtschreibstörung zu diagnostizieren. Den Leitlinien zur Diagnostik und Behandlung von Kindern und Jugendlichen mit Lese- und / oder Rechtschreibstörungen (DGKJP 2015) zu Folge sollten qualitativ hochwertige Diagnoseverfahren eine ausführliche Beschreibung der theoretischen Grundlagen des Verfahrens beinhalten, an einer ausreichend großen Stichprobe normiert sein und die Testgütekriterien der Objektivität, der Reliabilität und der Validität erfüllen. Die in den nächsten Abschnitten vorgestellten Verfahren entsprechen den Leitlinien zufolge diesen Anforderungen.

- SLRT II: Salzburger Lese-Rechtschreibtest (Moll / Landerl 2010),
- WLLP-R: Würzburger Leise Leseprobe – Revision (Schneider et al. 2011),
- ELFE II: Ein Leseverständnistest für Erst- bis Siebtklässler (Lenhard / Schneider 2020),
- LGVT 5–12+: Lesegeschwindigkeits- und Verständnistest für die Klassen 5–12+ (Schneider et al. 2017),

- Lesen 6–7, Lesen 8–9 (Bäuerlein et al. 2012a, b)
- DERET: Deutscher Rechtschreibtest für das erste und zweite sowie dritte und vierte Schuljahr (DERET 1–2+; DERET 3–4+; (Stock / Schneider 2008) und das fünfte und sechste Schuljahr (Martinez Mendez et al. 2015),
- HSP 1–10: Hamburger Schreibprobe 1–10 (May 2012).

7.1 SLRT II

Der SLRT II (Moll/Landerl 2010), eine Weiterentwicklung des Salzburger Lese-Rechtschreibtests (SLRT, Landerl et al. 1997), erfasst auf Seiten des Lesens die Genauigkeit und Geschwindigkeit des phonologischen Rekodierens und der direkten Worterkennung und in der produktiven Modalität die Anwendung des phonologischen Prinzips sowie orthographische Kompetenzen im engeren Sinn.

Für die Lesegeschwindigkeit bietet der Test normierte Vergleichswerte für das erste und zweite Schulhalbjahr zwischen der ersten (nur für das zweite Halbjahr) und der sechsten Klasse sowie für Erwachsene. Für die Lesegenauigkeit wird der prozentuale Anteil an Fehlern berechnet, der für jede Jahrgangsstufe mit den durchschnittlichen Fehlerprozentwerten aus der Normierungsstichprobe verglichen werden kann. Für die Rechtschreibleistung liegen Normwerte für die zweite bis zur vierten Klasse vor.

7.1.1 Überprüfungen

Leseflüssigkeitstests

Für die Leseüberprüfungen werden für alle Altersstufen dieselben Materialien verwendet. Da das Wortmaterial so umfangreich ist und einen steigenden Schwierigkeitsgrad beinhaltet, gelingt es selbst kompetenten Erwachsenen in der vorgegebenen Zeit üblicherweise nicht, bis ans Ende der Listen zu gelangen und jüngere Kinder werden nicht mit zu komplexen Wörtern konfrontiert.

zwei Teilaufgaben

Die beiden „Ein-Minuten-Leseflüssigkeitstests“ bestehen aus zwei Aufgaben, die eine getrennte Bewertung des phonologischen Rekodierens und der direkten Worterkennung ermöglichen. Mithilfe des „Subtests zur Erfassung des synthetischen Lesens“ können durch das Lesen von Pseudowörtern Schwierigkeiten bei der Anwendung der indirekten Lesestrategie identifiziert werden. Die direkte, automatisierte Worterkennung wird über die Lesegeschwindigkeit für echte Wörter erfasst. Beide Subtests bestehen aus jeweils einer Karte mit 156 Items. Die Testpersonen haben jeweils eine Minute Zeit, um die (Pseudo-)Wörter der beiden Listen zu lesen.

Rechtschreibtest

Bei der Überprüfung der orthographischen Kompetenzen, die mit der gesamten Klasse durchgeführt werden kann und etwa 20 bis 30 Minuten in Anspruch nimmt, handelt es sich um ein Wortdiktat, bei dem diktierte Wörter in Lückensätze eingesetzt werden. In der zweiten Klasse besteht der Test aus 24, in der dritten und vierten Klasse aus 48 Wörtern.

7.1.2 Auswertung

Lesegeschwindigkeit als zentrales Maß

Für die Auswertung und Interpretation beider Lesetests stellt die Lesegeschwindigkeit (Anzahl richtig gelesener (Pseudo-)Wörter/Minute) das zentrale Maß dar. Die besondere Berücksichtigung dieses Parameters resultiert aus Forschungsergebnissen, die nahelegen, dass diese Variable in Ländern mit relativ transparenten Orthographien am besten zwischen durchschnittlich lesenden und leseschwachen Kindern differenzieren kann (Wimmer 1993a), während die Lesegenauigkeit im Deutschen bereits Ende der ersten Klasse auch bei leseschwachen Kindern sehr hoch ist (Aro/Wimmer 2003). Die Anzahl der in einer Minute richtig gelesenen (Pseudo-) Wörter kann in Prozentränge umkodiert werden, sodass eine objektive Einschätzung der Ergebnisse möglich ist.

Differenzierung zwischen N- und O-Fehlern

Da für den Rechtschreibtest durchgängig Wörter gewählt wurden, bei denen eine ausschließliche Berücksichtigung des phonologischen Prinzips nicht zum richtigen Ergebnis führt, ist hier eine Differenzierung zwischen „nicht lautgetreuen Schreibweisen" („N-Fehler", z.B. *<wos> statt <Wasser>) und „orthographisch fehlerhaften Schreibweisen" („O-Fehler", z.B. *<wasa> statt <Wasser>) möglich. Durch eine qualitative Analyse der „O-Fehler" können spezifische Schwierigkeiten im Bereich zentraler orthographischer Besonderheiten (Markierung von Vokallängen, Konsonantenverdopplung, etc.) identifiziert und entsprechende Förderziele abgeleitet werden.

Weil die Anwendung des phonologischen Prinzips den Autoren zufolge im deutschsprachigen Raum nicht das Kernproblem rechtschreibschwacher Kinder ist, werden für „N-Fehler" keine Prozentränge, sondern kritische Fehlerwerte zur Verfügung gestellt, deren Überschreiten einem Prozentrang von unter zehn entsprechen. Die Gesamtfehlerzahl (N- und O-Fehler) kann für die einzelnen Klassenstufen in Prozentränge umgerechnet werden.

Kritik an der untergeordneten Bedeutung der alphabetischen Strategien

Die marginale Berücksichtigung der Lesegenauigkeit und des lautgetreuen Schreibens ist durchaus kritisch zu sehen. Insbesondere Überprüfungen von Kindern mit sonderpädagogischem Förderbedarf (z.B. Jansen et al. 2010) kommen zu dem Ergebnis, dass hier durchaus von einer hohen Anzahl an Lesefehlern und Verstößen gegen das phonologische Prinzip auszugehen ist. Heber/Cholewa (2009) sind z.B. der Überzeugung, dass dies insbesondere auf Kinder mit massiven Dyslexien und Dysgraphien ab der dritten Klasse zutrifft, für die ein Training der Phonembewusstheit offensichtlich nicht ausreichend war, um ihre Störungen in der phonologischen Verarbeitung zu überwinden und ihnen eine erfolgreiche Anwendung der alphabetischen Strategie zu ermöglichen.

7.1.3 Testgütekriterien

Normierung

Der Rechtschreibtest wurde an einer Stichprobe aus 3.346 Kindern zwischen der zweiten und vierten Klasse normiert. Die Vergleichswerte der beiden Lesetests basieren in den Klassenstufen eins bis vier auf den Ergebnissen von 1.423, in den Klassenstufen fünf und sechs auf den Leistungen von 324 Kindern.

Reliabilität und Validität

Die Testgütekriterien sind durchgängig als sehr gut zu bezeichnen. Die Paralleltest-Reliabilität für den „Ein-Minuten-Leseflüssigkeitstest" liegt in den einzelnen

Altersstufen zwischen r = .90 und .98. Für die Retest- bzw. Paralleltest-Reliabilität der Rechtschreibüberprüfung werden Werte zwischen r = .71 und .97 angegeben. Die Validität des Verfahrens wurde mittels Korrelationsanalysen mit anderen Lese-Rechtschreibtests ermittelt. Hier liegen die Werte zwischen r = .69 und .92.

7.2 Würzburger Leise Leseprobe

Überprüfung der Lesegeschwindigkeit

Die Würzburger Leise Leseprobe (WLLP, Küspert/Schneider) wurde 1998 erstmals und 13 Jahre später mit neuen Normwerten und verbesserter Bildqualität von Schneider et al. (2011) als WLLP-R veröffentlicht. Sie dient der Überprüfung der Lesegeschwindigkeit von Kindern zwischen der ersten und vierten Klasse und stellt ein zuverlässiges Maß für die Leseleistung dar, da die Lesegeschwindigkeit in Ländern mit recht transparenten Orthographien am besten zwischen leseschwachen und durchschnittlich lesenden Kindern differenzieren kann (Wimmer 1993a; Holopainen et al. 2001; Serrano/Defior 2008).

Indikator für das Leseverständnis

Auch wenn die Autoren explizit betonen, dass die WLLP-R nicht das sinnentnehmende Lesen überprüft, wird die Lesegeschwindigkeit aufgrund substanzieller Korrelationen mit dem Leseverständnis üblicherweise als valider Indikator des sinnentnehmenden Lesens interpretiert (Fuchs et al. 2001).

7.2.1 Überprüfung

Multiple-Choice-Test

Es handelt sich um einen Multiple-Choice-Test in Speed-Variante. In der Bearbeitungszeit von fünf Minuten hat das Kind die Aufgabe, durch Ankreuzen möglichst vieler Wörter aus jeweils vier Alternativen das korrespondierende Bild zuzuordnen. Bei der Konstruktion des Tests wurden die Abklenkerbilder nach spezifischen Prinzipien gestaltet. Neben dem Zielwort befinden sich ein phonologisch-orthographischer (z.B. Kopf–Knopf), ein semantischer (z.B. Knopf–Hose) sowie ein nicht relationierter Distraktor. Es liegen zwei Parallelformen der WLLP-R vor.

Gruppentest

Da das Verfahren das leise Lesen überprüft, kann es als Gruppentest mit der ganzen Klasse durchgeführt werden, sodass eine maximale Ökonomie gewährleistet ist. Inklusive Instruktion, Austeilen der Testhefte und die fünfminütige Bearbeitungszeit nimmt das Verfahren etwa 15 Minuten in Anspruch. Das Aufgabenformat entspricht auch eher der natürlichen Lesesituation als das laute Vorlesen, das in vielen anderen Lesetests zum Einsatz kommt. Damit nimmt die WLLP-R aber zwangsläufig auch einen Nachteil in Kauf: Um sicherzugehen, dass die Kinder die einzelnen Stimuli tatsächlich lesen, muss parallel eine weitere Aufgabe durchgeführt werden (Bilder ankreuzen). Bei der Interpretation des Testergebnisses ist deshalb zu bedenken, dass die semantisch-lexikalischen Fähigkeiten das Resultat beeinflussen könnten, insbesondere da der Wortschatz gegen Ende des Tests Kindern mit Spracherwerbsstörungen oder Migrationshintergrund nicht zwingend geläufig sein dürfte.

7.2.2 Auswertung

Der Testrohwert ergibt sich, indem alle Fehler und Auslassungen von der Gesamtzahl bearbeiteter Items subtrahiert werden. Für diesen Wert liegen jeweils für die letzten zwei Monate der Jahrgangsstufen eins bis vier Prozentränge und T-Werte vor.

7.2.3 Testgütekriterien

Das Verfahren wurde an insgesamt 2.333 Kindern aus fünf Bundesländern normiert.

Reliabilität Die Reliabilität des Verfahrens, ermittelt über die Retest-Methode (n = 515), liegt mit Werten zwischen r = .76 und .82 für alle Jahrgangsstufen in einem zufriedenstellenden bis guten Bereich. Der Wert für die Paralleltestreliabilität, für die Daten von 175 Kindern, die innerhalb einer Woche die beiden Parallelformen der WLLP-R bearbeiteten, berücksichtigt werden konnten, betrug über die vier Jahrgangsstufen hinweg r = .97, sodass insgesamt von einer sehr hohen Zuverlässigkeit des Verfahrens ausgegangen werden kann.

Validität Zur Beurteilung der kriteriumsbezogenen Validität wurden mit einem Teil der Stichprobe (n = 327) weitere Leseüberprüfungen (z. B. Knuspels Leseaufgaben, Marx 1998) durchgeführt und die Einschätzung der Lesekompetenz durch die Lehrkraft erfragt. Die entsprechenden Korrelationskoeffizienten liegen mit Werten zwischen r = .39 und .75 in einem guten bis sehr guten Bereich.

7.3 Lesegeschwindigkeits- und -Verständnistest für die Klassen 5–12+

Der LGVT 5–12+ (Schneider et al. 2017) erfasst die Lesegeschwindigkeit, die Lesegenauigkeit und die Sinnentnahme auf Textebene zwischen der fünften und der zwölften Klasse. Da Probleme mit der Automatisierung schriftsprachlicher Kompetenzen und daraus resultierende Schwierigkeiten mit dem Leseverständnis im Jugendalter das zentrale Symptom der Lesestörung darstellen, handelt es sich um ein wichtiges diagnostisches Verfahren für die Sekundarstufe.

Gruppentest Das Verfahren kann mit der ganzen Klasse durchgeführt sowie zur Testung großer Stichproben in der Forschung eingesetzt werden. Mit einer Durchführungszeit von ca. zwölf Minuten (inkl. Instruktionszeit), handelt es sich um ein ökonomisches, praktikables Instrumentarium.

Verfahren für die Sekundarstufe Nachdem mit der Würzburger Leise Leseprobe (Kap. 7.2) und Elfe II (Lenhard et al. 2017; Kap. 7.5) zwei ökonomische Verfahren zur Überprüfung der Lesegeschwindigkeit und des Leseverständnisses für das Grundschulalter vorliegen, deckt der LGVT 5–12 mit einer kombinierten Erfassung beider Variablen die gesamte Sekundarstufe ab.

7.3.1 Überprüfungen

kombinierte Überprüfung der Lesegeschwindigkeit und des Leseverständnisses

Während die meisten Verfahren zur Erfassung der Lesegeschwindigkeit das Lesen von Wörtern und Sätzen überprüfen (Küspert / Schneider 1998; Schneider et al. 2011; Mayringer / Wimmer 2003), baut der LGVT 6–12 auf der Lektüre eines zusammenhängenden Textes auf. Um die Lesegeschwindigkeit und das Leseverständnis gemeinsam testen zu können, haben die Kinder zum einen die Aufgabe, innerhalb von sechs Minuten eine Geschichte soweit wie möglich zu erlesen, zum anderen muss an 47 Stellen im Text aus jeweils drei Alternativen das Wort ausgewählt und unterstrichen werden, das den Satz sinngemäß vervollständigt. „Um die richtige Antwort finden zu können, genügt ein flüchtiges Überfliegen nicht, sondern es ist ein gründliches sinnverstehendes Lesen erforderlich" (Schneider et al. 2017, 11). Da es aufgrund des Umfangs der Geschichte auch sehr schnellen Lesern kaum gelingt, den Text vollständig zu bewältigen, ist auch eine Differenzierung im oberen Leistungsbereich möglich. Der Test steht in seiner zweiten, überarbeiteten Auflage in drei Paralleltestversionen zur Verfügung. Die drei dafür zum Einsatz kommenden Texte umfassen zwischen 1989 und 2153 Wörter. Da es sich um Texte handelt, zu denen die wenigsten Kinder und Jugendlichen über Vorerfahrungen verfügen, dürfte das Vorwissen das Ergebnis nur marginal beeinflussen.

7.3.2 Auswertung

Um die Lesegeschwindigkeit beurteilen zu können, wird die Anzahl gelesener Wörter in sechs Minuten als Maß herangezogen. Dieser Wert kann getrennt für das Gymnasium und nicht gymnasiale Schularten und Klassenstufen in Prozentränge und T-Werte umkodiert werden.

Bei der Überprüfung des Leseverständnisses erhalten die Schüler für jede korrekte Unterstreichung zwei Punkte. Wurden mehrere oder die falsche Antwortalternative gewählt, wird ein Punkt abgezogen. Für jedes ausgelassene Item (keine Unterstreichung) wird kein Punkt vergeben. Der so ermittelte Rohwert kann ebenfalls in Prozentränge und T-Werte umgerechnet werden. Um die Lesegenauigkeit des Verfahrens zu erfassen, wird ein Lesegenauigkeitsindex ermittelt. Zu diesem Zweck wird die Anzahl korrekt gelöster Items durch die Anzahl der insgesamt bearbeiteten Items dividiert. Der auf diese Weise bestimmte prozentuale Anteil korrekt gelöster Items wird als Maß für die Lesegenauigkeit interpretiert.

7.3.3 Testgütekriterien

Das Verfahren wurde auf der Grundlage der Daten von 7.142 Schülern unterschiedlicher Schularten aus 13 Bundesländern normiert. Für die 5. bis 12. Klasse liegen Vergleichswerte vor, die auf den Ergebnissen von 409 bis 1277 Schülern pro Jahrgangsstufe basieren. Den Einsatzbereich des LGVT auf die 13. Jahrgangsstufe auszudehnen begründen die Autoren damit, „dass bereits nach der 10. Klasse kein bedeutsamer Zuwachs mehr in den Lesekompetenzen zu verzeichnen ist. Zum anderen ergab auch der direkte Vergleich einer Teilstichprobe von 69 Schülerinnen und Schülern der 13. Klasse keine signifikanten Zugewinne gegenüber den Normwerten der 12." (Schneider et al. 2017, 24). Die Retestreliabilität des Verfahrens – die drei Paralleltestformen des LGVT wurden innerhalb von sechs Wochen von insgesamt 170 Schülern zweimal durchgeführt – liegt sowohl für die Lesegeschwindigkeit als auch das Leseverständnis und die Lesegenauigkeit mit Korrelationen zwischen r=.72 und r=.89 in einem guten Bereich. Zur Bestimmung der Paralleltestreliabilität wurden die Leistungen der Schüler, die in der 9. Klasse zwei Versionen bearbeitet hatten, in Beziehung gesetzt. Auch hier liegen die Ergebnisse mit r=.80 für die drei Testformen in einem guten Bereich.

Um die kriteriumsbezogene Validität beurteilen zu können, bearbeitete ein Teil der Normierungsstichprobe (n = 711) zusätzlich zum LGVT 6–12 die Aufgaben zum Leseverständnis der PISA 2000-Studie. Aus der dabei ermittelten Korrelation von r = .59 lässt sich schließen, dass mithilfe des LGVT eine valide Erfassung des Leseverständnisses mit geringem Zeitaufwand möglich ist. Deutlicher geringer fallen dagegen die Ergebnisse entsprechender Analysen für die Lesegeschwindigkeit aus.

7.4 Lesetestbatterie für die Klassenstufen 6–7 (Lesen 6–7) und die Klassenstufen 8–9 (Lesen 8–9)

Basale Lesefähigkeit und Textverständnis

Bei Lesen 6–7 (Bäuerlein et al. 2012a) und Lesen 8–9 (Bäuerlein et al. 2012b) handelt es sich um zwei diagnostische Verfahren für Jugendliche der 6. und 7. bzw. 8. und 9. Klassenstufe aller Schularten, die sowohl die basale Lesekompetenz als auch das Textverständnis erfassen. Lesen 6–7 und Lesen 8–9 sind analog aufgebaut und bestehen aus jeweils zwei Subtests: Einem Subtest zur Erfassung der basalen Lesekompetenz und einem anderen Subtest zur Erfassung des Textverständnisses.

7.4.1 Überprüfungen

Basale Lesekompetenz

Beim Subtest zur Erfassung der basalen Lesekompetenz wird den Jugendlichen eine Liste von 100 kurzen, einfachen Sätzen vorgelegt, von denen sie innerhalb von drei Minuten so viele wie möglich lesen und auf inhaltliche Korrektheit hin beurteilen sollen (Abb. 15). Mit dieser Aufgabenstellung soll die bei leseschwachen Jugendlichen besonders häufig beeinträchtigte Lesegeschwindigkeit erfasst werden. Die Sätze sind inhaltlich so einfach, dass sie bei unbeschränkter Bearbeitungszeit von allen Jugendlichen korrekt bearbeitet werden könnten. Die inhaltliche Beurteilung dient lediglich dazu sicherzustellen, dass die Sätze tatsächlich gelesen werden. Nur die wenigsten Jugendlichen sind aber in der Lage, innerhalb der drei Minuten alle Items zu bearbeiten.

	Richtig	Falsch
Das Gegenteil von klein ist bunt.	☐	☐
Es gibt vier Jahreszeiten. Frühling, Sommer, Herbst und Winter.	☐	☐
Hühner sind kleiner als Ameisen.	☐	☐

Abb. 15: Beispiel eines Items aus dem Bereich Basale Lesekompetenz (Bäuerlein et al. 2012a)

Textverständnis

Das Textverständnis der Jugendlichen wird mithilfe eines Sachtexts und eines Erzähltexts überprüft. Zu jedem Text werden Verständnisfragen in geschlossenem Antwortformat gestellt, wobei für jede Frage fünf Antwortoptionen zur Auswahl stehen. Die Fragen beziehen sich auf unterschiedliche Ebenen des Textverständnisses bzw. Formen der Textrepräsentation (Beispiel Blauwale)

Für die Bearbeitung eines Textes und der dazugehörigen Fragen stehen maximal 18 Minuten zur Verfügung. Insgesamt nimmt die Bearbeitung des Textverständnisteils maximal 36 Minuten in Anspruch.

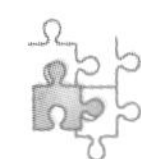

Blauwale

Blauwale sind mit einer durchschnittlichen Länge von 26 Metern die größten lebenden Säugetiere der Welt. Dabei sind die, die in den Gewässern der südlichen Erdhalbkugel beheimateten Blauwale gewöhnlich größer als die, die auf der Nordhalbkugel leben. Der größte Blauwal, der jemals gemessen wurde, erreichte eine Länge von 33,58 Metern. Am Ende der Nahrungssaison können Blauwale bis zu 200 Tonnen wiegen, was etwa dem Gewicht von 22 Elefanten entspricht. Damit sind sie die schwersten Tiere, die jemals auf der Erde gelebt haben.

Was trifft auf die Blauwale zu?

- Alle Blauwale sind über 30 Meter lang.
- Sie wiegen mehr als 100 Elefanten.
- Sie leben ausschließlich auf der Nordhalbkugel.
- Nur Elefanten sind größer als die Blauwale.
- Sie sind schwerer als Dinosaurier waren.

(Bäuerlein 2012a)

7.4.2 Auswertung

Normierung

Der Rohwert der beiden Subtests entspricht der Anzahl der korrekten Lösungen in den beiden Subtests. Für jedes korrekt gelöste Item erhält der Jugendliche einen Punkt.

LESEN 6–7 und LESEN 8–9 wurden 2010 in mehreren deutschen Bundesländern in allen Schularten normiert. Für LESEN 6–7 liegen Daten von 1.644 Jugendlichen, für LESEN 8–9 Daten von 945 Jugendlichen vor. Auf der Grundlage der Ergebnisse der Normierungsstichprobe können die Rohwerte der Testpersonen in T-Werte und Prozentränge umgewandelt werden.

7.4.3 Testgütekriterien

Die Reliabilität von LESEN 6–7 und LESEN 8–9 wurde durch die Ermittlung der internen Konsistenz und der Retest-Reliabilität ermittelt. Die Ergebnisse dieser Analysen können Tabelle 11 entnommen werden. Sie liegen in einem zufriedenstellenden bis sehr guten Bereich.

Tab. 11: Reliabilitäts-Kennwerte (Bäuerlein et al. 2012a, 2012b)

	LESEN 6–7		LESEN 8–9	
	Basale Lesekompetenz	Textverständnis	Basale Lesekompetenz	Textverständnis
Interne Konsistenz (Cronbachs α)	.97	.87	.97	.87
Retest-Reliabilität	.78	.86	.78	.84

Validität Zur Bestimmung der Konstruktvalidität wurden in einigen Klassen weitere Tests durchgeführt, die dasselbe oder ein mit dem Leseverständnis verwandtes Konstrukt messen und mit den Resultaten von LESEN 6–7 und LESEN 8–9 korreliert wurden. Mit Korrelationskoeffizienten um r = .50 fallen die Ergebnisse zufriedenstellend aus.

Zur weiteren Absicherung der Validität wurden als Außenkriterien die Deutschnote und die Einschätzung der Deutschlehrkräfte herangezogen und mit den Ergebnissen in LESEN 6–7 und LESEN 8–9 in Beziehung gesetzt. Insbesondere entsprach der Zusammenhang mit den Resultaten des Leseverständnisses den Erwartungen, während die Einschätzung der basalen Lesekompetenz durch die Lehrkräfte in den höheren Klassenstufen in weit geringerem Ausmaß mit der Erfassung der Lesegeschwindigkeit in Lesen 6–7 und Lesen 8–9 korrelierte. Die Autoren interpretieren dieses Ergebnis dahingehend, dass Lehrkräfte in höheren Jahrgangsstufen die basale Lesekompetenz der Jugendlichen nicht angemessen einschätzen können, da in diesen Klassenstufen im Deutschunterricht andere Aspekte im Vordergrund stehen.

7.5 ELFE II

ELFE II (Lenhard et al. 2017) überprüft das Leseverständnis auf Wort-, Satz- und Textebene in den Klassenstufen eins bis sieben. Da die Bearbeitung der drei Subtests auf drei bis sieben Minuten beschränkt ist, wird indirekt auch die Lesegeschwindigkeit erfasst. Inklusive Instruktion ist die Durchführung des Tests mit der ganzen Klasse in 20 bis 30 Minuten realisierbar. ELFE II liegt in zwei Paralleltestversionen vor. Zudem werden neben der Standardversion auch zwei altersabhängige Kurzversionen angeboten (1.-3. Klasse, 4.-7. Klasse). Normierte Vergleichswerte liegen für Kinder ab dem Ende der ersten Klasse vor. Ab der zweiten Klasse ist das Verfahren in Zweimonatsschritten normiert. Für die Normierung des Verfahrens liegen Datensätze von 5073 Schülerinnen und Schülern aus neun

Bundesländern vor. Neben einer Papierversion liegt auch eine Computerversion vor, die alle Testkennwerte vollautomatisiert zur Verfügung stellt. Darüber hinaus ist es mit der Computerversion auch möglich, eine Schwellenmessung der Worterkennung durchzuführen, die eine Aussage über die Lesegeschwindigkeit zulässt. Zu diesem Zweck wird die Lesezeit erfasst, indem ein Wort nur für eine bestimmte Zeit auf dem Bildschirm präsentiert wird. Es wird angenommen, dass die Lesezeit höchstens genauso lang ist wie die Darbietungszeit, wenn es dem Kind gelingt, das Wort zu lesen und es in die richtige Kategorie einzuordnen.

7.5.1 Überprüfungen

Wortverständnis

Die Überprüfung des Wortverständnisses erfolgt bei ELFE II, im Gegensatz zur WLLP–R, indem einem Bild vier Wortalternativen gegenübergestellt werden. Insgesamt umfasst dieser Subtest (Bearbeitungszeit: drei Minuten) 75 ein- bis viersilbige Wörter. Die drei Ablenker haben jeweils dieselbe Silbenzahl wie das Zielwort und ähneln ihm in den meisten Fällen in orthographischer Hinsicht (z. B. Zielitem: Trompete, Ablenker: Trampolin, Tomate, Tapete).

Satzverständnis

Das Satzverständnis wird erfasst, indem die Kinder in drei Minuten max. 36 Lückensätze erlesen, die mit einem semantisch und grammatisch passenden Wort ergänzt werden müssen. Die jeweils fünf Alternativen gehören jeweils derselben Wortart an und sind sich in orthographischer Hinsicht ähnlich (z. B. Zielwort: „aus der"; Ablenker: „auf dem", „in dem", „aus dem", „im"). Das einzusetzende Wort kann ein Substantiv, ein Verb, ein Adjektiv, eine Konjunktion oder eine Präposition sein, sodass hier neben spezifischen schriftsprachlichen auch semantische und grammatische Kompetenzen erfasst werden.

Textverständnis

Die Überprüfung des Textverständnisses beinhaltet 17 kleine Geschichten (Erzähl- und Sachtexte), zu deren Inhalt insgesamt 26 Fragen im Multiple-Choice-Format beantwortet werden müssen (Bearbeitungszeit: sieben Minuten). Jedes Item beinhaltet eine Frage mit vier Antwortalternativen, wobei stets genau eine Antwort korrekt ist. Diese Fragen sind so formuliert, dass unterschiedliche Niveaustufen des Textverständnisses erfasst werden können. Das Auffinden der korrekten Antwort erfordert entweder eine wörtliche oder sinngemäße Informationsentnahme sowie die Herstellung lokaler (zwischen zwei Sätzen) oder globaler (über mehrere Sätze hinweg) Kohärenz.

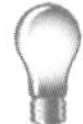

Unter **Kohäsionsmitteln** werden in der Linguistik sprachliche Mittel verstanden, mit denen Beziehungen zwischen Wörtern, Satzteilen und Sätzen ausgedrückt werden. Zu den Kohäsionsmitteln gehört bspw. die **Rekurrenz**, also die Wiederaufnahme eines bereits eingeführten Textelementes. Eine Form der Rekurrenz ist die **Substitution**, bei der ein Textelement durch ein ihm inhaltlich verbundenes Textelement wieder aufgenommen wird und beide dieselbe Referenz haben, d. h. sich auf dasselbe außersprachliche Objekt beziehen. Substitution ist möglich durch Synonyme, Hyponyme, Hyperonyme und Metaphern (z. B. „Der Bär wurde in Bayern gesichtet. Das Tier …",). **Pro-Formen** sind weitgehend inhaltsleere Formeln, die mit einem vorher explizit genannten Bezugselement verknüpft sind. Dazu gehören Pronomina (Personalpronomina, Demonstrativpronomina,

Possessivpronomina), Adverbien (dort, da) und Pronominaladverbien (Adverbien mit vorangestelltem „da“ oder „wo“, z. B. wobei, darauf, womit). **Konjunktionen** können im Zusammenhang mit Kohäsionsmittel als **Konnektoren** fungieren, die temporale, kausale, konzessive etc. Beziehung zwischen zwei Sätzen oder Satzteilen sprachlich zum Ausdruck bringen. Schließlich kann auch das **Tempus** des Textes als Kohäsionsmittel interpretiert werden, da es die Sequenzierung der Ereignisse innerhalb eines Textes deutlich machen kann.

7.5.2 Auswertung

Die Testrohwerte werden für die drei Subtests aus der Anzahl korrekt gelöster Items ermittelt. Diese können für jeden Untertest in T-Werte und Prozentränge umgerechnet werden. Die Vorläuferversion des ELFE II (ELFE 1–6) schlug neben der quantitativen Auswertung des Verfahrens auch eine differenzierte qualitative Analyse vor. So kann im Subtest „Wortverständnis“ die Anzahl der richtigen Lösungen in Abhängigkeit von der Silbenanzahl des Wortes betrachtet werden; beim Satzverständnis kann analysiert werden, ob bei bestimmten Wortarten besondere Schwierigkeiten auftreten. Für das Textverständnis war schließlich eine differenzierte Auswertung nach unterschiedlichen Niveaustufen vorgesehen. Diese qualitative Analyse ist bei ELFE II nicht mehr explizit vorgesehen.

7.5.3 Testgütekriterien

Die Reliabilität des Verfahrens wurde über die Retest- und die Split-Half-Methode ermittelt. Die Split-Half-Reliabilität, für deren Berechnung Daten von insgesamt 1520 Kindern zur Verfügung standen, liegt für die Überprüfung des Wort- und Satzverständnisses sowie das Gesamtergebnis mit Werten über .90 in einem sehr guten Bereich. Die Werte für das Textverständnis liegen in einem zufriedenstellenden bis guten Bereich. Zur Bestimmung der Retestreliabilität wurde der Test von 156 Kindern zwischen der ersten und vierten Klasse innerhalb von vier Wochen zweimal durchgeführt. Die in diesem Zusammenhang ermittelten Korrelationen liegen mit r =.81 – .96 in einem sehr guten Bereich.

Um die kriteriumsbezogene Validität zu bestimmen, wurden die Ergebnisse eines Teils der Normierungsstichprobe (n=143, erste bis vierte Klasse) mit deren Leistungen im Salzburger Lesescreening (SLS 2–9, Mayringer/Wimmer 2014) korreliert. Die Entscheidung für dieses Außenkriterium ist nicht zwingend nachvollziehbar, da es sich beim SLS 2–9 um eine Überprüfung der Lesegeschwindigkeit und nicht des Leseverständnisses handelt, die beiden Verfahren also nicht dasselbe Konstrukt messen. Die Korrelationen liegen insbesondere für das Satzverständnis in einem guten Bereich.

7.6 Hamburger Schreib-Probe (HSP)

Mithilfe der HSP (May et al. 2018) kann zum einen die allgemeine Rechtschreibsicherheit von Schülern zwischen der ersten und der zehnten Klasse eingeschätzt werden, da durch eine schnelle quantitative Auswertung die individuelle Leistung mit derjenigen von Schülern derselben Klassenstufe verglichen werden kann. Von besonderer Bedeutung ist die HSP aber aufgrund ihrer Möglichkeit, die Schreibweisen der Kinder in qualitativer Hinsicht zu interpretieren und einer dominanten Rechtschreibstrategie zuzuordnen, sodass der Entwicklungsstand bzw. die Kernproblematik identifiziert und eine individuelle Förderung abgeleitet werden kann.

Einordnung der Leistung auf der Grundlage der Entwicklungsmodelle

Auf der Grundlage der Entwicklungsmodelle zum Schriftspracherwerb (Kap. 2.4) unterscheiden die Autoren vier Strategien: Während in der *alphabetischen Phase* das phonologische Prinzip als Grundstrategie des Schreibens („Schreibe wie du sprichst") erlernt und angewendet wird, ergänzen Kinder in der *orthographischen Phase* die einfachen Laut-Buchstaben-Zuordnungen durch die Berücksichtigung orthographischer Besonderheiten. Darunter subsumiert die HSP sowohl orthographische Merkelemente, also Schreibweisen, die auswendig gelernt werden müssen (z. B. Wörter mit <v>), als auch Schreibweisen, die durch die Anwendung von Rechtschreibregeln (z. B. Doppelkonsonanz nach kurzem Vokal) hergeleitet werden können. Die *morphematische Strategie* schließlich meint die Anwendung morphologischen Wissens, also die Berücksichtigung des Prinzips der Morphemkonstanz bei der korrekten Schreibung von Wörtern (z. B. die Verwendung der Grapheme <ä> und <äu>).

7.6.1 Überprüfung

Den Kindern werden je nach Klassenstufe zwischen zehn und 49 Wörter diktiert, wobei sowohl einzelne Wörter als auch ganze Sätze geschrieben werden müssen. Um die unterschiedlichen Strategien zuverlässig erfassen zu können, wurden Wörter ausgewählt, bei denen die wichtigsten Merkmale der alphabetischen (z. B. Verschriftung mehrgliedriger Grapheme und Konsonantenhäufungen), der orthographischen (z. B. st / sp, Längenzeichen, Doppelkonsonanz) und der morphematischen (z. B. Auslautverhärtung, abzuleitende Umlaute) Strategien berücksichtigt werden müssen. Das Verfahren nimmt üblicherweise weniger als eine Unterrichtsstunde in Anspruch.

7.6.2 Auswertung

schnelle quantitative Einschätzung

Für eine schnelle Einschätzung der Rechtschreibleistung wird zunächst die Anzahl vollständig richtig geschriebener Wörter bestimmt, die in einen Prozentrang umgerechnet werden kann. Diese Auswertung ist dem Autor zufolge für alle Schüler ausreichend, die im Vergleich mit der Normierungsstichprobe zu den besseren 50 % gehören.

Graphemtreffer

Für eine etwas differenziertere Analyse können mithilfe des Auswertungsbogens die richtig geschriebenen Grapheme („Graphemtreffer") ausgezählt werden, sodass auch Annäherungen an die korrekte Schreibweise eines Wortes erfasst werden. Bei der Berechnung dieses Hauptkennwerts der HSP wird aber nicht jeder einzelne Buchstabe gewertet, vielmehr werden Buchstabengruppen, die in orthographischer Hinsicht eine Einheit bilden, gemeinsam betrachtet (z. B. mehrgliedrige Grapheme <sch>, Vokale mit Längenzeichen <ah>, Doppelkonsonanten <mm>).

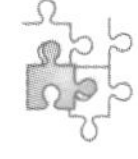

Das Wort **Rollschuhe** besteht zwar aus zehn Buchstaben, im Rahmen der Graphemtrefferauswertung der HSP werden aber nur sechs Buchstabengruppen (R/o/ll/sch/uh/e) berücksichtigt.

An diesem Beispiel wird deutlich, dass bei der Bestimmung der Graphemtreffer neben dem phonologischen Prinzip auch die Anwendung der orthographischen (z. B. <uh> und <ll>) und morphematischen Strategie (z. B. <äu> als ein Graphemtreffer im Wort Räuber) einfließen.

Lupenstellen

Um die sichere Anwendung der drei Strategien bestimmen zu können, wurden in den diktierten Wörtern jeweils Wortstellen („Lupenstellen") ausgewählt, deren Verschriftung Auskunft über das Beherrschen einer der Strategien liefert.

Der alphabetischen Strategie werden dabei grundsätzlich alle Wortstellen zugeordnet, deren Schreibweise aus der eigenen Artikulation abgeleitet werden kann. „Lupenstellen" für die orthographische Strategie beinhalten Buchstaben(-gruppen), die nicht allein mithilfe der eigenen Artikulation erschlossen werden können, die andererseits aber kein Wissen über die Morphemstruktur des Wortes verlangen. Dazu gehören Merk- (z. B. die Verwendung des Buchstaben <v> oder des „Dehnungs-h") und Regelelemente (z. B. die Schreibweise der Laute [ʃp] und [ʃt] als <sp> bzw. <st>). Wortelemente, deren korrekte Schreibweise ausschließlich durch die Berücksichtigung der morphologischen Struktur des Wortes hergeleitet werden kann (z. B. die Schreibweise <äu> im Wort Räuber), stellen die „Lupenstellen" für die morphematische Strategie dar.

Tabelle 12 bietet eine exemplarische Übersicht über „Lupenstellen" der einzelnen Rechtschreibstrategien.

Die Gesamtzahl korrekt geschriebener „Lupenstellen" der alphabetischen, orthographischen und morphematischen Strategie kann in Prozentränge und T-Werte umgerechnet werden. Von der Dominanz einer bestimmten Strategie ist

Beispielwort	alphabetische Strategie	orthographische Strategie	morphematische Strategie
Hammer	<a>, <er>	<mm>	
Briefträger	 , <ftr>		<ä>
Fahrradschloss	<schlo>	<ss>	<rr>, <d>
Verkäuferin	<ferin>		<ver>, <äu>
Frühstück	<Fr>	<üh>, <st>, <ck>	

Tab. 12: Beispiele für „Lupenstellen" in der HSP

auszugehen, wenn der Unterschied zu den anderen Strategien mindestens eine Standardabweichung, also zehn T-Wert Punkte beträgt.

7.6.3 Testgütekriterien

Die Neunormierung der HSP basiert auf den im Jahr 2012 durchgeführten Erhebungen in allen Bundesländern, an denen deutlich mehr als 1.000 Kinder pro Jahrgangsstufe teilgenommen haben. Vergleichswerte liegen für die erste bis vierte Klasse jeweils für die Mitte und das Ende, für die Sekundarstufe für das Ende jeder Jahrgangsstufe vor.

Reliabilität

Die Reliabilität des Verfahrens wurde durch die Bestimmung der internen Konsistenz (Cronbach's α) der einzelnen Skalen ermittelt. Für die Analyse der „Graphemtreffer" liegt sie mit Werten zwischen $\alpha = .92$ und .99 genauso in einem sehr guten Bereich wie die Werte für die Anzahl korrekt geschriebener Wörter ($\alpha = .80–.96$). Mit Ausnahme der alphabetischen Strategie weisen auch die „Lupenstellen" der orthographischen und morphematischen Strategie zufriedenstellende bis gute Reliabilitätswerte auf.

Validität

Der Vergleich zwischen den HSP-Leistungen und der Rechtschreibnote mit ermittelten Korrelationen zwischen $r = .71$ und .77 spricht für die gute Validität des Verfahrens. Zudem wurden bei einem Teil der Stichproben aus dem Primarbereich neben der HSP andere Rechtschreibtests durchgeführt. Die dabei ermittelten Korrelationen zwischen $r = .64$ und .78 liegen in einem zufriedenstellenden Bereich.

> *„Dieses Ergebnis stützt die theoretische Annahme, wonach die mit der Hamburger Schreibprobe erfassten Rechtschreibstrategien nicht nur an das spezifische Wortmaterial der Hamburger Schreibprobe gebunden sind, sondern bei verschiedenen Wortauswahlen darstellbar sind, sofern diese die Vielfalt der orthographischen Prinzipien der deutschen Schrift hinreichend repräsentieren" (May 2002, 71).*

Kritik an der Normierung

Was die Normierung des Verfahrens angeht, wurde vereinzelt kritisiert, dass die Rechtschreibleistungen in der HSP im Vergleich zu anderen Verfahren um ca. eine halbe Standardabweichung besser beurteilt werden (*Klinikum der Universität München o. J.*).

Dennoch ist zusammenfassend festzuhalten, dass mit der HSP ein ökonomisches, zuverlässiges und valides Verfahren vorliegt, mit dem es aufgrund der differenzierten Auswertungen möglich ist, den Entwicklungsstand im Bereich der Rechtschreibung differenziert einzuschätzen und individuelle Förderziele abzuleiten. Kritisch muss angemerkt werden, dass die Auswertung in den Testheften z. T. etwas unübersichtlich wirkt und aufseiten des Diagnostikers umfangreiche Erfahrungen und Routine mit dem Instrument erfordert, um Auswertung und Interpretation der Testergebnisse in einem vernünftigen Zeitrahmen bewältigen zu können. Erfreulicherweise steht mittlerweile eine Möglichkeit zur online-Auswertung zur Verfügung (www.hsp-plus.de, 16.04.2021).

7.7 Deutscher Rechtschreibtest für das erste und zweite Schuljahr (DERET)

DERET 1–2+(Stock / Schneider 2008) ist eine weitere Überprüfung orthographischer Kompetenzen für das Grundschulalter. Er erfasst die Rechtschreibfähigkeiten Ende der ersten und zweiten sowie Anfang der zweiten und dritten Klasse. Ein analog aufgebautes Verfahren steht für die dritte und vierte sowie den Beginn der fünften Klasse zur Verfügung (DERET 3–4+). Bei der Testkonstruktion orientierten sich die Autoren am Grundwortschatz und den Rahmenrichtlinien für den Rechtschreibunterricht der einzelnen Bundesländer. Exemplarisch wird im Folgenden der Test für die ersten beiden Jahrgangsstufen vorgestellt.

7.7.1 Überprüfung

Diktat eines Fließtextes

Für die beiden frühen Testzeitpunkte (Ende der ersten und Anfang der zweiten Klasse) besteht das Aufgabenformat aus einem 29 Wörter umfassenden Fließtext (Ende der zweiten und Anfang der dritten Klasse: 52 Wörter), den die Kinder nach Diktat aufschreiben müssen. Damit entspricht die Durchführung eher einer natürlichen Schreibsituation als die in den meisten anderen Verfahren (vgl. HSP, SLRT II) umgesetzten Wortdiktate. Mithilfe dieses Formats kann auch die Fähigkeit, Wörter deutlich getrennt voneinander zu schreiben, Satzschlusszeichen richtig zu setzen sowie die Großschreibung am Satzanfang überprüft werden.

zusätzliches Wortdiktat

Für eine zusätzliche qualitative Analyse der orthographischen Kompetenzen sieht DERET fakultativ ein ergänzendes Wortdiktat aus sechs (Ende der ersten und Anfang der zweiten Klasse) bzw. zwölf Wörtern (Ende der zweiten und Anfang der dritten Klasse) vor.

7.7.2 Auswertung

quantitative und qualitative Auswertung

Der Vorteil des Verfahrens liegt in der Möglichkeit einer unabhängig durchzuführenden quantitativen und qualitativen Analyse. Für einen ersten schnellen Überblick wird ausschließlich die Anzahl falsch geschriebener Wörter bestimmt, die auf der Grundlage der Ergebnisse der Normierungsstichprobe in einen Prozentrang umgewandelt werden kann. Um aus den Resultaten eine gezielte individuelle Förderung ableiten zu können, sieht das Verfahren zusätzlich eine detaillierte qualitative Fehleranalyse vor, für die neben dem Fließtext nach Möglichkeit auch die Ergebnisse des Wortdiktats berücksichtigt werden sollten. Dafür werden die orthographischen Fehler der Kinder hinsichtlich häufig zu beobachtender Schwierigkeiten (Dehnungs- und Kürzungsfehler, Getrennt- und Zusammenschreibung, Unterscheidung von <i> und <ie> etc.) analysiert. Für die Interpretation dieser Auswertung stellen die Autoren keine Prozentränge zur Verfügung, die Leistung des Kindes kann aber für jede orthographische Besonderheit in drei bis vier Leistungsbereiche eingeordnet werden.

7.7.3 Testgütekriterien

Das Verfahren wurde an 5.318 Kindern aus allen deutschen Bundesländern normiert, wobei sich die Größe der Stichprobe pro Bundesland am relativen Anteil der dort schulpflichtigen Kinder im Vergleich zur Gesamtzahl im Bundesgebiet orientierte. Die mithilfe der Split-Half- und der Paralleltestmethode sowie einer Homogenitätsanalyse (Cronbach's α) ermittelten Reliabilitätswerte liegen alle in einem sehr guten Bereich. Die für die Bestimmung der kriterienbezogenen Validität berechneten Korrelationen mit einem anderen Rechtschreibtest und dem Lehrerurteil sprechen für eine hohe Validität des Verfahrens.

Die einzelnen Items (Wörter) besitzen durchgängig mittlere bis hohe Trennschärfen (erste Klasse: $r_{itc} = .31 - .57$; zweite Klasse: $r_{itc} = .19 - .61$). Die mittleren Schwierigkeitsgrade zwischen $p = .18$ und .88 (erste Klasse) sowie zwischen $p = .09$ und .91 (zweite Klasse) legen nahe, dass der Test im gesamten Leistungsbereich eine ausreichend hohe Differenzierungsfähigkeit besitzt.

Zusammenfassung

Kapitel 6 und 7 sollten deutlich machen, dass im deutschsprachigen Raum eine ausreichende Anzahl durchdachter Verfahren zur Früherkennung und zur Erfassung zentraler schriftsprachspezifischer Kompetenzen vorliegt.

Insbesondere bei den Überprüfungen des Lesens und Rechtschreibens handelt es sich um Tests, die neben den klassischen Testgütekriterien auch das Prinzip der Ökonomie berücksichtigen, sodass sie in der schulischen Praxis auch unter inklusiven Bedingungen weitgehend problemlos eingesetzt werden können.

Weniger zufriedenstellend erscheint die Situation der Früherkennung von Risikokindern für die Ausbildung von Lese-Rechtschreibstörungen. Hier konnte Kapitel 6 zeigen, dass die derzeit in der Praxis eingesetzten Verfahren entweder eine zu große Anzahl von Kindern mit späteren Schriftspracherwerbsschwierigkeiten übersehen (BISC) oder aufgrund zu komplexer Überprüfungen bzw. des möglichen Einsatzzeitpunktes nur bedingt geeignet sind, dieser Zielsetzung zuverlässig zu entsprechen („Rundgang durch Hörhausen", „BAKO"). Eine kombinierte Überprüfung der phonologischen Bewusstheit und der Benennungsgeschwindigkeit scheint die zuverlässigsten Ergebnisse im Bereich der Früherkennung zu erbringen.

8 Förderung im Rahmen des Unterrichts

Lernziele

- Qualitätskriterien für die Förderung der phonologischen Bewusstheit kennen und in der Praxis anwenden können (Kap. 8.2)
- Kriterien zur Erstellung bzw. Beurteilung von Anlauttabellen kennen (Kap. 8.3)
- Inhalte einer systematischen Buchstabenanalyse kennen und Stunden entsprechend planen können (Kap. 8.3)
- sich der Bedeutung einer intensiven und systematischen Unterstützung beim Erlernen des phonologischen Rekodierens bewusst sein und entsprechende Maßnahmen in den Unterricht integrieren können (Kap. 8.4.1)
- sich der notwendigen Unterstützung im Bereich der automatisierten Worterkennung und der damit verbundenen Probleme eines ausreichenden Generalisierungslernens bewusst sein (Kap. 8.4.2)
- die wichtigsten Strategien kennen, die das Leseverständnis positiv beeinflussen und die Schüler bei der aktiven Bedeutungskonstruktion auf Textebene unterstützen (Kap. 8.5.1 und 8.5.2),
- Texte für Schüler mit Sprachverständnisschwierigkeiten in sprachlicher Hinsicht optimieren können (Kap. 8.5.3)
- unterschiedliche Ansätze der Vermittlung orthographischer Kompetenzen kennen und für den Unterricht fruchtbar machen können (Kap. 8.6)

8.1 Ausgangslage

Was die Förderung von Kindern mit drohenden Lese-Rechtschreibschwierigkeiten angeht, lassen sich Fleischhauer et al. (2014) zufolge, grob betrachtet, zwei Ansätze unterscheiden.

Die dem **Konstruktivismus** verpflichteten Methoden lassen sich laut Grünke (2006) als Ansätze charakterisieren, bei denen die Lehrkraft die Schüler dabei begleitet, ihre eigenen Lernwege zu entdecken und diese in der von ihnen selbst gewählten Geschwindigkeit zu beschreiten. Dabei soll sich Lernen anhand authentischer, lebensnaher Aufgaben vollziehen, wobei Lernziele und Inhalte von den Kindern weitgehend selbst bestimmt werden.

Im schriftsprachlichen Bereich gehören dazu spracherfahrungsbasierte Ansätze (Reichen 1988; Brügelmann 1992), die Erstklässler von Beginn an mit den wichtigsten Buchstaben-Laut-Zuordnungen konfrontieren, die sie sich z. B. mithilfe einer Anlauttabelle eigenaktiv, im eigenen Lerntempo erarbeiten können. Mit diesem Wissen und einer ausreichenden Sprachbewusstheit ausgestattet sollten Kinder in der Lage sein, alles subjektiv Bedeutsame zu lesen und zu schreiben. Der Grundgedanke dieser Methodik besteht darin, dass der Schriftspracherwerb am besten gelingt, wenn die Übungen von Beginn an in einen bedeutungsvollen Kontext eingebaut sind, wenn die Kinder erleben, „dass man sich durch Lesen und Schreiben anderen mitteilen und von ihnen Informationen gewinnen kann" (Brügelmann 1992, 175), also wenn dem Kind die Funktion und Bedeutung von Schreiben und Lesen nahe gebracht und Lesen und Schreiben als soziale Handlung verstanden wird (Fleischhauer et al. 2014).

direkte Instruktion

Auf der anderen Seite existieren **direktiv-instruktive Ansätze,** die basale Teilfähigkeiten des Lesens und Schreibens (Buchstabe-Laut-Zuordnung, Lautsynthese, Buchstaben schreiben usw.) isoliert, strukturiert und kleinschrittig vermitteln, um Grundlagen für höhere Lese- und Schreibprozesse zu schaffen.

Vertreter dieser methodischen Herangehensweise gehen davon aus, dass ausreichende Ressourcen für die Sinnentnahme und einen angemessenen schriftsprachlichen Ausdruck nur dann zur Verfügung stehen, wenn die basalen Lese- und Schreibkompetenzen durch direkte Unterstützungsmaßnahmen und intensive Übungsmöglichkeiten automatisiert wurden.

Effektivität direkter Instruktion bei lernschwachen Kindern

Während spracherfahrungsbasierte Ansätze für normal entwickelte Kinder motivierende Methoden zur Verfügung stellen, mit denen diese sich eigenaktiv mit dem Lerngegenstand auseinandersetzen können, scheinen lernschwache Kinder deutlich mehr von direkt instruktiven Ansätzen zu profitieren.

Bspw. konnte Grünke (2006) in einer Metaanalyse zeigen, dass sich für den Aufbau erster Lesefertigkeiten und damit für die Prävention von Schriftspracherwerbsstörungen Formen der direkten Instruktion, also die Vermittlung des Lernstoffs in klar strukturierten kleinen Lernschritten kombiniert mit intensiven, von der Lehrkraft angeleiteten Übungen (Lauth / Grünke 2005) als besonders hilfreich erwiesen. Auch Wember (2007, 164) verweist in diesem Zusammenhang auf die Notwendigkeit, insbesondere lernschwachen Schülern „explizit zu sagen und zu zeigen, was sie tun sollen und wie es tun sollen." Ein eher konstruktivistisches Vorgehen sei bei Kindern mit Lernschwierigkeiten als weit weniger effektiv einzuschätzen. Die in der pädagogischen Fachwelt weit verbreitete Annahme, dass Kinder dann am besten lernen, wenn sie selbst bestimmen dürfen, was sie lernen, dass das Einüben isolierter Fertigkeiten weder dem Kind noch der Komplexität des Lerngegenstands gerecht werde, dass sich spezifische Fertigkeiten nur im Rahmen eines sinnvollen Kontextes vermitteln lassen, dass mechanisches Üben ein tieferes Verständnis von Lerninhalten behindert, konnte durch wissenschaftliche Studien nicht belegt werden. In den meisten Fällen kommen seriöse Arbeiten vielmehr zu dem Ergebnis, dass das einschleifende Üben basaler Fertigkeiten (z. B. GPK, isolierte Worterkennung) das tiefere Verständnis nicht hemmt, sondern oftmals erst ermöglicht (Lauth / Grünke 2005). Da Kinder mit drohenden Lese-Rechtschreibschwierigkeiten im Fokus dieses Buches stehen, werden im Folgenden primär Methoden direkter Instruktion besprochen.

Konstruktivismus

8.2 Kriterien für eine Förderung phonologischer Basisfähigkeiten

„Die beste Lösung für das Problem der Lese-und Schreibschwierigkeiten bilden Früherkennung und Prävention" (Hartmann/Dolenc 2005, 5).

Im Zentrum der Prävention von Schriftspracherwerbsstörungen steht seit der Fokussierung (meta-)sprachlich-kognitiver Fähigkeiten im Zusammenhang mit Lese- und Rechtschreibschwierigkeiten das Konstrukt der phonologischen Bewusstheit.

Förderprogramme

Eine entsprechende Förderung hat sich seit der Veröffentlichung der Forschungsergebnisse der Würzburger Gruppe um Schneider (Schneider et al. 1994, 1997, 2000; Kap. 5.3.4) und des Trainingsprogramms „Hören, Lauschen, Lernen" (Küspert/Schneider 2008) in zahlreichen Kindergärten sowie Grund- und Förderschulen etabliert. Zusätzlich stehen mit „Leichter lesen und schreiben lernen mit der Hexe Susi" (Forster/Martschinke 2001), „Olli, der Ohrendetektiv" (Hartmann/Dolenc 2005) und dem „Münsteraner Trainingsprogramm" (Mannhaupt 2006b) einige weitere phonologisch orientierte Programme zur Verfügung, sodass Lehrkräften in der schulischen Praxis eine Vielfalt an Anregungen für die Umsetzung einer Förderung der phonologischen Bewusstheit zur Verfügung stehen. Hinsichtlich ihrer Effektivität evaluiert wurden die Konzepte von Forster/Martschinke (2011) und von Küspert/Schneider (2008), wobei die Ausführungen in Kap. 5.3.4 deutlich gemacht haben sollten, dass die Auswirkungen einer phonologisch orientierten Förderung insbesondere auf das Lesen nicht überschätzt werden dürfen, sondern bestenfalls einen Einstieg in einen erfolgreichen Schriftspracherwerb gewährleisten.

Damit ein Training der phonologischen Bewusstheit insbesondere auch bei Kindern mit den massivsten Beeinträchtigungen seine potenzielle Wirksamkeit entfalten kann, sollten die Vorgaben aus den Manualen nicht unreflektiert umgesetzt werden, vielmehr sollten sich Erzieherinnen, Lehrkräfte und Therapeutinnen an einigen Leitlinien orientieren, die im Folgenden beschrieben werden.

Literaturempfehlungen zu Förderprogrammen

Hartmann, E., Dolenc, R. (2005): Olli der Ohrendetektiv: Test und Förderverfahren zur phonologischen Bewusstheit in Vorschule und Schule. Auer Verlag, Donauwörth

Forster, M., Martschinke, S. (2001, 2005): Diagnose und Förderung im Schriftspracherwerb. Band 2: Leichter lesen und schreiben lernen mit der Hexe Susi. Auer Verlag, Donauwörth

Küspert, P., Schneider, W. (2008): Hören, lauschen, lernen – Sprachspiele für Vorschulkinder (6., überarb. Auflage). Vandenhoeck & Ruprecht, Göttingen

Mannhaupt, G. (2006b): Münsteraner Trainingsprogramm (MÜT). Förderung der phonologischen Bewusstheit am Schulanfang. Materialien mit Kopiervorlagen. Cornelsen Verlag, Berlin

Plume, P., Schneider, W. (2004): Hören, Lauschen, Lernen 2 – Sprachspiele mit Buchstaben und Lauten für Kinder im Vorschulalter. Vandenhoeck & Ruprecht, Göttingen

Wer benötigt eine Förderung der phonologischen Bewusstheit?

Ein zentrales Ergebnis der Aufarbeitung des Forschungsstandes in Kapitel 5.3.4 bestand darin, dass sich ein isoliertes Training der phonologischen Bewusstheit nur marginal auf schriftsprachliche Kompetenzen auswirkt. Entsprechende Resultate lassen sich vermutlich dadurch erklären, dass es dem überwiegenden Anteil der Kinder, die ihre Schullaufbahn mit einer gering ausgeprägten phonologischen Bewusstheit beginnen, durch eine phonologisch orientierte Förderung im Rahmen des schriftsprachlichen Anfangsunterrichts und die Auseinandersetzung mit dem alphabetischen Prinzip recht schnell gelingt, eine für den Erwerb der Schriftsprache ausreichende phonologische Bewusstheit auszubilden („differenzielle Induktionshypothese“, Wimmer et al. 1991). Bei dieser Förderung *aller* Kinder im Klassenverband handelt es sich dem *Response-to-Intervention-Ansatz* (Lembke et al. 2010) aus dem angloamerikanischen Raum um die „Förderstufe 1“.

Förderstufe 1

Im Sinne der Schonung nur eingeschränkt vorhandener personeller Ressourcen sollte ein systematisches Training der phonologischen Bewusstheit ergänzend zum curricular vorgesehenen schriftsprachlichen Anfangsunterricht denjenigen Kindern zukommen, die Ende der Vorschulzeit oder zu Beginn der ersten Klasse bei einem Verfahren zur Früherkennung von Risikokindern (z. B. Jansen et al. 2002; Mayer 2020; Kap. 6.2) im Risikobereich abschneiden und in den ersten Schulwochen durch Schwierigkeiten beim Erwerb der Graphem-Phonem-Korrespondenzregeln, bei der Lautanalyse und dem Erlernen der indirekten Lese- und Schreibstrategie auffallen („Förderstufe 2“).

Förderstufe 2

Während für die Förderstufe 1 und 2 in inklusiven Kontexten die Grundschulpädagogin verantwortlich ist und gegebenenfalls von einer spezialisierten Sonderpädagogin beraten wird, zeichnet diese für die Kinder verantwortlich, die eine umfassendere Diagnostik und individuellere Förderung oder Therapie benötigen („Förderstufe 3“). Neben einer maximalen Ökonomie gewährleistet diese Vorgehensweise auch eine ausreichende Intensität individualisierter Unterstützung, die sich dann auch deutlicher auf den frühen Schriftspracherwerb auswirken sollte als Maßnahmen im Klassenunterricht.

Förderstufe 3

Intensität, inhaltliche und zeitliche Abstimmung der Förderung

Was die Intensität der Förderung angeht, gehen sowohl Küspert / Schneider (2008) als auch Forster / Martschinke (2001) von einem zeitlichen Rahmen von 20 Wochen mit etwa vier zwanzigminütigen Fördereinheiten pro Woche aus.

Förderung im Vorschul- und Schulalter

In diesem Zusammenhang ist zu betonen, dass eine Förderung der phonologischen Bewusstheit nach Möglichkeit im Vorschulalter beginnen sollte und parallel zum Anfangsunterricht in der erste Klasse fortgeführt werden muss. Im Vorschulbereich liegt der Schwerpunkt auf der impliziten Bewusstheit für größere sprachliche Einheiten (Reime und Silben erkennen, synthetisieren und segmentieren), während parallel zur Vermittlung der GPK-R, dem Erlernen des phonologischen Rekodierens und des lautgetreuen Schreibens im schriftsprachlichen Anfangsunterricht das Identifizieren, Synthetisieren und Segmentieren auf Phonemebene im Mittelpunkt stehen sollte. Einige Übungen zum Aufbau der Phonembewusstheit können sicherlich bereits im Vorschulalter durchgeführt werden, wenn die unterschiedliche Komplexität der Aufgaben auf dieser Ebene berücksichtigt und das Wortmaterial nach linguistischen Kriterien ausgewählt wird (s. u.).

„Offenbar kommen Effekte von vorschulischen Interventionen schlecht oder gar nicht zum Tragen, wenn die Förderung auf die Vorschulzeit beschränkt bleibt und nicht auf den schulischen Lehrplan abgestimmt ist" Hartmann (2003, 33).

Inhalte: sprachliche, sublexikalische Einheiten

Da sich die phonologische Bewusstheit auf die Verarbeitung *sprachlicher* Informationen auf *sublexikalischer* Ebene (Silbe, Onset und Rime, Phonem) bezieht (Kap. 5.3.2), stellen Übungen zur Identifizierung und Analyse von Geräuschen, Tönen und Klängen im Sinne einer allgemeinen auditiven Wahrnehmungsförderung keinen Bestandteil eines phonologischen Trainings dar. Ebenso wenig sind Übungen auf Wort- oder Satzebene (z. B. Bestimmung der Anzahl von Wörtern eines Satzes) dem Konstrukt der phonologischen Bewusstheit zuzuordnen.

Berücksichtigung der Ebene von Onset und Rime

Neben den üblichen Reim- und Silbenaufgaben, die letztendlich in allen Trainingsprogrammen ihren Platz haben (z. B. Silbenklatschen, Reime ergänzen, Reimpaare finden etc.), sollten Synthese- und Segmentationsaufgaben auf der Ebene von Onset und Rime in die Förderung integriert werden, um den für viele Kinder mit drohenden Lese-Rechschreibschwierigkeiten häufig „zu großen Schritt" von der Silben- zur Phonemebene zu unterstützen. Nachdem die Kinder beim Synthetisieren und Segmentieren auf Silbenebene Sicherheit gewonnen haben, sollen sie ein Bewusstsein dafür entwickeln, dass sich die Einheit „Silbe" in zwei Teile trennen lässt, bevor Wörter in Laute segmentiert oder Laute zu Wörtern synthetisiert werden.

Methodik

Methodisch lassen sich diese Übungen analog zur Silbenebene umsetzen. Ausgewählt werden einsilbige Wörter, die in Onset und Rime segmentiert präsentiert und von den Kindern synthetisiert werden müssen. Wenn die Kinder dann aufgefordert werden, Wörter in dieser „Zaubersprache" zu produzieren, wird die Silbe in zwei Teile aufgespalten, wobei es weniger darauf ankommt, dass die Trennung tatsächlich exakt an der Grenze zwischen Onset und Rime vorgenommen wird. Wichtig ist vielmehr, dass die Kinder erleben, dass die Silbe in zwei Einheiten segmentiert werden kann (Heber / Cholewa 2009).

Förderung der Phonembewusstheit

Kapitel 5.3.3 konnte deutlich machen, dass sich eine vollständige explizite Phonembewusstheit bei den meisten Kindern erst in der Auseinandersetzung mit dem alphabetischen Prinzip der Schriftsprache entwickelt. Nichtsdestotrotz können implizite Fähigkeiten auf Phonemebene bereits bei Vorschulkindern angebahnt werden (*Identifizieren*), insbesondere wenn die im Folgenden erläuterten unterschiedlichen Schwierigkeitsgrade berücksichtigt werden.

Phonem-identifikation

Die Förderung auf Phonemebene beginnt mit dem Identifizieren von Lauten in Wörtern. Dabei fallen den Kindern sogenannte „Laut-zu-Wort-Aufgaben" („Hörst du ein /o/ in Ofen?") am leichtesten, insbesondere wenn der fokussierte Laut ein betonter, langer Vokal und damit die vollständige erste Silbe des Wortes darstellt (auch wenn es sich damit streng genommen nicht mehr um eine Aufgabe auf Phonem-, sondern auf Silbenebene handelt). Im Folgenden können Wörter mit gedehnt artikulierbaren initialen Konsonanten gewählt werden, bevor auch Wörter mit Plosiven und Konsonantenclustern berücksichtigt werden.

Wenn die Kinder mit dieser Aufgabe keine Schwierigkeiten mehr haben, sollten Übungen zur Anlautkategorisierung und -identifizierung durchgeführt werden. Die Kinder lernen Wörter nach gleichen Anfangslauten zu sortieren und Anfangslaute zu benennen. Auch hier ist der steigende Schwierigkeitsgrad in Abhängigkeit von der Art des Anlautes (Vokale → dehnbare Konsonanten → Plosive → Konsonantenhäufungen) zu berücksichtigen.

Da die Phonemsynthese und Phonemsegmentation in besonders engem Zusammenhang mit dem frühen Schriftspracherwerb stehen (Kap. 5.3.5), muss parallel zum Lesen- und Schreibenlernen der Schwerpunkt auf diesen beiden Teilbereichen der phonologischen Bewusstheit liegen.

Phonemsynthese

Die Phonemsynthese kann – wie auch das Identifizieren – mit einfachen Aufgaben bereits im Vorschulalter angebahnt werden. Bildmaterial stellt hier – wie bei allen Übungen, bei denen sublexikalische Einheiten zu Wörtern synthetisiert werden – zunächst eine wertvolle Unterstützung dar. Da dadurch mögliche Lösungen bereits vorgegeben sind, werden die Kinder beim Verstehen des Aufgabenformats unterstützt und ihre Aufmerksamkeit wird in die richtige Richtung gelenkt. Während die kognitive Komplexität der Aufgabe am geringsten ist, wenn sich die Bildobjekte in phonologischer Hinsicht unähnlich sind, steigt die Schwierigkeit mit zunehmender phonologischer Ähnlichkeit der Wörter.

Die **Synthese der Laute** [b], [ʊ], [s] stellt bspw. keine Schwierigkeit dar, wenn die Bilder einer Flasche, eines Busses und eines Telefons als Lösungsalternativen vorgelegt werden. Wesentlich anspruchsvoller wird dieselbe Aufgabe, wenn die Bilder eines Buchs, eines Busses, einer Burg und eines Fußes vorgelegt werden.

Problematik des globalen Höreindrucks

Bei Aufgaben mit Bildmaterial muss sich die Lehrkraft jedoch bewusst sein, dass auch ein globaler Höreindruck und nicht zwingend eine echte Syntheseleistung zur richtigen Lösung führen kann (Schnitzler 2008). Deshalb sollte im Schulalter auf diese Hilfestellung möglichst schnell verzichtet werden.

Der Schwierigkeitsgrad von Syntheseaufgaben hängt zudem vom gewählten Wortmaterial ab. Worauf dabei zu achten ist, wird im Abschnitt „linguistisch orientierte Wortauswahl" beschrieben.

Phonemsegmentation

Um die komplexe Fähigkeit der Phonemsegmentation in einem motivierenden Rahmen zu vermitteln, kann bspw. eine „Schnecke" als Identifikationsfigur für eine langsame gedehnte, aber koartikulatorisch noch verschmolzene Artikulation in den Unterricht integriert werden ([r::e::ga::l::]), wobei die Kinder die Aufgabe haben, die „Schneckensprache" zu übersetzen und zu imitieren. Analog fungiert ein Roboter, der einzelne Laute artikuliert, als Identifikationsfigur für eine lautierende Sprechweise ([r] . [e] . [g] . [a] . [l], Punkte stellen Pausen von ca. einer Sekunde dar). Indem die Kinder die Robotersprache imitieren und übersetzen, erlernen sie in kindgemäßer spielerischer Weise die Segmentation von Wörtern in Einzellaute und die koartikulatorische Verschmelzung einzelner Laute zu Wörtern (Abb. 16).

Damit auch Risikokinder die Phonemsegmentation möglichst schnell und sicher lernen, benötigen sie Hilfestellungen und ein Modell, das sie bei dieser Aufgabe unterstützt. Die einzelnen Arbeitsschritte bei einem typischen Übungsformat (Abb. 17) werden von der Lehrkraft demonstriert und verbalisiert (Schuele/Boudreau 2008).

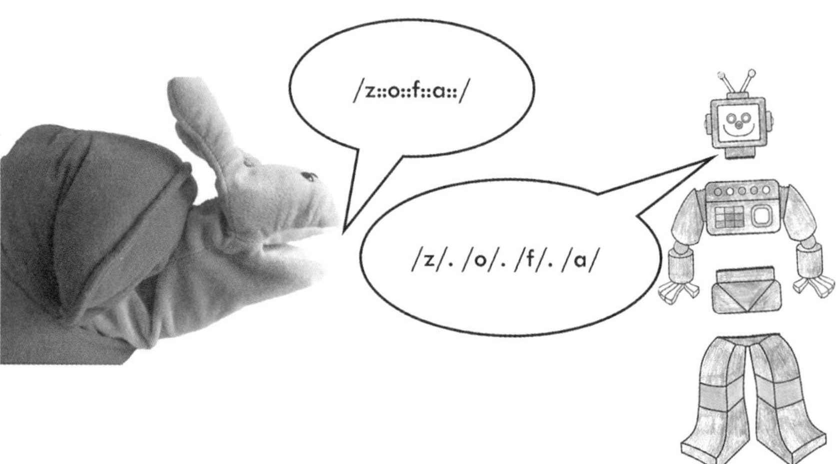

Abb.16: „Roboter" und „Schnecke"

- Die Lehrkraft spricht das Wort langsam und gedehnt vor und fordert die Kinder auf, genau auf ihre Mundbewegungen zu achten. Die Kinder wiederholen das Wort langsam und gedehnt.
- Die Lehrkraft artikuliert das Wort und visualisiert die einzelnen Laute mithilfe von Handzeichen. Die Kinder wiederholen das Wort unter Verwendung der Lautgebärden.
- Bei mehrsilbigen Wörtern artikuliert die Lehrkraft das Wort in Silben segmentiert und anschließend die erste Silbe isoliert. Die Kinder wiederholen diesen Vorgang gemeinsam mit der Lehrkraft.
- Die Lehrkraft artikuliert den ersten Laut der ersten Silbe gedehnt und legt einen Stein in das erste Kästchen der Matrix, artikuliert den zweiten Laut gedehnt und legt einen Stein in das zweite Kästchen, … (anschließend analog für die folgenden Silben).
- Die Lehrkraft und die Kinder wiederholen den Vorgang der Segmentation gemeinsam und legen die entsprechenden Steine in die Kästchen.

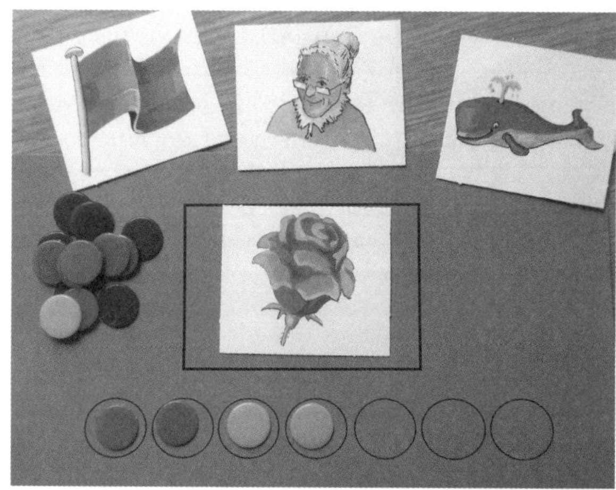

Abb. 17: Aufgabenformat für die Phonemsegmentation (Mayer 2018)

Beim Erlernen der Phonemsegmentation handelt es sich um eine komplexe Fähigkeit, die in der Schuleingangsphase über einen längeren Zeitraum vermittelt werden sollte. Auch aus diesem Grund stellt es eine effektive Hilfe dar, wenn die einzelnen Arbeitsschritte visualisiert für alle Kinder sichtbar im Klassenzimmer aufgehängt werden. Ein entsprechender Vorschlag findet sich bei Forster/Martschinke (2001).

Berücksichtigung der phonologischen Verknüpfungshypothese

Zahlreiche Studien (Kap. 5.3.4) konnten belegen, dass sich positive Auswirkungen einer Förderung der phonologischen Bewusstheit auf den Schriftspracherwerb v. a. dann nachweisen lassen, wenn die „phonologische Verknüpfungshypothese“ (Hatcher et al. 1994) berücksichtigt wird (Bradley/Bryant 1983; Roth 1999; Schneider et al. 2000). Deshalb sollte spätestens parallel zur Förderung auf Phonemebene – gegebenenfalls also bereits im Vorschulalter – mit der Vermittlung der Graphem-Phonem-Korrespondenzen begonnen werden. Damit ist nicht gemeint, dass der Lese- und Schreiblehrgang bereits in die Vorschule verlegt werden soll, vielmehr sollen die Kinder erfahren, dass ein Laut, den sie hören und sprechen können, durch ein entsprechendes Symbol, den Buchstaben, abgebildet werden kann.

Klanggeschichten

Methodisch kann dies realisiert werden, indem der fokussierte Laut mithilfe einer Klanggeschichte in den Fokus der Aufmerksamkeit der Kinder gerückt wird (z. B. das [f] als Geräusch eines Fahrradschlauchs, aus dem die Luft herausströmt, das [z] als Geräusch einer fliegenden Biene). Die Kinder sollen den Laut möglichst hochfrequent und abwechslungsreich produzieren, das Mundbild und ein dazugehörendes Handzeichen kennenlernen sowie die Stellung und Bewegungen der Zunge, Lippen und Zähne taktil-kinästhetisch wahrnehmen. Nachdem einige Wörter mit dem entsprechenden Anlaut gesammelt wurden, wird der Buchstabe – einer reduzierten Anlauttabelle vergleichbar – mit einem entsprechenden Anlautbild gekoppelt.

Literaturempfehlung

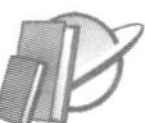

Das „Buchstaben-Laut-Training“ für Vorschulkinder von Plume/Schneider (2004) vermittelt bspw. auf spielerische Weise die zwölf wichtigsten Graphem-Phonem-Korrespondenzen.

Einsatz von Handzeichen

Lautgebärden (Handzeichen) ordnen Buchstaben und den entsprechenden Lauten eine mit den Händen gebildete Gebärde zu. Sie haben im Unterricht an Förderschulen eine lange Tradition und verfolgen in der Sprachtherapie das Ziel, Kindern mit Artikulationsproblemen die korrekte Lautbildung zu verdeutlichen. Primäre Intention dieser Zeichen im Rahmen des Schriftspracherwerbs ist die Unterstützung beim Einprägen der Graphem-Phonem-Korrespondenzen und dem Erlernen der indirekten Lesestrategie, da durch eine dynamische, ineinander übergehende Ausführung der einzelnen Lautgebärden die koartikulatorische Verschmelzung der einzelnen Laute „sichtbar“ gemacht werden kann (vgl. Kap. 8.4.1).

Visualisierung von Lauten

Bei der Lautidentifizierung, Phonemsynthese und Phonemsegmentation stellen Handzeichen eine wertvolle Unterstützung dar, da mithilfe der Gesten einzelne

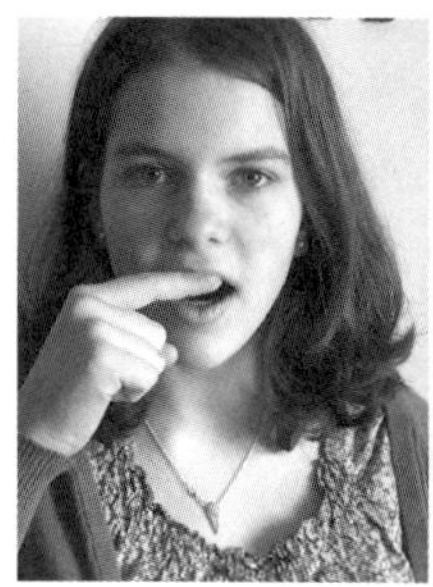
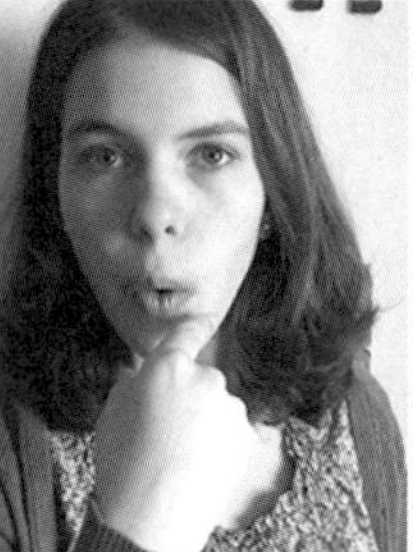
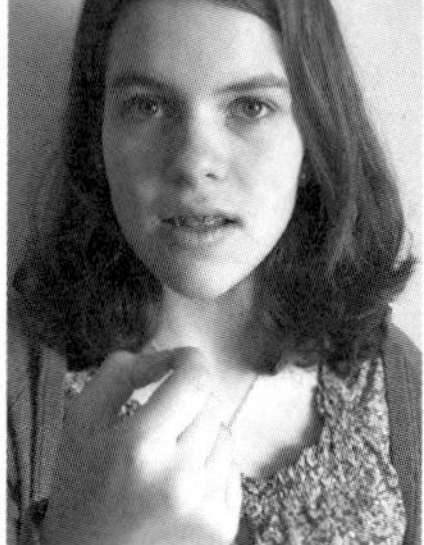
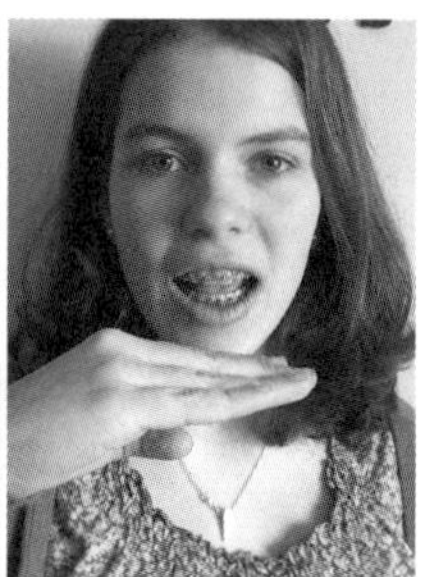

Abb. 18: Handzeichen (Mayer 2018)

Laute für die Kinder visualisiert werden können, die mit der phonologischen Verarbeitung noch Schwierigkeiten haben. Die koartikulatorische Verschmelzung der einzelnen Laute kann auch bei lautsprachlich durchgeführten Syntheseaufgaben deutlich gemacht werden. Auf den Einsatz der Handzeichen bei der Phonemsegmentation wurde bereits im vorangegangenen Abschnitt hingewiesen.

unterschiedliche Systeme

Die unterschiedlichen Handzeichensysteme lassen sich in Abhängigkeit von der Art der Symbolisierung der Laute unterscheiden. Während in der Sprachheilpädagogik primär Systeme favorisiert werden, die den Artikulationsvorgang oder die Artikulationsstelle visualisieren, werden die Gebärden teilweise auch aus der Buchstabenform oder lautmalerischen Assoziationen abgeleitet. Da bei vielen lese-rechtschreibschwachen Kindern mit Schuleintritt auch Schwierigkeiten auf phonetisch-phonologischer Ebene offensichtlich sind, bieten sich insbesondere Lautgebärden an, die die Lautbildung verdeutlichen (Abb. 18). Da die Handzeichen zudem parallel zum Lesen und Schreiben eingesetzt werden sollten, sind solche Gebärden abzulehnen, die grobmotorisch (z. T. mit dem ganzen Körper) ausgeführt werden und in der motorischen Umsetzung zu komplex sind.

Literaturempfehlung zur Analyse vorhandener Handzeichensysteme

Schäfer, H., Leis, N. (2008): Lesen und Schreiben im Handumdrehen. Lautgebärden erleichtern den Schriftspracherwerb in Förderschule und Grundschule. Ernst Reinhardt Verlag, München

Linguistisch orientierte Wortauswahl

Der Auswahl des Wortmaterials nach linguistischen Kriterien kommt im Zusammenhang mit dem Erlernen der Phonemsynthese und Phonemanalyse besondere Bedeutung zu, da die Schwierigkeit entsprechender Übungen u. a. von der Lautklasse und der Silbenstruktur der zu verarbeitenden phonologischen Einheiten abhängt. Zum einen liegt es auf der Hand, dass Länge und Lexikalität (echte Wörter vs. Pseudowörter) die Komplexität der Operation maßgeblich beeinflussen.

Laut- und Silbenstruktur

Was die Lautstruktur der Wörter angeht, kommen McBride-Chang (1995) und Stahl / Murray (1994) zum dem Ergebnis, dass die Phonemsynthese und Phonemsegmentation zunächst ausschließlich an Wörtern mit dauerhaft artikulierbaren Konsonanten (Nasale, Frikative, Liquide) und Vokalen eingeübt werden sollten, da diese aufgrund der Möglichkeit der gedehnten Artikulation deutlicher wahrgenommen werden können als bspw. Plosive. Hinsichtlich der Silbenstrukturen sollten zunächst nur kurze ein- bis zweisilbige Wörter ohne Konsonantenhäufungen verwendet werden (KV, VK, KVK, VKV, KVKV, VKVK).

Erst wenn die Kinder bei der Synthese und Analyse solcher Wörter an Sicherheit gewonnen haben, sollten Plosive und Cluster aus dauerhaft artikulierbaren Konsonanten verwendet werden (z. B. [fl], [fr], [ʃl]). Eine Übersicht über einfaches Wortmaterial, das zu Beginn der Förderung der Phonemsynthese und Phonemsegmentation eingesetzt werden kann, findet sich in Tab. 13.

Aufgrund der Tatsache, dass eine Förderung der phonologischen Bewusstheit in der lautsprachlichen Modalität stattfindet, ist es nicht notwendig, ausschließlich Wörter zu verwenden, die lautgetreu verschriftet werden. Es ist aber darauf achten, dass man sich bei der Präsentation des Wortes bzw. der einzelnen Laute nicht am Schriftbild, sondern allein an der tatsächlichen Artikulation orientiert (Bsp. Moos = [mo:s], Reh = [re:]).

KV-Strukturen	**VK-Strukturen**	**KVK-Strukturen**
Fee	Aal	Lamm
See	am	Fisch
Reh	im	Los
Schuh	Aas	Maus
so	es	Laus
ja	um	Schal
sie	Eis	Fass
wo	ein	Fuß
mäh	aus	Leim
muh	auf	Mann
wau	Öl	Mehl
neu	auf	Moos
rau		Mohn
Sau		Mus
		Föhn
		Schaf
VKV-Strukturen	**KVKV-Strukturen**	**VKVK-Strukturen**
Oma	Sofa	Ofen
Omi	Rose	Emil
Uli	Schule	Ines
Affe	Nase	Iran
Ali	Name	allein
Anna	Mama	Uran
Ufo	Schere	eilen
Ulla	Lama	Eisen
Uno	Schere	ölen
Eule	Riese	

Tab. 13: einfaches Wortmaterial für das Erlernen der Phonemsynthese und der Phonemsegmentation

Zusammenfassung

Auch wenn die **Auswirkungen eines Trainings der phonologischen Bewusstheit** auf den Schriftspracherwerb nicht überschätzt werden dürfen, stellen entsprechende Maßnahmen im Rahmen des Anfangsunterrichts eine unverzichtbare Maßnahme für Risikokinder dar. Erst eine an bestimmten Qualitätskriterien orientierte, explizite, systematische und intensive Förderung parallel zum schriftsprachlichen Anfangsunterricht, die den Schwerpunkt auf das Identifizieren, Synthetisieren und Segmentieren auf Phonemebene legt, dürfte dabei einen erfolgreichen Einstieg in das Lesen- und Schreibenlernen für Risikokinder gewährleisten.

8.3 Erwerb der Graphem-Phonem-Korrespondenzen

8.3.1 Grundlagen

Die Vermittlung der assoziativen Verknüpfungen zwischen den visuellen Symbolen (Buchstaben) und Lauten (Graphem-Phonem-Korrespondenzen, GPK) steht im deutschsprachigen Raum in den ersten Monaten der ersten Klasse parallel zur Förderung der Phonembewusstheit üblicherweise im Mittelpunkt des Erstleseunterricht. Kinder mit drohenden Schriftspracherwerbsproblemen benötigen Unterstützung, qualitativ so hochwertige visuelle Repräsentationen der Buchstaben im orthographischen Lexikon abzuspeichern, die so eng mit den entsprechenden Einträgen im phonologischen Lexikon verknüpft sind, dass ein automatisierter, störungsfreier Zugriff auf die jeweils andere Ebene möglich ist.

zentrales Ziel: Automatisierung

Auch wenn einige leseschwache Kinder zu Beginn der ersten Klasse Schwierigkeiten haben, sich die Graphem-Phonem-Korrespondenzen einzuprägen, stellt die Erkennungssicherheit kein zentrales Problem betroffener Kinder dar. Auch die von Vertretern der Legastheniebewegung in den 1960er und 1970er Jahren angenommenen legasthenietypischen Reversionen (<b> – <d>-, <ei> – <ie>-Verwechslungen, z. B. Schenk-Danzinger 1968, 1984) treten bei leseschwachen Kindern prozentual betrachtet nicht häufiger auf als bei durchschnittlich lesenden Kindern.

Die deutlich schwerwiegendere Problematik ist im Bereich der Automatisierung der Verknüpfung anzusiedeln, also der Fähigkeit, einen Buchstaben schnell und unbewusst zu identifizieren und zu benennen bzw. einen Laut schnell und unbewusst als Buchstaben zu kodieren. Die Ausführungen zur Benennungsgeschwindigkeit (Kap. 5.4) konnten in diesem Zusammenhang deutlich machen, dass die Problematik von Kindern mit Lese-Rechtschreibschwierigkeiten bei der Verarbeitung und Benennung nicht auf Buchstaben beschränkt ist, sondern auch bei anderen visuellen Symbolen (z. B. Zahlen und Farben) nachgewiesen werden kann.

Lautfindungsstörungen – Konsequenzen für die Förderung

Die kontroverse Diskussion, welche sprachlich-kognitiven Schwierigkeiten diesem Problem zugrunde liegen könnten (Kap. 5.4.5), ist nicht nur von wissenschaftlichem Interesse, sondern hat unmittelbare Konsequenzen für die Praxis der Förderung. Wimmer / Mayringer (2001) konnten bspw. zeigen, dass leseschwache Kinder bei Überprüfungen der visuellen Verarbeitungsgeschwindigkeit ohne phonologischen Output nicht schlechter abschneiden als durchschnittlich lesende Kinder. Die Probleme leseschwacher Kinder wurden dann offensichtlich, wenn zu einem visuellen Stimulus die verbale Repräsentation aktiviert werden muss wie dies bei den Überprüfungen der Schnellbenennung mittels der RAN-Tests der Fall ist. Demzufolge ist anzunehmen, dass den Schwierigkeiten mit der Automatisierung der GPK ein Problem mit der Zugriffsgeschwindigkeit auf phonologische Repräsentationen im phonologischen Inputlexikon zugrunde liegt. Glück (2000, 51) spricht in diesem Zusammenhang von „Lautfindungsstörungen“, die darin bestehen, dass zu einem identifizierten Graphem die entsprechende verbale Repräsentation (der Laut) nicht automatisiert aktiviert werden kann. Der schriftsprachliche Anfangsunterricht sollte sich deshalb nicht darauf reduzieren, die GPK-R zu vermitteln und die Kinder dabei zu unterstützen, hochwertige visuelle Repräsentationen im orthographischen Lexikon auszubilden. Vielmehr ist darauf zu achten, dass die assoziativen Verknüpfungen mit den Einträgen im phonologischen Lexikon von möglichst hoher Qualität ausfallen. Deshalb müssen im Unterricht insbesondere solche Übungen integriert werden, bei denen Buchstaben nicht nur visuell verarbeitet (z. B. durch Einkreisen des neu gelernten Buchstabens), sondern gleichzeitig auch die entsprechenden Lautwerte aktiviert werden müssen.

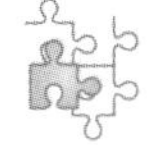

Buchstabenwürfel: Ein Würfel wird mit Buchstaben beklebt. Zwei Kinder würfeln abwechselnd und benennen den entsprechenden Buchstaben.

Blitzbenennungen:
Mithilfe eines Power Point-Programms können Präsentationen erstellt werden, bei denen Buchstaben nur kurz aufblitzen, die von den Kindern möglichst schnell benannt werden.

8.3.2 Erwerb der GPK-R mit Hilfe von Anlauttabellen

Etwa bis zum Jahr 2000 war es im schriftsprachlichen Anfangsunterricht üblich, ein bis zwei GPK pro Woche systematisch zu erarbeiten, indem der Buchstabe optisch analysiert und schreibmotorisch eingeübt sowie der entsprechende Laut akustisch identifiziert und diskriminiert wurde. Etwa seit dem Jahr 2000 werden – zumindest ergänzend – immer häufiger Anlauttabellen eingesetzt, mit deren Hilfe sich die Schüler eigenaktiv und dem eigenen Lerntempo entsprechend mit dem Lerngegenstand „Schriftsprache“ auseinandersetzen und sich dabei u. a. die assoziativen Verknüpfungen zwischen visuellem Symbol und dem entsprechenden Lautwert aneignen können.

lautgetreues Schreiben subjektiv bedeutsamer Inhalte

Ursprünglich wurden Anlauttabellen entwickelt, um die Schreibversuche der Kinder nicht zu reglementieren und es ihnen von Anfang an zu ermöglichen, subjektiv Bedeutsames lautgetreu aufzuschreiben. Der Schweizer Pädagoge Reichen (1988, 8), der für sein Konzept „Lesen durch Schreiben“ vermutlich die erste Anlauttabelle im deutschsprachigen Raum konzipierte, geht davon aus, dass ein Schüler „mit dieser Hilfe […] prinzipiell alles schreiben kann, was er will. Es wird also von Anfang an mit dem gesamten Laut- und Buchstabenbestand gearbeitet, sodass der verwendbare Wortschatz keinerlei Einschränkungen unterliegt.“

Aufbau und Arbeit mit der Anlauttabelle

Die mittlerweile in zahlreichen Varianten erhältlichen Anlauttabellen enthalten für gewöhnlich alle Buchstaben und jeweils ein (bei Vokalen bisweilen auch zwei) Bild(er) mit dem korrespondierenden Anlaut. Durch eine assoziative Verknüpfung zwischen dem Bild und dem Anlaut des abgebildeten Gegenstands können sich die Schüler die GPK einprägen („Das ist eine Ameise und das ist das <A> wie bei der Ameise"). Das Zitat von Reichen deutete aber bereits an, dass Anlauttabellen ursprünglich primär als Hilfe für das lautgetreue Aufschreiben von Wörtern und Sätzen in offenen, dem Konstruktivismus verpflichteten Unterrichtsformen entwickelt wurden. Wenn Schüler das Prinzip der Anlauttabelle verstanden haben, sollten sie in der Lage sein, beliebige Wörter lautgetreu zu verschriften, indem sie segmentiert werden, das zu jedem identifizierten Laut korrespondierende Anlautbild gesucht und der daneben stehende Buchstabe aufgeschrieben wird.

hoher kognitiver Anspruch

Trotz des unbestritten hohen Aufforderungscharakters der Anlauttabelle und der damit üblicherweise verbundenen Motivation, sich mit dem Gegenstand Schriftsprache auseinanderzusetzen, darf nicht übersehen werden, dass diese Methode hohe Ansprüche an die Konzentration, das Gedächtnis und die phonologische Bewusstheit der Kinder stellt. Aus diesem Grund sollten insbesondere Kinder mit drohenden Lese-Rechtschreibschwierigkeiten zunächst im Bereich der Anlautidentifizierung und der Phonemsegmentation (Kap. 8.2) gefördert werden, bevor sie selbständig mit der Anlauttabelle die ersten Schreibversuche unternehmen.

Kindern mit Defiziten in der phonologischen Verarbeitung muss das Prinzip der Anlauttabelle und insbesondere der Zusammenhang zwischen dem Anlautbild, dem Anlaut und dem daneben stehenden Buchstaben explizit deutlich gemacht werden.

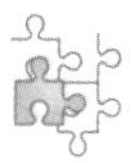

„Das ist die Ameise. Das was wir bei Ameise am Anfang hören und sprechen, das können wir auch schreiben. Bei Ameise klingt am Anfang ein [a]. Und das hier ist das <A, a> wie bei Ameise."

Optimierung der Anlauttabellen

Zudem sollten die meisten in der Praxis eingesetzten Anlauttabellen nach phonetisch-phonologischen, semantisch-lexikalischen und/oder graphischen Kriterien optimiert werden, damit auch Kinder mit Defiziten in der Sprachverarbeitung, im lexikalischen oder im visuellen Bereich diese Methode gewinnbringend nutzen können. Dabei sollten folgende Kriterien berücksichtigt werden (Die Beispiele beziehen sich auf häufig verwendete Anlautbilder):

- **Phonetisch-phonologische Kriterien**
  - Vermeidung von Wörtern, deren Aussprache Kinder mit phonetisch-phonologischen Problemen überfordern könnten (z. B. „Kuchen" statt „Krokodil")
  - Vermeidung von Wörtern, deren erste Silbe dem Buchstabennamen entspricht (z. B. „Kamel", „Besen")
  - Vermeidung von Konsonantenhäufungen insbesondere am Wortanfang → Verwendung von Wörtern mit einfacher Konsonant-Vokal-Struktur; („Feder" statt „Frosch", „Schuh" statt „Schlange")
  - Verwendung von kurzen ein- bis zweisilbigen Wörtern (z. B. „Eis" statt „Eichhörnchen")

  - Verwendung von Wörtern mit gespannten, langen Vokalen in der ersten Silbe, damit in der Wahrnehmung nicht der Konsonant nach dem Silbengipfel zu sehr in den Vordergrund rückt (z. B. „Hut" statt „Hexe", „Nase" statt „Nuss", „Schuh" statt „Schiff")
- **Semantische Kriterien**
  - Verwendung von Begriffen aus der Erfahrungswelt der Kinder (z. B. „Gabel" statt „Geige", „Zitrone" statt „Zange")
  - Verwendung von Bildern, auf deren Namen Kinder automatisiert zugreifen können (z. B. „Dino" statt „Domino", „Sonne" statt „Säge")
  - Verwendung lexikalisch eindeutiger Bilder, die nur eine Wortassoziation zulassen (z. B. Vermeidung von „Schiff" und „Radio", da entsprechende Bilder auch Wörter wie „Dampfer" oder Boot" bzw. „CD-Player", „mp3-Player" etc. aktivieren könnten)
  - Verwendung von Anlautbildern aus unterschiedlichen semantischen Bereichen, da sich diese leichter einprägen lassen und nicht so leicht verwechselt werden (z. B. keine Anlauttabellen ausschließlich mit Tiernamen)
- **Graphische Kriterien**
  - Verwendung optisch einwandfreier und ansprechender Bilder, die eindeutig auf das intendierte Wort verweisen. Das Bild einer Hand oder eines Hauses könnte z. B. neben dem gemeinten Wort auch Wörter für Bildausschnitte („Daumen", „Finger" bzw. „Dach", „Kamin" aktivieren)
  - Verwendung aktueller farbiger Bilder
  - Im Sinne der Aufmerksamkeitslenkung sollte die Anlauttabelle ausschließlich die Buchstaben und die Anlautbilder beinhalten und sie sollte nicht durch dekoratives Beiwerk überfrachtet werden

Inwiefern es notwendig und sinnvoll ist, die unterschiedlichen Klangqualitäten der Vokale (gespannt vs. ungespannt) durch zwei Anlautbilder (z. B. „Esel" für [e] und „Ente" für [ɛ]) abzubilden, kann nicht eindeutig beantwortet werden. Während May (zit. Crämer et al. 1996) davon ausgeht, dass Kinder diese unterschiedlichen Lautqualitäten erst ab der dritten Klasse wahrnehmen können, ist Kalmar (2000) der Überzeugung, dass sich diese Laute für Kinder, die noch nicht durch den Filter der Schriftsprache hören, deutlich unterscheiden. Auch wenn die Annahme Kalmars überzeugender wirkt und zwei Anlautbilder pro Vokal die logische Schlussfolgerung wären, könnten insbesondere Kinder mit kognitiven Einschränkungen damit überfordert sein. Unabhängig von der konkreten Entscheidung müssen die unterschiedlichen Klangqualitäten der Vokale im schriftsprachlichen Anfangsunterricht explizit thematisiert werden.

weitere Kriterien

Da eine Anlauttabelle primär das Ziel verfolgt, Kinder beim Erlernen des lautgetreuen Aufschreibens von Wörtern und Sätzen zu unterstützen, sollten Buchstaben, deren Verwendung in der alphabetischen Phase nicht hergeleitet werden kann, auf der Anlauttabelle nicht berücksichtigt werden (<y>, <c>, <v> <ie>, <tz>, <ß>, <ä>). Die Verwendung dieser Grapheme muss von den Kindern schlicht auswendig gelernt werden (<y>, <v>, <c>) werden, da sie nicht regelgeleitet eingesetzt werden oder sie müssen im Rahmen des Rechtschreibunterrichts explizit thematisiert werden (<ie>, <tz>, <ß>, <ä>), da es sich um orthographische Besonderheiten des Deutschen handelt.

Nicht-Berücksichtigung orthographischer Besonderheiten

Eine Anlauttabelle, die den genannten Kriterien weitgehend entspricht, findet sich in Abb. 19.

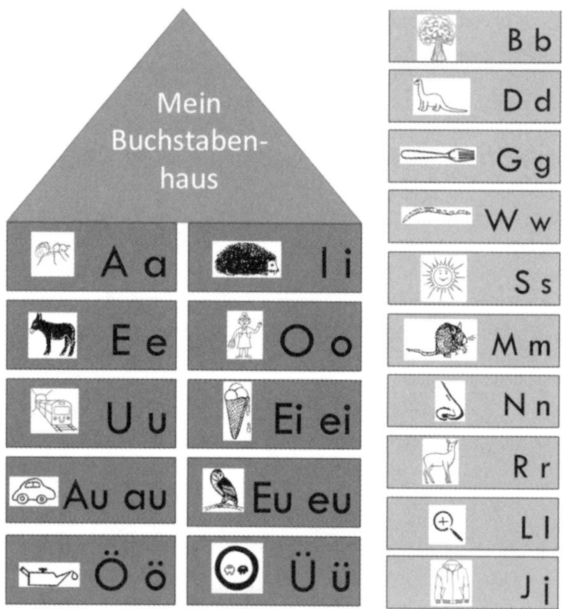

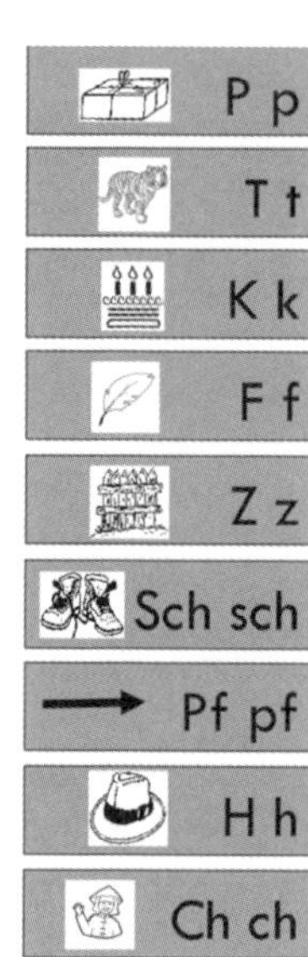

Abb. 19: Anlauttabelle

reduzierte Anlauttabellen

Viele lese-rechtschreibschwache Kinder, aber auch Schüler mit allgemeinen Lernschwierigkeiten dürften von offenen Unterrichtsformen, die sich beim Erwerb der GPK und der alphabetischen Strategie ausschließlich auf die Anlauttabelle stützen, oftmals überfordert sein. Als Alternative zum Einsatz einer Anlauttabelle mit vollständigem Buchstaben-Laut-Inventar könnten die GPK mit erweiterbaren Tabellen eingeführt und das lautgetreue Aufschreiben von Wörtern an einem exemplarischen Wortschatz eingeübt werden. Auch wenn damit der anfängliche Nachteil der Reglementierung der Schreibversuche der Kinder in Kauf genommen wird, hat die Lehrkraft mit dieser Methode die Möglichkeit,

- die ersten GPK bewusst so auszuwählen, dass zunächst ausschließlich Buchstaben bzw. Laute mit einer eindeutigen Korrespondenz gelernt werden (z. B. <M, m>).
- zuerst Buchstaben zu wählen, deren Laute auch von Kindern mit Problemen in der phonologischen Verarbeitung ohne allzu große Schwierigkeiten wahrgenommen werden können (Vokale und Kontinuenten).
- phonologisch ähnliche Laute (z. B. [p] und [b] oder [o] und [u]) bzw. visuell ähnliche Buchstaben (z. B. <M> und <N>) nicht gleichzeitig thematisieren zu müssen.

tägliche Übungen zur Automatisierung

Da eingangs deutlich gemacht wurde, dass Risikokinder besondere Schwierigkeiten mit der Automatisierung der Buchstabenkenntnis haben, sollen über das gesamte erste Schuljahr verteilt täglich kurze Übungen in den Unterricht integriert werden die darauf abzielen,

- die Anlautbilder automatisiert zu benennen,
- den Anlaut der Bilder problemlos zu identifizieren,
- sich auf der Anlauttabelle sicher zu orientieren,
- die Verknüpfung zwischen Buchstaben, Anlautbild, Anlaut und Lautgebärde zu automatisieren.

Aufwärmtraining zu Beginn einer jeden Lesestunde:

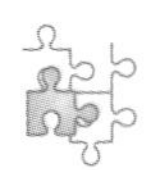

- Die Lehrkraft nennt Laute, Kinder bilden Handzeichen und zeigen auf der Anlauttabelle den entsprechenden Buchstaben.
- Die Lehrkraft bildet Handzeichen, Kinder zeigen den Buchstaben und nennen den Laut.
- Die Lehrkraft zeigt Buchstabenkarten, Kinder nennen den entsprechenden Laut und bilden das Handzeichen.

8.3.3 Systematische Buchstabenanalyse

Neben der Arbeit mit der Anlauttabelle ist es besonders für leseschwache Schüler und Kinder mit phonologischen Schwierigkeiten notwendig, die einzelnen GPK ergänzend zur Arbeit mit der Anlauttabelle systematisch einzuführen und zu analysieren.

Reihenfolge

Da Vokale im Vergleich zu Konsonanten eine geringere sprechmotorische Rückmeldung geben, sollten die Kinder zuerst deren Lautwerte sicher kennen- und unterscheiden lernen (vgl. Vokalvorkurs bei Schmitz 2014). Anschließend werden die leichter wahrnehmbaren dehnbaren Konsonanten (Nasale, Frikative und Liquide) eingeführt, bevor stimmlose und stimmhafte Plosive erarbeitet werden.

Lautbildung, optische und akustische Analyse

Eine Buchstabenanalyse sollte sowohl die Lautbildung, die optische Analyse des Buchstaben sowie die akustische Analyse des Lautes fokussieren. Dabei bietet es sich an, vom isolierten Laut auszugehen und die Kinder im Rahmen einer Lautgeschichte (Plume/Schneider 2004, vgl. phonologische Verknüpfungshypothese und Klanggeschichten, S. 165) zu motivieren, diesen möglichst hochfrequent und stimmlich abwechslungsreich zu produzieren. In einem nächsten Schritt sollen die Schüler den Laut bewusst artikulieren und die taktil-kinästhetische Empfindung und den Artikulationsvorgang verbalisieren. An dieser Stelle wird auch die Lautgebärde als Gedächtnisstütze eingeführt. Was die optische Gestalt des Buchstabens angeht, werden die einzelnen Bestandteile betrachtet und beschrieben, bevor die neue Form von anderen diskriminiert wird. Aufgrund der besonderen Schwierigkeiten mit der phonologischen Verarbeitung spielt die akustische Analyse des Lautes im Rahmen der Buchstabenanalyse eine besondere Rolle. Dabei sollten unterschiedliche Schwierigkeitsgrade berücksichtigt werden. In einem ersten Schritt üben die Kinder, den isolierten Laut von anderen zu diskriminieren. Anschließend versuchen sie zu entscheiden, in welchen Wörtern der Laut als Anlaut fungiert. Erst in einem letzten Schritt werden Übungen zur Lautlokalisierung (An-, In- und Auslautidentifizierung) durchgeführt.

Literaturempfehlung mit einem Stundenentwurf für eine entsprechend geplante Buchstabeneinführung

Mayer, A. (2018): Gezielte Förderung bei Lese-Rechtschreibschwierigkeiten. 3. Auflage Ernst Reinhardt Verlag, München

Zusammenfassung

Leseschwache Kinder haben im Bereich der Buchstabenkenntnis besondere **Schwierigkeiten mit der Automatisierung** der GPK. Risikokinder für die Ausbildung von Lese-Rechtschreibschwierigkeiten benötigen zahlreiche Übungsmöglichkeiten mit der Zielsetzung, die Buchstabenkenntnis und dabei insbesondere den Zugriff auf die entsprechenden Lautwerte zu automatisieren. Neben dem Einsatz nach bestimmten Kriterien erstellter Anlauttabellen besteht die Notwendigkeit, die GPK systematisch zu analysieren.

8.4 Unterstützung beim Erwerb der Worterkennung

8.4.1 Erlernen der indirekten Lesestrategie

einzellautorientierte vs. ganzheitliche Methode

Der im deutschsprachigen Raum insbesondere in den 1960er Jahren geführte Streit zwischen Befürwortern einer einzellautorientiert-synthetischen Methode und Pädagogen, die eine ganzheitlich-analytischen Methode favorisieren, kann mittlerweile als weitgehend beigelegt gelten. Empirische Studien, die die Überlegenheit des einen oder anderen Ansatzes belegen wollten, machten deutlich, dass Schüler, die einem einzellautorientierten Ansatz folgend unterrichtet wurden, zwar Ende der ersten Klasse noch bessere Leseleistungen erbrachten als Kinder, die Lesen und Schreiben nach einer Ganzwortmethode erlernten, sich diese Unterschiede aber bereits im zweiten Schuljahr nicht mehr nachweisen ließen (Ferdinand 1970). Insbesondere das Vorurteil, dass ganzheitliche Leselernmethoden das Auftreten von Lese-Rechtschreibschwierigkeiten begünstigen würden, wurde bereits in den 1970er Jahren als *simplifizierende Kausalbeziehung* entschieden verneint und als statistisch nicht beweisbar zurückgewiesen (Bleidick zit. Blaich 1974). Ein gelingender Schriftspracherwerb hängt offensichtlich nicht allein von der eingesetzten Methode, sondern v. a. vom sachkundigen Einsatz derselben ab (Blaich 1974). Nichtsdestotrotz – vermutlich aufgrund der Entdeckung des Zusammenhangs zwischen phonologischen Fähigkeiten und dem Lesen- und Schreibenlernen und der Interpretation der Dyslexie als phonologisches Defizit – werden spätestens seit den 1980er Jahren phonologische einzellautorientierte Methoden bevorzugt, sodass Kinder im deutschsprachigen Raum üblicherweise von Anfang an mit den GPK, der indirekten Lesestrategie und der segmentalen Schreibstrategie konfrontiert werden, die ein solides Fundament für eine sukzessive Automatisierung des Lese- und Schreibprozesses legen sollen.

indirekte Lesestrategie

Auf der Basis des Beherrschens der GPK und der Fähigkeit zur Phonemsynthese erwerben die Schüler die Fähigkeit, auch schriftsprachlich unvertraute Wörter in Lautsprache zu rekodieren. Mit dem Beherrschen dieser Technik sind die tatsächliche Aussprache und ein Zugriff auf die Bedeutung des Wortes aber noch nicht garantiert. Erst ein Abgleich der durch die Synthese prototypischer Lautwerte generierten phonologischen Rohform mit den im mentalen Lexikon repräsentierten Wörtern ermöglicht die korrekte Dekodierung und einen Zugriff auf die Wortbedeutung, vorausgesetzt dass, das Syntheseprodukt der tatsächlichen Aussprache nicht zu unähnlich ist (vgl. Kap. 2.1).

Phonics Approach

In Ländern mit transparenten Orthographien ist ein entsprechender Ansatz naheliegend, da die Anwendung der indirekten Strategie in den meisten Fällen zu einer mehr oder weniger korrekten Aussprache führt. Aber auch im angloamerikanischen Raum werden mittlerweile phonologische Methoden (*Phonics Approach*) insbesondere bei Kindern mit Lese-Rechtschreibschwierigkeiten favorisiert (Torgesen et al. 1997a). Die empirische Evaluation präventiver und therapeutischer Maßnahmen belegt in diesem Zusammenhang einen klaren Vorteil expliziter, strukturierter Methoden. Je expliziter die GPK und das Prinzip der Synthese unterrichtet werden, desto schneller und erfolgreicher erlernen Schüler basale Lesefähigkeiten (Lovett et al. 1994; Torgesen et al. 1997a). Zudem verspricht ein kleinschrittiges Vorgehen mit zahlreichen Wiederholungen insbesondere für Kinder mit Lernschwierigkeiten ein besonders nachhaltiges Lernen.

Selbstlehrmechanismus

Allerdings sollte das Beherrschen des phonologischen Rekodierens primär als Grundlage für die Ausbildung der direkten Worterkennung und damit für ein angemessenes Leseverständnis interpretiert werden. Schwierigkeiten beim Erwerb der indirekten Lesestrategie führen dazu, dass der von Share (1999) postulierte Selbstlehrmechanismus (*Self-Teaching Mechanism*) nicht zur Entfaltung kommen kann. Erst auf der Basis angemessener Rekodierfähigkeiten und des wiederholten Lesens von Wörtern dürfte es Kindern gelingen, stabile visuell-orthographische Repräsentationen im Langzeitgedächtnis zu speichern und mit der entsprechenden Phonologie zu verknüpfen, die es ermöglichen, Wörter automatisiert, „auf einen Blick" zu erfassen.

Obwohl die zentralen Schwierigkeiten leseschwacher Kinder im deutschsprachigen Raum beim Erwerb der orthographischen Lesestrategie (automatisierte Worterkennung) anzusiedeln sind, können auch beim Erlernen der indirekten Lesestrategie während der alphabetischen Phase bereits Probleme offensichtlich werden. Diese müssen möglichst frühzeitig in der ersten Klasse identifiziert und überwunden werden, um langfristigen Leseschwierigkeiten präventiv begegnen zu können. So konnten Landerl/Wimmer (2008) in einer Längsschnittuntersuchung zeigen, dass Schüler, die in der ersten Klasse die indirekte Lesestrategie noch nicht sicher beherrschen, zu einem großen Teil auch noch in der achten Klasse zur Gruppe der langsamsten Leser gehören. Vergleichbar konnten Klicpera/Schabmann (1993) die Gefahr der Persistenz von Leseschwierigkeiten nachweisen. Deren Ergebnisse machten deutlich, dass die schwächsten Leser der zweiten Klasse im Laufe der Jahre die geringsten Fortschritte im Bereich der Lesefähigkeit machten und 94 % dieser Gruppe auch in der achten Klasse noch zu den schlechtesten 15 % ihrer Altersgruppe gehörten. Ihre Lesegeschwindigkeit entsprach der von durchschnittlich lesenden Kindern der zweiten Klasse.

Schwierigkeiten beim Erlernen der indirekten Lesestrategie

Beim Erlernen des phonologischen Rekodierens fallen leseschwache Kinder zum einen durch Schwierigkeiten mit der koartikulatorischen Verschmelzung der einzelnen Laute (= Synthese) auf. Dies hängt damit zusammen, dass es für die Aussprache eines Wortes nicht ausreichend ist, die Buchstaben in Laute umzuwandeln und in einer seriellen Abfolge zu produzieren. Die Synthese erfordert die Planung der Artikulation eines Lautes parallel zur Artikulation des vorangegangenen Lautes, um eine künstliche Aussprache des Wortes zu vermeiden. Zum anderen nimmt der Prozess der Rekodierung, aufgrund von Problemen mit der automatisierten Aktivierung der zu den Buchstaben gehörenden phonologischen Äquivalenzen, bei leseschwachen Kindern oftmals zu viel Zeit in Anspruch, sodass das Arbeitsgedächtnis schnell überlastet wird und die bereits verarbeiteten Buchstaben nicht lange genug in der phonologischen Schleife des Arbeitsgedächtnisses aufrecht erhalten werden können, um den Syntheseprozess erfolgreich abzuschließen.

Konsequenzen

Im Rahmen des schriftsprachlichen Anfangsunterrichts muss deshalb besonderer Wert darauf gelegt werden, leseschwachen Kindern die alphabetische Strategie systematisch und schnell zu vermitteln. Als wichtige Vorübung aus dem Bereich der phonologischen Bewusstheit fungieren Übungen zur Lautsynthese (Kap. 8.2).

Lautgebärden als Hilfe

Methodisch stellen die bereits erwähnten Lautgebärden eine zentrale Hilfestellung dar. Mit ihnen können die fließenden Übergänge zwischen den einzelnen Lauten durch eine dynamische Ausführung der Handzeichen visualisiert und handlungsorientiert nachvollzogen werden. In einem ersten Schritt kann die Lautsynthese auch ohne schriftsprachliches Material angebahnt werden, indem die Lehrkraft bspw. Bilder an die Tafel hängt, deren Namen sie ausschließlich mit Handzeichen gebärdet. Die Kinder müssen diese erraten, indem sie die Gebärden in Laute kodieren und synthetisieren. In einem nächsten Schritt werden an der Tafel stehende Wörter mithilfe der Handzeichen dargestellt, wobei die Kinder die Aufgabe haben, die gemeinten Wörter zu identifizieren.

Vermittlung einer Technik

Bei der Vermittlung dieser grundlegenden Lesefertigkeit handelt es sich um eine Technik, die systematisch, kleinschrittig und strukturiert vermittelt werden sollte. Um die Aufmerksamkeit und kognitiven Ressourcen leseschwacher Kinder nicht zu überfordern, sollte das phonologische Rekodieren auf Silben- und Wortebene ohne zusätzliche Anforderungen an komplexere Verarbeitungsprozesse auf Satz- und Textebene angebahnt werden. Der Kieler Leseaufbau (Dummer-Smoch/Hackethal 2011) schlägt dazu bspw. einen Silbenteppich vor. Dabei handelt es sich um eine schrittweise erweiterbare Matrix, in die horizontal die Vokale und vertikal die bereits bekannten Konsonanten eingetragen werden. In die entsprechenden Schnittstellen werden schließlich die daraus entstehenden Silben

	a	e	i	o	u
m	ma	me	mi	mo	mu
f	fa	fe	fi	fo	fu
r	ra	re	ri	ro	ru
w	wa	we	wi	wo	wu
s	sa	se	si	so	su
n	na	ne	ni	no	nu

Abb. 20: Silbenteppich aus dem Kieler Leseaufbau (im Original werden Vokale und Konsonanten in unterschiedlichen Farben präsentiert)

geschrieben (Abb. 20). Die Kinder lesen bei dieser Übung die einzelnen Zeilen (evtl. mithilfe von Handzeichen) wiederholt vor, die Lehrkraft verdeutlicht die gesteigerte Lesegeschwindigkeit, einzelne Kästchen werden in einem Ratespiel ausschließlich mit Lautgebärden dargestellt, einzelne Silben des „Teppichs“ werden zu echten Wörtern synthetisiert (z. B. Susi).
Durchgängig können kleinere, nur wenige Minuten in Anspruch nehmende Übungen in den Schulalltag integriert werden.

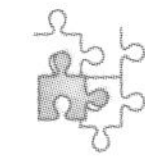

Fahrstuhllesen: Die Lehrkraft stellt Buchstabenkärtchen mit einer Farbe für Vokale und einer anderen Farbe für Konsonanten her. Einige Konsonantenkärtchen werden untereinander an die Tafel gehängt. Die Lehrkraft lässt ein Vokalkärtchen von oben nach unten die Konsonanten entlangfahren. Die Kinder lesen die dabei entstehenden Silben.

Auch wenn es sich hier um recht stereotype mechanistische Übungen handelt, sind sie von unschätzbaren Wert, da durch das wiederholte Lesen häufig vorkommender Buchstabengruppen (in diesem Fall auf Silbenebene) die ganzheitliche Verarbeitung größerer schriftsprachlicher Einheiten angeregt und damit eine wichtige Grundlage für die Ausbildung der automatisierten Worterkennung gelegt werden kann.

linguistisch orientierte Wortauswahl

Um insbesondere leseschwachen Kindern das phonologische Rekodieren schnell und sicher zu vermitteln, ist auf eine linguistisch orientierte Wortauswahl besonderer Wert zu legen. Hier können dieselben Kriterien wie bei der Phonemsynthese und Phonemsegmentation (Kap. 8.2) berücksichtigt werden. Zu Beginn sollten also ausschließlich ein- und zweisilbige Wörter mit einfacher Silbenstruktur (KV, VK, KVKV, VKVK) eingesetzt werden, wobei im Bereich der Konsonanz zunächst auf Plosive verzichtet wird (Tab. 13).

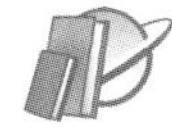

Literaturempfehlungen zu Programmen, die ein systematisches Erlernen des synthetisierenden Lesens fokussieren

Dummer-Smoch, L., Hackethal, R. (2011): Kieler Leseaufbau. Veris Verlag, Kiel

Reuter-Liehr, C. (2008): Lautgetreue Lese-Rechtschreibförderung. Band 1. Winkler Verlag, Bochum, Kap. 9.6

Jansen, F., Streit, U., Fuchs, A. (2007, 2012): Lesen und Rechtschreiben lernen nach dem IntraActPlus-Konzept. Springer Verlag, Heidelberg, Kap. 9. 8

Mayer, A. (2018): Gezielte Förderung bei Lese-Rechtschreibschwierigkeiten. 3. Auflage Ernst Reinhardt Verlag, München

8.4.2 Automatisierung der Worterkennung

Den meisten Kindern mit unauffälliger Leseentwicklung gelingt es, auf der Grundlage des phonologischen Rekodierens die Worterkennung durch umfassende Leseerfahrungen in Schule und Freizeit zu automatisieren, also die indirekte durch die direkte Lesestrategie zu ergänzen. Leseschwache Kinder dagegen haben genau bei diesem Schritt massive Schwierigkeiten.

spezifische Schwierigkeiten mit der direkten Worterkennung

Trotz eines soliden Fundaments in der Anwendung der alphabetischen Strategie gelingt es ihnen in der Folgezeit nicht, sich die orthographische Lesestrategie anzueignen. Bspw. weisen Tressoldi et al. (2007) darauf hin, dass durchschnittlich lesende im Vergleich zu dyslektischen Kindern ihre Lesegeschwindigkeit innerhalb eines Jahres etwa um das Doppelte steigern können. Der von Share (1999) für durchschnittlich lesende Kinder postulierte und empirisch belegte *Self-Teaching Mechanismus* (vgl. Cunningham et al. 2002) scheint bei leseschwachen Kindern blockiert oder zumindest nur eingeschränkt wirksam zu sein.

Bedeutung der automatisierten Worterkennung

Die automatisierte Worterkennung spielt auf dem Weg zum kompetenten Leser aber eine entscheidende Rolle. Entsprechende Beeinträchtigungen werden als Kernsymptom dyslektischer Kinder betrachtet (Ben-Dror et al. 1991; Das-Smaal et al. 1996; Lyon et al. 2003; Tunmer/Greany 2010), das in enger Beziehung zu Schwierigkeiten mit dem Leseverständnis steht, da umso mehr kognitive Kapazitäten für die Sinnentnahme zur Verfügung stehen, je weniger bewusste Aufmerksamkeit auf die Lesefertigkeit gelenkt werden muss (LaBerge/Samuels 1974; Perfetti 1985). Berninger et al. (2003, 102) zufolge ist davon auszugehen, dass sich das Leseverständnis dann angemessen entwickeln kann, „[...] if the bottleneck in word reading is eliminated through explicit code-based instruction."

Problem des eingeschränkten Transfers

Vermutlich aufgrund der impliziten, für den Großteil der Kinder auch berechtigten Annahme, dass durchschnittliche Fähigkeiten beim Rekodieren ausreichend sind, um darauf aufbauend die Worterkennung zu automatisieren, fokussierte die schulische und therapeutische Praxis viele Jahre die Förderung der phonologischen Bewusstheit und die Vermittlung der indirekten Lesestrategie. Trotz der empirisch belegten Möglichkeit durch intensive und systematische Interventionsmaßnahmen große Fortschritte in diesem Bereich zu erzielen, wirken sich diese Effekte aber insbesondere bei Kindern mit den größten Schwierigkeiten kaum auf die direkte Worterkennung und das Leseverständnis aus (Lovett et al. 1994; Wise/Olson 1995; Olson et al. 1997; Torgesen et al. 1997a).

Während in der Praxis nur wenige hinsichtlich ihrer Effektivität überprüften systematische Programme zur Förderung der Lesegeschwindigkeit zur Verfügung stehen, lassen sich in der Forschungsliteratur unterschiedliche Methoden zur Verbesserung der direkten Worterkennung und damit der Lesegeschwindigkeit finden.

wiederholtes Lesen von Wörtern und Texten

Beim *wiederholten Lesen von Texten* werden den Kindern altersangemessene, den (schrift-)sprachlichen Kompetenzen angepasste Texte zur Verfügung gestellt, die so häufig gelesen werden, bis ein vorab festgelegtes Erfolgskriterium (z. B. Anzahl korrekt gelesener Wörter/Minute) erreicht ist (einen Überblick geben Meyer/Felton 1999).

Das *wiederholte Lesen einzelner Wörter* verfolgt entweder das Ziel, den Kindern einen Sichtwortschatz zu vermitteln, der automatisiert benannt werden kann oder die Rekodierfähigkeit im Allgemeinen zu verbessern. Entsprechend lassen sich hier zumindest zwei methodische Herangehensweisen unterscheiden: Die Kinder werden entweder mit einer begrenzten Anzahl an Wörtern hochfrequent konfrontiert (Ausbau des Sichtwortschatzes) oder sie sollen eine möglichst große Zahl unterschiedlicher Wörter lesen (Verbesserung der Rekodierfähigkeit). Berends/Reitsma (2006) untersuchten die Effektivität beider Ansätze, indem sie

74 leseschwache Zweitklässler eine begrenzte Anzahl an Wörtern (n = 20) hochfrequent (jeweils 20mal) bzw. unterschiedliche Wörter (n = 400) einmal erlesen ließen. Die Ergebnisse sprechen insbesondere für die Effektivität des wiederholten Lesens desselben Wortmaterials. Signifikante Fortschritte konnten nur unter dieser Trainingsbedingung und ausschließlich für die explizit trainierten Wörter nachgewiesen werden. Die Auswirkungen auf die Lesefähigkeit im Allgemeinen waren dagegen in beiden Gruppen marginal.

Auswirkungen auf das Textlesen

Von positiven Auswirkungen des wiederholten Wortlesens auf die Verarbeitung von Texten berichten Levy et al. (1997). Leseschwache Viertklässler konnten einen Text, dessen Inhaltswörter zunächst isoliert trainiert wurden, signifikant schneller und genauer lesen als einen Kontrolltext ohne lexikalische Übereinstimmung (vgl. auch Tan/Nicolson 1997). Zu vergleichbaren Ergebnissen kamen Bourassa et al. (1998) was die Auswirkungen eines Textlesetrainings angeht. Leseschwache Kinder lasen einen Text, dessen Inhaltswörter zu etwa 50% mit einem zuvor gelesenen Text übereinstimmten, signifikant schneller und mit besserem Verständnis als einen Text, der in lexikalischer Hinsicht völlig anders strukturiert war.

Das wiederholte Lesen desselben Wortmaterials – isoliert oder auf Textebene – kann also für sich in Anspruch nehmen, unmittelbare Trainingseffekte zu erzielen. Dieses Ergebnis kann unmittelbar für die methodische Gestaltung des Leseunterrichts genutzt werden. Bevor Schülerinnen und Schüler mit einem Text konfrontiert werden, sollte eine Phase in den Unterricht integriert werden, in der das Lesen der zentralen Wörter geübt wird.

Transferproblematik

Ein bislang ungelöstes Problem aller genannten Ansätze ist im Bereich des marginalen Transfers auf die Verbesserung der Lesekompetenz im Allgemeinen zu suchen. Offensichtlich abstrahieren Kinder Repräsentationen trainierter Wörter im orthographischen Lexikon, die es ihnen ermöglichen, diese auf direktem Weg zu erfassen, ohne dass dieser Fortschritt auf nicht trainierte Wörter generalisiert.

Reading Acceleration

Einen Ausweg aus dieser Problematik verspricht der Ansatz des *„Limited Exposure Duration“* bzw. des *„Reading Acceleration Training“*. Davon ausgehend, dass sich leseschwache Kinder bei der Worterkennung zu sehr auf die Verarbeitung einzelner Buchstaben konzentrieren und Schwierigkeiten haben, größere Einheiten ganzheitlich-simultan zu erfassen, sollen die Kinder durch das Ausblenden des Lesematerials am PC „gezwungen“ werden, das buchstabenweise Lesen durch effizientere Strategien zu ersetzen und ihre Aufmerksamkeit insbesondere auf bedeutungstragende orthographische Einheiten (Morpheme, Wörter) zu lenken. Diesem Paradigma folgend trainierten Horowitz-Kraus et al. (2014) Hebräisch und Englisch sprechende Zweit- bis Fünftklässler mit einer computerbasierten Methode, bei der Sätze zunächst vollständig präsentiert, die einzelnen Buchstaben aber angepasst an die vor der Intervention bestimmte Lesegeschwindigkeit sukzessive ausgeblendet wurden. Die Geschwindigkeit, mit der die Buchstaben verschwanden, wurde nach jedem Satz um zwei Prozent gesteigert, vorausgesetzt, die Kinder konnten eine Inhaltsfrage zum gelesenen Satz korrekt beantworten. Die Autoren konnten zeigen, dass sich mit dieser Methode die Lesegeschwindigkeit sowohl in der transparenten hebräischen als auch in der opaken englischen Orthographie signifikant steigern lässt. Die Effektivität eines ähnlich angelegten Lesetrainings, bei dem die Aufmerksamkeit der Schüler zusätzlich durch optische Hervorhebungen auf die einzelnen Silben jedes Worts gelenkt wurde, konnte von Tressoldi et al. (2007) mit dyslektischen italienischen Kindern bestätigt werden.

Es handelt sich hier um einen vielversprechenden Ansatz, der in der Praxis aufgrund fehlender Programme für den deutschsprachigen Raum derzeit aber noch nicht umgesetzt werden kann.

Training ganzheitlicher Verarbeitung sublexikalischer Einheiten

Ein weiterer Ansatz, der versucht, die angesprochene Generalisierungsproblematik zu überwinden, ist das *Training der ganzheitlichen Verarbeitung sublexikalischer Einheiten.* Dabei werden leseschwache Kinder mit häufig vorkommenden Buchstabenfolgen bzw. solchen Buchstabengruppen, deren Verarbeitung leseschwache Kinder vor besonders große Probleme stellt (z. B. Konsonantencluster), hochfrequent konfrontiert. Sind Kinder in der Lage, Repräsentationen dieser Einheiten zu abstrahieren, sollte dies ein Generalisierungslernen hohen Ausmaßes ermöglichen, da diese die Worterkennung zahlreicher orthographisch ähnlich strukturierter Wörter lenken können (Lemoine et al. 1993; Das-Smaal et al. 1996; Levy et al. 1999; Thaler et al. 2004; Berends / Reitsma 2006; Hintikaa et al. 2008; Huemer et al. 2008; Huemer et al. 2010; Conrad / Levy 2011; Marinus et al. 2012).

Lemoine et al. (1993) versuchten bspw. die Worterkennungsgeschwindigkeit leseschwacher Kinder durch das wiederholte Lesen von Wörtern, die im Rime übereinstimmen (z. B. <rest>, <best>, <chest> <nest>), zu verbessern. Das nur fünf Tage andauernde Training führte zu einer deutlichen Steigerung der Lesegeschwindigkeit trainierter Wörter, jedoch konnte kein Transfer auf orthographisch ähnlich strukturierte Wörter nachgewiesen werden. Während Lemoine et al. (1993) die ganzheitliche Verarbeitung der fokussierten Silbenreime von Anfang an im Wortkontext trainierten, übten Das-Smaal et al. (1996) in einem ersten Schritt die isolierte Erkennung von 40 häufig vorkommenden Buchstabenfolgen des Niederländischen. Erst in einem zweiten Schritt bestand die Aufgabe darin, diese Signalgruppen in Wörtern zu identifizieren. Durch diese Modifikation des Trainings ist es den Autoren gelungen, neben einem unmittelbaren Trainingseffekt ein Generalisierungslernen hohen Ausmaßes zu erzielen. Die Trainingsgruppe war der Kontrollgruppe sowohl bei der Identifizierung geübter und nicht geübter Buchstabenfolgen als auch beim Lesen von Wörtern mit trainierten und nicht trainierten Signalgruppen signifikant überlegen. Offensichtlich ist es den Kindern infolge der anfänglichen Fokussierung isolierter Buchstabenfolgen gelungen, Repräsentationen auf sublexikalischer Ebene zu abstrahieren und / oder ihre Aufmerksamkeit generell auf orthographische Muster des Niederländischen zu lenken.

Deutlich geringere Effekte mit einer vergleichbaren Methode konnten dagegen Marinus et al. (2012) mit 102 leseschwachen sieben- bis neunjährigen Kindern nachweisen. In der acht Einheiten umfassenden Intervention wurde die Aufmerksamkeit zunächst anhand einiger Beispielwörter explizit auf die trainierten Konsonantencluster gelenkt, bevor die automatisierte Verarbeitung dieser Buchstabenfolgen trainiert wurde, indem computergestützt die Präsentationszeiten der isolierten Einheiten sukzessive verkürzt wurden. Die Kinder der Experimentalgruppe schnitten nach der Intervention zwar sowohl bei der Schnellbenennung trainierter als auch nicht trainierter Cluster signifikant besser ab als diejenigen der Kontrollgruppen, jedoch war diese Überlegenheit bereits drei Wochen nach Beendigung der Maßnahme bei einer Überprüfung der Lesegeschwindigkeit für Wörter mit geübten und nicht geübten Clustern nicht mehr nachweisbar.

Einen vergleichbaren methodischen Ansatz verfolgte die Forschungsgruppe um Huemer (Huemer et al. 2008, 2010; Hintikaa et al. 2008). Huemer et al. (2008) führten mit vierzig leseschwachen Kindern der zweiten und vierten Klasse ein Training auf sublexikalischer Ebene durch. Dabei wurde die Aussprache von Konsonantenclustern akustisch präsentiert, während parallel dazu am Bildschirm mehrere Buchstabenfolgen erschienen, von denen die passende angeklickt werden musste. Ein unmittelbarer Trainingseffekt sollte durch das Lesen von Wörtern mit den trainierten Cluster nachgewiesen werden. Mithilfe eines normierten Lesegeschwindigkeitstests (SLRT II; Moll/Landerl 2010) sollte außerdem ein potenzieller Transfer auf die allgemeine Lesefähigkeit ermittelt werden. Die Ergebnisse der experimentellen Leseüberprüfungen belegten zwar die Effektivität des sublexikalischen Trainings, es konnte aber keine Überlegenheit zu einer Kontrollbedingung (*Paired-Reading*) nachgewiesen werden. Vielmehr schnitten diese Kinder im normierten Lesetest besser ab als diejenigen, die das Training auf sublexikalischer Ebene durchlaufen hatten. Evtl. lassen sich die geringen Effekte der beiden zuletzt beschriebenen Studien zum einen durch die geringe Intensität des Trainings oder dadurch erklären, dass alle fokussierten sublexikalischen Einheiten von Beginn an gemeinsam trainiert wurden. Die prinzipielle Effektivität dieser Methode könnte möglicherweise optimiert werden, wenn eine geringere Anzahl an Signalgruppen bis zu einem festgelegten Erfolgskriterium trainiert wird, bevor neue in Angriff genommen werden (vgl. Das-Smaal et al. 1996; Mayer 2012).

Hintikaa et al. (2008) konnten in einer vergleichbaren Interventionsstudie positive Auswirkungen sublexikalischer Fördermaßnahmen auf die Erkennungsgeschwindigkeit der trainierten Signalgruppen und daraus gebildeter Wörter nachweisen. Allerdings konnte auch hier kein Transfer auf die allgemeine Lesefähigkeit nachgewiesen werden. Zu analogen Ergebnissen kamen Huemer et al. (2010) in einer Untersuchung mit leseschwachen finnischen Kindern, bei der die automatisierte Verarbeitung von Silben trainiert wurde.

geringer Transfer

In einer Interventionsstudie mit deutschsprachigen Kindern zwischen der zweiten und vierten Klasse trainierten Thaler et al. (2004) die automatisierte Verarbeitung der für leseschwache Schüler oft besonders problematischen wortinitialen Konsonantenhäufungen. Vergleichbar der Untersuchung von Lemoine et al. (1993) wurden diese von Anfang an im Wortkontext präsentiert. Die insgesamt 32 Wörter mit vier unterschiedlichen optisch gekennzeichneten Clustern wurden über einen Zeitraum von maximal 25 Tagen täglich sechsmal gelesen. Ein unmittelbarer Trainingseffekt konnte eindrucksvoll bestätigt werden, da während des Trainings, aber auch in den beiden Posttests eine stabile Zunahme der Lesegeschwindigkeit für trainierte Wörter (1.3 msek/Wort) belegt werden konnte. Allerdings lag die Erkennungsgeschwindigkeit auch nach der Intervention immer noch signifikant niedriger als diejenige einer Kontrollgruppe durchschnittlicher Leser. Für Transferwörter (neue Wörter mit trainierten Clustern) wurde dagegen eine deutliche geringere Verbesserung offensichtlich und nur in einer Follow-up-Untersuchung fünf Wochen nach Beendigung der Intervention konnte eine geringe, aber statistisch signifikante Überlegenheit für Transferwörter im Vergleich zu orthographisch unähnlich strukturierter Wörter festgestellt werden.

Conrad/Levy (2011) schließlich führten mit 44 englischsprachigen leseschwachen Kindern der ersten und zweiten Klasse ein Training durch, das auf die automatisierte Verarbeitung von Buchstabenfolgen mit invarianter Phonologie abzielte. Dabei wurden jeweils vier Wörter mit einer (von insgesamt zehn) Signalgruppe gemeinsam präsentiert, die über einen Zeitraum von sechs Tagen jeweils fünfmal gelesen wurden. Auch hier machen die Ergebnisse deutlich, dass mit dieser Methode sowohl die Lesegeschwindigkeit als auch die Lesegenauigkeit für trainiertes Wortmaterial verbessert werden kann. Der Transfer der Maßnahme fiel dagegen wiederum weniger überzeugend aus. Während immerhin eine Erhöhung der Lesegenauigkeit (Anzahl korrekt gelesener Wörter) für ungeübte Wörter mit trainierten Signalgruppen nachgewiesen werden konnte, ließen sich weder Auswirkungen auf die Lesegeschwindigkeit noch auf die allgemeine Lesefähigkeit belegen. Diesen im Vergleich zum unmittelbaren Trainingseffekt deutlich geringer ausfallenden Transfereffekt führen die Autoren darauf zurück, dass die Rekodierfähigkeiten der teilnehmenden Kinder evtl. noch zu gering ausgeprägt waren, als dass ein Lesen mittels Analogiebildung erfolgreich angewendet werden konnte (Ehri/Robbins 1992). Es ist also anzunehmen, dass diese Methode erst dann erfolgversprechend angewendet werden kann, wenn Kinder das alphabetische Prinzip der Schriftsprache sicher beherrschen.

Zusammenfassung

Kinder mit Leseschwierigkeiten benötigen zu **Beginn des Schriftspracherwerbs explizite, systematische und strukturierte Unterstützung** beim Erwerb der indirekten Lesestrategie. Da bei betroffenen Schülern in den meisten Fällen dennoch massive Schwierigkeiten mit der direkten Worterkennung offensichtlich werden, müssen ergänzend Angebote mit dem Ziel der Automatisierung des Leseprozesses realisiert werden. Wissenschaftlich kontrollierte Studien mit entsprechender Zielsetzung können zwar üblicherweise beeindruckende unmittelbare Trainingseffekte belegen, jedoch kann die Frage nach geeigneten Methoden, die eine Verbesserung der Lesefähigkeit im Allgemeinen ermöglichen, aktuell nicht zufriedenstellend beantwortet werden.

8.5 Förderung sinnentnehmenden Lesens

8.5.1 Problemstellung

Das übergeordnete Ziel des Leseunterrichts, Schüler dabei zu unterstützen, altersangemessene Texte sinnentnehmend lesen zu können, darf auch bei Lese-Rechtschreibstörungen nicht aus dem Blick geraten. Zum einen stellt die Fähigkeit, Texte lesen und verstehen zu können, eine zentrale Voraussetzung für die Teilhabe am gesellschaftlichen Leben dar (Souvignier/Antoniou 2007), zum anderen stellt die selbständige Informationsentnahme aus Texten ab dem späten Grundschulalter eine wesentliche Quelle schulischen Lernerfolgs dar (Oslund et al. 2018; Cromley/Azevedo 2007).

PISA und IGLU

Die Schwierigkeiten deutschsprachiger Kinder und Jugendlicher mit dem sinnentnehmenden Lesen auf Textebene wurden z. B. durch die Ergebnisse der IGLU Untersuchung aus dem Jahr 2016 (Hußmann et al. 2017) deutlich. 19 % der teilnehmenden Kinder aus Deutschland erreichten maximal die Kompetenzstufe 2, sie sind also bestenfalls in der Lage, „explizit angegebene Informationen zu identifizieren und eine Kohärenz auf lokaler Ebene herzustellen" (Bremerich-Voss et al. 2017, 92). „Für diese Gruppe ist zu erwarten, dass sie in der Sekundarstufe I mit erheblichen Schwierigkeiten beim Lernen in allen Fächern konfrontiert sein wird, wenn es nicht gelingt, sie maßgeblich zu fördern" (Bos et al. 2017, 15).

Um die Schwierigkeiten mit dem Textverständnis besser verstehen zu können und Schwerpunkte einer Förderung in diesem Bereich abstecken zu können, erscheint es in einem ersten Schritt sinnvoll, das komplexe Konstrukt des Leseverständnisses begrifflich zu klären.

8.5.2 Begriffsklärung und Komponenten des Leseverstehens

aktive Konstruktionsleistung

Beim Textverständnis handelt es sich um eine aktive Konstruktionsleistung, bei der mentale Repräsentationen der im Text enthaltenen inhaltlichen Aussagen generiert und aktiv mit dem Vor-, Welt- und Sprachwissen zu neuen differenzierteren Episoden verknüpft werden.

> *„Lesen ist demnach keine passive Rezeption dessen, was im jeweiligen Text an Information enthalten ist, sondern aktive (Re-) konstruktion der Textbedeutung. Die im Text enthaltenen Aussagen werden aktiv mit dem Vor-, Welt- und Sprachwissen des Lesers verbunden. Die Auseinandersetzung mit dem Text lässt sich als ein Akt der Bedeutungsgenerierung verstehen, bei dem die Wissensvoraussetzungen der Leser und die objektive Textvorgabe interagieren" (Artelt et al. 2002, 7).*

Worterkennung und sprachliche Fähigkeiten

Diese aktive Konstruktionsleistung beim sinnentnehmenden Lesen auf Textebene wird von unterschiedlichen sprachlich-kognitiven Kompetenzen gesteuert, die üblicherweise in hierarchieniedrige und hierarchiehöhere Leistungen differenziert werden. Zu den hierarchieniedrigen Leistungen werden die Worterkennung sowie lexikalische und syntaktisch-morphologische Kompetenzen gezählt, die es ermöglichen, Bedeutungen auf Wort- und Satzebene erfolgreich zu dekodieren. Ein Zusammenhang zwischen der Worterkennung und dem Leseverständnis ist anzunehmen, da eine ausreichende Automatisierung der Worterkennung Ressourcen für die sinnentnehmende Verarbeitung auf Satz- und Textebene freisetzt (Lenhard/Artelt 2009). Muss ein Leser einen Großteil der Wörter eines Textes dagegen mittels der indirekten Lesestrategie des phonologischen Rekodierens verarbeiten, stehen für die lexikalische und grammatische Entschlüsselung und die aktiv-strategische Auseinandersetzung mit dem Text kaum mehr Kapazitäten zur Verfügung (LaBerge/Samuels 1974).

Die im vorangegangenen Kap. 8.4.2 beschriebenen Maßnahmen zur Automatisierung der Worterkennung stellen damit indirekt betrachtet auch eine Förderung des Leseverständnisses dar. So kommen Chard et al. (2002) zu dem Ergebnis, dass eine effektive Förderung der Lesefertigkeit in vielen Fällen mit einer Verbesserung des Leseverständnisses einhergeht, auch wenn das nicht das eigentliche Ziel der Intervention war. Auch die Ergebnisse der Interventionsstudie von Seuring/Spörer (2010) legen nahe, dass ein isoliertes Training der Leseflüssigkeit bei Schülern der 5. Klasse zu einer signifikanten Verbesserung des Leseverständnisses führen kann.

Die Fähigkeit, die syntaktisch-morphologischen Strukturen sprachlicher Äußerungen zu dekodieren, spielt im Konstrukt des Textverständnisses deshalb eine wesentliche Rolle, da grammatische Kompetenzen es dem Leser ermöglichen, die interne Struktur von Sätzen zu entschlüsseln, mit denen die Beziehungen zwischen Wörtern ausgedrückt werden.

Aus diesem Grund spielen Maßnahmen der Sprachförderung oder Sprachtherapie mit der Zielsetzung der Erweiterung des Wortschatzes bzw. der Verbesserung des Verstehens grammatisch komplexer Strukturen auch im Kontext der Förderung des Leseverständnisses eine wesentliche Rolle (Stothart /Hulme 1992).

Literaturempfehlung

Amorosa, H., Noterdaeme, M. (2003): Rezeptive Sprachstörungen. Hogrefe, Göttingen (Therapiemanual zur Förderung des Sprachverstehens)

Motsch, H.J., Marks, D., Ulrich, T. (2018): Wortschatzsammler. Evidenzbasierte Strategietherapie lexikalischer Störungen im Kindesalter. Ernst Reinhardt Verlag, München

Hierarchiehöhere Leistungen

Allerdings gewährleisten Fähigkeiten der Worterkennung und der semantisch-lexikalischen sowie syntaktisch-morphologischen Verarbeitung zunächst nur ein Verstehen auf Satzebene. Um auch Texte sinnentnehmend verarbeiten zu können, müssen Kinder und Jugendliche darüber hinaus lernen, sowohl zwischen den Zeilen zu lesen, die im Text nicht explizit genannten Informationen zu ergänzen, Schlussfolgerungen zu ziehen als auch Hintergrundwissen und Weltwissen zu integrieren. Die Einzelinformationen auf Phrasen- und Satzebene müssen zusammengefügt und mit Vorwissen verknüpft werden (= hierarchiehöhere Leistungen). Dieser Prozess ist zum Scheitern verurteilt, wenn dem Leser zu wenige kognitive Strategien zur Verfügung stehen, die es ihm ermöglichen, sich aktiv mit dem Gelesenen auseinander zu setzen.

Der Simple View of Reading (Kap. 2.3), der sprachliche Fähigkeiten auf semantisch-lexikalischer und grammatischer Ebene sowie die Worterkennung als zentrale Faktoren des Leseverständnisses fokussiert, muss deshalb durch eine kognitive Komponente ergänzt werden, die eine strategische aktive Auseinandersetzung mit dem Gelesenen mit einschließt und die Konstruktion des Gesamtbildes eines Textes erlaubt. Leseschwache Kinder lassen sich häufig dadurch charakterisieren, dass sie Lesen als Worterkennungsaufgabe verstehen, was durch ein Wort-für-Wort-Lesen ohne Berücksichtigung der Punktation und der Phrasen- und Satzgrenzen offensichtlich wird. Sie benötigen explizite Hilfen, um das Wortlesen zugunsten eines phrasen- und satzübergreifenden Lesens aufzugeben, sodass sie in der Lage sind, neue Informationen in das bereits Gelesene zu integrieren und so gegebenenfalls die bis dahin aufgebaute Bedeutungskonstruktion zu verändern oder zu ergänzen.

8.5.3 Vermittlung von Verstehensstrategien

Die Förderung des Leseverständnisses darf nicht erst auf Textebene beginnen, vielmehr müssen bereits in den Eingangsklassen Aufgabenstellungen in den Unterricht integriert werden, die zum verstehenden Lesen auf Wort- und Satzebene motivieren. Dazu können zahlreiche im Handel erhältliche Übungsmaterialien eingesetzt werden bei denen

- Wörter oder Sätze passenden Bildern zugeordnet (Memory, Domino etc.),
- die semantische Korrektheit von Phrasen oder Sätzen beurteilt,
- zu gelesenen Sätzen Bilder gemalt,
- Satzteile zu semantisch sinnvollen Sätzen kombiniert,
- Rätsel zu Begriffen aus dem Sachunterricht (z. B. Obst und Gemüse), Tieren oder berühmten Fernsehfiguren gelöst,
- Fragen und Antworten einander zugeordnet,
- gelesene Sätze in Handlung umgesetzt werden müssen.

Insbesondere wenn das für diese Übungen eingesetzte sprachliche Material bewusst ausgewählt und jeweils eine bestimmte grammatische Struktur (z. B. Passivkonstruktionen, subordinierte Nebensätze mit „bevor" oder „nachdem") oder ein themenbezogener Wortschatz fokussiert wird, kann mithilfe metasprachlicher Reflexion die Sprachverarbeitung der Schüler verbessert und somit der Faktor „Sprachverständnis" in der Gleichung des Simple View of Reading positiv beeinflusst werden.

Literaturempfehlung

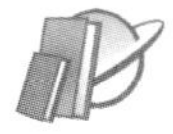

Mayer, A. (2018): Gezielte Förderung bei Lese-Rechtschreibschwierigkeiten. 3. Auflage Ernst Reinhardt Verlag, München, Kap. 5.5

Im Zusammenhang mit der Vermittlung von Verstehensstrategien ist es wenig zielführend, das Leseverständnis von Schülern zu überprüfen, indem Fragen zum Text beantwortet werden müssen oder der Inhalt in eigenen Worten wiedergegeben werden muss. Vielmehr ist es notwendig, den Kindern effektive Strategien an die Hand zu geben, die ihnen helfen, die Bedeutung des Gelesenen aktiv zu konstruieren. Bei leseschwachen Kindern muss darauf geachtet werden, dass die Komplexität des Materials, an denen deren Anwendung eingeübt werden soll, sukzessive gesteigert wird.

Was das aktiv-strategische Textverstehen im eigentlichen Sinn angeht, werden in der Literatur üblicherweise die folgenden Strategien als besonders effektiv betrachtet, die im Unterricht mit leseschwachen Kindern explizit vermittelt werden müssen:

- Überwachen des eigenen Verstehens (*Comprehension Monitoring*) und Unklarheiten beseitigen (Clarifying)
- Hintergrundwissen aktivieren und Vorhersagen treffen (*Prediction*)
- Identifizieren von Kernaussagen und Zusammenfassen (Summarizing)
- Bildhaftes Vorstellen (*Mental Imagery*)

reziprokes Lernen und Lehren

Im deutschsprachigen Raum hat das auf dem Ansatz von Palinscar / Brown (1984) aufbauende Konzept des reziproken Lernens und Lehrens etwa seit dem Jahr 2000 an Bedeutung gewonnen. Dabei wird ein Text in Kleingruppen abschnittsweise gelesen und die einzelnen Strategien (Fragen an den Text stellen, Zusammenfassen von Textabschnitten, Unklarheiten beseitigen, Vorhersagen treffen) werden von den Gruppenmitgliedern in dialogischer Form angewandt, um ein vertieftes Verstehen zu gewährleisten.

Dieser für durchschnittlich begabte Kinder vielversprechende Ansatz, dessen positive Auswirkungen auf das Leseverständnis empirisch belegt sind (Rosenshine/Meister 1994), muss mit lese- und/oder lernschwachen Kindern kleinschrittig und explizit eingeübt werden. Dabei ist zu berücksichtigen, dass die Anwendung der Strategien beim Lesen von Texten das Ziel, aber nicht zwingend der Ausgangspunkt der Förderung sein muss. Vielmehr sollte die Vermittlung dieser Strategien bei leseschwachen Kindern mit vorgelesenen Texten bzw. kleineren schriftsprachlichen Einheiten (Wörter, Phrasen, Sätze) beginnen.

geringes Nachfragen bei sprachlich beeinträchtigten Kindern

Überwachen des eigenen Verstehens (Comprehension Monitoring) und Unklarheiten beseitigen (Clarifying)

Insbesondere Kinder mit lautsprachlichen Schwierigkeiten in der rezeptiven Modalität lassen sich häufig dadurch charakterisieren, dass sie im Fall eines unbekannten Wortes oder einer grammatisch nicht verstandenen Äußerung weder nachfragen noch ihr Nicht-Verstehen auf andere Weise signalisieren. Evtl. haben sie in der Vergangenheit erlebt, dass Nichtwissen zu Reglementierungen gleich welcher Art (Auslachen, Missachtung etc.) führt. Das Nicht-Verstehen wird für diese Kinder zu einem gewohnten, weithin akzeptierten Phänomen im privaten und im schulischen Alltag, sodass sie das wichtigste Mittel zur Wissenserweiterung, das Nachfragen bei kompetenten Bezugspersonen in nur geringem Maße nutzen (Motsch et al. 2018).

Beim Lesen von Texten steht diesen Kindern die wichtige metakognitive Kompetenz der bewussten Steuerung und Überwachung des Leseprozesses nur eingeschränkt zur Verfügung, sodass ihnen Unklarheiten, unbekannte Wörter oder zu komplexe sprachliche Strukturen, fehlendes Vorwissen für das Verstehen des Textes häufig gar nicht erst auffallen.

Entschleunigung des Lesens

Auf diese Problematik zielen die Strategien des *Comprehension Monitoring* und des *Clarifying*. Das „Nicht-Wissen“, in diesem Zusammenhang das Auffinden unbekannter Wörter oder nicht verstandener Zusammenhänge beim Lesen eines Textes, insbesondere aber das Bemühen um Beseitigung der Unklarheiten muss im Unterricht zu einer routinierten Maßnahme werden, deren Einsatz als wichtige Methodenkompetenz positiv verstärkt werden soll. Zu diesem Zweck müssen Schüler mit Problemen im Leseverständnis lernen, den Lesevorgang zu entschleunigen. Nur so können Unklarheiten im Text erkannt und z. B. durch Nachschlagen in einem Wörterbuch, Beachtung von Kontextinformationen oder Nachfragen beseitigt werden. Um diese Strategien auf Satzebene anzubahnen und die Aufmerksamkeit auf entsprechende Stellen zu lenken, bietet es sich an, in zu erlesende Handlungsanweisungen bewusst Missverständnisse, Unmöglichkeiten oder potenziell unbekannte Wörter einzubauen:

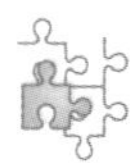

- „Hüpfe mit einem Bein **durch** die Wand des Klassenzimmers."
- „Male eine Pyramide, in der sich die **Kanope** eines Pharaos befindet."

Zudem können sprachlich komplexe Zusammenhänge und potenziell unbekannte Wörter optisch markiert werden, um die Aufmerksamkeit auf sprachliche Hürden zu lenken und die Schüler zu motivieren, das tatsächliche Verstehen des Gelesenen zu reflektieren.

Hintergrundwissen aktivieren und Vorhersagen treffen (Prediction)

Vor der ersten Begegnung mit einem Text soll Kindern die Möglichkeit gegeben werden, wichtige Hinweise, wie die Überschrift oder illustrierendes Bildmaterial auszunutzen, um Inhalte zu antizipieren. Dieser methodische Schritt verfolgt das Ziel, das Vorwissen der Schüler zur Thematik zu aktivieren und Erwartungen an die Inhalte zu wecken. Kognitionspsychologisch betrachtet können neue Informationen präziser, differenzierter und detaillierter verarbeitet und behalten werden, wenn sie mit bereits vorhandenen Wissensstrukturen im Langzeitgedächtnis verknüpft werden können. Damit die Anwendung dieser Strategie als hilfreich erlebt wird, sollte die Lehrkraft bei der Textauswahl darauf achten, dass die Überschrift und die Illustrationen tatsächlich Hinweise auf den Inhalt liefern und die Erwartungen in die richtige Richtung lenken.

Lehrermodell

Wie bei der Vermittlung der anderen Strategien spielt auch hier das Modell der Lehrkraft eine zentrale Rolle. So kann sie bspw. die Gedanken verbalisieren, die ihr beim Lesen einer Überschrift durch den Kopf gehen.

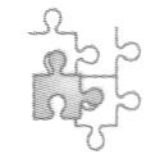

Die Macht der kleinen Tiere

Macht und kleine Tiere. Macht bedeutet so viel wie Stärke, da geht es wohl um jemanden, der stark ist. Welche kleinen Tiere gibt es? Igel, Mäuse, Meerschweinchen, Hamster sind kleine schwache Tiere. Löwen, Elefanten, Nilpferde sind dagegen große starke, mächtige Tiere. Eigentlich haben kleine Tiere keine Macht, die meisten kleinen Tiere sind nicht so stark und mächtig wie große Tiere. Ich habe aber schon einmal gesehen, wie eine winzig kleine Katze in einem Garten einen großen Hund so laut angefaucht hat, dass der Hund schnell wieder weggelaufen ist. Ich habe auch schon mal so eine ähnliche Geschichte gelesen. Da hat ein kleiner Igel gemeinsam mit einem zweiten Igel einen großen Hasen bei einem Wettrennen ausgetrickst. Und der langsame Igel hat gegen den schnellen Hasen gewonnen (Mayer/Marks 2021).

Wenn die Schüler es gewohnt sind, Vorhersagen zu den Inhalten des Textes zu formulieren, kann dies unmittelbar in die Anwendung der Strategie des *Generating Questions* münden. Nachdem die Schüler sich bewusst gemacht haben, über welche Informationen zum Text sie bereits verfügen, welche persönlichen Erfahrungen sie mit der Thematik schon gemacht haben, in welchen Fächern sie mit der Thematik konfrontiert wurden, sollen sie motiviert werden, Fragen zum Inhalt zu formulieren und zu überlegen, welche Informationen der Text möglicherweise liefert.

Identifizieren von Kernaussagen und Zusammenfassen (Summarizing)

Verdichtung des Inhalts

Während kompetente Leser bei der sinnentnehmenden Verarbeitung von Texten zentrale Informationen und marginale Randinformationen implizit voneinander trennen, konzentrieren sich leseschwache Schüler oftmals auf vertraut wirkende Stellen unabhängig von ihrer Bedeutung im Zusammenhang (Miller/Keenan

2009). Ein tieferes Verständnis und langfristiges Behalten sind aber erst dann möglich, wenn die Aussage auf das Wesentliche „verdichtet“ (Hartmann 2006, 40) wird. Dazu benötigen Kinder klar strukturierte Texte, deren zentrale Inhalte z. B. durch eine eingefügte Leerzeile voneinander getrennt werden. Als vorbereitende Übung für das Identifizieren und Zusammenfassen kann die Lehrkraft zu jedem Abschnitt drei Kernaussagen formulieren, aus denen der zentrale Gedanke im Multiple-Choice-Verfahren ausgewählt werden kann.

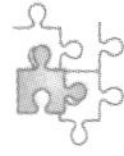

Maxi darf an einem Sonntag mit seinem Opa zu einem Fußballspiel vom FC Bayern nach München fahren. Die Karte für das Spiel war ein Geschenk seines Opas. Sie legen ihre Fan-Schals um und ziehen los.

- Maxi und Opa fahren nach München zu einem Fußballspiel.
- Maxi und Opa ziehen ihre Fankleidung an.
- Maxi hat von Opa zum Geburtstag eine Fußballkarte bekommen. (Mayer/Marks 2021)

Trennung wichtiger und unwichtiger Informationen

Diese Strategie kann zudem effektiv angebahnt werden, indem die Schüler zunächst auf Satzebene wesentliche von marginalen Informationen trennen müssen.

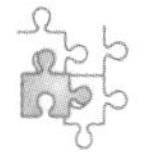

Trennung von wesentlichen und unwesentlichen Informationen auf Satzebene

- Maximilian feiert heute seinen neunten Geburtstag auf einem Abenteuerspielplatz, der vor einem Jahr gebaut wurde.
- An Weihnachten denken wir an die Geburt Jesu. Vor drei Jahren hat es an Weihnachten geregnet.
- Am Wochenende fahre ich mit meinen Eltern mit dem Auto, mit dem Papa letzte Woche an der Tankstelle war, an den See, um dort ein Picknick zu machen.
- Unsere Lehrerin, die in der Jägerstraße wohnt, fährt mit uns im Sommer ins Schullandheim (Mayer/Marks 2021).

Ausstattung mit Vorinformationen

Miller/Keenan (2009) schlagen vor, die aus der beeinträchtigten Worterkennung resultierende Problematik, wichtige von unwichtigen Informationen zu differenzieren, zu kompensieren, indem die Kinder vor dem Lesen eines Textes mit umfassenden Informationen zum Thema ausgestattet werden. Sie konnten bspw. zeigen, dass sich die Unterschiede zwischen leseschwachen und durchschnittlich lesenden Kindern bei der Wiedergabe zentraler Aussagen reduzieren, wenn die Schüler über Vorwissen zum Inhalt verfügen. Auf den Unterricht bezogen bedeutet das, dass vor der ersten Textbegegnung stets eine Phase gestellt werden sollte, in der wesentliche Informationen zum Thema bereitgestellt bzw. aktiviert werden, um auf diese Weise die für die Konstruktion des Inhalts notwendige Synthese aus neuen Informationen und bereits zur Verfügung stehenden Aspekten zu erleichtern (vgl. Strategie „Aktivieren von Hintergrundwissen“).

Bildhaftes Vorstellen (Mental Imagery)

Illustrationen

Die Veranschaulichung von Textinhalten stellt eine wertvolle Hilfe für Schüler dar, die Aufmerksamkeit auf die Inhalte eines Textes zu lenken, sich diese mental zu vergegenwärtigen und so das Verstehen zu verbessern.

Damit Textillustrationen als Hilfe erlebt werden, sollten diese zentrale Inhalte wiedergeben, mit der Kernaussage des Textes übereinstimmen und die Beziehungen zwischen einzelnen Informationen deutlich machen. Gambrell / Brooks Jawitz (1993) konnten bei Kindern mit durchschnittlicher Lesekompetenz zeigen, dass Illustrationen insbesondere in Kombination mit der Aufforderung, sich diese mental zu vergegenwärtigen, geeignet sind, das Leseverständnis zu verbessern.

Die meisten Menschen visualisieren Texte, um Abläufe und Zusammenhänge besser nachvollziehen und behalten zu können (Hartmann et al. 2013). Da dies bei leseschwachen Kindern nicht im selben Maße der Fall ist, benötigen sie bei der Anwendung dieser Strategie spezifische Unterstützung.

In einem ersten Schritt kann den Schülern die kognitive Leistung des Generierens innerer Vorstellungen abgenommen werden, indem mit echten Bildern gearbeitet wird. Bspw. erhalten die Schüler zu jedem Bild einer Bildergeschichte einen Satzstreifen, der gelesen und dem entsprechenden Bild zugeordnet werden muss. Mit zunehmender Lesekompetenz kann die sprachliche und inhaltliche Komplexität der Geschichten gesteigert werden und die Kinder haben die Aufgabe, längere Sätze oder ganze Absätze einem entsprechenden Bild der Geschichte zuzuordnen. Methodisch kann dieser Schritt mithilfe von kleinen Büchern umgesetzt werden, in denen einzelne Textabschnitte durch entsprechende Bilder visualisiert werden.

aktive Informationsverarbeitung

Was das Generieren mentaler Vorstellungsbilder angeht, sprechen Hartmann et al. (2013) von einem aktiven Informationsverarbeitungsprozess, währenddessen sich der Leser durchgängig in eine aktive Interaktion mit den Textinhalten begibt, sodass innere Bilder erzeugt, aufrecht erhalten, inspiziert und verändert werden können.

duale Kodierungstheorie

Bezugnehmend auf die *duale Kodierungstheorie* (Paivio 1986) und die Annahme, dass Menschen über ein verbales und visuelles System zur Verarbeitung von Umweltinformationen verfügen, können Hartmann et al. (2013) zufolge Informationen, die sprachlich und visuell kodiert werden, aufgrund der assoziativen Verknüpfung der beiden Systeme, besser verarbeitet und verstanden werden. Zudem wird das Arbeitsgedächtnis entlastet und es stehen Ressourcen für höhere kognitive Prozesse zur Verfügung.

Im Zusammenhang mit dem Leseverstehen sollte die Aufforderung, mentale Bilder zu Textinhalten zu erzeugen zu einer Entschleunigung des Leseprozesses führen, „wodurch die semantische Verarbeitung des Gelesenen vertieft wird“ (Hartmann et al. 2013, 225).

schrittweise Strategievermittlung

Um diese Strategie bei leseschwachen Kindern sukzessive anbahnen zu können, benötigen Schüler klare Informationen über die zu erlernende Strategie und ihren Nutzen für das Verstehen von Texten. Die Lehrkraft demonstriert die Anwendung der Strategie, indem sie die eigentlich nonverbal ablaufenden inneren sprachlich-kognitiven Prozesse nach außen kehrt, also ihre, während des Lesens eines Textes entstandenen Gedanken und die Bilder im Kopf verbalisiert, bevor die Strategie von den Kindern selbst praktiziert wird. Zudem ist auch bei dieser Strategie zu beachten, dass die Anwendung der Strategie beim Lesen von Texten das Ziel, nicht aber der Ausgangspunkt der Förderung darstellt. Hartmann (2006) sowie Hartmann et al. (2013) schlagen in diesem Zusammenhang nachvollziehbare, praktikable Schritte für die Unterrichtsarbeit vor.

In Phase 1 lernen die Kinder, Vorstellungsbilder zu realen Gegenständen, Bildern, Wörtern bzw. einfachen Sätzen aufzubauen, zu verändern und zu erweitern.

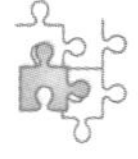

Aufbauen

Die Lehrperson führt die Kinder durch einen Vorstellungsprozess (geführtes Vorstellen): Schließt die Augen. Stellt euch einen Stuhl vor. Wenn ihr dieses Bild sehen könnt, schaut genau hin: Welche Farbe hat der Stuhl? Aus welchem Material ist er hergestellt? Hat er eine Rückenlehne und Armlehnen? Ist er gepolstert? Schaut das ganze Bild nochmals gut an. Wenn ihr es klar seht, dürft ihr die Augen öffnen und eure inneren Bilder zeichnen.

Die Kinder vergleichen danach ihre Zeichnungen und stellen wahrscheinlich fest, dass die Stühle ganz unterschiedlich aussehen. Nun reflektieren sie den Prozess: Fragen: Konntet ihr euch den Stuhl gut vorstellen? Sind dabei Schwierigkeiten entstanden? Wie seid ihr genau vorgegangen?

(Hartmann et al. 2013)

Erweitern

Die Kinder lesen den ersten Satz auf der Karte, wobei die anderen Sätze mit einer leeren Karte abgedeckt werden. Sie stellen sich den beschriebenen Gegenstand oder Menschen vor. Dann verschieben sie die Karte so weit, dass der zweite Satz sichtbar wird, lesen diesen Satz und passen ihr Vorstellungsbild an. Anschließend lesen die Kinder den dritten Satz, passen ihre Vorstellung erneut an und zeichnen das innere Bild auf.

- Stell dir ein Haus vor.
  - Es ist dreistöckig.
  - Es ist gelb angemalt.
- Stell dir einen Mann vor.
  - Er trägt einen Bart.
  - Der Bart ist schwarz (Hartmann et al. 2013).

In Phase 2 wird die Anwendung der Strategie auf längere Textpassagen ausgedehnt, wobei diese zu diesem Zeitpunkt vorgelesen oder von CD etc. präsentiert werden. Diese Vorgehensweise besitzt den Vorteil, dass die Strategie bereits angebahnt werden kann, bevor die Kinder über ausreichende Textlesefähigkeiten verfügen. Erst wenn die Schüler über eine ausreichende Lesefertigkeit verfügen, wird die Anwendung der Strategie beim selbstständigen Lesen von kurzen Texten eingeübt, wobei insbesondere an dieser Stelle dem Modell der Lehrkraft zentrale Bedeutung zukommt.

Lehrermodell

Lehrermodell zum mental imagery

Gelesen wurde folgender Text: *„Wie an jedem Morgen sitzt Anna an ihrem Frühstückstisch und kaut schläfrig an ihrem Marmeladenbrot"* (Baumgart 1989)

„Wenn ich mir ein Bild im Kopf machen möchte, schließe ich am besten die Augen. Als erstes stelle ich mir Anna vor. Wie sieht Anna aus? Was hat sie an? Die Anna, die ich in meinem Kopf sehe, hat blonde lange Haare und sie hat ein rotes T-Shirt an. Anna ist gerade wachgeworden und aufgestanden. Anna ist noch sehr müde. Sie gähnt und streckt sich. Dann stelle ich mir den Frühstückstisch vor: Was gibt es bei Anna zum Frühstück?

Auf dem Tisch stehen viele Sachen zum Frühstücken. Eine Kanne mit Tee, Marmelade, Butter und Brot. Was macht die Anna gerade? Vor Anna steht ein Teller. Anna nimmt sich gerade ein Brot und schmiert Marmelade drauf.

Schließ deine Augen und stell dir Anna und ihren Frühstückstisch vor. Erzähl mir von deinen Bildern im Kopf" (Mayer/Marks 2021)

Das Generieren mentaler Bilder ist ein vielversprechender Ansatz für die schulische Praxis, dessen Effektivität sowohl für durchschnittlich lesende als auch für leseschwache Kinder nachgewiesen wurde (Gambrell/Brooks Jawitz 1993; Center et al. 1999). Jedoch muss berücksichtigt werden, dass das Generieren angemessener innerer Vorstellungsbildern nur auf der Basis einer korrekten sprachlichen Verarbeitung des Gelesenen oder Gehörten gelingen kann, eine Voraussetzung, die bei leseschwachen Kindern aufgrund der Komorbidität mit sprachlichen Schwierigkeiten häufig nicht gegeben ist.

Videobeispiele und Anregungen zum *Imagery-Unterricht* finden sich (in englischer Sprache) unter:
www.youtube.com/watch?v=Jn5ZirDZTt4,
www.youtube.com/watch?v=mwcqY2b2PXI,
www.youtube.com/watch?v=cz61lNTBqIA,
www.youtube.com/watch?v=TAZQ2Buemhg (29.05.2021).

8.5.4 Sprachliche Optimierung von Lesetexten

Auch wenn es das übergeordnete Ziel einer Förderung im Bereich des Leseverstehens sein muss, Schüler darin zu unterstützen, komplexe Texte sinnentnehmend zu verarbeiten, bietet es sich an, „schwachen Verstehern", aber auch Kindern mit schlechten Deutschkenntnissen aufgrund eines Migrationshintergrunds Texte anzubieten, die in sprachlicher Hinsicht optimiert sind. Folgende Kriterien sollten dabei berücksichtigt werden (Mayer 2015):

Kriterien

- Auflösung hypotaktischer Satzgefüge zugunsten parataktischer Satzreihen
- Vermeidung reversibler Passivsätze
- Vermeidung von Substitutionen, nicht eindeutig zuzuordnenden Pronomen und Pronominaladverbien
- Vermeidung potenziell unbekannter, für das Verstehen des Textinhalts irrelevanter Wörter
- Vermeidung seltener subordinierender Konjunktionen (z.B. „..., während ..." besser: „Zur selben Zeit ...")
- sprachliche Darstellung der Inhalte in chronologischer Reihenfolge
- Umwandlung des Textes ins Präsens bei zahlreichen unregelmäßigen Imperfektformen im Originaltext
- Verwendung direkter statt indirekter Rede
- Verzicht auf unwesentliche Randinformationen
- Ersetzung komplexer zusammengesetzter Adjektive durch einen Relativsatz (z.B. „alteingesessen Kaufleute" → Kaufleute, die schon lange hier lebten)
- Strukturierung des Textes durch Absatzgliederung und Übereinstimmung zwischen Satz- und Zeilenende

Literaturempfehlungen zu leichter Sprache
https://leichte-sprache.de/ (29.05.2021)
Bei Mayer, A. (2015): Kriterien zur Erstellung sprachlich optimierter Lesetexte für Kinder mit Sprachverständnisschwierigkeiten. In Praxis Sprache 60 (4) findet sich ein Anwendungsbeispiel, 221–228

Zusammenfassung

Sinnentnehmendes Lesen ist an ein intaktes Sprachverständnis und durchschnittliche Fähigkeiten im Bereich der Worterkennung gebunden. Um sich aktiv das Gesamtbild eines Textes konstruieren zu können, setzen kompetente Leser verschiedene Verstehensstrategien ein, die leseschwachen Kindern explizit vermittelt werden müssen. Zudem können insbesondere spracherwerbsgestörten Kindern und Kindern mit schlechten Deutschkenntnissen in Folge eines Migrationshintergrunds Texte in sprachlich optimierter Form zugänglich gemacht werden, um das oftmals eingeschränkte Sprachverständnis zu stützen.

8.6 Förderung orthographisch korrekten Schreibens

Während die Didaktik des Rechtschreibunterrichts bis in die 1990er Jahre davon ausging, dass von Anfang an möglichst alle im Rahmen des schriftsprachlichen Anfangsunterrichts vermittelten Wörter orthographisch korrekt geschrieben werden sollten, damit sich im Langzeitgedächtnis keine „falschen Wortbilder" einprägen, herrscht seit Beginn des 21. Jahrhundert weitgehend Konsens, dass Kinder zunächst das phonologische Prinzip der Schriftsprache (= alphabetische Strategie, Kap. 2.4) erlernen sollen, bevor sie mit den orthographischen Prinzipien der deutschen Schriftsprache konfrontiert werden.

erstes Ziel: Anwendung des phonologischen Prinzips

So wie auf Seite des Lesens möglichst alle Kinder bis zum Ende des ersten Schuljahrs das phonologische Rekodieren erlernen und anwenden können sollten, sollten sie in der produktiven Modalität das phonologische Prinzip als Grundstrategie des Schreibens perfektioniert haben, also über die Fähigkeit verfügen, Wörter in ihre Einzellaute zu zerlegen (Phonemsegmentation), diese den entsprechenden Buchstaben zuzuordnen und reihenfolgenrichtig aufzuschreiben. Für die häufig formulierte Annahme, dass die im Anfangsunterricht produzierten lautgetreuen, aber orthographisch fehlerhaften Schreibweisen es Kindern erschweren könnten, sich die korrekte Rechtschreibung einzuprägen, gibt es Klicpera et al. (2020) zufolge keine empirische Evidenz.

Korrektur

Um insbesondere Risikokinder in ihrer Schreibentwicklung nicht zu verunsichern, sollten in dieser Phase ausschließlich Verstöße gegen die Lauttreue korrigiert werden. In solchen Fällen kann die Lautstruktur des Wortes bspw. mithilfe von Handzeichen, einer langsamen gedehnten Artikulation („Schneckensprache") oder der Segmentierung des Wortes in Sprechsilben verdeutlicht werden. Kinder mit Rechtschreibschwierigkeiten dürften während der alphabetischen Phase von Hinweisen auf orthographische Fehler eher überfordert oder verwirrt werden. In den seltensten Fällen kann ein Transfer auf Schreibweisen mit derselben Problematik erwartet werden. Unabhängig davon kann es durchaus sinnvoll sein, Schülerinnen und Schülern auch bereits in der ersten Klasse einen Sichtwortschatz zu vermitteln, der orthographisch korrekt wiedergegeben werden kann. Auf diese Weise ist es gegebenenfalls auch möglich, ein erstes Rechtschreibbewusstsein anzubahnen, das von der Einsicht geprägt ist, dass es Wörter gibt, deren Schreibweise nicht alleine dem phonologischen Prinzip folgen.

Problematisch wird die Akzeptanz lautgetreuer Schreibweisen, wenn von der irrigen Annahme ausgegangen wird, dass es Schülern auf dieser Grundlage gelingt, sich die orthographische Strategie selbstständig anzueignen. Spätestens ab der zweiten Klasse müssen Maßnahmen, die auf den Erwerb der alphabetischen Strategie abzielen, durch einen systematischen Unterricht ergänzt werden, der die Schüler mit den orthographischen Regeln und Prinzipien des Deutschen vertraut macht.

Methodik

Um während der alphabetischen Phase Wörter zu lernen lautgetreu aufzuschreiben, müssen die Kinder die Phonem-Graphem-Korrespondenzen beherrschen und ein Bewusstsein dafür entwickeln, dass Wörter in Laute segmentiert werden können. Es bietet sich an, diese Fähigkeit durch eine Förderung der phonologischen Bewusstheit mit dem Schwerpunkt der Phonemsegmentation (Kap. 8.2) zunächst lautsprachlich anzubahnen. Wenn Schüler Sicherheit darin gewonnen haben, Wörter in Laute zu zerlegen, können Übungen, bei denen für jeden Laut ein Stein gelegt oder ein Punkt gemalt wird (Kap. 8.2, Abb. 17), durch solche ersetzt werden, bei denen für die einzelnen Laute Buchstabenkärtchen gelegt oder Buchstaben in die richtige Reihenfolge gebracht werden (Abb. 21).

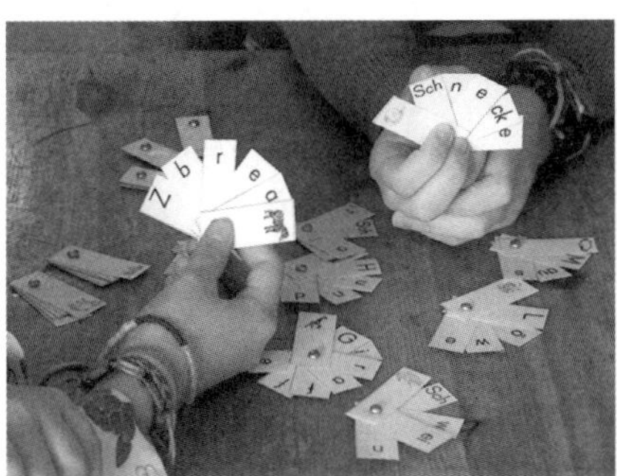

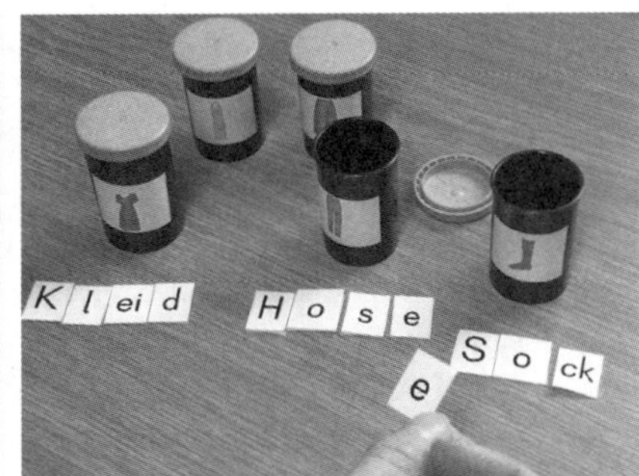

Abb. 21: Fotodosen und Buchstabenfächer

Silbensegmentierung

Als vorbereitende Übung schlägt Schmitz (2014) vor, Wörter mündlich in Silben zu segmentieren und mit Silbenbögen darstellen zu lassen. Werden die so visualisierten Wörter wiederholt Silbe für Silbe artikuliert, können in einem ersten Schritt die Vokale jeder Silbe identifiziert und als „Silbenkapitäne" aufgeschrieben werden. Werden in einem nächsten Schritt die einzelnen Silben des Wortes „in die Hand genommen", indem sie beginnend mit dem Daumen mit den Fingern gezeigt werden, kann jede einzelne Silbe fokussiert und genauer betrachtet werden. Wird bei einem dreisilbigen Wort (z. B. Kalender) der Zeigefinger „unter die Lupe genommen", rückt bspw. die Silbe „len" ins Blickfeld. Durch wiederholte Artikulation dieser Silbe kann die phonologische Struktur identifiziert und aufgeschrieben werden.

Übungen auf Wortebene

Kinder mit Problemen beim frühen Schriftspracherwerb benötigen zahlreiche systematische und strukturierte Übungsmöglichkeiten, um das phonologische Prinzip als Grundstrategie erlernen und perfektionieren zu können. Um die kognitiven Ressourcen nicht durch zusätzliche Anforderungen an die inhaltliche und sprachliche Gestaltung der Schreibprodukte über Gebühr zu beanspruchen, sollte die segmentale Schreibstrategie auf Wortebene vermittelt und geübt werden. Dabei ist wie bei der Förderung der phonologischen Bewusstheit und dem Erlernen der indirekten Lesestrategie auf eine linguistisch orientierte Wortauswahl zu achten (Tab. 13). Für Risikokinder bietet es sich an, in einem ersten Schritt einzelne Silben bestehend aus Vokalen und dauerhaft artikulierbaren Konsonanten (<ma>, <ni> etc.) aufschreiben zu lassen. Methodische Möglichkeiten auf Wortebene liegen im Aufschreiben von wichtigen Begriffen aus dem Sachunterricht (z. B. Gestaltung eines Obst- und Gemüsebüchleins), dem Lösen von Kreuzworträtseln mit lautgetreuen Wörtern (eine große Auswahl befindet sich bei Forster / Martschinke 2005), dem Beschriften von Wimmelbildern, dem Schreiben von Wörtern, die die Lehrkraft mit Lautgebärden präsentiert etc.

Parkplatzmethode

Schmitz (2013, 2014) schlägt mit der „Parkplatzmethode", einem System von Platzhaltern, das die Segmentation in sichtbaren Spuren festhält und den Schülern ein unmittelbares Feedback über ihre Schreibprodukte gibt, einen Ansatz vor, mit dessen Hilfe es Kindern gelingen kann, viele Wörter nicht nur lautgetreu, sondern auch orthographisch korrekt zu schreiben. Zu diesem Zweck werden sogenannte „Parkplatzwörter" angeboten, die bildhaft dargestellt und deren Buchstaben durch Platzhalter ersetzt werden. Dabei werden einfache Platzhalter, die deutlich machen, ob ein Laut durch einen, oder eine Kombination aus zwei oder drei Buchstaben (z. B. <t>, <ch>, <sch>) wiedergegeben wird, von solchen unterschieden, die eine orthographische Besonderheit symbolisieren. Im „Doppelparkplatz" werden z. B. Konsonantenverdopplungen visualisiert, während ein „langer Parkplatz" darauf hinweist, dass ein langer Vokal ein Dehnungszeichen erhält. Beim Schreiben nach dieser Methode muss das Wort in Einzellaute segmentiert werden, und diesen in der richtigen Reihenfolge die entsprechenden Buchstaben zugeordnet werden. Die in Übereinstimmung mit einer ergänzend mitgelieferten Anlauttabelle optisch markierten Platzhalter steuern dabei den akustischen Analyseprozess und helfen durch die unterschiedlichen Platzhalter, orthographische Besonderheiten zu berücksichtigen. Im Beispiel in Abb. 22 stellen die gepunkteten Linien stimmhafte, die Wellenlinien stimmlose und die durchgezogenen Linien Vokale dar. Die schraffierte Linie verweist auf die Doppelkonsonanz, während die Linie mit einem Pfeil eine Dehnung symbolisiert.

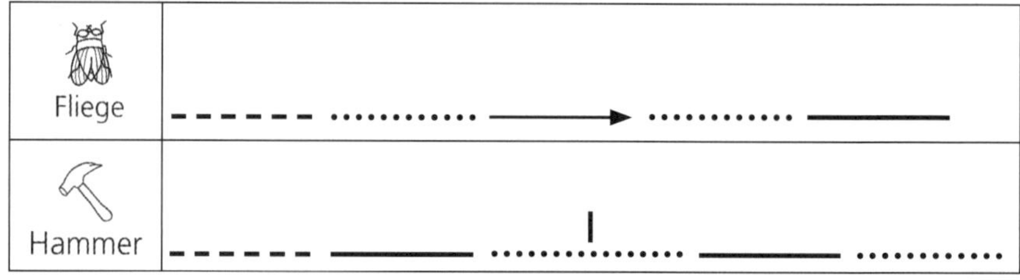

Abb. 22: Parkplatzwörter (modifiziert nach Schmitz 2014; die „Platzhalter" symbolisieren folgende Buchstaben / Laute:
– – – : stimmloser Laut; ..... : stimmhafter Laut;
⟶ : Vokal mit Dehnungselement; ___ : Vokal

Bei der Parkplatzmethode von Schmitz (2014) handelt es sich um einen Ansatz, der das lautgetreue Schreiben mit der Anbahnung eines Rechtschreibbewusstseins für orthographische Besonderheiten der deutschen Schriftsprache verknüpft. Darüber hinaus benötigen Schüler systematische und strukturierte Maßnahmen, um die zentralen Prinzipien der Rechtschreibung zu erlernen. Zu den am häufigsten praktizierten Methoden gehören die Vermittlung von Rechtschreibregeln und Ansätze, die die Silbe bzw. das Morphem als Ausgangspunkt einer Bewusstmachung orthographischer Besonderheiten betonen.

Regellernen

Da die deutsche Orthographie ein regelgeleitetes System ist, dessen vermeintliche Undurchschaubarkeit weniger aus den zahlreichen Ausnahmen als vielmehr aus der Überlagerung unterschiedlicher Prinzipien resultiert, bietet es sich an, Schülern im Grundschulalter und der Sekundarstufe die wichtigsten Regeln der deutschen Orthographie zu vermitteln, die linguistisch betrachtet am besten auf das morphematische und silbische Prinzip der deutschen Rechtschreibung zurückgeführt werden können (Kap. 1.2.2). Das Prinzip der Morphemkonstanz verlangt, dass die Schreibweise des Wortstamms als kleinste bedeutungstragende Einheit auch in der Schreibung von flektierten und abgeleiteten Formen wiedererkannt werden soll. Aus diesem Prinzip können für den Unterricht die folgenden beiden Regeln abgeleitet werden:

- Ich schreibe <ä> bzw. <äu>, wenn ich ein verwandtes Wort mit <a> oder <au> finde.
- Wenn ich am Wortende ein [p], [t] oder [k] höre, wird die korrekte Schreibweise durch Verlängerung des Wortes ermittelt.

silbisches Prinzip

Die Erläuterungen zum silbischen Prinzip in Kapitel 1.2.2 machten deutlich, dass die meisten deutschen Wörter in ihrer Explizitform eine trochäische Grundstruktur mit einer betonten Hauptsilbe und einer unbetonten Reduktionssilbe aufweisen, deren Vokal schriftsprachlich immer als <e> realisiert wird. Wie dieser Buchstabe lautsprachlich umgesetzt wird, hängt von der Besetzung des rechten Silbenrands ab: Befindet sich im rechten Endrand ein <n> oder <l>, wird das <e> nur sehr schwach als [ə] oder gar nicht artikuliert (z. B. <Besen> → [bez(ə)n]). Ist der Endrand der zweiten Silbe unbesetzt, wird das <e> als Schwa-Laut [ə] (z. B. <Rose> → [rozə]) realisiert und wenn im rechten Silbenrand der zweiten Silbe ein <r> steht, werden die beiden Buchstaben gemeinsam als „vokalisiertes r" ([ɐ]) ausgesprochen (z. B. <Wunder> → [vʊndɐ]). Aus dieser Systematik lassen sich für den Rechtschreibunterricht folgende Regeln ableiten:

- Endet ein Wort mit einem Konsonanten und einem [l] oder [n] (z. B. [bez(ə)n]), dann wird zwischen den beiden Konsonanten ein <e> eingefügt (z. B.: Besen, Apfel, Nabel, Gabel, Schnabel, Nudel, Nadel, Schaufel, Hagel, Ofen).
- Ein [ə] am Wortende wird als <e> aufgeschrieben (z. B. Rose, Liebe, Pflanze, Flasche).
- Ich höre am Wortende ein [ɐ] und schreibe <er> (z. B. Meister, Leiter, Roboter).

Mithilfe des silbischen Prinzips kann Schülerinnen und Schülern auch das Phänomen der Doppelkonsonanz vermittelt werden. Der Vokal offener Hauptsilben wird im Deutschen stets lang und gespannt (z. B. Ro-se, So-fa), der Vokal geschlossener Silben dagegen kurz und ungespannt (z. B. Wun-der, kos-ten) realisiert. In Wörtern mit offener Hauptsilbe (z. B. <Su>, deren Vokal kurz und ungespannt artikuliert wird, muss der erste Konsonant der zweiten Silbe verdoppelt werden, sodass aus der offenen eine geschlossene Silbe wird und der Vokal der ersten Silbe kurz gesprochen wird. (z. B. <Sup-pe>. Dieses komplexe Phänomen kann im schulischen Bereich mit folgender Regel verdeutlicht werden:

- Auf einen kurzen Vokal folgen immer zwei Konsonanten, höre ich nur einen, wird dieser verdoppelt.

Weitere zuverlässige Regeln, die bereits in der ersten und zweiten Klasse vermittelt werden können sind:

- Ich höre [ʃp] oder [ʃt] und schreibe <sp> bzw. <st>.
- Ich höre ein [i:] und schreibe <ie>.

Methode: Wortlistentraining

Um diese Regeln zu vermitteln, einzuüben und ihre Anwendung zu automatisieren, bietet sich methodisch ein Wortlistentraining an, um die Aufmerksamkeit der Kinder auf die orthographische Besonderheit zu lenken und sie nicht durch zusätzliche Anforderungen an wortübergreifende Strategien und inhaltliche Aspekte zu überfordern. Insbesondere bei sprachlich beeinträchtigten Kindern müssen vor der Vermittlung der Regeln Vorübungen durchgeführt werden, die darauf abzielen, dass die Kinder lange und kurze Laute zunächst auf Phonem- und anschließend auf Silbenebene unterscheiden lernen. Im Folgenden kann eine Rechtschreibregel durch einen Vergleich zwischen der Phonologie (z. B. [zupə]), der lautgetreuen Verschriftung (*Supe) sowie der korrekten Orthographie (z. B. <Suppe>) bewusst gemacht werden. Die durch diese Gegenüberstellung abgeleitete Regel kann im Klassenzimmer als Merkplakat visualisiert und anhand eines exemplarischen Wortschatzes von ca. 15 Wörtern eingeübt werden. Sinnvollerweise werden die Schüler in den ersten zwei bis drei Schuljahren mit jeder Regel zweimal konfrontiert. Beim ersten Mal sollte sie ausschließlich an Wörtern eingeübt werden, die von der Regel betroffen sind (z. B. ausschließlich Wörter mit Kurzvokal und Verdoppelung des Konsonanten [Tasse] oder Wörter mit <ie> [Biene]), beim zweiten Mal werden Wörter eingesetzt, deren Schreibweise die Schüler nur durch die explizite Anwendung der Regel herleiten können (z. B. Wörter mit Kurzvokal und Doppelkonsonanz [Tasse], mit Langvokal und Einfachkonsonanz [Rasen], sowie mit Kurzvokal und zwei unterschiedlichen Konsonanten [Taste]). Um die einzelnen Regeln anwenden und auf alltägliche Schreibanlässe übertragen zu können, benötigen die Schüler jeweils über einen Zeitraum von mehreren Wochen Übungsformen, die einen möglichst hohen Schreibumsatz gewährleisten, sie also motivieren, den exemplarisch ausgewählten Wortschatz möglichst hochfrequent zu verschriften. Dazu können die in der Didaktik des Rechtschreibunterrichts zahlreich beschriebenen Aufgabenstellungen, wie Laufdiktat, Partnerdiktate, Übungen mit Buchstabenfächer und Fotodosen (Abb. 21), sowie die Arbeit mit einer Rechtschreibkartei eingesetzt werden.

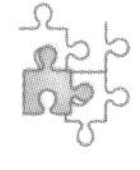

Beim **Wörterwettrennen** wird auf das Blatt in der Abb. 23 unmittelbar neben jedes Würfelbild eines der Übungswörter geschrieben. Nun wird gewürfelt. Das entsprechende Wort darf einen Platz vorrücken. Dies geschieht, indem das Wort

Wörterwettrennen						
	2. Platz		1. Platz		3. Platz	
1						
2						
3						
4						
5						
6						

Abb. 23: Wörterwettrennen (Schnabel 1997)

in der nächsten Spalte aufgeschrieben wird. „Sieger" ist das Wort, das als erstes das Ziel auf der rechten Seite des Blattes erreicht hat (also sechsmal aufgeschrieben wurde).

Beim **Üben mit der Diktattasche** (Abb. 24) steckt das Kind eine Karte mit Übungswörtern in die Diktattasche. Dann zieht es die Karte nach oben, sodass die ersten Wörter, die sich das Kind einprägen muss, im Sichtfenster erscheinen. Danach zieht es die Karte weiter, sodass die Übungswörter wieder in der Tasche verschwinden und schreibt die Wörter auf. Schließlich wird die Karte aus der Tasche gezogen, sodass die Wörter wieder erscheinen und kontrolliert werden können. Gleichzeitig erscheinen im Sichtfenster neue Wörter.

Beide Übungen stammen von Schnabel (1997).

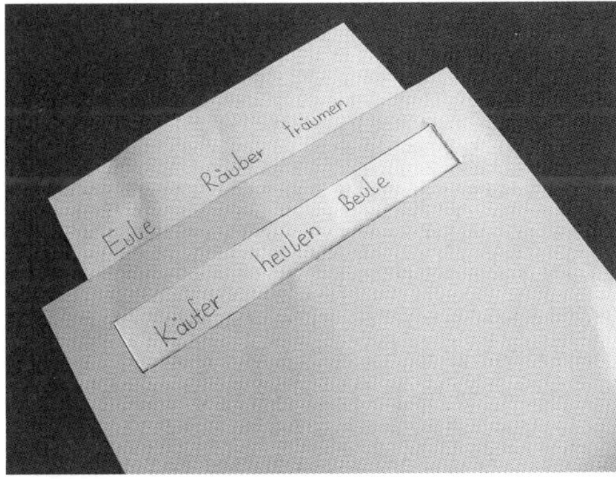

Abb. 24: Diktattasche (in Anlehnung an Schnabel 1997)

Ein strukturiertes Interventionsprogramm, das darauf abzielt, rechtschreibschwachen Kindern die wichtigsten Regeln der deutschen Orthographie zu vermitteln, ist das „Marburger Rechtschreibtraining", das in Kap. 9.5 ausführlich vorgestellt wird.

Training orthographisch invarianter Ganzheiten

Ausgehend von der Annahme, dass die eben skizzierten Rechtschreibregeln zu unzuverlässig sind, um sich eine umfassende orthographische Kompetenz anzueignen, wurden Konzepte entwickelt, die Kinder dabei unterstützen sollen, Repräsentationen orthographischer invarianter Ganzheiten (z.B. Wörter oder Stammmorpheme) im Langzeitgedächtnis zu abstrahieren, die dann durchgängig in unterschiedlichen lexikalischen bzw. morphologischen Kontexten korrekt wiedergegeben werden können.

Aufbau eines Sichtwortschatzes

Die in diesem Zusammenhang am häufigsten praktizierte, unbestritten notwendige, aber bei Weitem nicht ausreichende Methode dürfte das Einprägen der Schreibweise von Wörtern sein. Der Ansatz, die Kinder dabei zu unterstützen, eine möglichst umfassende Anzahl an Wörtern orthographisch korrekt zu schreiben, entspricht letztendlich dem Ziel, den Kindern einen verbindlich vorgegebenen Grundwortschatz zu vermitteln, ein Ziel, das in den Lehrplänen zahlreicher Bundesländer explizit formuliert ist. Dieses Ziel kann mithilfe des oben beschriebenen Wortlistentrainings erreicht werden, indem die Schüler mit einem exemplarischen Übungswortschatz konfrontiert werden, der in möglichst abwechslungsreichen, kindgemäßen Übungsformen hochfrequent produziert werden muss. Dieser Wortschatz kann aus einem semantischen Feld zusammengestellt werden (z.B. Obst und Gemüse) oder er beinhaltet Wörter mit derselben Rechtschreibproblematik, woraus eine unmittelbare Parallele zum oben beschriebenen Regellernen resultiert.

Da mit dieser Methode üblicherweise kaum eine Generalisierung auf ungeübtes Wortmaterial erreicht werden kann, ein ausreichender Sichtwortschatz andererseits im Unterricht kaum vermittelt werden kann, bietet das Einprägen der Schreibweise von Morphemen (z.B. <glück>, <drück>) oder von in der deutschen Schriftsprache besonders häufig vorkommenden, orthographisch immer gleich wiedergegebenen sublexikalischen Einheiten (z.B. <iege>) eine sinnvolle Alternative. Der diesem Ansatz zugrundeliegende Gedanke besteht darin, dass Schüler, die ein Morphem oder eine andere sublexikalische Einheit orthographisch sicher wiedergeben können, diese auch in den flektierten Formen (z.B. <glücklich>, <Unglück>, <glücklos>, <verunglücken>) bzw. im Wortkontext (<Ziege>, <Fliege>, <siegen>) orthographisch korrekt schreiben können. Die Arbeit mit Morphemen hat im Zusammenhang mit der Arbeit an Wortfamilien im Rechtschreibunterricht eine recht lange Tradition. Kleinmann (2014) zufolge komme sie aber viel zu kurz und werde weitgehend unsystematisch betrieben, was den Autor veranlasste, mit der „Wortbaustelle“ ein systematisches Morphemtraining zu konzipieren, das in Kap. 9.7 vorgestellt wird.

Training sublexikalischer Einheiten

Eine erste vielversprechende Studie zur Arbeit mit sinnfreien, sublexikalischen Einheiten, bei der zunächst isolierte Buchstabenfolgen mit der entsprechenden Phonologie verknüpft werden (z.B. <iege> = [i:gə]), anschließend deren Schreibweise isoliert und schließlich an einem exemplarischen Wortschatz eingeübt wird, wurde von Holzhauer (2012) erfolgreich durchgeführt.

silbenanalytischer Ansatz

Um einen alternativen Zugang zur Schriftsprache, insbesondere dem (Recht-) Schreiben handelt es sich bei der silbenanalytischen Methode (Bredel 2009), die sich explizit gegen die Annahme wendet, dass der Lautwert von Buchstaben eindeutig, sondern vielmehr erst durch die Position und Distribution im Silbenkontext zu bestimmen sei (Bredel 2009). Auch die Vermittlung des phonologischen Prinzips als Grundstrategie des Schreibens lehnen die Vertreter dieses Ansatzes ab, da dieses die bereits erworbenen lautsprachlichen Fähigkeiten unterschätze und die kognitiven Kompetenzen von Schulanfängern und ihre Bemühungen um Systematik nicht unterstütze, sondern durch ein Verharren auf der Phonographie schülerseitige Erkenntnisinteressen blockiere. In zusätzlicher Ablehnung der Vermittlung der Rechtschreibstrategien des Mitsprechens, des Ableitens und Einprägens verfolgt sie, auf der Grundlage einer „sachangemessenen Schrifttheorie“ (Bredel 2012, 11) das Ziel, den Schülern von Anfang die Struktur der Schriftsprache systematisch zu vermitteln, um ihnen das nicht nachvollziehbare Umlernen vom lautgetreuen zum orthographisch korrekten Schreiben zu ersparen (Bredel 2009, 2012).

Der methodische Ausgangspunkt dieses Vorgehens ist die Silbe mit ihrer im Deutschen typischen trochäischen Struktur, in der zweisilbige Wörter mit betonter erster Silbe und einer unbetonten Randsilbe vorherrschend sind (zu den typischen Silbenstrukturen des Deutschen vgl. Kap. 1.2). Entsprechend werden einzelne Buchstaben nicht als Symbole für isolierte Laute, sondern ausschließlich im Silbenkontext vermittelt und benannt.

Wörter werden diesem Ansatz zufolge nicht mittels Umwandlung von Buchstaben in Laute zum Klingen gebracht bzw. durch die Rekodierung von Lauten in Buchstaben geschrieben, vielmehr sei zum Lesen und Schreiben eine Analyse der Struktur notwendig, die durch die Buchstabenkette ausgedrückt wird. Die Funktion eines Buchstaben wird erst ersichtlich, wenn der Kontext, in dem er steht, berücksichtigt wird. Dies wurde in Kapitel 1.2.2 am Beispiel des Buchstaben <e> exemplarisch konkretisiert (<e> als [e] in der offenen, als [ɛ] in der geschlossenen betonten Hauptsilbe).

Parallel zur Vermittlung des typischen Betonungsmusters des Deutschen durch die Segmentierung von Wörtern in Silben und der Bestimmung des Akzents, steht die systematische Aneignung trochäischer Wortstrukturen mit vier unterschiedlichen Hauptsilben (s. u.) im Mittelpunkt des frühen Lernprozesses.

Haus und Garage

Um die unterschiedlichen Silbenstrukturen und Akzentverhältnisse des Deutschen mit der trochäischen Grundstruktur zu veranschaulichen, wurde von Bredel (2009) das Bild eines Hauses für die betonte Hauptsilbe und einer Garage für die unbetonte Reduktionssilbe entwickelt (Abb. 25).

In der systematischen Auseinandersetzung mit der Schrift werden den Schülern die vier zentralen Strukturen der betonten Hauptsilbe, in denen dem (in der schriftsprachlichen Modalität fakultativen) linken konsonantischen Rand stets ein Vokal und evtl. weitere Konsonanten folgen, angeboten und das dazugehörige orthographische Muster erarbeitet. Konkret werden dabei Silben unterschieden,

- bei denen ein langer, gespannter Vokal alleine den Silbenreim der Hauptsilbe bildet (z. B. das [u] in Tu-be),
- bei denen dem langen, gespannten Vokal in der ersten Silbe ein <l, m, n, r> als Onset der zweiten Silbe folgt (in schriftlicher Form wird zwischen dem Vokal und diesen Konsonanten oftmals, aber nicht durchgängig ein <h> eingefügt (z. B. <Sah-ne> vs. <Re-ling>),
- bei denen einem kurzen, ungespannten Vokal ein Konsonant in der ersten Silbe folgt (z. B. <Torte>),
- bei denen einem kurzen ungespannten Vokal lautsprachlich in der ersten Silbe kein Konsonant folgt, weshalb der erste Konsonant der Reduktionssilbe verdoppelt wird (z. B. <Sup-pe>).

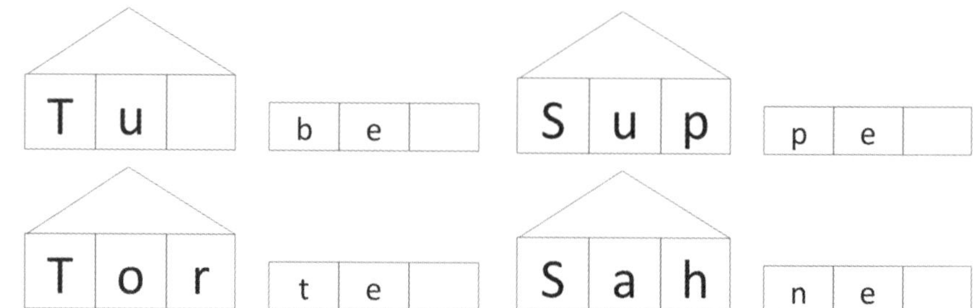

Abb. 25: Häusermodelle in Anlehnung an Röber (2009)

Da sich die trochäische Grundstruktur des Deutschen dadurch charakterisieren lässt, dass der Vokal der Reduktionssilbe immer durch ein <e> besetzt ist und üblicherweise mit einem Konsonanten beginnt, werden die Kinder angeleitet, ein Wort von der rechten Seite ausgehend zu betrachten und die Reduktionssilbe „abzuschneiden", sodass ersichtlich wird, wie die Hauptsilbe zu artikulieren bzw. zu schreiben ist.

Trotz der inneren Logik dieses Systems weist (Holtappels 2013, 31) wohl zu Recht darauf hin,

> *„dass die variablen Hausformen einen eher deskriptiven Charakter haben. Sie dienen zwar der Analyse und Kontrolle einer Wortstruktur, herleiten lässt sich eine korrekte Schreibung durch sie jedoch nicht. Um ein Wort in das richtige Haus eintragen zu können, muss die Lösung schon vorab bekannt sein."*

Zusammenfassung

Eine **entwicklungsorientierte Betrachtung des Schriftspracherwerbs** legt nahe, dass Schüler im schriftsprachlichen Anfangsunterricht zuerst das phonologische Prinzip als Grundstrategie des Schreibens erlernen sollten, bevor systematische Maßnahmen zur Unterstützung des Erwerbs der korrekten Orthographie in den Unterricht integriert werden. Während zuerst genanntes Ziel in Abstimmung mit einer Förderung der phonologischen Bewusstheit und dem Schwerpunkt der Phonemsegmentation realisiert werden kann, kann eine umfassende Rechtschreibkompetenz über die Vermittlung von Rechtschreibregeln oder den Erwerb der korrekten Schreibweise von Morphemen oder orthographisch invarianten sublexikalischer Einheiten angebahnt werden. Mit wenigen Ausnahmen (z. B. Marburger Rechtschreibtraining, Kap. 9.5) wurden die im deutschsprachigen Raum üblicherweise eingesetzten Methoden bislang nicht hinsichtlich ihrer Effektivität evaluiert.

8.7 Nachteilsausgleich

Um die aus einer Lese-Rechtschreibstörung resultierenden Benachteiligungen betroffener Schülerinnen und Schüler im schulischen Kontext aufzuheben oder zu verringern und somit ein hohes Maß an Chancengleichheit zu gewährleisten, sind in Deutschland, Österreich und der Schweiz Maßnahmen des Nachteilsausgleichs und des Notenschutzes vorgesehen.

Anspruch auf spezifische Förderung

Allem voran kann aus dem allgemeinen Auftrag der Schule ein Anspruch auf eine spezifische, individualisierte Förderung abgeleitet werden, wobei es im Ermessensspielraum der Schule liegt, welche Maßnahmen umgesetzt werden (können). Dieser Spielraum ist bei Lese-Rechtschreibstörungen aber dahingehend zu relativieren, dass die Förderung auf die individuelle und spezifische Problematik ausgerichtet sein muss, da andernfalls die aktive Teilhabe an der Regelgrundschule gefährdet ist. Eine gute Orientierung bieten die Leitlinien zur Diagnostik und Behandlung der Deutschen Gesellschaft für Kinder und Jugendpsychiatrie, Psychosomatik und Psychotherapie e. V. (2015), die Informationen über evidenzbasierte, qualitätsgesicherte Verfahren der Diagnostik und Therapie bereitstellen.

Anspruch auf Therapie

Aus dem Spannungsfeld zwischen dem Anspruch auf spezifische Unterstützung und den oftmals nicht ausreichenden fachlichen und organisatorischen Ressourcen der Regelschule resultiert zumindest in Einzelfällen die Notwendigkeit einer außerschulischen Therapie, wenn der im schulischen Rahmen durchgeführte Förderunterricht und / oder die Fachkompetenz der Lehrkraft nicht ausreichend sind, um die Problematik zu überwinden. Im Jahr 2021 besteht in der BRD aber nur dann ein Anspruch, diese Leistungen über die Krankenkassen finanzieren zu lassen, wenn die Lese-Rechtschreibproblematik mit einer seelischen Behinderung, also psychischen Folgestörungen, psychosomatischen Beschwerden oder Störungen des Sozialverhaltens verbunden ist. (§ 35 a SGB VIII, Marwege 2013).

Nachteilsausgleich vor Notenschutz

Eine weitere Möglichkeit, die durch die LRS-Problematik verursachten schulischen Nachteile auszugleichen, besteht in der Abweichung von den allgemeinen Grundsätzen der Leistungsbewertung, z. B. in der Nicht-Bewertung der Lese- und / oder Rechtschreibleistung in Deutsch und anderen Fächern. Diese Maßnahmen sollten aber erst in Kraft treten, wenn die umgesetzte Förderung nicht ausreichend wirksam ist und die Maßnahmen des Nachteilsausgleichs im eigentlichen Sinn (s. u.) ausgeschöpft sind: „Vorrangig vor dem Abweichen von den allgemeinen Grundsätzen der Leistungsbewertung sind Hilfen im Sinne eines Nachteilsausgleichs vorzusehen“ (Konferenz der Kultusminister 2007, 3).

Im Sinne der Chancengleichheit ist diese Priorisierung nicht zwingend nachvollziehbar, da ein Nachteilsausgleich z. B. durch einen Zeitzuschlag bei schriftlichen Prüfungen nicht ausreichend ist, um die durch die Störung verursachte Benachteiligung auszugleichen. Insbesondere die Rechtschreibproblematik kann durch mehr Zeit nicht kompensiert werden. „Erst mit Zeitzuschlag und Nicht-Bewertung […] werden alle behinderungsbedingten Nachteile ausgeglichen“ (Marwege 2013, 200).

Im Gegensatz zur Abweichung von den allgemeinen Grundsätzen der Leistungsbewertung (= Notenschutz) muss der Nachteilsausgleich allen Schülerinnen und Schülern gewährt werden, die über das Potenzial verfügen, die verbindlichen Lern- und Bildungsziele einer Einrichtung zu erreichen, aber aufgrund einer Lese-Rechtschreibstörung in ihrer schulischen Lern- und Leistungsfähigkeit benachteiligt sind. Der Begriff des Nachteilsausgleichs zielt also nicht auf die Reduzierung von Lern- und Ausbildungsinhalten oder Privilegierung betroffener Schüler, sondern darauf, die methodischen, organisatorischen und formalen Unterrichts- und Prüfungsbedingungen an die Leistungsvoraussetzungen anzupassen, um ein möglichst erfolgreiches Lernen zu gewährleisten und ein von

Lese- und Rechtschreibfähigkeiten weitgehend unabhängiges Bild des Leistungsstandes zu erhalten. Auch die Bezirksregierung Düsseldorf (2015) betont, dass es beim Nachteilsausgleich nicht um eine Bevorzugung durch geringere Leistungsanforderungen gehe, sondern um eine kompensierende – aber inhaltlich zielgleiche – Gestaltung der Leistungssituation, um einer potenziellen Diskriminierung infolge einer Behinderung vorzubeugen.

Was die rechtlichen Verordnungen zum Nachteilsausgleich in der BRD angeht, bilden die „Grundsätze zur Förderung von Schülerinnen und Schülern mit besonderen Schwierigkeiten im Lesen und Rechtschreiben oder im Rechnen" (Konferenz der Kultusminister 2007) die Grundlage der Erlasse in den einzelnen Bundesländern.

Im Folgenden sollen einige der wichtigsten Regelungen und Empfehlungen erläutert werden. Die Erlasse der einzelnen Bundesländer können auf der Internetseite der LegaKids Stiftung (o. J.; https://www.legakids.net/eltern-lehrer/lrs-legasthenie/lrs-erlasse-der-bundeslaender, 28.04.2021) eingesehen werden.

Maßnahmen des Nachteilsausgleichs

Die Konferenz der Kultusminister (2007) betont, dass die Diagnose und die darauf aufbauende Beratung und Förderung der Schülerinnen und Schüler mit besonderen Schwierigkeiten im Lesen und Rechtschreiben zu den Aufgaben der Schule gehören, die den spezifischen Lernschwierigkeiten im schriftsprachlichen Bereich durch Maßnahmen der Differenzierung und Individualisierung entgegenwirken muss. Sind diese Maßnahmen im Rahmen des Klassenunterrichts nicht ausreichend, um der Lese-Rechtschreibproblematik erfolgreich zu begegnen, besteht die Möglichkeit, weitere Unterstützungsangebote zu realisieren. Dazu gehören (in den Bundesländern unterschiedlich geregelt):

- LRS-Klassen
- Einrichtung von jahrgangs- und schulübergreifenden Fördergruppen
- Einsatz einer zusätzlichen Lehrkraft
- Unterstützung durch mobile sonderpädagogische Dienste
- Einbezug außerschulischer Fachkräfte
- zusätzliche Förderstunden, Stütz- und Förderkurse
- außerschulische therapeutische Angebote

Was den Nachteilsausgleich im Rahmen des Unterrichts und in Prüfungssituationen angeht, werden in den einzelnen Bundesländern vergleichbare Maßnahmen vorgeschlagen. Dazu gehören:

- Verlängerung der Bearbeitungszeit bei schriftlichen Leistungserbringungen
- Angebot alternativer Aufgabenformen oder Aufgaben geringeren Umfangs (z. B. Lückendiktat)
- Bereitstellen oder Zulassen technischer und didaktischer Hilfsmittel (z. B. Lesepfeil, größere Schrift, optisch klar strukturierte Tafelbilder und Arbeitsblätter, elektronische Textverarbeitung)
- Vorlesen schriftlich gestellter Aufgaben
- Ersetzen eines Teils der schriftlichen durch mündliche Lernerfolgskontrollen
- stärkere Gewichtung mündlicher und praktischer Leistungen, insbesondere in den Fremdsprachen (z. B. Überprüfung der Vokabelkenntnisse in mündlicher Form)

Notenschutz

Die Konferenz der Kultusminister (2007) stellt im Zusammenhang mit dem Abweichen von den allgemeinen Grundsätzen der Leistungsbewertung fest, dass Hilfen im Sinne des Nachteilsausgleichs dem Notenschutz vorzuziehen sind. In den Beschlussfassungen der Bundesländer finden sich v.a. Vorgaben, wie die Leistungen lese-rechtschreibgestörter Kinder in schriftlichen Prüfungen und Zeugnissen beurteilt werden sollen.

Die Kultusministerkonferenz sieht in diesem Zusammenhang folgende Maßnahmen vor:

- Einordnen der schriftlichen und mündlichen Leistung unter dem Aspekt des erreichten individuellen Lernstands mit pädagogischer Würdigung von Anstrengungen und Lernfortschritten vor allem in der Grundschule,
- stärkere Gewichtung mündlicher Leistungen, insbesondere in Deutsch und in den Fremdsprachen,
- Verzicht auf eine Bewertung der Lese- und Rechtschreibleistung nicht nur im Fach Deutsch, sondern auch in anderen Fächern und Lernbereichen,
- Nutzung des pädagogischen Ermessensspielraums und zeitweise Verzicht auf die Bewertung der Rechtschreibleistung in Klassenarbeiten während der Förderphase.

In einem ministeriellen Erlass aus Bayern heißt es bspw.: „Bei Schülern mit einer gutachterlich festgestellten Legasthenie entfällt eine notenmäßige Bewertung des Lesens und Rechtschreibens. Diese Bereiche fließen in die Deutschnote nicht mit ein. [...] Bei Schülern mit einer Lese- und Rechtschreibschwäche können die Leistungen im Lesen und Rechtschreiben zurückhaltend gewichtet werden“ (KMBek vom 16.11.1999).

Inwiefern der gewährte Nachteilsausgleich und Notenschutz in den Zeugnissen dokumentiert wird, ist in den Ländern unterschiedlich geregelt. Bspw. untersagt die Hansestadt Bremen entsprechende Bemerkungen, während in Bayern Maßnahmen des Notenschutzes z.B. mit der Formulierung „Auf die Bewertung der Rechtschreibleistung wurde verzichtet.“ dokumentiert wird. (Bayerisches Staatsministerium für Bildung, Kultus, Wissenschaft und Kunst 2014). Maßnahmen des Nachteilsausgleichs oder der individuellen Unterstützung dürfen im Zeugnis aber nicht erwähnt werden (Bayerisches Staatsministerium für Unterricht und Kultus 2019).

2015 bestätigte das Bundesverwaltungsgericht (BVerwG 6 C 33.14) die Rechtmäßigkeit des „bayerischen Weges“ indem es entschied, dass es zwar nicht statthaft sei, im Zeugnis auf eine Legasthenie hinzuweisen, ein Vermerk zur nicht bewerteten Rechtschreibleistung jedoch erlaubt sei. Eine Note, die durch die Anwendung von Notenschutz zustande gekommen ist, enthält den Bundesrichtern zufolge nicht mehr die Aussage, dass der Schüler den der jeweiligen Note entsprechenden Anforderungen genügt. Aufgrund der unterschiedlichen Bewertungsmaßstäbe innerhalb einer Prüfung sind die Prüfungsergebnisse nicht mehr vergleichbar. Dagegen darf der Nachteilsausgleich im engeren Sinn, der für möglichst gleiche äußere Prüfungsbedingungen für die Erbringung der von allen geforderten Leistungen sorgen soll, nicht im Zeugnis vermerkt werden.

Von besonderer Bedeutung für betroffene Kinder ist die in fast allen Bundesländern zu findende Regelung, dass besondere Schwierigkeiten im Lesen und

Rechtschreiben *allein* keinen Grund darstellen dürfen, Schülern das Vorrücken in die nächste Jahrgangsstufe, die angrenzende Schulstufe oder den Übertritt in eine weiterführende Schule zu verwehren.

frühzeitige Erfassung der Lernvoraussetzungen

Eine frühzeitige differenzierte qualitative Erfassung der Lernvoraussetzungen und eine kontinuierliche Dokumentation der Lernfortschritte bilden die Grundlage, um betroffenen Kindern eine individuelle Förderung oder ergänzende Unterstützungsangebote zukommen zu lassen. Ist diese von der Klassenlehrkraft zu verantwortende Aufgabe für die Förderplanung nicht ausreichend, kann die Unterstützung sonderpädagogischer Dienste oder schulpsychologischer Beratungsstellen angefordert werden.

Differenzierung LRS vs. Lese-Rechtschreibschwäche

In vielen Bundesländern wird zwischen einer spezifischen Lese-Rechtschreibstörung und einer Lese-Rechtschreibschwäche in Folge kognitiver Beeinträchtigungen unterschieden, wobei ein Anspruch auf zusätzliche Förderung und Nachteilsausgleich nur bei spezifischen Schwierigkeiten besteht. Aus diesem Grund wird im Rahmen der diagnostischen Abklärung ergänzend zur Erfassung der Lese-Rechtschreibleistung eine Intelligenzdiagnostik gefordert. Bei unterdurchschnittlichen Testergebnissen in beiden Bereichen und allgemeinen schulischen Schwierigkeiten soll eine Überprüfung hinsichtlich sonderpädagogischen Förderbedarfs eingeleitet werden.

Während in Bayern eine Lese-Rechtschreibstörung (= Legasthenie) durch Bescheinigungen eines Facharztes für Kinder- und Jugendpsychiatrie, eines sozialpädiatrischen Zentrums oder einer anderen entsprechend aus- und weitergebildeten Fachkraft in Zusammenwirken mit einem im Schuldienst tätigen Schulpsychologen diagnostiziert werden kann, die Entscheidung über den Antrag auf Nachteilsausgleich und/oder Notenschutz aber in der Hand der Schulleitung liegt, die auch die konkreten Maßnahmen bestimmt (Bayerisches Staatsministerium für Unterricht und Kultus 2019), können Schwierigkeiten beim Schriftspracherwerb und die daraus resultierende Notwendigkeit zusätzlicher Förderangebote in anderen Bundesländern allein durch die Schulen festgestellt werden. Erst in der Sekundarstufe 1 wird für die Gewährung des Nachteilsausgleichs und des Notenschutzes in den meisten Bundesländern ein außerschulisches fachärztliches Gutachten oder die Empfehlung einer schulpsychologischen Beratungsstelle vorausgesetzt.

Österreich

In Österreich liefert das Rundschreiben des Bundesministeriums für Bildung, Wissenschaft und Kultur (2001) die Grundlage des Nachteilsausgleichs, der aufgrund der Kulturhoheit der Länder – ähnlich wie in Deutschland – unterschiedlich akzentuiert wird. Die Empfehlungen des Bundes beziehen sich dabei primär auf die Rechtschreibproblematik und die damit verbundene problematische Leistungsfeststellung. Es wird zum einen auf die Möglichkeit verwiesen, Schülern mit spezifischen Rechtschreibschwierigkeiten insbesondere in höheren Jahrgangsstufen zeitgemäße Hilfen zur Überprüfung der Schreibrichtigkeit (elektronische Textverarbeitung) zur Verfügung zu stellen. Zum anderen wird betont, dass die Rechtschreibleistung in schriftlichen Überprüfungen keinesfalls das einzige Kriterium der Leistungsbeurteilung darstellen dürfe. Vergleicht man die Richtlinien der einzelnen Bundesländer – eine Zusammenstellung entsprechender Dokumente findet sich bei Sedlak (2001) – wird deutlich, dass weniger die Abweichungen hinsichtlich der Leistungsbeurteilung, sondern die Organisation der Förderung betroffener Kinder im schulischen Kontext fokussiert wird. Übereinstimmung herrscht dahingehend, dass die Lese-Rechtschreibschwäche primär Aufgabe der Schule ist, die bei der diagnostischen Abklärung durch Schulpsychologen, Förderschullehrer, Kinderpsychiater und Mitarbeiter sonderpädagogischer Förderzentren unterstützt werden soll. Bei der Feststellung einer Lese-Rechtschreibstörung und dem daraus resultierenden Anspruch auf zusätzliche Förderung orientieren sich alle Bundesländer mit Ausnahme von Tirol, in dessen Richtlinien explizit betont wird, dass alle lese-rechtschreibschwachen Kinder von den vorgesehenen Fördermaßnahmen profitieren sollen, am Diskrepanzkriterium, also an einer markanten Differenz zwischen erwarteter und beobachteter Lese-Rechtschreibkompetenz. Um den Bedürfnissen betroffener Kinder gerecht zu werden, haben die zuständigen Lehrkräfte die Aufgabe, Maßnahmen der Differenzierung und der Individualisierung im Unterricht umzusetzen. Zudem wird in einigen Ländern auf den im Rahmen des vorhandenen Stundenkontingents vorgesehenen Förderunterricht (z. B. Oberösterreich, Kärnten, Vorarlberg) verwiesen, der ab der zweiten Klasse in Kleingruppen durchgeführt werden kann. Schließlich können im Burgenland und in Niederösterreich ab der zweiten Klasse „Legasthenikerkurse" angeboten werden, die therapeutische Angebote für betroffene Kinder in Kleingruppen am Nachmittag anbieten.

Schweiz

Grundlage des Nachteilsausgleichs in der Schweiz ist das 2002 erlassene Bundesgesetz über die Beseitigung von Benachteiligungen von Menschen mit Behinderungen (Behindertengleichstellungsgesetz, BehiG, Stand Juli 2013) mit der Zielsetzung, Diskriminierungen zu verhindern, zu verringern oder zu beseitigen, denen Schülerinnen und Schüler als Resultat einer Behinderung ausgesetzt sein können und es ihnen zu erleichtern, am gesellschaftlichen Leben teilzunehmen sowie sich selbstständig weiterzubilden.

Auch in der Schweiz wird prinzipiell davon ausgegangen, dass Verringerungen der Leistungsanforderungen keine Form des Nachteilsausgleichs darstellen. Diese sind nur für Schüler vorgesehen, die prinzipiell die curricular verbindlichen Ziele einer besuchten Institution erreichen können.

Da Artikel 5 dieses Gesetzes festlegt, dass die Kantone entsprechende Maßnahmen zu ergreifen haben, wird der Nachteilsausgleich in den einzelnen Regionen recht unterschiedlich umgesetzt (Giovanoli/Alder 2013). Die Regelungen reichen von der grundsätzlichen Nicht-Gewährung von Prüfungserleichterungen, wenn parallel nicht der Besuch entsprechender Förderkurse nachgewiesen werden kann, bis zu sehr umfassenden Regelungen, denen zufolge betroffene Schüler und Schülerinnen einen Anspruch auf eine differenzierte Beurteilung und auf die Befreiung von Leistungserhebungen haben, die ausschließlich der Feststellung der Lese-Rechtschreibkompetenz dienen. Voraussetzung für die Gewährung eines Nachteilsausgleichs ist die Diagnose inkl. möglicher individueller Auswirkungen auf die Entwicklung (Schnyder/Joost 2013). Zu den häufig genannten Möglichkeiten des Nachteilsausgleichs zählen

- mehr Zeit in allen zeitlich limitierten Prüfungssituationen, in denen Lesen und Schreiben gefordert wird,
- Vorlesen der Aufgabenstellung,
- Textvereinfachung,

- Möglichkeit, schriftliche Arbeiten zunächst mündlich anzufertigen und sie mit ausreichender Zeit später zu verschriften,
- die Bereitstellung moderner Textverarbeitungssysteme,
- die Bereitstellung einer persönlichen Assistenz.

Durchgängig betont wird die Notwendigkeit der Berücksichtigung des Verhältnisses von Aufwand, insbesondere möglicher Mehrkosten bestimmter Maßnahmen und dem Nutzen der eingesetzten Maßnahmen sowie eine Gestaltung von Lernzielüberprüfungen, die ausschließlich die Lerninhalte des Fachs und nicht die Lese-Rechtschreibfähigkeiten überprüfen.

Zusammenfassung

Die **Förderung lese-rechtschreibschwacher Kinder** ist eine zentrale pädagogische Aufgabe aller Schulformen. Um Risikokindern einen erfolgreichen Einstieg in die Schriftsprache zu ermöglichen, sollte eine nach bestimmten Kriterien optimierte Förderung der phonologischen Bewusstheit in allen Eingangsklassen etabliert werden. Diese muss ergänzt werden durch eine systematische Förderung der Worterkennung, die zunächst auf die Anwendung des alphabetischen Prinzips und dann auf Automatisierungsprozesse abzielt. Um ein adäquates Textverständnis zu entwickeln, müssen den Schülern Verstehensstrategien vermittelt werden, die eine aktive Rekonstruktion der Bedeutung des Gelesenen ermöglichen. Was den Nachteilsausgleich angeht, lassen sich trotz aller Unterschiede in der konkreten Umsetzung möglicher Maßnahmen in den einzelnen Bundesländern der BRD sowie Österreich und der Schweiz auch einige Parallelen belegen. Zum einem haben Schülerinnen und Schüler mit diagnostizierter Lese-Rechtschreibstörung einen Anspruch auf spezifische Förderung. Was die Maßnahmen des Nachteilsausgleichs im eigentlichen Sinn angeht, handelt es sich nicht um eine Reduzierung von Lern- und Prüfungsinhalten, sondern um eine Anpassung der methodischen und organisatorischen Bedingungen an die Leistungsvoraussetzungen, um ein möglichst erfolgreiches Lernen zu gewährleisten. Erst wenn diese Maßnahmen nicht greifen, besteht die Möglichkeit von den allgemeinen Grundsätzen der Leistungsbewertung abzuweichen (Notenschutz).

9 Prävention und Intervention

Lernziele

- die bekanntesten Programme zur Prävention und Intervention kennen und ihre Qualität einschätzen können,
- die Inhalte der Programme für den Unterricht und die Therapie fruchtbar machen können

Um Kindern mit (drohenden) Lese-Rechtschreibstörungen einen möglichst erfolgversprechenden Einstieg in die Schriftsprache zu ermöglichen bzw. sie zu unterstützen, ihre Lese-Rechtschreibproblematik zu überwinden, stehen Lehrkräften und Therapeuten zahlreiche Programme zur Verfügung, die sowohl in der Therapie und im ergänzenden Förderunterricht eingesetzt als auch ergänzend zu den in Kapitel 8 beschriebenen Maßnahmen in den Unterricht integriert werden können.

9.1 Hören, Lauschen, Lernen

9.1.1 Grundlagen

evaluiertes Programm, adaptiert aus Dänemark

Beim Würzburger Trainingsprogramm „Hören, Lauschen, Lernen" (Küspert/Schneider 2018) handelt es sich um den Prototyp einer Förderung der phonologischen Bewusstheit im deutschsprachigen Raum, der 2018 in überarbeiteter Form bereits in der siebten Auflage veröffentlicht wurde. Das Programm verfolgt das Ziel, Kindern einen Einblick in die phonologische Struktur der Lautsprache zu verschaffen. Es basiert auf den Arbeiten von Lundberg et al. (1988), die in Dänemark ein vergleichbares Förderprogramm hinsichtlich seiner Auswirkungen auf den Schriftspracherwerb evaluiert haben (Kap. 5.3.4). Auch die Effektivität des Würzburger Programms wurde in drei Interventionsstudien überprüft (Kap. 5.3.4).

ergänzendes Buchstaben-Laut-Training

Um den Annahmen der *phonologischen Verknüpfungshypothese* (Hatcher et al. 1994, Kap. 8.2) gerecht zu werden, empfehlen die Autoren den ergänzenden Einsatz eines „Buchstaben-Laut-Trainings" (Plume/Schneider 2004), das den Kindern parallel zur Förderung der phonologischen Bewusstheit in kindgemäßer, spielerischer Form die wichtigsten Phonem-Graphem-Korrespondenzen vermittelt.

Kleingruppenförderung im Kindergarten

„Hören, Lauschen, Lernen" ist für Kinder im letzten Kindergartenjahr konzipiert und soll den Autoren zufolge in Kleingruppen zwischen vier und acht Kindern durchgeführt werden.

Da eine Förderung der phonologischen Bewusstheit aber nicht auf das Vorschulalter beschränkt, sondern auf die Inhalte des schriftsprachlichen Anfangsunterrichts abgestimmt werden sollte (Hartmann 2003), erscheint es sinnvoller, insbesondere die Übungen, die auf die Ausbildung der expliziten Phonembewusstheit (Phonemsegmention, Phonemelision) abzielen, erst parallel zum Erlernen des alphabetischen Prinzips der Schriftsprache in der ersten Klasse durchzuführen.

Intensität Mit täglich durchgeführten zehnminütigen Einheiten, verteilt über einen Zeitraum von 20 Wochen, besitzt das Programm eine ausreichende Intensität. Da in den einzelnen Förderstunden aber jeweils zwei Übungen vorgesehen sind, dürfte der Zeitrahmen pro Einheit in der Praxis nicht immer eingehalten werden können, insbesondere dann, wenn an einem Tag zwei neue Spiele eingeführt werden müssen.

Die Autoren legen im Manual einen präzisen Plan für den zeitlichen und inhaltlichen Ablauf des Trainingsprogramms vor. Sie betonen, dass Auswirkungen auf den Schriftspracherwerb nur dann zu erwarten sind, wenn die Maßnahme vollständig und in der vorgegebenen Reihenfolge durchgeführt wird. Diese Aussage ist vor dem Hintergrund der ersten Evaluationsstudie nachvollziehbar in der gezeigt werden konnte, dass Effekte auf die Lese-Rechtschreibkompetenz nur in den Gruppen nachweisbar waren, in denen das Programm gewissenhaft und vollständig durchgeführt wurde (Kap. 5.3.4).

keine Förderung für alle Kinder Völlig zu Recht weisen die Autoren darauf hin, dass das Programm nicht mit allen Kindern eines Jahrgangs durchgeführt werden muss, sondern ausschließlich für Kinder gedacht ist, die „nicht reimen können, die Schwierigkeiten haben, Wörter in Silben zu zerlegen [...] oder prinzipiell Schwierigkeiten haben, sich auf die klanglichen Einheiten der gesprochenen Sprache zu konzentrieren" (Küspert/ Schneider 2018, 17). Entsprechende Beobachtungen der Erzieherin, kombiniert mit einer differenzierten Diagnostik stellen den Autoren zufolge das Kriterium für die Teilnahme am Training dar. Allerdings wird diese Aussage unverständlicherweise an anderer Stelle relativiert, indem darauf hingewiesen wird, dass es „sich im Alltag bewährt hat, nach Möglichkeit alle Vorschulkinder zu fördern" (Küspert/Schneider 2018, 62).

9.1.2 Aufbau und Inhalte

Das Trainingsprogramm umfasst sechs Abschnitte, wobei die ersten vier Kapitel (Lauschspiele, Reime, Sätze und Wörter, Silben) in den ersten beiden Monaten und die Übungen zur Phonembewusstheit (Anlaute, Phonemsynthese, Phonemsegmentation, Phonemelision) im Anschluss durchgeführt werden.

Trotz der detaillierten inhaltlichen Vorgaben, die die Umsetzung des Programms auf den ersten Blick problemlos erscheinen lassen, sollen im Folgenden die einzelnen Kapitel auf der Grundlage der Ausführungen in Kapitel 5.3 und 8.2 einer kritischen Analyse unterzogen werden.

Lauschspiele Die „Lauschspiele" verfolgen das Ziel, die auditive Wahrnehmung und Aufmerksamkeit im Allgemeinen zu schulen und dabei das Wissen zu vermitteln, dass Sprache etwas ist, worauf man hören muss. Trotz des hohen Aufforderungscharakters der in diesem Abschnitt eingesetzten Übungen und der Möglichkeit, die Aufmerksamkeit und Konzentrationsfähigkeit zu schulen, dürften sie im Rahmen der Prävention von Schriftspracherwerbsstörungen überflüssig sein, da sie primär auf die Verarbeitung nicht sprachlicher Reize abzielen, einem Bereich also, in dem Schulte-Körne et al. (1998b) zufolge bei lese- und rechtschreibschwachen Kindern, im Gegensatz zur Verarbeitung sprachlicher Informationen, kaum Schwierigkeiten nachweisbar sind. Auch das zweidimensionale Modell der phonologischen Bewusstheit (Schnitzler 2008, Kap. 5.3.2) sollte deutlich gemacht haben, dass sich das Konstrukt der phonologischen Bewusstheit und damit auch die Förderung auf den bewussten Umgang mit *sprachlichen* Einheiten auf sublexikalischer Ebene bezieht.

Reimen

Im Kapitel „Reimen" soll den Kindern in insgesamt etwa 15 Übungseinheiten bis zur elften Woche die Fähigkeit vermittelt werden, Reime zu erkennen und zu produzieren. Die Kinder sollen „Parallelen in der Lautstruktur als sprachliches Prinzip entdecken und anwenden" (Küspert/Schneider 2018, 15). Ihnen soll bewusst werden, dass Sprache nicht nur einen Inhalt, sondern auch eine Form hat. Auch wenn einige Autoren (z.B. Stanovic et al. 1984) davon ausgehen, dass die Reimfähigkeit nur in einem marginalen Zusammenhang mit dem Schriftspracherwerb steht, ist diese Ebene als Vorbereitung auf die Phonembewusstheit nicht zu unterschätzen, da sie in spielerischer und kindgemäßer Form die Abstraktion von der Semantik und die Fokussierung des Sprachklangs vorbereiten kann. „Hören, Lauschen, Lernen" setzt dazu zunächst Kinderreime und Klatschspiele ein („Beim Müller hat's gebrannt …"), bevor die Kinder beim freien Reimen zu vorgegebenen Wörtern Reimwörter finden oder kleine Verse durch ein entsprechendes Reimwort beenden sollen („Eine Kuh hat keinen …"). Im letzten Schritt werden Übungen eingesetzt, in denen die Kinder entscheiden sollen, welches von zwei Wörtern sich auf ein vorgegebenes reimt. Dabei erscheint es problematisch, dass es sich bei den beiden Alternativen immer um ein zum Ausgangswort (z.B. Haus) in semantischer Hinsicht verwandtes (z.B. Hütte) und um ein semantisch unrelationiertes Reimwort (z.B. Maus) handelt. In elf der dreizehn vorgeschlagenen Wort-Trippel ist das semantisch verwandte Wort das, das sich nicht reimt, sodass die Kinder zu der irrigen Ansicht gelangen könnten, dass das Reimwort immer dasjenige ist, das in semantischer Hinsicht nichts mit dem ersten Wort zu tun hat bzw. die Aufmerksamkeit doch eher auf die Semantik und nicht auf den Sprachklang gelenkt wird.

Schließlich dürften Kinder mit semantisch-lexikalischen Defiziten z.T. auch Schwierigkeiten mit dem geforderten Wortschatz haben (z.B. „Tatze", „Nil", „Haube", „kräht", „Stroh").

Satz und Wort

Der dritte Abschnitt verfolgt das Ziel, ein Wort- und Satzkonzept zu vermitteln. Die Kinder sollen die einzelnen Wörter eines Satzes nennen bzw. aus einzelnen Wörtern einen Satz bilden. Dieses Kapitel ist für die Förderung der phonologischen Bewusstheit überflüssig, da sich dieses Konstrukt – wie bereits mehrfach erwähnt – auf die Verarbeitung *sublexikalischer* Einheiten bezieht. Erschwerend kommt hinzu, dass es kaum möglich sein dürfte, die Konzepte „Wort" und „Satz" ohne den Einsatz von Schriftsprache zu vermitteln. Aufgrund der schwerpunktmäßig eingesetzten Methode des Vor- und Nachsprechens von Sätzen ist zudem davon auszugehen, dass es sich primär um ein bloßes Funktionstraining ohne kognitive Einsicht handelt (Geissler 2003). Diese Kritik gilt auch für eine Übung, bei der Wörter hinsichtlich ihrer Länge miteinander verglichen werden, indem jeweils ein kurzes Wort für einen großen Gegenstand (z. B. Ball) einem langen Wort für einen kleinen Gegenstand (z. B. Stecknadelkopf) gegenübergestellt wird. Dies kann insbesondere bei Risikokindern zur irrigen Einsicht führen, dass kurze Wörter mit großen und lange Wörter mit kleinen Gegenständen assoziiert sind. Geissler (2003, 27) stellt zusammenfassend fest, „dass die Einführung der Begriffe ‚Satz und Wort' und entsprechende Übungen dazu in einem Programm für Vorschulkinder überflüssig und nicht hilfreich sind". Der einzige Bereich dieses Abschnitts, der einem weitgefassten Verständnis der phonologischen Bewusstheit zugeordnet werden kann, sind Übungen, bei denen zusammengesetzte Wörter in ihre Morphembestandteile zerlegt werden müssen, da dies die Silben- und Phonemsegmentation effektiv vorbereiten sollte.

Trotz der Kritik an diesem Abschnitt haben sich die Autoren auch in der neuesten Auflage entschieden, diese Inhalte beizubehalten, da „Vorschulkinder sehr wohl in der Lage sind, ein implizites Verständnis dieser Einheiten aufzubauen, also Sätze und Wörter zu erkennen und zu bilden" (Küspert / Schneider 2018, 5), auch wenn „Vorschulkinder noch nicht definieren können und sollen, was man unter einem Satz versteht […] oder was ein Wort ist" (Küspert / Schneider 2018, 40).

Silbe Ab der fünften Woche wird die sublexikalische Einheit der Silbe behandelt. Dabei sollen die Kinder lernen, Wörter in Silben zu klatschen und isolierte Silben zu Wörtern zu synthetisieren. Ab diesem Kapitel wurde das Programm ab der sechsten Auflage qualitativ deutlich verbessert. Bspw. weisen die Autoren explizit darauf hin, dass sich die Erzieherin bei der isolierten Präsentation der Silben an der Aussprache (Sprechsilben) und nicht am Schriftbild (Schreibsilben) orientieren soll. Die Schreibsilbe basiert auf den orthographischen Regeln des Deutschen, die nicht alphabetisierte Kinder nicht wahrnehmen können (z. B. die Trennung eines Wortes mit Doppelkonsonanz zwischen den beiden Konsonanten: Son-ne), sodass in diesem Fall Trennungen wie „Son-e" oder „So-ne" als korrekt beurteilt werden sollen. Erleichtert wird die Durchführung dadurch, dass bei der Überarbeitung „kritische Wörter, also Wörter, bei denen die sprachliche Gliederung sich von der orthographisch korrekten Trennung unterscheidet, aus den Wortlisten entfernt wurden" (Küspert / Schneider 2018, 44).

Phoneme Die Phonembewusstheit wird in den beiden Kapiteln „Anlaute" und „Phone" ab der neunten Woche trainiert. Diese beiden Kapitel wurden, insbesondere wegen der mangelnden linguistischen Fundierung in den früheren Auflagen, besonders stark kritisiert und deshalb bereits für die sechste Auflage (2008) gründlich überarbeitet und verbessert.

hilfreiche Hinweise Die Autoren weisen bspw. explizit auf den Unterschied zwischen Buchstabennamen und Sprachlauten hin und betonen, dass es sich bei der phonologischen Bewusstheit um eine lautsprachliche Fähigkeit handelt und deshalb ausschließlich Laute zu verwenden sind. Um Kindern mit Defiziten in der Verarbeitung phonologischer Informationen die Anlautidentifizierung möglichst einfach zu machen, sollen die Anwender zu Beginn von der Möglichkeit der gedehnten Artikulation bzw. bei Plosiven von der wiederholten Artikulation des Anfangslautes

Gebrauch machen. Sicherlich wäre es an dieser Stelle auch sinnvoll gewesen, auf den möglichen Einsatz von Lautgebärden zur Visualisierung von Anfangslauten hinzuweisen. Was die linguistisch orientierte Wortauswahl angeht, machen die Autoren deutlich, welche Anfangslaute einfach zu verarbeiten sind (Vokale, Frikative, Nasale, Liquide) und mit der Identifizierung welcher Laute Risikokinder zu Beginn der Förderung noch Schwierigkeiten haben dürften (Plosive). Was die unterschiedlichen Klangqualitäten der Vokale angeht, wurden bei den Übungen zur Anlautidentifizierung ausschließlich Wörter mit gespannten langen Vokalen (z. B. /i/ in Igel) berücksichtigt, da diese von Kindern einfacher verarbeitet werden können als die ungespannten kurzen Varianten (z. B. /ɪ/ in Insel). Zudem wurde auf Wörter mit initialen Konsonantenhäufungen verzichtet.

Phonemmanipulation überflüssig

Nicht nachvollziehbar und sicherlich überflüssig ist in einem Programm für Vorschulkinder die Berücksichtigung der komplexen Fähigkeiten aus dem Bereich der Phonemmanipulation (Phonemelision, Laute hinzufügen). Auch wenn diese Übungen im Vergleich zu den ersten Auflagen zeitlich nach hinten rückten, ist davon auszugehen, dass insbesondere Kinder mit Defiziten in der phonologischen Informationsverarbeitung – und nur für diese Kinder ist das Programm konzipiert – mit diesen metasprachlich und kognitiv anspruchsvollen Aufgaben überfordert sind.

Synthese und Segmentation

Besonders gründlich überarbeitet wurden die Übungen zur Phonemsynthese und der Phonemsegmentation. Da diese beiden Teilkomponenten der phonologischen Bewusstheit in besonders engem Zusammenhang mit dem Schriftspracherwerb stehen, weisen die Autoren völlig zu Recht auf die Notwendigkeit einer gewissenhaften und vollständigen Durchführung dieses Abschnitts hin. Der Abschnitt verfolgt zunächst das Ziel, dass die Kinder sich auf Laute innerhalb eines Wortes konzentrieren und deren Grenzen akustisch wahrnehmen. Da dies aber aufgrund der Flüchtigkeit des Schallkontinuums und der wechselseitigen Überlappung der Laute in einem Wort letztendlich kaum möglich ist, versucht das Programm, die Kinder zu motivieren, auf Veränderungen in der Mundstellung während der Artikulation eines Wortes zu achten. Auch hier wäre die Integration von Lautgebärden als effektive visuelle Unterstützung sicherlich sinnvoll gewesen.

Was die Übungen zur Phonemsynthese angeht, ist positiv zu beurteilen, dass zu Beginn mit Bildunterstützung gearbeitet wird. Die Lehrkraft legt den Kindern zwei Bilder vor, lautiert ein Wort und die Kinder müssen entscheiden, welches Wort gemeint ist. Obwohl die Kinder bei diesem Format auch aufgrund eines diffusen Höreindrucks („globale Klangassoziation", Schnitzler 2008, Kap. 5.3.2) und nicht als Resultat einer „echten" Synthese von Einzellauten zu einer richtigen Lösung kommen können, sollte diese Methode dennoch geeignet sein, den Kindern das Prinzip zu verdeutlichen und sie auf „echte" Syntheseaufgaben vorzubereiten. Deshalb ist es auch zu begrüßen, dass bei den schwierigeren Items jeweils zwei in phonologischer Hinsicht ähnliche Bildobjekte vorgelegt werden, sodass das Problem der „globalen Klangassoziation" reduziert wird und der Anspruch der Aufgabe steigt.

Ferner wird darauf hingewiesen, dass die einzelnen Laute bei Syntheseaufgaben isoliert so artikuliert werden müssen, wie sie im synthetisierten Wort tatsächlich klingen, wobei die Autoren insbesondere die unterschiedliche Vokalqualitäten (gespannte vs. ungespannte Vokale) thematisieren.

Wortauswahl

Auch der exemplarische Wortschatz, an dem die Phonemsynthese und Phonemsegmentation eingeübt werden, wurde im Vergleich zu den ersten Auflagen stark verbessert. Die Autoren bemühen sich darum, ausschließlich lautgetreues Wortmaterial zu verwenden und den Erzieherinnen deutlich zu machen, welche Laute isoliert präsentiert werden müssen. Kritisch anzumerken bleibt, dass auch in der neuen Auflage bereits bei den ersten Übungen Wörter mit Plosiven und Konsonantenhäufungen eingesetzt werden, die schwerer zu verarbeiten sind als Wörter, die ausschließlich aus Vokalen und Kontinuenten mit einfacher KVKV-Struktur bestehen.

Zusammenfassung

Zusammenfassend betrachtet handelt es sich beim **Würzburger Trainingsprogramm** um ein ab der sechsten Auflage insbesondere in linguistischer Hinsicht stark verbessertes Training. Ob sich tatsächlich nur dann positive Auswirkungen auf den Schriftspracherwerb nachweisen lassen, wenn es vollständig im Kindergarten durchgeführt wird, erscheint fragwürdig. Vielmehr ist zu vermuten, dass die Effektivität mindestens genau so groß ist, wenn insbesondere die beiden letzten Kapitel parallel zum Schriftspracherwerb in der ersten Klasse durchgeführt werden.

9.2 Leichter lesen und schreiben lernen mit der Hexe Susi

9.2.1 Grundlagen

„Leichter lesen und schreiben lernen mit der Hexe Susi“ (Forster/Martschinke 2005) ist ein Programm zur Förderung der phonologischen Bewusstheit, das im Gegensatz zum Würzburger Training für das erste Halbjahr der ersten Klasse konzipiert wurde. Die theoretische Grundlage bildet die Differenzierung zwischen einer phonologischen Bewusstheit im weiteren und einer phonologischen Bewusstheit im engeren Sinn in Anlehnung an Skowronek/Marx (1989; Kap. 5.3.1).

Verzahnung mit Diagnoseverfahren

Ein spezifisches Charakteristikum des Förderprogramms ist die enge Verzahnung mit dem „Rundgang durch Hörhausen“ (Martschinke et al. 2001; Kap. 6.2.3), die es ermöglicht, für die im Diagnoseverfahren festgestellten individuellen Schwierigkeiten des Kindes die darauf abgestimmten Kapitel im Förderprogramm gezielt auszuwählen (Abb. 26).

9.2.2 Aufbau und Inhalte

Die Förderung der phonologischen Bewusstheit umfasst drei Bereiche und erstreckt sich über einen Zeitraum von 16 Wochen, wobei wöchentlich zwei Förderstunden vorgesehen sind. Der vierte Abschnitt „Aufgaben zum schnellen Lesen“, der für das zweite Schulhalbjahr vorgesehen ist, ist nicht mehr den phonologisch

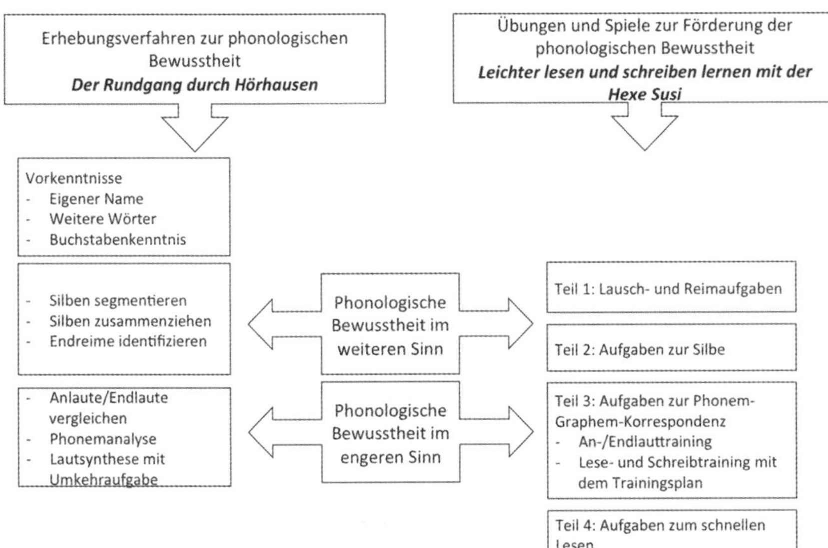

Abb. 26: Verzahnung des „Rundgangs durch Hörhausen" mit „Leichter lesen und schreiben lernen mit der Hexe Susi"

orientierten Maßnahmen zuzuordnen, ist aber aufgrund seiner Zielsetzung, die Lesegeschwindigkeit zu erhöhen sowie der besonderen Schwierigkeiten leseschwacher Kinder in diesem Bereich, nichtsdestotrotz von zentraler Bedeutung. Vergleichbar mit dem Würzburger Trainingsprogramm erstrecken sich die Lausch- und Reimaufgaben sowie die Übungen zur Silbe berechtigterweise nur über jeweils zwei Wochen. Im Mittelpunkt dieses parallel zum Lesen- und Schreibenlernen durchgeführten Trainings steht völlig zu Recht die Förderung der expliziten Phonembewusstheit, die sich in Übungen zur An- und Auslautidentifizierung sowie ein Lese- und Schreibtraining gliedert. Mithilfe eines Trainingsplans werden die Kinder beim Erlernen der zentralen Fähigkeiten der Phonemsynthese und Phonemanalyse systematisch unterstützt.

Bausteincharakter

Die Autoren betonen, dass es sich bei „Leichter lesen und schreiben lernen mit der Hexe Susi" nicht um einen vorstrukturierten, zeitlich und inhaltlich exakt vorgeplanten Lehrgang, sondern um eine Förderung mit Bausteincharakter handelt.

Reime und Silben

In den ersten beiden Abschnitten (Reim- und Silbenaufgaben) orientieren sich die Autoren stark am Würzburger Trainingsprogramm „Hören, Lauschen, Lernen" (Küspert/Schneider 2008), aus dem einige Übungen und Spiele unmittelbar übernommen wurden. Die im Zusammenhang mit dem Würzburger Trainingsprogramm formulierte Kritik an den Lausch- und Reimaufgaben (Kap. 9.1.2) gilt daher auch für „Hexe Susi". Was die Aufgaben zur Silbe angeht, betonen die Autoren, trotz der in empirischen Studien ermittelten bestenfalls marginalen *direkten* Zusammenhänge zwischen der Silbenbewusstheit und dem Schriftspracherwerb (Fricke et al. 2008), völlig zu Recht die Bedeutung dieses Abschnitts, da Übungen zur Silbensynthese und Silbensegmentation geeignet sein sollten, die Bewusstheit auf Lautebene vorzubereiten. Silben bilden den natürlichen Sprechrhythmus der Sprache und sind den Kindern durch Abzählverse etc. vertraut. Da sich bei einer silbisch segmentierten Aussprache von Wörtern das Sprechen verlangsamt, kann die Aufmerksamkeit der Kinder in vertrauten Übungen und Spielen auf den lautlichen Aspekt der Sprache gelenkt werden (Crämer et al. 1996).

Positiver als im Würzburger Trainingsprogramm sind die Übungen zur Wortbewusstheit zu beurteilen, da es sich hier letztlich um eine Förderung auf Silbenebene handelt, bei denen die Kinder Wortlängen durch die Gegenüberstellung der jeweiligen Silbenanzahl miteinander vergleichen. Auch die im Zusammenhang mit „Hören, Lauschen, Lernen" formulierte Kritik wurde bei diesen Aufgaben berücksichtigt, da nicht jedes Mal große Gegenstände mit kurzen Wörtern und kleine Gegenstände mit langen Wörtern kombiniert werden.

Kritik Kritisch zu beurteilen ist das für leistungsstarke Kinder sicherlich sehr motivierende „Silbenpuzzle", bei dem die Lehrkraft ein Wort in falscher Silbenabfolge vorgibt (z. B. gu-Kän-ru), das die Kinder durch Umstellung der Silben erraten müssen. Hier handelt es sich, dem Modell von Schnitzler (2008) folgend, um die kognitiv anspruchsvolle Fähigkeit der Manipulation auf Silbenebene, zu der Kinder zu Beginn der ersten Klasse nur selten in der Lage sind und die für einen erfolgreichen Schriftspracherwerb vermutlich auch nicht notwendig ist. Dasselbe gilt für die Übung „Silbenkette", bei der Kinder die letzte Silbe eines Wortes als Anfangssilbe eines neuen Wortes verwenden sollen (z. B. Tasse-Segel). Diese Aufgabenstellung verlangt die explizite Identifizierung und den bewussten Zugriff auf einzelne Silben, während die Silbensegmentierung, angepasst an den natürlichen Sprechrhythmus, eher eine implizite Fähigkeit darstellt. Dass es sich hier um unterschiedlich komplexe Aufgabenstellungen handelt, bestätigen die Ergebnisse von Jansen / Marx (1999). Die Autoren konnten zeigen, dass zwar nahezu alle Vorschulkinder mehrsilbige Wörter in Silben segmentieren, aber nur ein Drittel von ihnen die einzelnen Silben anschließend benennen konnte.

Den Schwerpunkt des Förderprogramms bildet das Lese- und Schreibtraining, für das zwölf der insgesamt 16 Wochen veranschlagt sind. Parallel dazu sollen den Kindern die Graphem-Phonem-Korrespondenzen vermittelt werden, um die „phonologische Verknüpfungshypothese" (Hatcher et al. 1994; Roth 1999) zu berücksichtigen. Forster / Martschinke (2005, 47) weisen darauf hin, dass „viele Kinder mit der Aufgliederung von Lautfolgen in einzelne Phoneme Schwierigkeiten" haben und aufgrund des engen Zusammenhangs zwischen der Phonembewusstheit und dem Schriftspracherwerb entsprechend viel Zeit in diesen Bereich investiert werden muss. Bevor im Rahmen des Lese- und Schreibtrainings die Phonemsynthese und -segmentation fokussiert wird, sieht das Programm zahlreiche Übungen zur Lautidentifizierung vor. Um diese Fähigkeiten zu automatisieren, sollen diese stets auch zu Beginn der Einheiten durchgeführt werden, in denen die Phonemanalyse und -synthese trainiert werden.

Trainingsplan Besonders positiv zu beurteilen ist in diesem Abschnitt der Trainingsplan, mit dessen Hilfe die Segmentation von Wörtern in Einzellaute systematisch und strukturiert vermittelt und eingeübt werden kann. Dieser Plan ist folgendermaßen aufgebaut:

- Das Kind soll das Wort deutlich sprechen.
- Es soll das Wort langsam und gedehnt sprechen.
- Es soll das Wort immer wieder von Anfang an sprechen und für jeden wahrgenommenen Laut einen Stein legen.

- Nachdem für jeden Laut ein Stein gelegt wurde, soll es die Laute des Wortes deutlich hintereinander sprechen und für jeden Laut auf den dafür gelegten Stein tippen.
- Es soll das Wort abschließend noch einmal deutlich sprechen und dabei mit den Augen auf die gelegten Steine schauen und kontrollieren, ob die Anzahl der gelegten Steine den gehörten Lauten entspricht.

Hilfestellungen

Insbesondere für schwächere Kinder empfehlen die Autoren den zusätzlichen Einsatz von Handzeichen zur Bewusstmachung und Visualisierung einzelner Laute und verdeutlichen Lehrkräften ohne linguistische Ausbildung, welche Laute von nicht alphabetisierten Kindern tatsächlich wahrgenommen werden können. Ebenso positiv anzumerken ist, dass die Autoren den Übungswortschatz in drei Schwierigkeitsgrade unterteilen. Allerdings ist die Zuordnung teilweise nicht zwingend nachvollziehbar. Zwar handelt es sich bei den Wörtern der einfachsten Kategorie um kurze drei- bis vierlautige Wörter mit einfacher Konsonant-Vokal-Struktur, jedoch wäre es sinnvoll gewesen, Wörter mit Plosiven nicht hier einzuordnen. In der mittleren Kategorie finden sich einige Wörter mit Konsonantenhäufungen (z.B. Geld, Hand, Wald), die komplexe Anforderung an die phonologische Verarbeitung stellen und deshalb den schwer zu analysierenden Einheiten zugeordnet werden sollten, während für den höchsten Schwierigkeitsgrad wiederum Wörter vorgeschlagen werden, die abgesehen von der Länge und den Plosiven die Kinder vor keine größeren Schwierigkeiten stellen dürften (z.B. Banane, Telefon, Domino).

ritualisierte Übung

Das Training der Phonemanalyse wird meist nach demselben Schema mit dem Trainingsplan durchgeführt. Dies hat den nicht zu unterschätzenden Vorteil, dass die Kinder sich so auf das Wesentliche konzentrieren können und nicht durch ständig wechselnde Übungsformate von der eigentlichen Aufgabe abgelenkt werden. Die wenigen Versuche, die Phonemanalyse abwechslungsreich in die Rahmenhandlung des Programms zu integrieren und damit motivierender zu gestalten, wirken dagegen recht weit hergeholt. Auf sie hätte getrost verzichtet werden können.

Schreibtraining

Das Schreibtraining bildet den folgerichtigen Fortgang der bislang fokussierten Schritte. Während die Kinder mithilfe des Trainingsplans im Rahmen des Lesetrainings primär die Fähigkeit trainierten, Wörter in ihre lautlichen Bestandteile zu zerlegen (Phonemanalyse) und für jeden wahrgenommenen Laut einen Stein legten, kann dieses Übungsformat sukzessive durch das Aufschreiben von Buchstaben bzw. das Legen von Buchstabenkarten abgelöst werden, wenn die Kinder parallel die Möglichkeit hatten, die wichtigsten Graphem-Phonem-Korrespondenzen zu erlernen. Um die Motivation der Kinder für den gesamten Zeitraum des Schreibtrainings aufrechterhalten zu können, liefern die Autorinnen zahlreiche Schreibanlässe und Übungsvorschläge für die Wortebene. Wörter werden gedruckt oder mit einem Setzkasten gesetzt. Kleine Büchlein mit den Titeln „Was ich gerne esse" oder „Mein Tierbuch" werden gestaltet und Kreuzworträtsel mit lautgetreuem Wortmaterial können gelöst werden.

Aufgaben zum schnellen Lesen

Die „Aufgaben zum schnellen Lesen" verfolgen das wichtige Ziel, „die Lautebene zu verlassen und größere Einheiten in den Blick zu nehmen" (Forster/Martschinke 2005, 106), um dadurch Automatisierungsprozesse in Gang zu setzen, die

Lesegeschwindigkeit zu erhöhen und eine Konzentration auf die sinnentnehmende Verarbeitung auf Satz- und Textebene zu ermöglichen. Damit entspricht dieser Bereich den theoretischen Annahmen, dass sich die Worterkennung von Schülern dadurch automatisiert, dass sukzessive größere schriftsprachliche Einheiten als einzelne Buchstaben ganzheitlich-simultan verarbeitet werden können (Kap. 2.1). Die Bedeutung dieses Übungsbereichs wird insbesondere vor dem Hintergrund deutlich, dass sich leseschwache Kinder in Ländern mit relativ transparenten Orthographien vor allem durch beeinträchtigte Automatisierungsprozesse charakterisieren lassen (Wimmer 1993a; Holopainen et al. 2001; Serrano/Defior 2008; Kap. 4). Die für diesen Abschnitt empfohlenen Übungen sind nicht sehr umfangreich. Dies ist nachvollziehbar, weil es sich um einen Lernprozess handelt, der am Ende der ersten Klasse nicht abgeschlossen ist, sondern während der gesamten Grundschulzeit fokussiert werden muss. Die Autorinnen schlagen primär vor, das schnelle Erkennen häufig vorkommender Wörter zu trainieren und den Kindern zu verdeutlichen, dass die Segmentation längerer Wörter in ökonomische Einheiten ein Erfassen größerer Einheiten als einzelne Buchstaben (z. B. Silben, wichtige Wortbausteine wie Prä- und Suffixe und häufige Buchstabenfolgen) ermöglicht.

9.2.3 Evaluation des Trainingsprogramms

Die Auswirkungen des Trainingsprogramms auf die Lese-Rechtschreibfähigkeit wurde ermittelt durch einen Vergleich der Trainingsklassen (n = 5) mit Klassen, in denen ein traditionell orientierter Fibelunterricht (n = 5) und solchen, in denen der schriftsprachliche Anfangsunterricht in offenen Unterrichtsformen dem Ansatz von Reichen (1988) folgend (n = 5) realisiert wurde.

zusätzliche Förderung der Trainingsklassen

In den Trainingsklassen wurde das Programm im ersten Halbjahr der ersten Klasse *zusätzlich* zum curricular vorgesehenen Schriftsprachunterricht im Rahmen des Förderunterrichts zweimal wöchentlich mit der gesamten Klasse durchgeführt. Mitte des ersten Schuljahres wurde das Training im Klassenverband auf eine Stunde pro Woche reduziert, wobei die Kinder, deren Defizite in der phonologischen Bewusstheit auch zu diesem Zeitpunkt noch offensichtlich waren, zwei Monate lang zusätzlich einmal wöchentlich in Kleingruppen gefördert wurden .

Ergebnisse

Tabelle 14 veranschaulicht die Unterschiede zwischen den drei Gruppen im Bereich der Lesegeschwindigkeit (Würzburger Leise Leseprobe, Küspert/Schneider 1998), des Leseverständnisses (Lesen und Verstehen, Kalb et al. 1979) und der Rechtschreibung (Hamburger Schreibprobe, May 2012) am Ende der ersten Klasse. Leider machen die Autoren im Manual des Trainingsprogramms weder Angaben zur statistischen Signifikanz der Unterschiede zwischen den drei Gruppen noch werden Effektstärken etc. angegeben. Ein Vergleich der durchschnittlich erzielten Rohwerte bei den einzelnen Überprüfungen macht deutlich, dass die tendenzielle Überlegenheit der Trainingsklassen in allen drei Bereichen so gering ausfällt, dass die praktische Relevanz der Förderung infrage gestellt werden muss, v. a. wenn man berücksichtigt, dass es sich um eine zusätzlich zum schriftsprachlichen Anfangsunterricht durchgeführte Maßnahme handelte.

	Lesegeschwindigkeit[1]	Leseverständnis[2]	Rechtschreiben[3]
Trainingsklassen	49,3	16,9	51,9
Fibelklassen	45,7	16,0	51,2
„Lesen durch Schreiben" (Reichen 1988)	42,5	15,6	50,6

[1] Würzburger Leise Leseprobe (Küspert/Schneider 1998): Anzahl gelesener Wörter/5 Minuten
[2] Lesen und Verstehen (Kalb et al. 1979): Anzahl korrekt gelöster Items (max. 20)
[3] Hamburger Schreibprobe (May 1995): Anzahl Graphemtreffer (max. 61)

Tab. 14: Ergebnisse der Evaluation des Förderprogramms „Leichter lesen und schreiben lernen mit der Hexe Susi" (Forster/ Martschinke 2005)

Zusammenfassung

Zusammenfassend betrachtet handelt es sich bei **„Leichter lesen und schreiben lernen mit der Hexe Susi"** um ein strukturiertes und aufgrund der Rahmenhandlung und der Integration unterschiedlicher Identifikationsfiguren um ein kindgemäßes motivierendes Förderprogramm. Aufgrund der im deutschsprachigen Raum bereits zu Beginn der ersten Klassen fokussierten Vermittlung der Graphem-Phonem-Korrespondenzen können die Übungen zur phonologischen Bewusstheit durch schriftsprachliches Material unterstützt werden, sodass eine Berücksichtigung der phonologischen Verknüpfungshypothese gegeben ist. Positiv zu beurteilen ist die engen Verzahnung mit einem diagnostischen Erhebungsverfahren (Martschinke et al. 2001), der Bausteincharakter des Programms und die weitgehend durchdachte Wortauswahl. Grundschullehrkräften werden zahlreiche Tipps gegeben, worauf bei der Umsetzung des Trainings besonders zu achten ist. Auf eine mögliche Unterstützung durch Lautgebärden weisen die Autoren leider nur an einer Stelle hin, ohne konkrete Vorschläge zu unterbreiten, wie dies methodisch sinnvoll realisiert werden könnte. Als besonders sinnvoll ist der „Trainingsplan" einzuschätzen, da die Kinder auf diese Weise eine systematische Hilfe beim Erlernen der Phonemanalyse erhalten. Die nur marginale Überlegenheit der Experimentalgruppe bei der Evaluation des Programms dürfte v. a. daran liegen, dass es sich bei den teilnehmenden Kinder aller Gruppen um eine unselektierte Stichprobe handelte, denen es auch ohne systematisches Training der phonologischen Bewusstheit allein in der Auseinandersetzung mit dem alphabetischen Prinzip der Schriftsprache gelang, eine für das Erlernen des Lesens und Schreibens ausreichende phonologische Bewusstheit auszubilden.

9.3 Olli, der Ohrendetektiv

9.3.1 Grundlagen

Hartmann/Dolenc (2005) beziehen sich in ihrem kombinierten Diagnose- und Förderinstrument zwar ebenfalls auf die Unterscheidung zwischen einer phonologischen Bewusstheit im weiteren und im engeren Sinn in Anlehnung an Skowronek/Marx (1989), machen in den Ausführungen im Manual jedoch deutlich, dass sie bei der Umsetzung letztendlich ein wesentlich differenzierteres Verständnis des komplexen Konstrukts der phonologischen Bewusstheit zugrunde legen. So betonen die Autoren bspw., dass neben der Größe der sublexikalischen Einheiten auch die Art der zu verarbeitenden Laute (z. B. Plosive vs. Frikative), die Position der Laute im Wort (An-, In- oder Auslaut), die Anzahl der zu speichernden sprachlichen Einheiten im Arbeitsgedächtnis und die Art der geforderten Operationen (Synthese, Analyse, Manipulation) die Komplexität der Aufgabenstellung beeinflusst. Insbesondere der zuletzt genannte Aspekt erinnert stark an das zweidimensionale Modell der phonologischen Bewusstheit (Schnitzler 2008).

ein Baustein der LRS-Prävention

Trotz der Bedeutung, die der phonologischen Bewusstheit und damit auch einer entsprechenden Förderung im Vorschulalter und parallel zum Erstleseunterricht zukommt, betonen die Autoren völlig zu Recht, dass eine „metaphonologische Frühförderung letztendlich nur einen Baustein einer umfassenden LRS-Prävention [bildet und] längst nicht bei allen Risikokindern ausreichend und effektiv sein" dürfte (Hartmann / Dolenc 2005, 13). In diesem Zusammenhang weisen sie auch auf zahlreiche weitere Faktoren hin, die das Gelingen der Entwicklungsaufgabe Schriftspracherwerb positiv oder negativ beeinflussen könnten (z. B. Spracherwerbsstörungen, [mangelnde] familiäre Unterstützung, Qualität des Schriftsprachunterrichts).

Verzahnung mit Screening Verfahren

Das Förderprogramm ist ähnlich wie „Leichter lesen und schreiben lernen mit der Hexe Susi" mit einem Screening zur Erfassung phonologischer Fähigkeiten verknüpft, welches im selben Manual zur Verfügung gestellt wird. Im Folgenden Abschnitt soll lediglich das Förderprogramm einer kritischen Analyse unterzogen werden.

Die Autoren legen eingangs Wert auf die Feststellung, dass eine Förderung der phonologischen Bewusstheit nicht für alle Kinder notwendig ist und das Programm ausschließlich für Kinder gedacht ist, bei denen spezifische Defizite in der phonologischen Bewusstheit offensichtlich wurden.

Baukastensystem

„Olli, der Ohrendetektiv" ist kein durchstrukturiertes Förderprogramm, dessen zeitlicher und inhaltlicher Ablauf präzise vorgegeben ist. Die Autoren machen keine Angaben darüber, welche Inhalte zu welchem Zeitpunkt und in welcher Intensität behandelt werden sollten. Vielmehr handelt es sich um ein Baukastensystem, in dem für die einzelnen Module (Wörter, Reime, Silben, Laute) zahlreiche Übungs- und Spielvorschläge gemacht werden, aus denen die Lehrkraft selbstständig auswählen kann. Um eine optimierte Förderung der phonologischen Bewusstheit realisieren zu können, wird zudem auf die Notwendigkeit einer sorgfältigen Auswahl des Wortmaterials nach sprachwissenschaftlichen Überlegungen hingewiesen, jedoch werden keine Angaben gemacht, welche Kriterien dabei primär berücksichtigt wurden.

9.3.2 Aufbau und Inhalte

Wortebene

Obwohl die Autoren betonen, dass die Wortbewusstheit nicht dem Konstrukt der phonologischen Bewusstheit zuzuordnen ist, integrieren sie diesen Baustein in das Förderprogramm und begründen diese Entscheidung damit, dass bei den folgenden Übungen immer wieder von Wörtern gesprochen wird, sodass es sinnvoll erscheine, die Kinder mit diesem Begriff vertraut zu machen. Da „sich ein Wortkonzept im grammatischen Sinn erst in der Gegenüberstellung mit der geschriebenen Sprache entwickeln kann“ (Hartmann/Dolenc 2005, 29), wird in diesem Modul aber explizit nicht das Ziel verfolgt, das Wortkonzept vor dem eigentlichen Schriftspracherwerb zu thematisieren. Vielmehr sollen die Kinder lediglich dafür sensibilisiert werden, dass Wörter sprachliche Einheiten darstellen. Konkret werden zu Beginn des Trainings die Fähigkeiten angebahnt, Wörter aus dem Kontext heraus zu identifizieren, zusammengesetzte Wörter hinsichtlich ihrer lexikalischen Bestandteile zu analysieren und Wörter kreativ zu kombinieren. Den Kindern werden bspw. Geschichten vorgelesen, wobei sie bei einem vorher vereinbarten Wort mit einer bestimmten Handlung reagieren müssen. Ungeeignet erscheint in diesem Zusammenhang eine Übung, bei der Tierkarten nach Vorgabe auf die passende Stelle eines Tuchs gelegt werden müssen, da diese nicht primär auf die Identifizierung der Tiernamen, sondern auf das korrekte Verständnis lokaler Präpositionen und das Erfassen räumlicher Beziehungen abzielt. In den folgenden Aufgaben sollen zusammengesetzte Nomen in ihre morphologischen Bestandteile zerlegt werden und einzelne Wörter zu zusammengesetzten Nomen kombiniert werden. Diese Übungen sind sicherlich geeignet, die Fähigkeit, Wörter in sublexikalische Einheiten (z. B. Silben) zu segmentieren bzw. sublexikalische Einheiten zu Wörtern zu synthetisieren erfolgreich vorzubereiten.

Baustein Reime

Nachdem im Modul „Wort“ noch keine Abstrahierung vom Bedeutungsgehalt der Sprache gefordert wurde, verfolgt der Baustein „Reim“ das Ziel, die Aufmerksamkeit der Kinder auf den formalen Aspekt der Sprache zu lenken, indem Wörter hinsichtlich des Reims verglichen und Reime produziert werden sollen. Im Vergleich zu den beiden bislang besprochenen Programmen ist positiv hervorzuheben, dass innerhalb dieses Moduls unterschiedliche Schwierigkeitsgrade berücksichtigt werden. So werden die Kinder zunächst mit Übungen zur Reimerkennung konfrontiert, bevor sie selber Reime produzieren sollen. Neben den auch in den bereits diskutierten Programmen integrierten Versen und kleinen Gedichten kommen hier Bildkarten und Arbeitsblätter zum Einsatz, bei denen Kinder Reimpaare finden sollen. Bei der selbstständigen Produktion von Reimwörtern sollen die Kinder zu vorgegebenen Wörtern passende Reimwörter finden, Zaubersprüche und Satzanfänge mit einem Reimwort beenden und Nonsense-Sätze („Der Autofahrer drückt auf seine Lupe.“) durch semantisch passende Reimwörter korrigieren.

Baustein Silbe

Auf Silbenebene liegt der Schwerpunkt auf der Silbensegmentation, wobei die Autoren explizit erwähnen, dass Sprech- und nicht Schreibsilben die fokussierten Einheiten darstellen.

Trotz vergleichbarer Ziele zeichnet sich „Olli, der Ohrendetektiv“ in diesem Baustein durch neuartige, kindgemäße und motivierende Spiele aus, die über das übliche Segmentieren mittels Silbenklatschen hinausgehen.

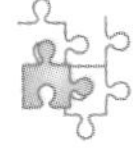

Beim Spiel **lange Reise – kurze Reise**, das als Wettkampf organisiert wird, dürfen die Kinder jeweils so viele Schritte auf ein Ziel zumachen wie es der Silbenzahl des genannten Landes entspricht.
Die Kinder sollen die Anzahl der Silben von Tiernamen springen, Wörter in Silben segmentiert tanzen, Verse in Silben sprechen und dazu eine Form nachspuren sowie Schiffe mit langen bzw. kurzen Wörtern beladen.

„Olli, der Ohrendetektiv“ dürfte im deutschsprachigen Raum das einzige Programm sein, das zwischen der Silben- und Phonembewusstheit auch die Ebene von Onset und Rime berücksichtigt. Bevor die Kinder bildunterstützt lernen, Einzellaute zu Wörtern zu synthetisieren, werden Wörter in Onset und Rime segmentiert präsentiert, die koartikulatorisch verschmolzen werden sollen. Auf diesen methodisch wichtigen Zwischenschritt hätten die Autoren im Manual aber expliziter hinweisen sollen. Die Qualität des Förderprogramms hätte gewonnen, wenn mehr Übungen auf dieser Ebene integriert und deutlicher gemacht worden wäre, dass diese Komponente vor der Arbeit auf Phonemebene im Mittelpunkt der Förderung stehen und entsprechend intensiv und abwechslungsreich eingeübt werden sollte.

Baustein Laut

Die phonologische Verknüpfungshypothese (Hatcher et al. 1994) wird berücksichtigt, indem auf Lautebene von Beginn an Buchstabenkarten (<A>, <O>, <I>) integriert werden, um die „grundlegende Einsicht in die Korrespondenz zwischen Phonemen und Graphemen vorzubereiten“ (Hartmann/Dolenc 2005, 45). Auf diese Weise können für Kinder mit Schwierigkeiten in der phonologischen Verarbeitung Laute „sichtbar“ gemacht werden.

Auf Lautebene wird auch der Versuch der Autoren deutlich, die unterschiedliche Komplexität der Aufgaben in Abhängigkeit von den zu analysierenden Lauten zu berücksichtigen. In einem ersten Schritt sollen die Kinder lernen, Vokale in Wörtern zu identifizieren, bevor die Fähigkeit der An- und Auslautidentifizierung exemplarisch an drei Konsonanten (<S>, <M>, <T>) eingeübt wird. Es wäre hier sicher sinnvoll gewesen, statt des Plosivs /t/ einen anderen gedehnt artikulierbaren Konsonanten zu verwenden. Bei der Identifizierung von Vokalen werden mit wenigen Ausnahmen ausschließlich Wörter verwendet, bei denen die Vokale im Anlaut gespannt, lang und betont gesprochen werden. Um den Kindern die Anlautidentifizierung von Konsonanten zu erleichtern wird empfohlen, Frikative und Nasale gedehnt zu sprechen bzw. Plosive mehrfach zu wiederholen. Hartmann/Dolenc (2005) konstatieren, dass die Phonemanalyse eine Fähigkeit ist, die vor allem parallel zum schriftsprachlichen Anfangsunterricht im Mittelpunkt stehen muss. Deshalb sind die wenigen Übungen, die für diesen Baustein vorgeschlagen werden, für den Vorschulbereich vernachlässigbar, während die Übungen zur Phonemsynthese mit Bildunterstützung durchaus bereits im Vorschulalter sinnvoll eingesetzt werden können.

Obwohl die Autoren immer wieder die Notwendigkeit einer nach linguistischen Kriterien orientierten Wortauswahl betonen, wird dieser Anspruch im Baustein zur Phonemanalyse nicht umgesetzt. Während die Länge der verwendeten Wörter mit zwei bis maximal fünf Lauten akzeptabel ist, werden bereits bei den ersten Aufgaben sowohl Wörter mit Plosiven als auch Wörter mit Konsonantenhäufungen vorgeschlagen, die für Risikokinder im Vorschulalter ungeeignet sind.

Zusammenfassung

Das Förderprogramm **„Olli, der Ohrendetektiv“** wurde im Gegensatz zum Würzburger Trainingsprogramm (Küspert/Schneider 2008) und „Leichter lesen und schreiben lernen mit der Hexe Susi“ (Forster/Martschinke 2005) nicht hinsichtlich seiner Effektivität evaluiert.

Inhaltlich betrachtet zeichnet es sich zwar nicht durch einen neuen Ansatz aus, bietet dem Anwender aber einige motivierende, kindgemäße Übungen, die sinnvoll in die (vor-)schulische Förderung integriert werden können. Wenn auch nicht durchgängig umgesetzt, sind die sprachwissenschaftlichen Ausführungen für Anwender dennoch hilfreich.

9.4 Münsteraner Trainingsprogramm

9.4.1 Grundlagen

Das Münsteraner Trainingsprogramm (MÜT, Mannhaupt 2006a) ist gekoppelt an das Münsteraner Screening zur Früherkennung von Lese-Rechtschreibstörungen (MÜSC, Mannhaupt 2006b), einer Adaption des BISC (Jansen et al. 2002) in Form eines Gruppentests (Kap. 6.2.1).

phonologische Förderung als eine Säule präventiver Förderung

Der Autor betont, dass die phonologische Bewusstheit, die Kapazität des Kurzzeitgedächtnisses, die Geschwindigkeit beim Abruf aus dem Langzeitgedächtnis (Schnellbenennung) und die visuelle Aufmerksamkeit den Schriftspracherwerb gleichermaßen beeinflussen. Dennoch reduziert sich MÜT auf den Bereich der phonologischen Bewusstheit, da für die Effektivität einer Förderung der Gedächtniskapazitäten, der Geschwindigkeit des Abrufs aus dem Langzeitgedächtnis und eines unspezifischen Trainings visueller Fähigkeiten bislang keine empirische Evidenz vorliegt. Allerdings wird völlig zu Recht betont, dass es sich dabei nur um eine Säule der Unterstützung im Rahmen des schriftsprachlichen Anfangsunterrichts handelt.

Wiederholung und Automatisierung

Ein durchgängig positives Prinzip des MÜT liegt in der hochfrequenten Wiederholung einzelner Übungen und Spiele, um Automatisierungsprozesse in Gang setzen zu können. Insbesondere auf Lautebene kommen dieselben Aufgaben mit wechselndem Wortmaterial immer wieder zum Einsatz, sodass die Kinder nicht durch ständig neue Übungsformate abgelenkt werden, sondern sich auf das Wesentliche, also die Identifizierung einzelner Laute, die Lautsynthese etc. konzentrieren können.

Lernen mit allen Sinnen

Um die phonologische Verarbeitung zu erleichtern, empfiehlt Mannhaupt ein Lernen mit allen Sinnen und schlägt in diesem Zusammenhang u. a. Handspiegel vor, mit denen die Mundstellung bei der Produktion einzelner Laute und die Veränderungen bei der Artikulation bewusst gemacht werden können. Auf die Bedeutung von Lautgebärden wird in diesem Zusammenhang leider nicht hingewiesen.

Wie „Leichter lesen und schreiben lernen mit der Hexe Susi“ (Forster/Martschinke 2005) ist MÜT für das erste Halbjahr der ersten Klasse konzipiert. Damit wird der Forderung Hartmanns (2003) Rechnung getragen, dass eine Förderung der phonologischen Bewusstheit nicht auf die Vorschulzeit beschränkt bleiben darf, sondern parallel zum Erstleseunterricht fortgeführt und auf den schulischen Lehrplan abgestimmt werden muss.

9.4.2 Aufbau und Inhalte

Schwerpunkt Phonemebene

Ähnlich wie die bereits besprochenen Programme beinhaltet MÜT die Reim-, Satz-, Wort-, Silben- und Lautebene, wobei der Schwerpunkt des Programms ab der fünften Woche auf der Phonemebene liegt, für die mehr als die Hälfte der Zeit des insgesamt sechzehn Wochen umfassenden Förderprogramms eingeplant ist. Obwohl in den theoretischen Grundlagen ausschließlich auf die Differenzierung einer phonologischen Bewusstheit im weiteren und engeren Sinn Bezug genommen wird, werden insbesondere auf Phonemebene unterschiedlich komplexe Niveaus beachtet. So bildet die Fähigkeit, Anlaute identifizieren zu können, den Einstieg in diesen Abschnitt, der Schwerpunkt liegt aber auf der Analyse und Synthese der kompletten Lautstruktur von Wörtern unter Einbezug schriftsprachlichen Materials – eine nachvollziehbare Entscheidung, da es sich um ein Programm für die erste Klasse handelt.

phonologische Verknüpfungshypothese

Die Förderung auf Lautebene ab der fünften Trainingswoche soll parallel zur Einführung der ersten Graphem-Phonem-Korrespondenzen im Klassenunterricht stattfinden. Indem die Identifizierung von Anlauten von Anfang an durch Buchstabenkärtchen unterstützt wird, wird den Forderungen der phonologischen Verknüpfungshypothese (Hatcher et al. 1994) Rechnung getragen.

Einfachheit der Durchführung?

Mannhaupt betont die Einfachheit der Durchführung des MÜT, da Lehrkräfte nur die im Manual vorhandenen Spielbeschreibungen kopieren und laminieren müssten, sodass sie als Karteikarten zur Verfügung stehen und die Spiele jederzeit ohne zusätzliche Vorbereitung durchgeführt werden könnten. Diese Aussage ist inakzeptabel, denn sie suggeriert dem Anwender, dass es sich bei der Förderung der phonologischen Bewusstheit um eine einfache Aufgabe handelt, die keinerlei Vorbereitung oder gar spezieller Kenntnisse bedarf. Der unreflektierte Einsatz eines Förderprogramms allein auf der Grundlage eines Manuals, ohne dass sich der Anwender mit der Komplexität des Konstrukts und den linguistischen Grundlagen vertraut gemacht hat, dürfte insbesondere für Risikokinder eher kontraproduktiv sein und keine positiven Auswirkungen auf den Schriftspracherwerb erzielen. Da zudem hervorgehoben wird, dass sich die Lehrkräfte nicht an das vorgeschlagene Bild- bzw. Wortmaterial halten müssten, sondern eigene Bilder zusammenstellen und die Wünsche und Ideen der Kinder berücksichtigen sollten, handelt es sich bei MÜT nicht um eine sprachwissenschaftlich fundierte Förderung der phonologischen Bewusstheit.

Tipps für den Anwender

Positiv zu beurteilen ist die Auflistung möglicher Schwierigkeiten auf den unterschiedlichen Ebenen. So werden auf Silbenebene zusammengesetzte Nomen mit mehrsilbigen Stammmorphemen (Autobahn) zunächst nicht berücksichtigt, da häufig eine Trennung auf semantischer Ebene vorgenommen und somit die Lenkung der Aufmerksamkeit auf formale Aspekte der Sprache erschwert wird. Insbesondere für die im Programm zentrale Phonemebene liefert Mannhaupt zahlreiche wertvolle Tipps, die bei der Wortauswahl berücksichtigt werden sollten und große Parallelen zu den in Kapitel 8.2 genannten Kriterien haben.

Reim- und Silbenebene

Die Ziele und Übungen für die Reim- und Silbenebene sind denen anderer Förderprogramme vergleichbar. Indem die Kinder aus Worttripeln zwei Reimwörter identifizieren oder nach Reimwörtern im Klassenraum suchen sollen, erhalten sie die Gelegenheit, vom semantischen Aspekt zu abstrahieren und primär auf den Klang der Sprache zu achten.

Die Kritik an der Integration von Übungen auf Satzebene im Rahmen eines Trainings der phonologischen Bewusstheit wurde bereits wiederholt vorgebracht, sodass an dieser Stelle darauf verzichtet werden kann (Kap. 9.1 und 9.2).

Auf Silbenebene werden primär Übungen eingesetzt, bei denen Wörter in Silben segmentiert werden müssen. Kritisch zu beurteilen ist an dieser Stelle die Integration einsilbiger Wörter ab der ersten Einheit, obwohl im Manual explizit darauf hingewiesen wird, dass diese Schwierigkeiten bereiten könnten. Bei den Übungen zum Wortlängenvergleich mittels Gegenüberstellung der Silbenanzahl von Wortpaaren ergibt sich im MÜT dieselbe Problematik wie im Würzburger Trainingsprogramm, weil stets ein kleiner Gegenstand/ein kleines Tier mit vielen Silben (Schmetterling) einem großen Gegenstand/Tier mit weniger Silben (Kuh) gegenübergestellt wird. Es muss bezweifelt werden, ob diese Methode zur gewünschten Einsicht führt.

geringe Qualität auf Phonemebene

Auf Lautebene wird der Autor in der methodischen Umsetzung den eigenen Ansprüchen hinsichtlich der Notwendigkeit einer linguistisch orientierten Wortauswahl kaum gerecht. Sowohl bei Übungen zur Lautidentifizierung als auch bei der Phonemsynthese werden von Beginn an Wörter mit Konsonantenhäufungen und Plosiven integriert und auch Übungen zur Phonemmanipulation werden bereits zu Beginn dieses Bausteins durchgeführt. In diesem Bereich kann es zu einer Potenzierung von Schwierigkeiten kommen, wenn bei der Phonemelision Konsonanten eliminiert werden müssen, die Bestandteil einer Konsonantenhäufung sind (Brot → rot, Schwein --> Wein). Zudem werden die Anwender weder darauf hingewiesen, dass bei der Phonemsynthese ausschließlich eine Orientierung an der Lautsprache zielführend ist noch finden sich Hilfestellungen, wie Einzellaute bei nicht lautgetreuen Wörtern präsentiert werden müssen.

Die linguistisch wenig durchdachte Wortauswahl wird auch bei den Übungen zur Auslautidentifizierung deutlich, da Anwender ohne linguistische Kenntnisse mit Wörtern wie „Haar", „Pfeife", „Ohr" nicht angemessen umgehen dürften.

fehlende Vermittlung der Phonemanalyse

Die wichtige Fähigkeit der Phonemanalyse wird an keiner Stelle explizit vermittelt. Übungen dazu reduzieren sich darauf, dass die Kinder bei Syntheseaufgaben, im Rahmen derer die Lehrkraft Einzellaute isoliert präsentiert, die die Kinder koartikulatorisch verschmelzen müssen, die Rolle der Lehrkraft übernehmen sollen. An keiner Stelle werden den Kindern Unterstützungsmaßnahmen angeboten, wie das bspw. im Förderprogramm „Hexe Susi" (Forster/Martschinke 2005) mit dem Trainingsplan (Kap. 9.2) vorgesehen ist. Insgesamt ist eine zu geringe Berücksichtigung der Synthese und Analyse auf Phonemebene zu kritisieren. Sinnvoll wäre es gewesen, Übungen zur Identifizierung von Einzellauten in den letzten Wochen abzubauen und den Schwerpunkt auf diese Teilkomponenten zu legen.

Zusammenfassung

Beim **Münsteraner Trainingsprogramm** handelt es sich um eine Maßnahme, die im Vergleich zu den bislang besprochenen Programmen inhaltlich nichts Neues bietet. Aufgrund der aus sprachwissenschaftlicher Perspektive fragwürdigen Wortauswahl und den fehlenden expliziten Hilfestellungen dürfte es für Risikokinder wenig geeignet sein, ihnen einen erfolgversprechenden Einstieg in den Schriftspracherwerb zu ermöglichen. Methoden, die von Kindern schlicht eine Leistung einfordern, ohne dass ihnen eine spezifische Unterstützung für die Ausbildung dieser Fähigkeit angeboten wird, sind für Kinder mit beeinträchtigter phonologischer Bewusstheit nicht ausreichend.

Obwohl der Autor immer wieder von erfolgreichen Erfahrungen mit dem Programm und seiner Wirksamkeit spricht, wird an keiner Stelle von einer empirischen Evaluation des Programms berichtet.

9.5 Marburger Rechtschreibtraining

9.5.1 Grundlagen

Das Marburger Rechtschreibtraining (Schulte-Körne / Mathwig 2004) lässt sich in die Gruppe symptomspezifischer Interventionsprogramme einordnen, deren Effektivität im Vergleich zum Training basaler kognitiver Funktionen als gut belegt angenommen werden kann (Mannhaupt 2003).

Strategievermittlung

Die zwölf Kapitel des Programms, die jeweils eine orthographische Besonderheit des Deutschen behandeln (z. B. Doppelkonsonanz), verfolgen das Ziel, den Kindern mithilfe sogenannter Rechtschreib-Algorithmen Strategien zu vermitteln, mit denen die Schreibweise von Wörtern hergeleitet werden kann. Grundlegende Voraussetzung für den Einsatz des Trainings ist das Beherrschen der alphabetischen Strategie, sodass es frühestens ab Mitte der zweiten Klasse sinnvoll eingesetzt werden kann.

Dauer: zwei Jahre

Die Durchführung des gesamten Trainings umfasst bei einem Aufwand von etwa zwei Fördereinheiten pro Woche einen Zeitraum von ca. zwei Jahren, wobei es auf der Grundlage einer differenzierten qualitativen Diagnostik und der damit verbundenen Identifizierung spezifischer Schwierigkeiten einzelner Kinder möglich und sinnvoll ist, einzelne Kapitel gezielt auszuwählen.

Inhalte des Ordners

Der Ordner ist klar und übersichtlich aufgebaut. Zu jedem Abschnitt liefern die Autoren eine Übersicht und orthographisches Hintergrundwissen sowie Erläuterungen zu den eingesetzten Übungsformen für die Lehrkraft. Es werden zahlreiche Kopiervorlagen mit Übungen, Regeln und Karten mit Algorithmen zur Verfügung gestellt. Den Abschluss eines jeden Kapitels bildet eine Lernzielkontrolle in Form eines Lückendiktats.

9.5.2 Aufbau und Inhalte

Doppelkonsonanz

Die ersten Kapitel beinhalten die für viele rechtschreibschwache Kinder besondere Problematik der Konsonantenverdopplung nach kurzen Vokalen. An diesem Beispiel kann die enge Strukturierung und Stringenz des Programms besonders gut verdeutlicht werden: Vor der eigentlichen Auseinandersetzung mit der fokussierten orthographischen Regel werden aufseiten der Kinder die wichtigsten Voraussetzungen gesichert. In diesem Fall lernen sie zwischen Selbst- und Mitlauten zu unterscheiden, erhalten Tipps wie sie zwischen langen und kurzen Vokalen differenzieren können und stellen anhand eines ausgewählten Wortschatzes fest, dass nach einem kurzen Vokal stets zwei Konsonanten folgen, bevor die Regel der Verdoppelung von Konsonanten nach kurzen Vokalen vermittelt wird.

Wenn sich die Kinder bspw. bei der Beurteilung der Vokalqualität nicht sicher sind, dann sollen sie den Laut im entsprechenden Wort einmal ganz lang und einmal ganz kurz sprechen und überlegen, welche Aussprache sich „besser" oder „richtiger" anhört. Insbesondere für Kinder mit phonologischen Defiziten wäre es an dieser Stelle sicherlich sinnvoll gewesen, Übungen voranzustellen, die die Unterscheidung der Dimension „lang-kurz" auf Geräusch-, Laut- und Silbenebene einüben, bevor die Länge von Vokalen im Wortkontext beurteilt werden soll.

Wiederholung und Automatisierung

In Kapitel 2 zeigt sich ein weiteres wertvolles Prinzip des Marburger Rechtschreibtrainings. Bereits behandelte Lerninhalte werden in den folgenden Abschnitten wieder thematisiert, um die erlernten Fähigkeiten zu festigen und zu automatisieren. Die zentrale Einsicht aus dem ersten Abschnitt, dass nach einem langen Vokal stets ein und nach einem kurzen Vokal stets zwei Konsonanten folgen, wird in Kapitel 2 aufgegriffen und durch ein anschauliches Beispiel illustriert. Wörter werden durch Züge veranschaulicht, in denen die Selbstlaute die Funktion der Lokomotive übernehmen und die darauf folgenden Konsonanten – die Waggons – ziehen. Indem die Kinder nach dieser Vorgabe Wörter zerlegen und die Vokale in Lokomotiven und die darauf folgenden Konsonanten in den Waggon schreiben, wird ihnen anschaulich vor Augen geführt, dass nach einem langen Vokal immer ein, nach einem kurzen Vokal stets zwei Konsonanten „im Wagen sitzen".

Algorithmen

Dieser Zusammenhang wird den Kindern als Regel präsentiert, die auswendig gelernt und mithilfe eines weiteren Prinzips des Marburger Rechtschreibtrainings – dem Algorithmus, der den Kindern Lösungsschritte für orthographische Probleme anbietet – visualisiert (Abb. 27). Bei einem Algorithmus bildet eine Entscheidungsfrage (z. B. „Enthält das Wort einen lang gesprochenen Selbstlaut?") den Ausgangspunkt. Aus der Beantwortung dieser Frage ergibt sich entweder die

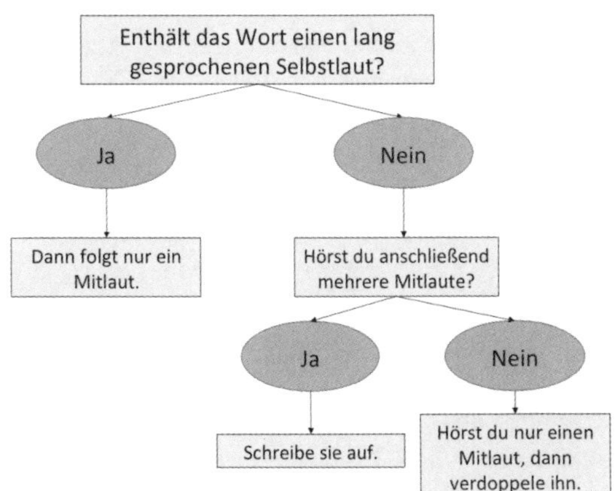

Abb. 27: Algorithmus zur Konsonantenverdoppelung (Schulte-Körne/Mathwig 2004, 3–8)

Lösung des orthographischen Problems oder eine weitere Frage. Es dürfte sich hier insbesondere für Kinder mit impulsivem Arbeitsstil oder Konzentrationsschwierigkeiten eine wertvolle Strukturierung bei der Lösung von Rechtschreibproblemen handeln, wobei zumindest angezweifelt werden muss, ob Schüler diese Vorgehensweise auch auf alltägliche Schreibsituationen übertragen können.

Mitlautverdoppelung

Nach der Vermittlung dieser Grundlagen wird im Folgenden Kapitel die „Mitlautverdoppelung" thematisiert. Die Kinder sollen zunächst anhand einiger Beispielwörter und des Bildes der Lokomotive und der Waggons entdecken, dass auf einen kurzen Vokal entweder zwei verschiedene oder zwei gleiche Konsonanten folgen. Auf diese Weise wird anschaulich gemacht, dass der auf einen kurzen Vokal folgende Konsonant verdoppelt wird, wenn nur ein Konsonant zu hören ist. Die folgenden Übungen dieses Kapitels dienen der Anwendung und Automatisierung dieser Regel, wobei die Besonderheiten des <ck> und <tz> getrennt behandelt werden.

Großschreibung von Nomen

Kapitel 4 behandelt zunächst die Großschreibung einfacher Nomen. Nachdem den Kindern verdeutlicht wurde, dass Nomen im Deutschen stets großgeschrieben werden, sollen sie in einem nächsten Schritt lernen, Nomen durch das Voranstellen eines Artikels zu identifizieren, um die Regel erfolgreich anwenden zu können. Die in diesem Kontext angebotenen Übungen sind allerdings kritisch zu beurteilen, da die in Texten zu suchenden Nomen zum großen Teil durch ein vorangestelltes Adjektiv ergänzt werden (z. B. „kleiner Igel"). Durch Voranstellen des Artikels (z. B. „der kleine Igel") dürften insbesondere sprachschwache Kinder eher verwirrt werden, da das unmittelbar auf den Artikel folgende Wort eben nicht das großgeschriebene Nomen ist. Zudem dürften viele Kinder mittels dieser Strategie auch Verben als Nomen klassifizieren, da eine Äußerung wie „der blutet" eine sprachlich korrekte Formulierung darstellt.

Identifizierung von Morphemen und Suffixen

Da die Morphemkonstanz ein wesentliches Prinzip der deutschen Orthographie darstellt (Kap. 1.2.2), ist die Identifizierung von Stammmorphemen in Wörtern ein wichtiger Abschnitt innerhalb dieses Kapitels. Dasselbe gilt für die Identifizierung von Wortendungen, die stets gleichgeschrieben werden. Was die Stammmorpheme angeht, haben die Kinder aber lediglich die Aufgabe, diese in komplexen Wörtern zu identifizieren. Sinnvoller erscheint in Zusammenhang mit dem Prinzip der Morphemkonstanz ein Ansatz, bei dem die Schreibweise von Morphemen bewusst gemacht (z. B. <treff>) und anschließend auf neues Wortmaterial übertragen wird (treffen, Treffer, antreffen) (Kargl/Purgstaller 2010, Kleinmann 2004; Kap. 9.7). Was die Schreibweise von Suffixen angeht, die in der Alltagssprache häufig verschluckt werden, hätte mehr Wert auf den Zusammenhang zwischen der Phonologie und Orthographie gelegt werden können (z. B. „Ich höre am Wortende ein [ɐ] und schreibe <er>."). Aufgrund der besonderen Bedeutung dieses Kapitels für den Erwerb einer korrekten Orthographie ist außerdem zu bemängeln, dass der Schreibumsatz der Kinder insgesamt zu gering ausfällt.

zusammengesetzte Nomen

Um auch zusammengesetzte Nomen orthographisch korrekt schreiben zu können, soll das fünfte Kapitel deutlich machen, dass die bislang erarbeiteten Regeln bei jedem Bestandteil eines Wortes angewandt werden müssen. Zu diesem Zweck sollen zusammengesetzte Nomen zunächst in ihre bedeutungstragenden Bestandteile zerlegt und evtl. vorkommende Endungen identifiziert und markiert werden.

Den Kindern wird also die sicherlich sinnvolle Strategie vermittelt, ein Wort in ökonomische Einheiten zu segmentieren, um zu einer korrekten orthographischen Schreibweise zu gelangen. Problematisch stellt sich die Vorgehensweise aber deshalb dar, weil die Kinder bei den angebotenen Algorithmen zahlreiche Einzelschritte durchlaufen bzw. sich einprägen müssen, um zu einer richtigen Lösung zu gelangen (Besteht das Wort aus mehreren Wörtern? Enthalten beide Wörter oder eines der Wörter eine Endung? Wie werden die Endungen verschriftet? Wende die gelernten Regeln auf beide Wörter an! Setze das Wort am Schluss wieder zusammen!). Kinder mit sprachlichen und/oder kognitiven Beeinträchtigungen dürften hier überfordert sein. Zudem ist auch für diesen Abschnitt zu kritisieren, dass das Rechtschreibtraining eher als Leseübung charakterisiert werden muss. Zum großen Teil müssen lediglich die Einzelbestandteile von Wörtern identifiziert werden. Die wenigen Schreibübungen reduzieren sich darauf, einzelne Buchstaben in ein Lückenwort einzufügen.

Tuwörter

Im 6. Kapitel, das die Schreibweise von Tuwörtern fokussiert, legen die Autoren besonderen Wert darauf, dass die Kinder immer zunächst den Infinitiv flektierter Verben bilden, bevor sie die bis zu diesem Zeitpunkt erarbeiteten Regeln anwenden. Die Schreibweise der Verbflexionen wird in diesem Abschnitt leider nur am Rande behandelt. Da diese aufgrund der geringen phonetischen Substanz insbesondere Kinder mit grammatischen Defiziten häufig vor größere Schwierigkeiten stellen, sollte diesem Aspekt im Zusammenhang mit dem metalinguistischen Wissen der Kinder um die Subjekt-Verb-Kongruenz mehr Raum gewidmet werden.

„stummes h"

Kapitel 7 und 8 widmen sich dem „stummen h“. Hier sollen die Kinder lernen, eine sehr komplexe Regel anzuwenden: Das „stumme h“ wird nach langen Vokalen eingesetzt, wenn danach ein <l>, <m>, <n> oder <r> folgt, aber nur, wenn das Wort nicht mit <qu>, <sch>, <sp> oder <t> beginnt (vgl. Abb. 28). Obwohl den Autoren also durchaus bewusst ist, dass die „Scheinregel“ „Nach langem Vokal schreibt man ein Dehnungs-h“ zu kurz greift, lassen sich auch für die im Marburger Rechtschreibtraining vermittelte Strategie zahlreiche Ausnahmen finden (Saal, Wal, Blume, Dame, Dom, ...), sodass es insgesamt sinnvoller erscheint, Wörter mit einem „stummen h“ als „Merkwörter“ zu interpretieren, die auswendig gelernt werden müssen.

Dehnungs-e

Vom Aufbau her unproblematisch ist Kapitel 9, in dem das Dehnungs-e als Markierung des lang gesprochenen i-Lautes eingeführt wird. Die Kinder müssen dabei lediglich das, was sie bereits von Kapitel 1 an gelernt haben, nämlich auf die Qualität der Vokale zu achten, auf den Vokal /i/ anwenden und das Dehnungs-e einsetzen. Auch wenn es hier einige Ausnahmen gibt, die den Kindern als „Merkwörter“ vermittelt werden sollten (z.B. Tiger, Maschine), handelt es sich um eine zuverlässigere und damit sinnvollere Strategie als beim Dehnungs-h.

silbentrennendes h

Kapitel 10 fokussiert die Regel zum „silbentrennenden <h>“. Dieser Buchstabe, der im Gegensatz zu den Aussagen der Autoren ein „stummes h“ ist (z.B. [zeːən]) und üblicherweise erst durch den „Filter der Schrift“ wahrgenommen werden kann, wird immer dann zwischen den Nuklei zweier Silben eingefügt, wenn sich dazwischen kein konsonantisches Material befindet. Im Mittelpunkt des Kapitels stehen Übungen, bei denen entschieden werden muss, ob in Lückenwörtern ein silbentrennendes <h> einzusetzen ist. Die in diesem Abschnitt eingesetzten Übungen dürften vermutlich wenig zielführend sein, da es sich um rein mechanisch zu bearbeitende Aufgabenstellungen handelt, bei denen nicht einmal das ganze Wort erlesen werden muss. Es reicht, die Buchstaben links und rechts neben der Lücke zu betrachten. Handelt es sich dabei jeweils um einen Vokal, wird ein <h> eingefügt. Es ist zu bezweifeln, dass die Schüler auf diesem Weg zur gewünschten kognitiven Einsicht gelangen.

Verwendung von <ä> und <äu>

In Kapitel 11 wird die Verwendung von Umlauten thematisiert. Die Verwendung des Buchstabens <ä> (z. B. in <Wände> kann nicht durch das phonologische Prinzip der Schriftsprache abgeleitet werden, da dieser Buchstabe genauso wie das kurz realisierte <e> (z. B. in <Wende>) als [ɛ] artikuliert wird. Folgerichtig vermittelt das Marburger Rechtschreibtraining die Regel, dass <ä> nur dann verwendet wird, wenn es ein verwandtes Wort – meist das entsprechende Wort im Singular – mit <a> (z. B. <Wand>) gibt. Dieselbe Lösungsstrategie wird für den Umlaut <äu> empfohlen.

Auslautverhärtung

Das Training endet mit Kapitel 12 und dem dabei behandelten Phänomen der Auslautverhärtung. Da die Schreibweise von Plosiven am Wortende durch genaues Hinhören nicht abgeleitet werden kann, weil diese Lautgruppe im Deutschen wortfinal stets stimmlos ausgesprochen wird, schlagen die Autoren in diesem Abschnitt die Methode der Wortverlängerung vor und stellen einen Algorithmus zur Verfügung, mit dessen Hilfe die korrekte Orthographie bestimmt werden kann. Allerdings sollte die Verwendung der Strategien der Wortverlängerung und der Suche nach verwandten Wörtern systematisch eingeübt werden.

9.5.3 Evaluation des Programms

Das Marburger Rechtschreibtraining ist eines der wenigen Rechtschreibprogramme im deutschsprachigen Raum, dessen Effektivität in wissenschaftlich kontrollierten Studien belegt werden konnte.

Durchführung durch Eltern

Schulte-Körne et al. (1997) wiesen bspw. eine bedeutsame Leistungsverbesserung bei Zweit- bis Viertklässlern (n = 17) nach, wenn das Training zwei- bis dreimal pro Woche von den Eltern durchgeführt wurde, die lediglich alle drei bis vier Wochen von Experten hinsichtlich der Durchführung der Fördereinheiten unterrichtet wurden. Obwohl nur ein Teil der Kinder ihre allgemeine Rechtschreibfähigkeit verbessern konnte, war eine bedeutsame Abnahme der Fehleranzahl im Bereich der fokussierten orthographischen Regeln nachweisbar. Nach zwei Jahren (Schulte-Körne et al. 1998a) ließen sich auch signifikante Verbesserungen bei einer normierten Rechtschreibüberprüfung identifizieren, was langfristig betrachtet für die Möglichkeit eines Transferlernens infolge dieser Intervention spricht.

Kurzzeitintervention

In einer zweiten Studie (Schulte-Körne et al. 2001) mit zehn rechtschreibschwachen Kindern zwischen der zweiten und vierten Klasse wurde überprüft, ob ein wöchentlich zwei Zeitstunden umfassendes Einzeltraining über drei Monate bereits zu Verbesserungen in der Rechtschreibleistung führt. Unmittelbar nach Beendigung dieser Kurzzeitintervention konnte bei den Kindern der Trainingsgruppe im Vergleich zum Prätest eine Verbesserung orthographischer Fähigkeiten in der

Größenordnung von etwa ½ Standardabweichung festgestellt werden, während sich bei den Kindern der Kontrollgruppe, in der ein Training phonologischer Fähigkeiten gleicher Intensität durchgeführt wurde, keine Effekte nachweisen ließen.

Effektivität im schulischen Kontext

Schließlich gingen Schulte-Körne et al. (2003) der Frage nach, inwieweit das Marburger Rechtschreibtraining auch im unterrichtlichen Kontext zu einer verbesserten Rechtschreibleistung führt. Der Einsatz des Trainings über einen Zeitraum von zwei Jahren bei zwei zwanzigminütigen Einheiten pro Woche zusätzlich zum regulären Unterricht erwies sich dabei durchaus als effektiv, da die Kinder der Trainingsgruppe ihre Rechtschreibleistung nach zwei Jahren um durchschnittlich 3,8 T-Wert Punkte verbessern konnten. Es konnte jedoch keine Überlegenheit zu den in der Kontrollgruppe durchgeführten Maßnahmen belegt werden.

externe Evaluation

Während die bislang referierten Evaluationsstudien von den Autoren des Marburger Rechtschreibtrainings selbst durchgeführt wurden, handelt es sich bei der Studie von Barkmann et al. (2012) um eine externe Evaluation der Effektivität des Programms. Die insgesamt 55 Kinder der zweiten und dritten Klassen erhielten über einen Zeitraum von elf Monaten insgesamt etwa 74 Lerneinheiten in Kleingruppen von maximal vier Kindern. Die Teilnehmer konnten ihre Leistungen in einem normierten Rechtschreibtest (HSP) um durchschnittlich zwei bis drei T-Wert Punkte verbessern, was in etwa dem Ergebnis von Schulte-Körne et al. (2003) entspricht. Von besonderer Bedeutung ist die Tatsache, dass auch die vor der Intervention als besonders schwach eingeschätzten Rechtschreiber von der Intervention profitieren konnten.

Zusammenfassung

Beim **Marburger Rechtschreibtraining** handelt es sich um ein nachweislich effektives Interventionsprogramm, das anderen Fördermaßnahmen aber bestenfalls marginal überlegen ist.

Das Training ist klar strukturiert und liefert Lehrkräften in der schulischen und therapeutischen Praxis detaillierte Hinweise für die Umsetzung und stellt zahlreiche Übungs- und Arbeitsmaterialien zur Verfügung, sodass die Durchführung mit wenigen Problemen verbunden sein dürfte. Positiv zu beurteilen ist der gesetzte Schwerpunkt in den ersten Kapiteln, da die Konsonantenverdoppelung nach kurzen Vokalen im Deutschen ein regelgeleitetes Phänomen mit wenigen Ausnahmen darstellt, Kindern mit Rechtschreibschwierigkeiten aber häufig große Probleme bereitet. Mit Ausnahme des kritisch beurteilten Abschnitts zum „stummen h" werden im Marburger Rechtschreibtraining nachvollziehbare Strategien zur Bestimmung der korrekten Schreibweise von Wörtern mit orthographischen Besonderheiten vermittelt. Zu begrüßen sind die zahlreichen Wiederholungen, die geeignet sein sollten, Gelerntes auf Wortebene zu automatisieren.

Mithilfe der vorgeschlagenen Übungen können Kinder die von den Autoren in den Mittelpunkt gestellten Regeln verinnerlichen und anwenden. Jedoch muss sich der Anwender im Klaren darüber sein, dass die vermittelten Strategien, insbesondere die Arbeit mit den Algorithmen, mit einem hohen kognitiven Anspruch verknüpft sind, die von den Kindern ein hohes Maß an Anstrengungsbereitschaft und Konzentrationsvermögen verlangen. Das Beispiel des Algorithmus' zum „stummen h" kann die Komplexität der vermittelten Strategien verdeutlichen (Abb. 28).

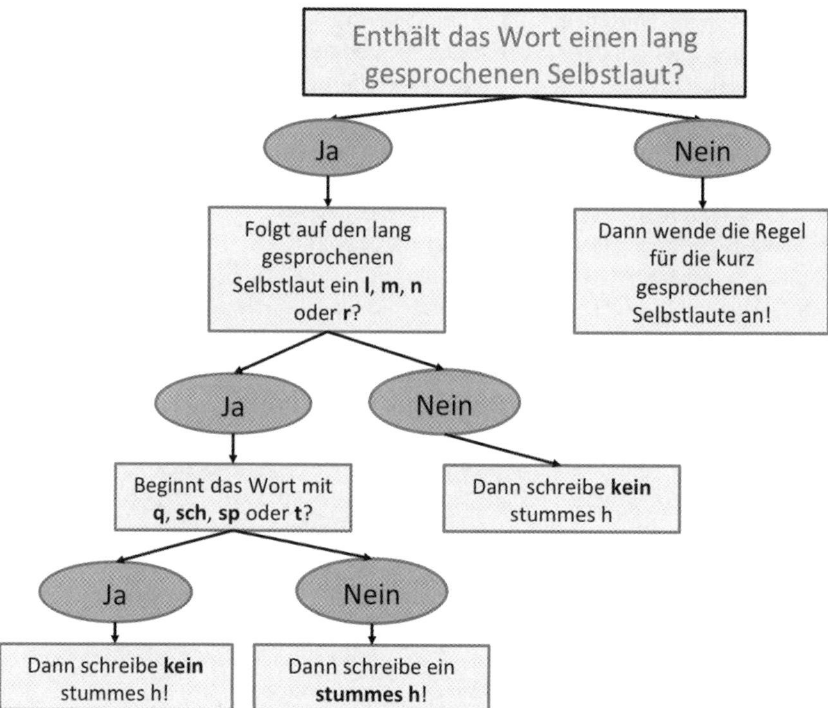

Abb. 28: Algorithmus zur Verwendung des stummen h (Schulte-Körne/Mathwig 2004, 9–9)

Aus diesem Grund – darauf weisen die Autoren auch explizit hin (Schulte-Körne/Mathwig 2004) – ist das Programm für Kinder mit kognitiven Beeinträchtigungen und Aufmerksamkeitsdefiziten sicherlich weniger geeignet. Es muss aber auch angezweifelt werden, ob ein derart kognitiv orientiertes Training tatsächlich geeignet ist, das Gelernte in die spontanen Schreibprodukte zu überführen. Sicherlich werden nur wenige Kinder beim freien Schreiben eines Textes Rechtschreibprobleme mithilfe der erarbeiteten Algorithmen lösen. Ob die zahlreichen Wiederholungen geeignet sind, dass die Kinder nach Beendigung der Intervention nicht mehr bewusst über die Einzelschritte des Trainings nachdenken müssen, ist wegen des durchgängig zu geringen Schreibumsatzes infrage zu stellen.

9.6 Lautgetreue Lese-Rechtschreibförderung

9.6.1 Grundlagen

Erwerb der alphabetischen Strategie

Die „Lautgetreue Lese-Rechtschreibförderung“ (Reuter-Liehr 2008, 2006a, 2006b, 2006c) ist ein differenziertes, sprachwissenschaftlich fundiertes und kleinschrittig aufgebautes Programm für lese-rechtschreibschwache Kinder, in dem eigene Ideen sowie Prinzipien und Inhalte anderer Förderprogramme zu einem neuen Ansatz kombiniert wurden. Im Gegensatz zum Marburger Rechtschreibtraining liegt der Schwerpunkt nicht auf der Vermittlung orthographischen Regelwissens, sondern auf dem Erwerb der alphabetischen Strategie in den Eingangsklassen an Grund- und Förderschulen. Erst wenn die Kinder die indirekte Lese- und die segmentale Schreibstrategie beherrschen, sollten der Autorin zufolge darauf aufbauend orthographische Aspekte der Rechtschreibung fokussiert werden. Eine zu frühe Konfrontation mit Wörtern, deren Schreibweise vom phonologischen Prinzip der Rechtschreibung abweicht bzw. das Üben und Auswendiglernen der Schreibweise von Wörtern mit orthographischen Besonderheiten ohne Strategievermittlung führe eher zu Verwirrung als zu Lernfortschritten.

Die Bedeutung der alphabetischen Strategie unterstreicht eine Analyse des niedersächsischen Grundwortschatzes, demnach etwa 60 % der Wörter, die Grundschüler am Ende der Primarstufe orthographisch korrekt schreiben sollten, als lautgetreu bezeichnet werden können.

gezielte Buchstaben- und Wortauswahl

In den ersten sechs Stufen des Programms sollen die Schüler lernen, das phonologische Prinzip der Schriftsprache sicher anzuwenden. In diesem Zusammenhang betont die Autorin die Notwendigkeit einer gezielten, linguistisch fundierten Wortauswahl, anhand derer Kinder das phonologische Prinzip erlernen sollen. Vergleichbar den in Kapitel 8.2. erläuterten Kriterien zur Förderung der phonologischen Bewusstheit unterstreicht Reuter-Liehr (2006a), dass Plosive und Konsonantenhäufungen schwerer zu verarbeiten sind als Vokale und Kontinuenten, die die Möglichkeit zur gedehnten Artikulation bieten. Auf diesen Annahmen bauen die ersten sechs Phonemstufen des Programms auf, in denen die Autorin detailliert festlegt, in welcher Reihenfolge Buchstaben eingeführt werden und welche Silbenstrukturen sich für Risikokinder besonders anbieten.

lautgetreues Wortmaterial

Reuter-Liehr empfiehlt in diesem Stadium ausschließlich lautgetreues Wortmaterial zu verwenden, wobei offensichtlich ein sehr weit gefasstes Verständnis zugrunde gelegt wird. So werden Schreibweisen nachvollziehbar als lautgetreu betrachtet, wenn ein Laut bei zwei alternativen Möglichkeiten durch die häufiger verwendete Variante wiedergegeben wird (z. B. <ei> und <f> vs. <ai> und <v>). Wörter mit Doppelkonsonanz als laugetreu zu interpretieren, da die beiden Konsonanten durch die Strategie des silbisch segmentierten Sprechens akustisch wahrnehmbar werden, dürfte dagegen ein Trugschluss sein. Vielmehr dürfte die Segmentation solcher Wörter zwischen den beiden Konsonanten (z. B. Pup-pe) eher ein Resultat des Wissens um die korrekte Schreibweise darstellen, während bei nicht alphabetisierten Kindern ebenso Segmentationen wie „Pu-pe“ oder „Pup-e“ zu erwarten sind. Bei dem Phänomen der Doppelkonsonanz handelt es sich um eine orthographische Regel, die sinnvollerweise als Besonderheit des silbischen Prinzips der deutschen Schriftsprache vermittelt werden sollte.

9.6.2 Aufbau und Inhalte

Die alphabetische Strategie wird den Kindern in sechs Stufen mithilfe unterschiedlicher Techniken vermittelt, in deren Zentrum das „rhythmische Syllabieren“ und die „synchrone Mitsprechstrategie“ stehen.

Phonemstufen 1–6

Phonemstufe 1 beinhaltet ausschließlich lautgetreues Wortmaterial ohne Konsonantenhäufungen, die aus langen, betonten Vokalen, Diphtongen und Umlauten (außer <ä>) sowie Kontinuenten mit eindeutiger Lautzuordnung (z. B. <m>, <l>,

<s>, <n>) aufgebaut sind. Die einzige Ausnahme ist der unbetonte Vokal <e> in der zweiten Reduktionssilbe in Wörtern mit trochäischer Grundstruktur. Diese Auswahl bietet insbesondere lese-rechtschreibschwachen Kindern aufgrund der Möglichkeit, die einzelnen Laute gedehnt und damit synchron zum Schreiben zu artikulieren und den Silbenrhythmus einzuhalten einen erfolgversprechenden Start in die Schriftsprache.

Auf Phonemstufe 2 werden „schwierigere" Kontinuenten (<h>, <z>, <j>, <ch>) und Plosive integriert, wobei Wörter mit stimmhaften Plosiven am Ende einer Silbe keine Verwendung finden, da deren Schreibweise aufgrund der Auslautverhärtung in dieser Phase nicht abgeleitet werden kann.

Phonemstufe 3 berücksichtigt erstmals Konsonantenhäufungen. Positiv zu beurteilen ist, dass auch innerhalb der Konsonantencluster unterschiedliche Schwierigkeitsgrade angenommen werden. Zunächst werden nur solche Verbindungen gelesen und geschrieben, die ausschließlich aus Kontinuenten bestehen (z.B. <schl>). Erst auf Stufe 4 werden Cluster mit Plosiven integriert. In diesem Abschnitt wird auch die erste „hundertprozentige" Rechtschreibregel – die Lautverbindungen [ʃp] und [ʃt] werden zu Beginn einer Silbe immer als <st> oder <sp> geschrieben – vermittelt und geübt. Stufe 5 und 6 trainieren die Verschriftung des langen i-Lautes als <ie> und die Verwendung des <ß>, zwei Themen, deren Berücksichtigung in einem Programm, das auf die alphabetische Strategie abzielt, nicht zwingend nachvollziehbar ist.

Silbenstrukturen

Was die Silbenstrukturen angeht, werden zu Beginn ausschließlich Wörter mit offenen Silben und langen Vokalen (Sofa, Wiese) berücksichtigt, bevor sukzessive geschlossene Silben mit langen Vokalen (Fuß, Los) in die Übungen integriert werden.

Silbenteppich

Methodisch kommen bspw. die kontinuierlich wachsenden Silbenteppiche aus dem Kieler Leseaufbau (Dummer-Smoch / Hackethal 2011) zum Einsatz. Dabei erhalten die Kinder Vorlagen, auf denen die einzelnen KV-Strukturen abgebildet werden, die zu Wörtern erlesen werden können. (Abb. 20).

Lautgebärden

Positiv hervorzuheben ist der Einsatz von Lautgebärden. Sie sollen die Kinder bei der Lautsynthese unterstützen, die Aufmerksamkeit auf die bewusste Artikulation der Schreibwörter lenken und eine Hilfe darstellen, den Artikulationsvorgang bewusst zu erleben. Die dabei verwendeten Handzeichen nach Horn-Breul (1974) orientieren sich an der Artikulationsstelle und dem Artikulationsvorgang der entsprechenden Laute.

rhythmisches Syllabieren

Von besonderer Bedeutung ist die Methode des „rhythmischen Syllabierens". Um die Segmentation von Wörtern in Silben einzuüben, empfiehlt die Autorin ein ganzkörperliches rhythmisch syllabierendes Schwingen, Schreiten und Tanzen von Wörtern in Anlehnung an Buschman (1986). In diesem Zusammenhang muss kritisch angemerkt werden, dass dieses ganzkörperliche „Tanzen und Schwingen" von der eigentlichen Zielsetzung, die „Melodiesprache ins Schreiben zu übertragen" (Reuter-Liehr 2008, 97) eher ablenken könnte. Einfachere Übungen wie das Klatschen oder Klopfen einzelner Silben oder das Aufzeichnen von Silbenbögen wären vermutlich sinnvoller, um die Aufmerksamkeit auf die Silbensegmentation zu lenken.

synchrone Mitsprechstrategie

Der entscheidende Schritt des Trainings besteht in der Folge darin, den mithilfe des Syllabierens „gewonnenen Sprachrhythmus ins Schreiben zu übertragen, sodass die synchrone Mitsprechstrategie beim Schreiben voll genutzt werden kann" (Reuter-Liehr 2006a, 21). Dabei sollen die Kinder beim Schreiben jeden Laut so lange artikulieren, wie der Schreibvorgang des entsprechenden Buchstabens andauert. Jedoch bleibt der Zusammenhang unklar. Beim synchronen Mitsprechen während des Schreibens müssen Laute gedehnt artikuliert werden, beim rhythmischen Syllabieren dagegen werden Silben mit einer Sprechpause, nicht aber einzelne Laute gedehnt artikuliert.

Silbenbögenlesen

Ein wichtiges „Kontrollorgan" für alles lautgetreu Geschriebene stellt das Silbenbögenlesen dar. Nach jedem geschriebenen Wort wird dieses in Silben segmentiert vorgelesen und jede Silbe wird durch einen Silbenbogen markiert. Ein Lernplakat soll die Kinder an die einzuhaltenden Schritte bei der Mitsprechstrategie erinnern (Abb. 29).

Aufbau der Mitsprech-Strategie beim Schreiben:

Ich **höre**,
dann
spreche und **schwinge** ich in Silben
und
schreibe auf, was ich gehört und gesprochen habe,
dabei
spreche ich laut mit.
Dann
lese ich mit Silbenbögen
und
spreche wieder laut mit.

Abb. 29: Lernschritte bei der Anwendung der Mitsprechstrategie (Reuter-Liehr 2008, 108)

Pilotsprache

Diese Mitsprechstrategie führt aber auch bei vielen als lautgetreu geltenden Wörtern oft nicht zu einer korrekten Schreibweise, da in der Umgangssprache zahlreiche Laute verschluckt und koartikulatorisch verschmolzen werden. Das Wort <loben> bspw. wird umgangssprachlich üblicherweise als [lob'n] realisiert, was zur Schreibweise *<lobn> führen sollte. Um dieser Problematik entgegenzuwirken und die Kinder dabei zu unterstützen, die als lautgetreu geltenden Wörter orthographisch korrekt zu schreiben, vermittelt das Programm ergänzend die Strategie der „Pilotsprache". Dabei handelt es sich um eine „möglichst eng an die Schriftsprache angeglichene silbengliedernde Aussprache von Wörtern" (Reuter-Liehr 2008, 103). Die Notwendigkeit der „Pilotsprache" verdeutlicht die Autorin am „stummen e", das in der unbetonten Reduktionssilbe umgangssprachlich nicht oder nur sehr schwach als Schwa-Laut artikuliert wird (z. B. [bez(ə)n], und dem kaum wahrnehmbaren vokalisierten [r] (z. B. „Garten"). Um diese Wörter korrekt schreiben zu können, sollen die Kinder lernen, ihre eigene Aussprache an die korrekte Schreibweise anzugleichen. An dieser Stelle ist das Konzept alles andere als schlüssig. Wie soll ein Kind seine Aussprache an etwas annähern, das es noch nicht beherrscht, das vielmehr das Ziel des Lehrgangs darstellt. In diesem Zusammenhang verweist Thelen (2002) darauf, dass Didaktisierungen, die zur Erklärung orthographischer Phänomene von den Kindern eine besondere überdeutliche Sprechweise, wie die „Robotersprache" oder „Pilotsprache", fordern, keine nachvollziehbaren Erklärungen für orthographische Regelhaftigkeiten anbieten können. Die „Pilotsprache" kann nur von denen „korrekt" verwendet werden, die den Lerngegenstand bereits beherrschen.

Die „Lautgetreue Lese-Rechtschreibförderung" thematisiert orthographische Besonderheiten der deutschen Schriftsprache dann, wenn das phonologische Prinzip als Grundstrategie des Schreibens ausreichend geübt wurde und als erworben gelten kann.

Morphemsegmetierung

Zu diesem Zweck wird die Morphemsegmentierung als weiteres sprachstrukturierendes Element trainiert. Begonnen wird dabei mit einsilbigen Affixen, deren Schreibweisen der Autorin zufolge zum großen Teil nicht dem phonologischen Prinzip folgen und deshalb auswendig gelernt werden müssen. Können Prä- und Suffixe von Wörtern sicher abgetrennt werden, so ist das Hauptmorphem (Wortstamm) klar erkennbar. Dessen Schreibweise soll durch übergeordnete Ableitungsstrategien (Verlängerung, Abtrennen grammatischer Endungen oder anderer Endbausteine) ermittelt werden.

Die Arbeit auf Morphemebene entspricht der Autorin zufolge dem Prinzip maximaler Ökonomie, da die typischen Texte für Leseanfänger oftmals nur die 35 häufigsten Morpheme der deutschen Sprache beinhalten. Wird die Schreibweise der 200 häufigsten Morpheme der deutschen Sprache beherrscht, können 85% aller Wörter eines Textes orthographisch korrekt wiedergegeben werden (Pilz/Schubenz 1979). In einer dritten Therapiephase gilt es, die orthographische/morphematische Strategie zu erweitern und Ausnahmewörter zu speichern.

Für diese beiden Abschnitte lassen sich in der „Lautgetreuen Lese-Rechtschreibförderung" nur wenige methodische Ideen finden. Ein den Phonemstufen vergleichbarer umfassender Materialband (Reuther-Liehr 2006a, 2006b, 2006c) existiert für das Training orthographischer Regelhaftigkeiten und von Ausnahmewörtern nicht.

Zusammenfassung

Die **„Lautgetreue Lese-Rechtschreibförderung"** besticht insbesondere im ersten Teil durch ihr linguistisch durchdachtes System und ihre kleinschrittige Vorgehensweise. Besonders positiv zu beurteilen sind der sprachsystematische Aufbau und das nach linguistischen Kriterien ausgewählte Wortmaterial sowie der Einsatz von Lautgebärden, die insbesondere für Kinder mit Defiziten in der phonologischen Verarbeitung eine wertvolle Hilfe darstellen können.

Während offene Unterrichtskonzepte wie „Lesen durch Schreiben" (Reichen 1988) den Schwerpunkt nahezu ausschließlich auf das Erlernen des Schreibens legen und davon ausgehen, dass das Lesen als Konsequenz quasi auf natürlichem Weg mit erlernt wird, ist bei der „Lautgetreuen Lese-Rechtschreibförderung" die enge Verzahnung von Lese- und Schreibübungen positiv zu bewerten. Trotz der prinzipiell unterschiedlichen Vorgehensweisen des „Marburger Rechtschreibtrainings" und der „Lautgetreuen Lese-Rechtschreibförderung" schließen sich die beiden Programme nicht aus. Im Gegenteil erscheint es sinnvoll, die Phonemstufen 1–5 von Reuter-Liehr (2008, 2006a) während des ersten Schuljahres einzusetzen und den Rechtschreibunterricht anschließend mit dem „Marburger Rechtschreibtraining" fortzusetzen.

9.7 Morphembasierte Ansätze

9.7.1 MORPHEUS

Orthographische Strategie

Das Morphemunterstützte Grundwortschatz-Segmentierungstraining (MORPHEUS) (Kargl/Purgstaller 2010) ist ein kognitiv orientiertes Rechtschreibtraining und basiert auf den Annahmen der Entwicklungsmodelle zum ungestörten Schriftspracherwerb (Kap. 2.4), nach denen sich beim Lesen- und Schreibenlernen unterschiedliche Phasen abgrenzen lassen, die durch die Anwendung unterschiedlicher Strategien charakterisiert werden können. Da MORPHEUS auf die Vermittlung der orthographischen und morphematischen Strategie abzielt, wird eine grundsätzliche Kenntnis der alphabetischen Strategie und damit der Fähigkeit vorausgesetzt, das phonologische Prinzip als Grundstrategie des Schreibens anzuwenden. Von daher handelt es sich um ein Trainingsprogramm, das für Schüler am Ende der Primarstufe konzipiert wurde. Bei rechtschreibschwachen Kindern ist es aber auch noch in der Sekundarstufe bis zum Ende der 8. Klasse einsetzbar. Aufgrund der durchaus komplexen Regelvermittlung und der Anwendung kognitiver Strategien handelt es sich primär um ein Training für rechtschreibschwache Kinder mit durchschnittlichen intellektuellen Fähigkeiten. Insbesondere die Vermittlung der im Training fokussierten Regeln erfordert ein hohes Ausmaß an metasprachlichem Bewusstsein und die Fähigkeit, Schlussfolgerungen zu ziehen und Analogien zu bilden. Für rechtschreibschwache Kinder mit sonderpädagogischem Förderbedarf dürfte das Training in kognitiver Hinsicht eher eine Überforderung darstellen.

Morphemkonstanz und silbisches Prinzip

Was die Prinzipien der deutschen Orthographie angeht, fokussiert MORPHEUS zum einen die Morphemkonstanz, die verlangt, dass sich die Schreibweise des Wortstamms als kleinste bedeutungstragende Einheit auch in der Schreibung flektierter und abgeleiteter Formen wiederfinden muss. Zum anderen werden bei der Vermittlung der Schreibweise von Wortstämmen aber auch die wichtigsten orthographischen Regeln der deutschen Schriftsprache (Doppelkonsonanz, Schreibweise des /s/-Lautes, <ie> als Dehnungszeichen für das /i:/) thematisiert, die auf dem silbischen Prinzip der deutschen Orthographie basieren (Kap. 1.2.2). MORPHEUS unterscheidet bei der Anwendung der morphematischen Strategie freie Morpheme, also bedeutungstragende Einheiten, die alleine ein Wort bilden können und gebundene Morpheme, die nur als Bestandteil von Wörtern vorkommen. Zu den gebundenen Morphemen zählen insbesondere Affixe (Prä, Zirkum- und Suffixe) sowie die Flexionsmorpheme zur Unterscheidung von Person und Numerus. Die Schreibweise freier und gebundener Morpheme soll im Trainingsprogramm vermittelt, geübt und automatisiert werden. Konkret werden die Verwendung von Umlauten (z. B. a → ä), die Doppelung an Morphemgrenzen (Motorrad), uneindeutige Phonem-Graphem-Korrespondenzen, die Groß- und Kleinschreibung sowie die Schreibweise von Vorsilben (z. B. <ver> und <vor>) fokussiert.

Die besondere Ökonomie des Ansatzes resultiert den Autoren zufolge aus der Kombination der orthographischen und morphematischen Strategie sowie der Fokussierung der korrekten Schreibweise von Morphemen. Somit müssen sich Schüler nicht die unterschiedlichen Schreibweisen des gesamten zur Verfügung stehenden Wortschatzes einprägen, sondern können aus der Schreibweise des Stammmorphems die Orthographie ganzer Wortfamilien ableiten. Da sich die orthographischen Besonderheiten im Deutschen überwiegend auf die Schreibung der Stammmorpheme sowie der Vor- und Nachsilben beziehen, ermöglicht die Verinnerlichung deren Schreibweise die korrekte Verschriftung zahlreicher Wörter über die Anwendung von Ableitungsregeln. Da das Training die hochfrequent verwendeten Wortbausteine des Deutschen fokussiert, gehen die Autoren von einem hohen Lerneffekt bei relativ geringem Aufwand aus. Belegt werden kann diese Annahme dadurch, dass einer Analyse von Pilz / Schubenz (1979) zufolge die 200 häufigsten Morpheme des Deutschen bereits 85 % aller Morpheme in einem Fließtext ausmachen.

Aufbau Das Training folgt einem systematischen in drei Schwierigkeitsstufen eingeteilten Aufbau, der sich an der phonologischen bzw. orthographischen Komplexität der Stammmorpheme orientiert. In Stufe 1 kommen ausschließlich Wortstämme zum Einsatz, deren Schreibweise ausschließlich dem phonologischen Prinzip folgen und eine einfache Silbenstruktur aufweisen (z. B. „geb", „les", „ruf", „lauf"). Stufe 2 integriert phonologisch komplexere Morpheme mit Konsonantenhäufungen (z. B. „form", „sprech") und in Stufe 3 werden schließlich Morpheme berücksichtigt, die nur durch die Anwendung orthographischer Regeln korrekt verschriftet werden können (z. B. Doppelkonsonanz: „treff", Dehnungs-h: „wohn", <ie> als Dehnungszeichen: „flieg" und Schreibweise des s-Lautes: „stoß").

Dem zentralen morphematischen Prinzip des Trainingsprogramms folgend stellt der Wortstamm die Basis des Übungsmaterials dar. Die Auswahl der Stammmorpheme erfolgte nach dem Kriterium der Häufigkeit ihres Auftretens in Schülertexten. Diese Wortbausteine sollen als Signalgruppen wirken, deren hochfrequente Wiederholung eine Entlastung des Gedächtnisses darstellt. Die Segmentierung komplexer Wörter in einzelne (bedeutungstragende) Bestandteile soll es Schülern ermöglichen, diese als logisch zusammengesetzte Einheiten wahrzunehmen und deren korrekte Orthographie durch die Zurückführung auf das Stammmorphem abzuleiten.

MORPHEUS besteht aus einem Übungsbuch mit Kopiervorlagen für die Hand der Schüler, einem PC-Programm, einem Wortbaukasten mit den wichtigsten Vor- und Nachsilben sowie den trainierten Stammmorphemen und Memokärtchen.

Auf den einzelnen Stufen des Programms werden unterschiedliche Übungen und Spiele eingesetzt, deren zugrunde liegenden orthographischen bzw. morphematischen Regeln im Übungsbuch erklärt und von den Kindern selbständig bearbeitet werden können. Die Übungen des PC-Programms dienen v. a. dem Ziel der Automatisierung und Festigung der im Übungsbuch erworbenen Wortschreibungen. Inwiefern es rechtschreibschwachen Schülern tatsächlich gelingt, durch die knappen, prägnanten Formulierungen der Regeln (z. B. „Handelt es sich um einen stimmlosen [=zischend gesprochenen] s-Laut nach langem Selbstlaut oder Umlaut, so schreibst du ß", Kargl/Purgstaller 2010, 49) zu der gewünschten kognitiven Einsicht zu gelangen und das Programm selbständig durchführen zu können, muss bezweifelt werden.

Übungen

Was die konkrete Umsetzung angeht, müssen z. B. vorgegebene Wörter (vorlesen, Lesung, ablesen) dem passenden Stammmorphem zugeordnet und aus vorgegebenen Wortbausteinen (Vor- und Nachsilben, Stammmorphem) Wörter gebildet werden. Durch Hinzufügen von Vor- und Nachsilben zu Stammmorphemen sollen komplexe Wörter gebildet werden. In komplexen Wörtern muss der Wortstamm identifiziert werden und die Stammform von Verben muss in den unterschiedlichen Flexionsformen wiedergegeben werden. Mit Hilfe des Wortbaukastens können Kärtchen mit Stammmorphemen, Vor- und Nachsilben zu komplexen Wörtern zusammengelegt werden, wobei die Autoren zahlreiche Spiele und Übungen vorschlagen, die die Motivation aufrechterhalten sollen.

PC Programm

Das PC-Programm beinhaltet zahlreiche Übungen, die darauf abzielen, durch das Hinzufügen von Vor- und Nachsilben zu einem Stammmorphem und durch die korrekte Anordnung von Wortbausteinen komplexe Wörter zu bauen, die Anzahl an Wortbausteinen in vorgesprochenen Wörtern zu ermitteln und aufzuschreiben, Wörter der jeweiligen Wortart zuzuordnen und vieles andere mehr. Es handelt sich durchgängig um motivierende Übungen, die trotz des mehrfach erwähnten Produktivitätsprinzips aber kaum produktive Schreibaktivitäten einfordern. Sie zielen eher auf die schnelle und automatisierte Erkennung der Vor- und Nachsilben sowie der Stammmorpheme ab. Damit können diese Übungen (auch) zur Steigerung der Leseflüssigkeit eingesetzt werden.

Insbesondere aufgrund der hohen Komorbidität von Lese-Rechtschreibschwierigkeiten und Spracherwerbsstörungen muss auf die Komplexität des Wortmaterials in MORPHEUS hingewiesen werden. Spracherwerbsgestörten Schülern dürfte ein großer Teil der aus den Stammmorphemen abgeleiteten komplexen Wörter (z. B. Besichtigung, bewässern, Anhörung, Vorlesung, Tagung) unbekannt sein. Positiv formuliert kann MORPHEUS damit aber durchaus auch als Methode zur Erweiterung lexikalischer Fähigkeiten betrachtet werden. So greift z. B. auch die evidenzbasierte lexikalische Strategietherapie des Wortschatzsammlers (Motsch et al. 2018) die Idee auf, durch die Prozesse der Komposition (z. B. „Bär" und „stark" = „bärenstark"), der Konstruktion (Ableitung unterschiedlicher Wortarten aus einer Stammform) und der Affigierung aus wenigen sprachlichen Grundformen ein vielfaches Mehr an Wörtern im mentalen Lexikon zu verankern und damit die lexikalischen Fähigkeiten in quantitativer und qualitativer Hinsicht zu erweitern.

9.7.2 Die Wortbaustelle

Ein vergleichbarer Ansatz wurde von Kleinmann (2004) mit der „Wortbaustelle" sowohl für den regulären Rechtschreibunterricht als auch als zusätzliches Unterstützungsangebot für rechtschreibwache Kinder konzipiert. Sie ist primär gedacht für Kinder ab der dritten und vierten Klasse, kann aber bei lese-rechtschreibschwachen Kindern auch noch in der Sekundarstufe eingesetzt werden.

Bei vollständigem Einsatz nimmt das Programm einen Zeitraum von etwa zwei Jahren in Anspruch.

Arbeit auf Morphemebene

Die wichtigste „Ganzheit“, deren Schreibweise in der Wortbaustelle vermittelt wird, ist das Morphem als kleinste bedeutungstragende Einheit der Sprache.

Morphemtypen

In der Wortbaustelle werden drei Morphemtypen unterschieden: Während Präfixe, die den Sinngehalt des Hauptmorphems modifizieren, und Suffixe, die zusätzliche grammatikalische Informationen transportieren, im Laufe der Förderung durchgängig mitgeübt werden, liegt das Hauptaugenmerk in jedem Kapitel auf den Stammmorphemen, die den Kern der Wortsemantik tragen.

Das Training umfasst 22 Kapitel, in denen jeweils ca. 15 Morpheme mit derselben orthographischen Besonderheit geübt werden.

Schwerpunkt: Dehnung und Doppelkonsonanz

Für die Schwerpunkte des Trainings (Dehnung und Doppelkonsonanz) wurden zunächst orthographische Cluster (z. B. Doppelkonsonanten, <ck>, <tz>) ausgewählt, an denen die orthographische Besonderheit deutlich gemacht werden kann. Diese wurden in Kombination mit Vokalen zu Klanggruppen (z. B. <ock>, <ack>, <ück>) geordnet, bevor die in der deutschen Sprache am häufigsten vorkommenden Stammmorpheme mit diesen Klanggruppen zusammengestellt wurden (z. B.: <glück>, <hock>). In jeder Fördereinheit werden ca. 15 Morpheme aus zwei unterschiedlichen Klanggruppen (z. B. <ack> und <eck>) mit derselben orthographischen Problematik trainiert.

Methodischer Ausgangspunkt der „Wortbaustelle“ sind Texte in einem Umfang von etwa 200 Wörtern, die zu einem erheblichen Teil aus Wörtern mit den zu trainierenden Stammmorphemen bestehen. Nach einer ersten Begegnung und inhaltlichen Auseinandersetzung mit dem Text soll die fokussierte Rechtschreibproblematik gesucht und markiert werden. An dieser Stelle wäre es vermutlich hilfreich, wenn ergänzend zur Fokussierung der Semantik des Morphems die Verbindung zwischen der Phonologie und der Orthographie betont würde. Bspw. könnte den Kindern bewusst gemacht werden, dass das Morphem [fy:l] wie in <fühlen>, nicht aber das Morphem [fyl] wie in <füllen> mit einem Dehnungs-h geschrieben wird.

hochfrequente Produktion der Stammmorpheme

Nach einer ersten Arbeit mit dem Text schließen sich Übungen an, deren methodischer Kern in der hochfrequenten Produktion der trainierten Morpheme liegt, um deren Schreibweise tatsächlich zu automatisieren. Dazu haben die Kinder bspw. die Aufgabe, die Wörter mit den fraglichen Morphemen im Text zu identifizieren und herauszuschreiben, einen Lückentext auszufüllen, Sätze mit dem Übungswortschatz zu formulieren und aufzuschreiben sowie die Wortbausteine auswendig zu lernen. Das Auswendiglernen der Morpheme sei für das Ziel des Trainings, den „Morphemschatz“ sukzessive zu erweitern, von zentraler Bedeutung.

Zusätzlich wird den Kindern eine Liste mit den fokussierten Stammmorphemen und häufig vorkommenden Wörtern mit diesen Einheiten angeboten. Diese Sammlung ist etwas gewöhnungsbedürftig, da mit zahlreichen Kürzeln gearbeitet wird, mit deren Hilfe sich die Kinder das Wortmaterial selbst erschließen müssen. Bspw. meint ein kurzer Querstrich, dass an dieser Stelle das Morphem eingesetzt wird; ein ^ vor diesem Querstrich verdeutlicht, dass es sich dabei um ein Nomen handelt, das groß geschrieben wird; ein ‚"‘ am Ende soll den Kindern klar machen, dass aus dem Vokal des Stammmorphems ein Umlaut wird.

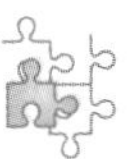

Hauptmorphem: „back" → der ^ – " er
Mithilfe dieser Zeichen müssen sich die Kinder selbstständig erarbeiten, dass das auf diese Weise dargestellte Wort „Bäcker" lautet.

weitere Übungsformen

Neben der Arbeit an den Texten bietet das Training weitere Übungsformen, die eine intensive Auseinandersetzung mit den Morphemen ermöglichen sollen. Zum Einsatz kommen z. B. die „Wortbaustelle" (Abb. 30), „Würfel" und „Denk-Fix" (Abb. 31). Dabei sollen die Kinder die Hauptmorpheme mit Prä- und Suffixen zu neuen Wörtern kombinieren und beim anschließenden Schreiben der gebildeten komplexen Wörter die Morphemkonstanz beachten. Dieser Aspekt ist insbesondere für sprachschwache Kinder von Bedeutung, da dadurch – wie bereits im Zusammenhang mit MORPEHUS erwähnt – auch positive Auswirkungen auf die semantisch-lexikalischen Fähigkeiten und die Kreativität im Umgang mit Sprache zu erwarten sind.

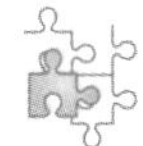

Auf die Mitte der **Wortbaustelle** (Abb. 30) legen die Kinder ein Kärtchen mit einem Stammmorphem. Auf der linken und rechten Seite der Vorlage sind die häufigsten Vor- und Endmorpheme der deutschen Sprache abgedruckt. Aufgabe des Kindes ist es, aus Prä- und Suffixen sowie dem Stammmorphem Wörter zu bilden und diese nach Wortarten sortiert aufzuschreiben.
In analoger Art und Weise wird mit den Würfeln geübt. Benötigt werden drei Würfel, einer mit Präfixen, einer mit Hauptmorphemen und einer mit Suffixen beklebt. Nachdem die drei Würfel geworfen wurden, soll überprüft werden, ob sich aus den drei Bestandteilen ein sinnvolles Wort bilden lässt, das gegebenenfalls aufgeschrieben wird. Das im Handel erhältliche Spiel „Denk-Fix" wurde für die „Wortbaustelle" dahingehend modifiziert, dass unter eine Drehscheibe eine Papierscheibe mit trainierten Morphemen gelegt wird. Bei Stillstand der Scheibe erscheint also ein Morphem, zu dem die Kinder durch Hinzufügen von Vor- und/oder Nachsilben Wörter finden und aufschreiben sollen (Abb. 31).

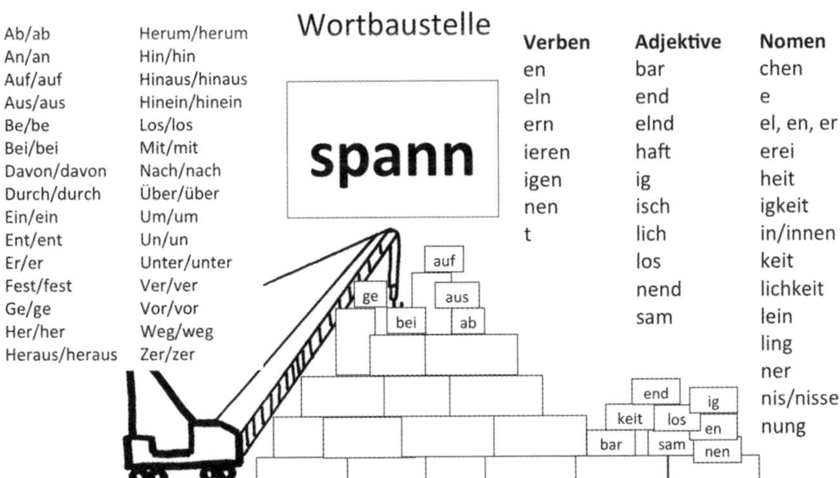

Abb. 30: Wortbaustelle (Kleinmann 2014)

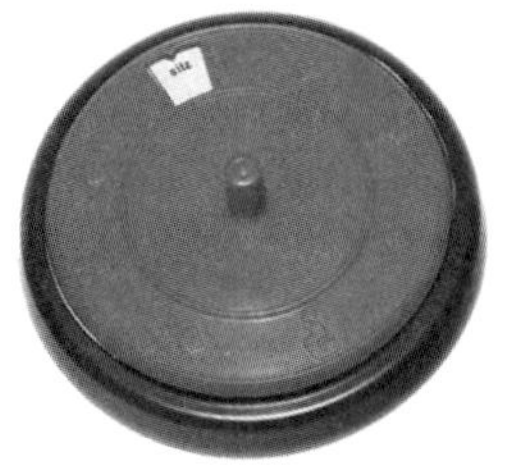

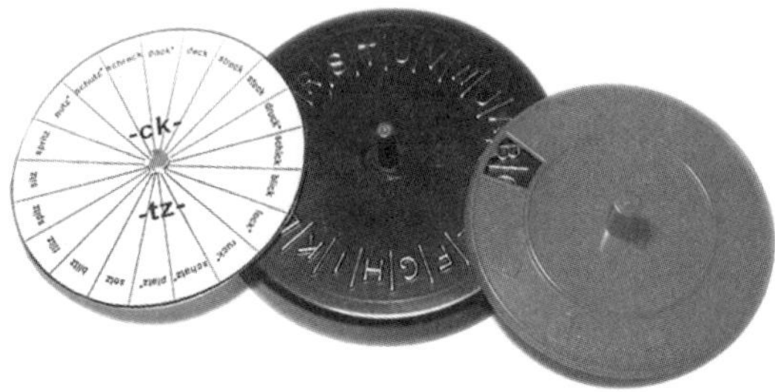

Abb. 31: Denk-Fix (Kleinmann 2014)

Eine denkbare ökonomische Alternative zu morphembasierten Ansätzen besteht in der Fokussierung von Klanggruppen, da dies zu einer beträchtlichen Reduktion der trainierten Ganzheiten führen würde. Anstatt die Schreibweise unterschiedlicher Morpheme mit einer bestimmten Klanggruppe (z. B. [ɔk] → <hock>, <bock>, <glock> etc.) zu trainieren, würde ausschließlich die Orthographie einer „Signalgruppe" anhand eines exemplarischen Wortschatzes eingeübt, ohne die bedeutungstragenden Einheiten der Morpheme zwingend berücksichtigen zu müssen. Dies entspräche dann letztendlich einer phonologischen Methode, bei der die Kinder, ausgehend von den erlernten Graphem-Phonem-Korrespondenzen in der alphabetischen Phase, systematische Assoziationen zwischen der Phonologie größerer sprachlicher Einheiten auf sublexikalischer Ebene und der entsprechenden Graphemfolge speichern und beim Schreiben anwenden sollen (z. B. [ɛk] = <eck>). Dieser alternative Ansatz macht es sich zunutze, dass die Assoziationen zwischen der Phonologie und größeren schriftsprachlichen Einheiten im Deutschen deutlich regelmäßiger sind als die Phonem-Graphem-Korrespondenz. Erste vielversprechende Ergebnisse mit dieser aus dem Morphemtraining von Kleinmann (2004) abgeleiteten Methode wurden von (Holzhauer 2012) vorgelegt.

9.8 IntraActPlus

9.8.1 Grundlagen

kontroverse Diskussion

Die Methode und Brauchbarkeit von IntraActPlus (Jansen et al. 2007, 2012) für Kinder mit (drohenden) Lese-Rechtschreibstörungen wurden seit deren Veröffentlichung sehr kontrovers diskutiert. Während die Zeitschrift „Fokus" in einer Sonderausgabe zum Thema Schule aus dem Jahr 2008 (zit. Jansen et al. 2012) bspw. von ausnahmslos euphorischen Eltern und Kindern berichtet, die schon alle Hoffnung hätten fahrenlassen, jemals lesen und schreiben zu lernen, und von ihren Freudentränen, wenn sie dank der neuen Methode erleben, dass auch sie es schaffen können, kommt Brügelmann (2009) in seinem Gutachten zusammenfassend zu dem vernichtenden Ergebnis, dass IntraActPlus lerntheoretisch zweifelhaft, fachdidaktisch unhaltbar und grundschulpädagogisch nicht wünschenswert sei.

Zielsetzung

Das Programm verfolgt das Ziel, Kindern ihrem eigenen Lerntempo entsprechend die Graphem-Phonem-Korrespondenzen zu vermitteln und sie beim sinnentnehmenden Lesen auf Wort-, Satz- und Textebene zu unterstützen.

Als wesentliche Grundlage gelten eine positive Beziehung zwischen Lehrkraft/Therapeut und Kind sowie die Vermittlung schneller Erfolgserlebnisse durch ein kleinschrittiges, wiederholendes Vorgehen. Aufgrund der zunehmenden Heterogenität von Lerngruppen und der damit verbundenen unterschiedlichen Lerntempi, sei eine strikte Individualisierung des Unterrichts unabdingbar. Mit diesen Aussagen bietet IntraActPlus keine neuen Herangehensweise, sondern orientiert sich an pädagogisch-psychologischen Haltungen, die seit Langem zum Allgemeingut pädagogischer und therapeutischer Arbeit gehören und sicherlich keine spezifischen Maßnahmen darstellen, um Schülern schriftsprachliche Kompetenzen zu vermitteln.

Prinzipien

Die postulierte Individualisierung wird jedoch nicht in Form von individuellen Lernangeboten umgesetzt, die auf die individuellen Förderbedürfnisse abgestimmt werden, sondern durch ein methodisch gleichförmiges Vorgehen, bei dem die einzige Stellschraube die Anpassung der Geschwindigkeit an das individuelle Lerntempo darstellt. Das *Prinzip einer Methode für Alle* wird damit begründet, dass die wenigsten Kinder in der Lage seien, die für sie optimalen Lernwege zu wählen und deshalb strukturierter, detaillierter Vorgaben durch eine Fachkraft bedürfen. Brügelmann (2009, 6) kritisiert in diesem Zusammenhang, dass die Autoren „die kognitive Wende in der pädagogischen Psychologie, die Einsichten konstruktivistischer Lerntheorien im Anschluss an Piaget, Wygotsky und anderen, vor allem aber mehr als 30 Jahre Schriftspracherwerbsforschung nicht zur Kenntnis“ genommen haben. Bei dieser Argumentation sollte aber auch die Kritik an der Umsetzung konstruktivistischer Methoden bei lernschwachen Kindern berücksichtigt werden (Grünke 2006; Wember 2007; Kap.8.1), sodass vorstrukturierte, geschlossene und kleinschrittige Lehrgänge wie IntraActPlus für Kinder mit Lese-Rechtschreibschwierigkeiten erfolgversprechender erscheinen als selbstbestimmte, eigenverantwortliche, entdeckende Lehr- und Lernmethoden.

zweifelhafte theoretische Grundlegung

Im Versuch, eine theoretische Grundlegung für die Methodik von IntraActPlus zu liefern, wenden sich die Autoren explizit gegen den Ansatz, Kindern im Anfangsunterricht zunächst das phonologische Prinzip der Schriftsprache zu vermitteln. In sehr polemischen Formulierungen wird dabei u.a. behauptet, dass dieser Lernweg das Ziel verfolge, „Schüler zu einer selbstentdeckend lernenden Persönlichkeit auszubilden“ (Jansen et al. 2012, 13). Solche Aussagen sind schlichtweg falsch. Die Vermittlung des lautgetreuen Schreibens und damit das Erlernen des phonologischen Prinzips der Schriftsprache ist schlicht eine Konsequenz aus der Erforschung des ungestörten Schriftspracherwerbs und den daraus resultierenden Entwicklungsmodellen (Kap. 2.4).

Jansen et al. (2012) betonen in diesem Zusammenhang, dass v.a. Kinder mit einem Defizit in der phonologischen Bewusstheit, die fälschlicherweise mit einer allgemeinen Beeinträchtigung der auditiven Wahrnehmung gleichgesetzt wird, durch die Fokussierung phonologischer Strategien benachteiligt werden, da sie besondere Schwierigkeiten mit der Identifizierung einzelner Laute bzw. der Analyse eines Wortes in Einzellaute haben. Sicherlich lässt sich ein Großteil lese-rechtschreibschwacher Kinder durch Defizite in der phonologischen Bewusstheit charakterisieren, dies ändert jedoch nichts an der Tatsache, dass die deutsche Orthographie die Phonologie der Lautsprache abbildet und deshalb alle Kinder im Rahmen des schriftsprachlichen Anfangsunterrichts entsprechende Kompetenzen erwerben müssen.

Umgang mit Fehlern Dem Umgang mit Fehlern kommt den Autoren zufolge eine besondere Bedeutung im schriftsprachlichen Anfangsunterricht zu. Da alle fehlerhaften Schreibweisen im Gehirn gespeichert würden und durch langwieriges Umlernen wieder gelöscht werden müssen – eine Behauptung, die jeglicher empirischer Evidenz entbehrt –, ermögliche ein Lernen, bei dem das Kind nur wenige Fehler macht, deutlich schnellere Fortschritte. Aus diesem Grund handelt es sich um ein ganz wesentliches Prinzip von IntraActPlus, die Lerninhalte so kleinschrittig aufzubauen, dass Fehler quasi ausgeschlossen werden. An dieser Stelle ist die Argumentation nicht schlüssig. Auf der einen Seite nehmen die Autoren an, dass bereits die einmalige fehlerhafte Schreibweise eines Wortes zu einer Gedächtnisspur führt, die später durch intensives Üben wieder korrigiert werden müsse. Zum anderen betonen sie – völlig zu Recht –, dass zu seltene Wahrnehmungen einzelner Buchstaben, Silben und Wörter nicht ausreichend seien, um sich die erwünschten Kompetenzen anzueignen, weshalb ein Lerninhalt so intensiv wiederholt werden müsse, bis die erwünschte Automatisierung erreicht werden könne. Unklar bleibt, warum fehlerhafte Schreibweisen bereits beim ersten Mal eine schwer zu löschende Gedächtnisspur hinterlassen, während dies für korrekte Wahrnehmungen nicht gelten soll (Brügelmann 2009).

Trotz der fragwürdigen und sehr einseitigen Kritik am „State of the Art“, des traditionellen Schriftsprachunterrichts die allzu offensichtlich lediglich das Ziel verfolgt, den eigenen Ansatz zu verteidigen, ist IntraActPlus ein Programm, das Risikokinder beim Einstieg in den Schriftspracherwerb effektiv unterstützen kann. Insbesondere die Betonung der notwendigen Automatisierung schriftsprachlicher Teilkompetenzen ist positiv hervorzuheben, da hier ein Kerndefizit leseschwache Kinder anzusiedeln ist.

9.8.2 Aufbau und Inhalte

IntraActPlus umfasst die Abschnitte „Lesen von Großbuchstaben“ (einzelne Buchstaben, Lautsynthese bereits erarbeiteter Buchstaben, kurze Wörter lesen, längere Wörter lesen), „Lesen von Kleinbuchstaben“, Lesen von Sätzen und Texten „Lautgetreues Schreiben“ (Vorübungen, einzelne Buchstaben und Buchstabenverbindungen abschreiben, Schreiben von Einzelbuchstaben nach Diktat) und „Rechtschreiben“ (Wörter nach visueller und auditiver Vorgabe buchstabieren, Wörter schreiben nach Diktat).

Vermittlung der GPK In einem ersten Schritt werden den Kindern die Graphem-Phonem-Korrespondenzen vermittelt. Ohne dass deutlich gemacht wird, welche Funktionen Buchstaben in der Schriftsprache übernehmen, beginnt der Lehrgang mit dem ersten Buchstaben, dessen entsprechender Lautwert von der Lehrkraft präsentiert wird, bevor dieser vom Kind wiederholt wird. Diese Übung wird mit immer größeren Unterbrechungen und Ablenkungsfragen so lange wiederholt, bis das Kind den mit dem gezeigten Buchstaben assoziierten Laut automatisiert abrufen kann. Anschließend werden nach gleichem Schema weitere Buchstaben eingeführt. Um die GPK zu erlernen und automatisieren, stellen die Autoren u. a. Material wie das Folgende zur Verfügung (Abb. 32).

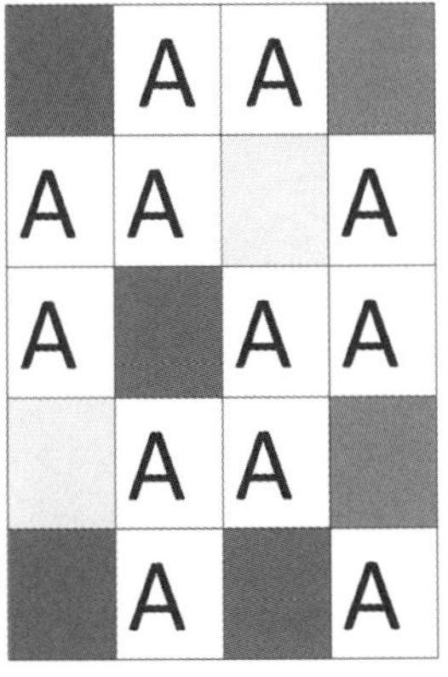

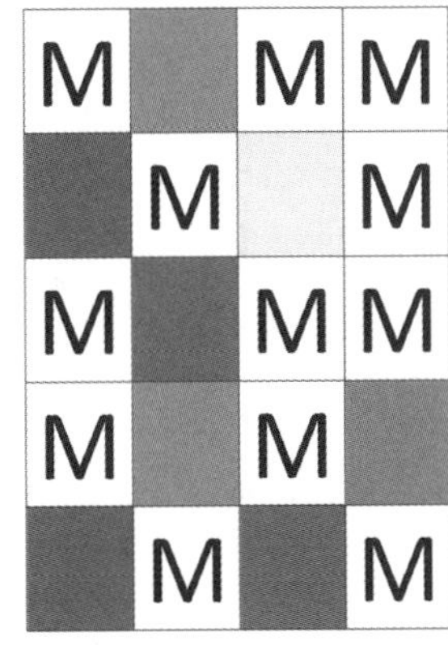

Beispiele

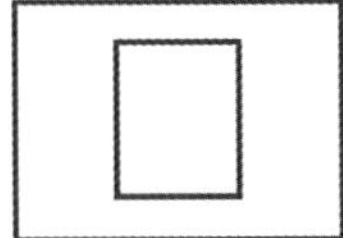

Schablone

Abb. 32: Übungsblätter zum Benennen von Einzelbuchstaben (Quadrate ohne Buchstaben haben im Original unterschiedliche Farben; Jansen et al. 2012, 47)

- Das Kind legt die Schablone so auf das Blatt, dass nur das erste Fenster zu sehen ist.
- Das Kind benennt den Buchstaben oder die Farbe (die Farben dienen dazu den Kurzzeitspeicher wieder zu löschen).
- Das Kind schiebt die Schablone in Leserichtung zum nächsten Fenster vor und benennt wieder.
- Jede Seite wird so oft wiederholt, bis alle Fenster sicher gelernt sind und flüssig gelesen werden können.

Silben, Wörter und Sätze lesen

Sind die Kinder in der Lage, die ersten Buchstaben automatisiert zu benennen, werden die ersten Silbenverbindungen mit diesen Buchstaben mit denselben Übungen und Materialien eingeführt und so das Prinzip der Synthese vermittelt. Die nächsten Lernschritte fokussieren dann das Erlesen von kurzen und längeren Wörtern und Sätzen, die ausschließlich aus bereits gelernten Buchstaben bestehen, wobei bei jedem Wort zuerst die einzelnen Buchstaben benannt werden, bevor die Laute synthetisiert werden.

Reduktion auf die Lesetechnik

Aus der Perspektive des Spracherfahrungsansatzes und dessen Forderung, Lesen und Schreiben von Anfang an als subjektiv bedeutsame Handlungen erlebbar zu machen (Brügelmann 1992), stellt Brügelmann (2009) fest, dass IntraAct-Plus das Erlesen von Buchstaben und Wörtern vom Sinnverstehen entkopple und es ausschließlich auf den technischen Aspekt reduziere. Die Kritik an der fehlenden Betonung der kommunikativen Funktion der Schriftsprache ist sicherlich berechtigt, dennoch müssen die von Brügelmann in diesem Zusammenhang vorgebrachten Vorwürfe relativiert werden. Unbestritten besteht langfristig betrachtet das zentrale Ziel des Leseunterrichts darin, Kinder zu motivieren und zu befähigen, sich aktiv mit Texten und deren Inhalten auseinander zu setzen. Neben sprachlichen Kompetenzen im semantischen und grammatischen Bereich und Strategien, die eine aktive Konstruktion der Bedeutung des Gelesenen ermöglichen, ist das Beherrschen der Lesetechnik (Worterkennung) die Conditio sine qua non und damit die erste Hürde im Prozess des Leseverstehens, die überwunden werden muss. Da Schwierigkeiten bei der Umwandlung von Schrift- in Lautsprache per Definition das Kernsymptom der Entwicklungsdyslexie darstellen, sind systematische, kleinschrittig angelegte Übungen für Kinder mit Schriftspracherwerbsstörungen absolut notwendig, um die Worterkennung zu erlernen und automatisieren. Verfügt ein Kind nicht über entsprechende Kompetenzen und muss es die meisten Wörter langsam synthetisierend verarbeiten, stehen kaum mehr Kapazitäten für die kognitive Verarbeitung des Gelesenen zur Verfügung. Erst die Automatisierung von Teilfertigkeiten – hier der Lesetechnik – ermöglicht das Lösen komplexerer Aufgabenstellungen – in diesem Fall die sinnentnehmende Verarbeitung des Gelesenen. Ein solches kleinschrittiges Vorgehen ohne zusätzliche kognitive und sprachliche Anforderungen, die das sinnentnehmende Lesen auf Satz- und Textebene mit sich bringen würden, bietet IntraActPlus im Abschnitt „Lesen“ an, und sollte insbesondere für Kinder mit Schwierigkeiten beim Erwerb des synthetisierenden Lesens und der Automatisierung der Worterkennung eine hilfreiche Unterstützung darstellen. Für Kinder ohne Schwierigkeiten beim Schriftspracherwerb ist ein derart kleinschrittiges Vorgehen nicht notwendig, weshalb eine flächendeckende Einführung des Konzepts für alle Kinder sicherlich überflüssig ist.

Insgesamt sollte nicht außer Acht gelassen werden, dass die Vermittlung der Lesetechnik, wie sie bspw. mit diesem Konzept realisiert werden kann, lediglich eine – wenn auch eine sehr wichtige – Säule in einer notwendigerweise mehrdimensional angelegten Förderung für Kinder mit Schriftspracherwerbsproblemen darstellt. Selbstverständlich darf sich der schriftsprachliche Anfangsunterricht nicht auf die Vermittlung dieser Fertigkeit reduzieren.

lautgetreues Schreiben

Im zweiten Abschnitt des Konzepts steht das lautgetreue Schreiben im Mittelpunkt. Das Schreiben von Buchstaben, Wörtern und Sätzen wird bei IntraActPlus also erst dann thematisiert, wenn die Kinder grundlegende Fähigkeiten im Lesen erworben haben. „Das Lesen sollte dem Schreiben zeitlich vorausgehen, denn das Lesen bahnt das richtige Schreiben an“ (Jansen et al. 2012, 26).

In einem ersten Schritt lernen die Kinder, die Formen, aus denen Buchstaben aufgebaut sind, in die Lineatur zu schreiben, wobei diese vorbereitenden Übungen bereits parallel zum Leselehrgang durchgeführt werden können, da hier ausschließlich feinmotorische Fähigkeiten geschult werden sollen.

Erst wenn diese Formen sicher beherrscht werden, wird mit dem Abschreiben von Buchstaben und Buchstabenverbindungen nach Vorlage begonnen, bevor diese im letzten Abschnitt des Kapitels „Lautgetreues Schreiben“ diktiert werden. Der Titel dieses Abschnitts könnte suggerieren, dass hier das phonologische Prinzip als Grundstrategie des Schreibens vermittelt wird. Dies ist mit der Formulierung „Laugetreues Schreiben“ jedoch nicht gemeint. Die Übungen in diesem Kapitel reduzieren sich auf das Schreiben von Buchstabenverbindungen nach Diktat.

Rechtschreiben

Im dritten Teil des Konzepts steht der Bereich der Rechtschreibung im Mittelpunkt. Hier sollen sich die Kinder die orthographisch korrekte Schreibweise eines

Grundwortschatzes einprägen, indem eine visuelle Repräsentation im Langzeitgedächtnis abgespeichert wird. Diese soll so häufig aktiviert werden, dass das Wort in unterschiedlichen Kontexten mühelos, automatisiert und sicher richtig geschrieben werden kann. Die Schreibweise der Trainingswörter soll auswendig gelernt werden, ohne dass Rechtschreibregeln oder Prinzipien der deutschen Orthographie thematisiert oder vermittelt werden.

Für diesen Abschnitt stehen 40 Lerneinheiten mit jeweils 12–16 Lernwörtern zur Verfügung, denen jeweils ein Diktat als eine Art Lernzielkontrolle zugeordnet ist. Um die angestrebte visuelle Repräsentation abstrahieren zu können, wird jedes Wort in mehreren Schritten bearbeitet. Die Kinder betrachten das Wort, versuchen es sich als Bild einzuprägen und nennen die einzelnen Buchstaben mit geschlossenen Augen. Wenn dies dem Kind bei allen Lernwörtern einer Einheit automatisiert gelingt, werden die Wörter und Sätze nach Diktat geschrieben. Als Hilfestellung sollen sich die Kinder die Orthographie des Wortes stets bildhaft vorstellen (also das abgespeicherte Wortbild aktivieren), bevor es tatsächlich geschrieben wird.

Jansen et al. (2012) gehen also davon aus, dass die Schreibweise jedes einzelnen Wortes im Langzeitgedächtnis in visueller Form als Abfolge von Graphemen repräsentiert ist. Auf der Grundlage dieser Annahme ist es nur konsequent, wenn das Ziel verfolgt wird, jedes einzelne Wort visuell abzuspeichern und auf die Vermittlung von Regeln zu verzichten.

Jedoch entbehrt diese Hypothese jeglicher theoretischer Grundlagen. Der Versuch, den Erwerb der korrekten Orthographie durch das Einprägen von Wortbildern zu realisieren, führt aufgrund einer fehlenden Systematik zwischen Schreibweise und Bedeutung schnell zu einer Überlastung des Gedächtnisses. Dass dieser methodische Ansatz zum Scheitern verurteilt ist, zeigen die zahlreichen negativen Erfahrungen mit Diktaten und Nachschriften, bei denen die Kinder in einer Lerneinheit mit unterschiedlichen orthographischen Besonderheiten der Schriftsprache konfrontiert wurden. Dies führt im besten Fall dazu, dass die Schreibweise einzelner Wörter auswendig gelernt wird, ohne dass ein Rechtschreibbewusstsein angebahnt, geschweige denn ein Transfer auf anderes, ähnlich strukturiertes Wortmaterial erreicht werden kann.

Aus theoretischer Perspektive sollte Kapitel 1 deutlich gemacht haben, dass sich Kinder beim Erwerb der korrekten Orthographie keine Wortbilder einprägen, sondern sich beim Schreiben vielmehr an phonologischen und morphologischen Prinzipien und Regeln orientieren oder sublexikalische Einheiten zum Schreiben mittels Analogiebildung nutzen. Aus diesem Grund dürften die bislang vorgestellten Rechtschreibprogramme (Kap. 9.5–9.7) für den Erwerb der korrekten Orthographie wesentlich effektiver sein als IntraActPlus, mit dessen Hilfe bestenfalls ein überschaubarer orthographisch gesicherter Sichtwortschatz aufgebaut werden kann.

Zusammenfassung

IntraActPlus ist ein eng strukturiertes Programm, dessen methodischer Ansatz im Bereich Lesen für Kinder mit Schriftspracherwerbsstörungen geeignet sein sollte, die Lesetechnik anzubahnen und zu automatisieren, auch wenn die Reihenfolge, in der die Buchstaben eingeführt werden, und das Lesematerial nicht nach linguistischen Kriterien ausgewählt wurden. Aufgrund der schwerpunktmäßig negativ formulierten Kritik, soll an dieser Stelle betont werden, dass „IntraActPlus besonders lernschwache Schülerinnen und Schüler effektiv beim Leseeinstieg unterstützt" (Fleischhauer et al. 2014, 206), insbesondere da systematische Maßnahmen zur Automatisierung der Worterkennung in vielen Lehrwerken eher vernachlässigt werden. Eine wissenschaftliche Überprüfung der Effektivität des Programms steht allerdings noch aus. Die methodische Vorgehensweise im Bereich des Rechtschreibens entbehrt jedoch jeglicher theoretischer Grundlage. Sie dürfte maximal geeignet sein, einen Sichtwortschatz aufzubauen.

9.9 Blitzschnelle Worterkennung

9.9.1 Grundlage

Die „Blitzschnelle Worterkennung" (Mayer 2018, 2013) basiert auf der Annahme, dass die Schwierigkeiten dyslektischer Kinder mit der Automatisierung des Lesens deren Probleme widerspiegeln, größere schriftsprachliche Einheiten als einzelne Buchstaben (z. B. Silben, Morpheme, häufig vorkommende Buchstabengruppen) ganzheitlich simultan zu verarbeiten und mit der entsprechenden Phonologie zu verknüpfen. Wentink et al. (1997) konnten bspw. zeigen, dass sich leseschwache Kinder im Vergleich zu durchschnittlich lesenden Kindern wesentlich stärker auf ein buchstabenweises synthetisierendes Erlesen verlassen und Schwierigkeiten haben, ihre Aufmerksamkeit auf größere orthographische Elemente zu lenken.

Training auf (sub-)lexikalischer Ebene

Die „Blitzschnelle Worterkennung" versucht die Automatisierung des Leseprozesses in Gang zu setzen, indem die Kinder unterstützt werden, Repräsentationen der häufigsten Graphemfolgen der deutschen Orthographie zu abstrahieren. Im Vergleich zu Maßnahmen, die versuchen, die Lesegeschwindigkeit durch das Lesen von Texten zu steigern, verspricht ein Training auf (sub-)lexikalischer Ebene deutliche Vorteile, hinsichtlich des unmittelbaren Erfolgserlebens der Kinder und damit des motivationalen Aspekts einer Förderung. Während Texte insbesondere Kinder mit zahlreichen Misserfolgserlebnissen und Versagensängsten bei schriftsprachlichen Anforderungen eher demotivieren könnten, ermöglicht das überschaubare Wortmaterial in den einzelnen Übungskapiteln der Blitzschnellen Worterkennung auch leseschwachen Kindern schnelle Erfolgserlebnisse. Zudem sollte ein Training auf Wortebene insbesondere deshalb besonders effektiv sein, da der Kontext – im Gegensatz zum Textlesen – nicht zum Erraten von Wörtern genutzt werden kann. Die einzelnen Wörter müssen vielmehr orthographisch und phonologisch vollständig verarbeitet werden, sodass die abstrahierten Repräsentationen im Langzeitgedächtnis von hoher Qualität sein sollten. Hinzukommt, dass ein Training auf sublexikalischer Ebene ein Transferlernen hohen Ausmaßes verspricht, da die Repräsentationen orthographischer Muster auf sublexikalischer Ebene die automatisierte Verarbeitung orthographisch ähnlich strukturierter Wörter in anderen Kontexten lenken kann.

Die „Blitzschnelle Worterkennung" kann eingesetzt werden, sobald die Kinder Sicherheit bei der Anwendung des alphabetischen Prinzips gewonnen haben. Sie zielt auf den Erwerb der orthographischen Lesestrategie.

9.9.2 Aufbau und Inhalte

In der „Blitzschnellen Worterkennung“ werden die in der deutschen Schriftsprache am häufigsten vorkommenden Graphemfolgen (Signalgruppen) mit unterschiedlichen Übungen und Spielen zunächst isoliert und anschließend auf Wortebene eingeübt. Das Lesetraining (Mayer 2018) fokussiert in zehn Fördereinheiten insgesamt 30 Graphemfolgen des Deutschen. Bei Mayer (2013) stehen weitere zehn Kapitel mit 30 neuen „Signalgruppen“ zur Verfügung (Tab. 15).

Blitzschnelle Worterkennung (Mayer 2018)		**Blitzschnelle Worterkennung – Ergänzungsmaterial (Mayer 2013)**	
Kapitel 1	all, ast, ahn	Kapitel 1	der, ten, fla
Kapitel 2	ick, icht, ock	Kapitel 2	ung, str, ine
Kapitel 3	and, eib, auch	Kapitel 3	spr, sam, ahl
Kapitel 4	ing, ohn, ück	Kapitel 4	ber, kra, ank
Kapitel 5	ang, uch, und	Kapitel 5	iese, eim, ende
Kapitel 6	echt, eich, ort	Kapitel 6	enne, ache, ange
Kapitel 7	acht, ind, aub	Kapitel 7	eine, ucht, win
Kapitel 8	elt, ist, ecke	Kapitel 8	ent, elle. wir
Kapitel 9	anz, eil, ink	Kapitel 9	eit, sich, men
Kapitel 10	eifen, agen, iege	Kapitel 10	alt, esse, schen

Tab. 15: Trainierte Signalgruppen (Mayer 2012, 2013b)

Die einzelnen Fördereinheiten des Lesetrainings sind strukturell ähnlich aufgebaut. Pro Fördereinheit, für die jeweils etwa zwei Unterrichtsstunden anzusetzen sind, wird die automatisierte Verarbeitung von drei Signalgruppen (z. B. <ber>, <kra>, <ank>) zunächst isoliert und anschließend anhand eines Wortschatzes von sieben Wörtern pro Graphemfolge trainiert, sodass pro Fördereinheit mit 21 Wörtern gearbeitet wird.

Arbeit mit isolierten Signalgruppen

Im ersten Teil, der etwa 20 Minuten in Anspruch nimmt, werden den Kindern die im Mittelpunkt stehenden Graphemfolgen isoliert präsentiert. Die Signalgruppen werden durch unterschiedliche Farben optisch hervorgehoben, wobei diese Hilfe während der ersten Stunde beibehalten und dann sukzessive ausgeblendet wird. Mithilfe zusätzlicher Buchstabenkarten versuchen die Schüler, Wörter zu bilden, deren zentraler Bestandteil eine der Signalgruppen ist. Sind die Kinder in der Lage, die „Signalgruppen“ mit hoher Genauigkeit zu benennen, werden Übungen zur schnellen und automatisierten Erkennung durchgeführt.

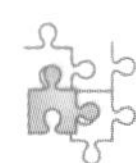

Übungen mit den isolierten Signalgruppen

- Die Kinder schreiben die drei Buchstabenfolgen auf kleine Zettel. Die Lehrkraft nennt Signalgruppen, die Kinder halten den entsprechenden Zettel hoch. Alternativ nennt die Lehrkraft Wörter, die eine der Signalgruppen beinhalten. Die Kinder versuchen die „versteckte" Signalgruppe zu identifizieren und halten das entsprechende Kärtchen hoch.
- Die Kinder erhalten paarweise einen Signalgruppenwürfel, der mit den fokussierten Buchstabenfolgen beklebt ist: Im stetigen Wechsel würfelt ein Kind, das andere benennt die gewürfelte Signalgruppe.

Zum Abschluss der Arbeit mit den isolierten Signalgruppen kommen Blitzleseübungen am PC zum Einsatz. Dabei haben die Kinder die Aufgabe, die kurz aufblitzenden Buchstabenfolgen ganzheitlich zu verarbeiten und möglichst schnell zu benennen. Die Dauer des Aufblitzens und die Geschwindigkeit, in der das folgende Item erscheint, kann von der Lehrkraft an die Bedürfnisse der Kinder angepasst werden.

Arbeit mit den Trainingswörtern

Im zweiten Teil werden die Kinder in unterschiedlichsten Spielen und Übungen mit Trainingswörtern, die aus den Graphemfolgen gebildet werden, konfrontiert. Auch hier liegt der Schwerpunkt auf einer möglichst hochfrequenten Verarbeitung. Zunächst wird der exemplarische Wortschatz nach Signalgruppen geordnet mit optischer Hervorhebung präsentiert (Abb. 33) und die Aufgabe der Lehrkraft besteht darin, die Kinder zu motivieren, die Wörter möglichst häufig zu erlesen. Bspw. werden die Wörter in Silben segmentiert geklatscht, gestampft etc. oder die Lehrkraft stellt die Wörter mit Handzeichen (Lautgebärden) dar und die Kinder versuchen die Wörter an der Tafel zu erkennen. Schließlich erhalten die Schüler Kärtchen, auf denen sich der nach Signalgruppen geordnete Trainingswortschatz befindet und werden über mehrere Tage hinweg aufgefordert, immer wieder einen Blick auf die Karte zu werfen. Ist eine ausreichende Sicherheit hinsichtlich der Lesegenauigkeit der Trainingswörter erreicht, bietet das Material zahlreiche Übungen und Spiele, die in Form eines Stationenlernens, einer Lerntheke oder ähnlichen Formen des offenen Unterrichts umgesetzt werden können. Dabei kommen z. B. Domino- und Memoryspiele sowie einige andere einfache Karten- und Bewegungsspiele zum Einsatz.

zaubern	Kranz	tanken
Silber	Kragen	zanken
Kleber	kramen	danken
Räuber	Kran	krank
Berge	kratzen	Bank
Überfall	Krampf	wanken
überlegen	Krach	Schranke

Abb. 33: Exemplarischer Übungswortschatz nach Signalgruppen geordnet (die Silben „Ber/ber", „Kra/kra" und „ank" werden jeweils in einer anderen Farbe hervorgehoben)

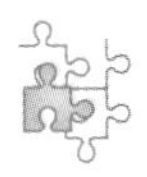

Domino mit Trainingswörtern: Die Dominokarten mit Trainingswörtern werden gleichmäßig an die Kinder verteilt. Das Kind mit der Startkarte darf diese Karte als erstes ablegen. Nun dürfen die Kinder reihum eine Dominokarte mit einem Wort derselben Signalgruppe anlegen. Gewonnen hat, wer als erstes keine Karte mehr hat.
Kartenablage: Die Trainingswörter werden gleichmäßig an die Kinder verteilt, wobei jedes Kind etwa zehn Wortkarten erhält. Die Lehrkraft oder ein Kind aus der Spielgruppe würfelt mit dem „Signalgruppenwürfel" und alle Kinder dürfen jeweils ein Wort der entsprechenden Signalgruppe in der Mitte ablegen. Kann ein Kind keine Karte mehr ablegen, muss es vom in der Mitte liegenden Stapel eine Karte ziehen. Wer zuerst keine Karten mehr hat, hat gewonnen.
Laufspiel: Die Klasse wird in drei Gruppen eingeteilt. Jeder Gruppe wird eine Signalgruppe zugeordnet. Alle Wortkärtchen des Übungswortschatzes werden auf einem Tisch verdeckt ausgelegt. Die Kinder stellen sich in ihren Gruppen in etwa fünf Meter Abstand vom Tisch in drei Reihen auf. Das Spiel wird in der Form eines Staffellaufs durchgeführt. Jeweils ein Kind jeder Gruppe darf zum Tisch laufen und ein Wort umdrehen. Beinhaltet das Wort die zugeordnete Signalgruppe, darf das Kind das Wort behalten, andernfalls wird es wieder umgedreht auf den Tisch zurückgelegt. Sieger ist die Gruppe, die als erstes alle Wortkärtchen mit ihrer Signalgruppe gefunden hat oder nach einer bestimmten Zeit die meisten Wörter gesammelt hat.

Den Abschluss einer jeden Fördereinheit bildet analog zur Arbeit mit den Signalgruppen das Blitzlesen der Trainingswörter am PC.

Zusammenfassung

Die **„Blitzschnelle Worterkennung"** ist ein kindgemäßes und motivierendes Programm, das in der Kleingruppenarbeit mit sechs bis acht Kinder, aber auch im Klassenunterricht problemlos umgesetzt werden kann, vorausgesetzt dass die Kinder das alphabetische Prinzip der Schriftsprache beherrschen. Gleichermaßen eignet sich das Programm für die Einzeltherapie, wobei die Spiele für Kleingruppen in diesem Kontext nicht eins zu eins umgesetzt werden können bzw. die Therapeutin als Mitspielerin fungiert. Im schulischen und therapeutischen Kontext ist darauf zu achten, dass die Kinder sukzessive mit den Übungen und Spielen vertraut gemacht werden.

Die „Blitzschnelle Worterkennung" zielt auf die besonderen Schwierigkeiten leseschwacher Kinder mit der Automatisierung des Leseprozesses und damit auf das Kernsymptom der Lese-Rechtschreibstörung im deutschsprachigen Raum. Damit stellt sie einen wesentlichen Bestandteil der Förderung im Rahmen des schriftsprachlichen Anfangsunterrichts dar. Die Effektivität des Trainings wurde in mehreren Studien evaluiert (Mayer 2008; Mayer/Motsch 2015; Pape-Neumann et al. 2015).

Es darf aber nicht vernachlässigt werden, dass die Förderung der Worterkennung durch Maßnahmen im Bereich der Rechtschreibung und der Vermittlung von Strategien zur aktiven Auseinandersetzung mit dem Inhalt des Gelesenen (z. B. Mayer/Marks 2021; Kap. 8.5.2, Kap. 9.11) ergänzt werden muss.

9.10 PotsBlitz – Das Potsdamer Lesetraining

9.10.1 Grundlagen

Lesetraining auf Silbenbasis

PotsBlitz (Ritter/Scheerer-Neumann 2009) ist ein Lesetraining auf Silbenbasis mit der Zielsetzung, die Lesegenauigkeit und Lesegeschwindigkeit zu erhöhen. Methodischer Kern des insgesamt 18 Einheiten umfassenden Programms ist die systematische Vermittlung einer *visuellen* Silbensegmentierungsstrategie, mit deren Hilfe gedruckte Wörter in ökonomische Einheiten gegliedert und dadurch effektiv verarbeitet werden sollen (Ritter 2014).

Das Programm richtet sich an Kinder, die das alphabetische Prinzip der Schriftsprache bereits verstanden haben und anwenden können, aber spezifische Schwierigkeiten beim Erwerb der orthographischen Strategie haben. Die übergeordnete Idee von Potsblitz besteht darin, dass die Fähigkeit, komplexe Wörter in ökonomische *visuelle* Einheiten zu gliedern und diese ganzheitlich-simultan zu verarbeiten, einen wesentlichen Lernschritt bei der Automatisierung des Leseprozesses darstellt.

visuelle Silbensegmentierung

Das Lesetraining baut zwar auf der Segmentierung gesprochener Wörter in Silben auf, im Mittelpunkt steht aber die *visuelle* Gliederung gedruckter Wörter in Schreibsilben. Ritter (2014) betont den Unterschied zwischen beiden Kompetenzen: Während in der lautsprachlichen Modalität das zu segmentierende Wort bekannt ist und die Silbengrenzen über den Sprechrhythmus erkannt werden können, ist die Silbenstruktur eines gedruckten Wortes für Kinder nicht ersichtlich und muss durch die Anwendung orthographischen Wissens erst erarbeitet werden. Da leseschwache Kinder mit der visuellen Orientierung im Wort oftmals Schwierigkeiten haben, wird ihnen als Hilfestellung folgende Strategie vermittelt:

> *„Stehen ein oder mehrere Mitlaute zwischen zwei Selbstlauten, gehört der letzte Mitlaut zur jeweils folgenden Silbe“ (Ritter/Scheerer-Neumann 2009, 21).*

Mit diesem Wissen ausgestattet, lernen die Kinder die Silbengrenzen gedruckter Wörter zu markieren, die Vokale zu kennzeichnen, sowie das Wort zunächst in Silben segmentiert und schließlich als Ganzes zu lesen.

Die Grundlage des Trainings bildet eine Studie von Scheerer-Neumann (1981), die zeigen konnte, dass leseschwache Kinder der dritten Klasse durch die Vermittlung dieser Strategie ihre Lesegenauigkeit im Vergleich zu den Kindern einer nicht geförderten Kontrollgruppe hochsignifikant steigern konnten. Durch eine Modifikation des Ansatzes von Scheerer-Neumann gelang es Ritter (2005), neben der Lesegenauigkeit auch die Lesegeschwindigkeit von Kindern zu verbessern.

9.10.2 Aufbau und Inhalte

mündliche Silbensegmentierung

Als Grundlage der visuellen Silbensegmentierung wird in einem ersten Schritt die Gliederung eines Wortes in Sprechsilben eingeübt, wobei auf eine linguistische Auswahl des Wortmaterials geachtet und zu Beginn ausschließlich mit Wörtern mit einfacher Silbenstruktur (KVKV) gearbeitet wird. Methodisch wird dies umgesetzt, indem ein mündlich vorgegebenes Wort in Sprechsilben segmentiert, die Anzahl an Silben benannt und die entsprechende Anzahl an Silbenbögen gezeichnet sowie die Vokale eingetragen werden.

Einüben der Silbenregel

Wenn die Kinder diese Fähigkeit beherrschen, werden sie mit oben genannter Silbenregel konfrontiert. Um diese in einem ersten Schritt handlungsorientiert einzuüben, werden Buchstabenplättchen eingesetzt, die der Regel folgend auseinander geschoben werden müssen, wobei Vokale und Konsonanten durch unterschiedliche Farben optisch verdeutlicht werden (Abb. 34). Anschließend wird die Strategie anhand von Arbeitsblättern eingeübt, auf denen zuerst die Vokale eines Wortes markiert, die Silbengrenzen eingezeichnet und das Wort schließlich silbenweise erlesen werden muss. Die Integration von Pseudowörtern bei diesem Lernschritt ist ein sinnvoller methodischer Aspekt, da die schnelle und genaue Verarbeitung von Wörtern, zu denen im orthographischen Lexikon keine Einträge vorhanden sind, besonders hohe Anforderungen an die sinnvolle Gliederung in kleinere Einheiten stellt.

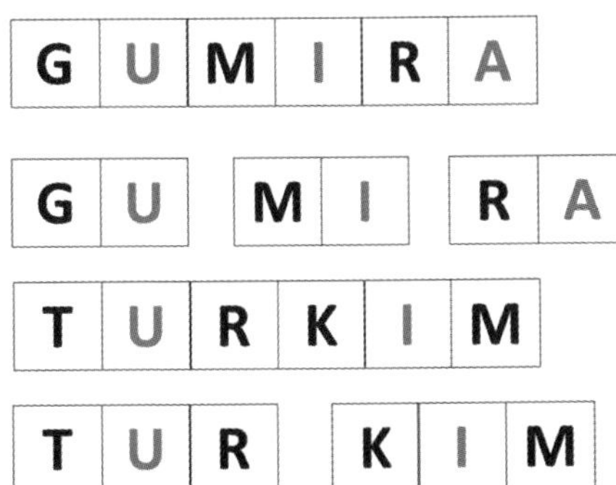

Abb. 34: Handlungsorientierte visuelle Silbensegmentierung

Blitzlesen am PC

Nachdem die Kinder die visuelle Silbensegmentierung eingeübt haben, ist das Lesen von Blitzwörtern am PC ein weiteres wichtiges Element des Programms. Positiv hervorzuheben ist auch in diesem Zusammenhang die linguistisch fundierte Auswahl des Wortmaterials, dessen Komplexität sowohl hinsichtlich der Länge als auch der verwendeten Silbenstrukturen kontinuierlich gesteigert wird. Zudem kann die Präsentationszeit der einzelnen Wörter individuell angepasst werden. Für Kinder, die mit der Anwendung der Silbenregel noch Schwierigkeiten haben, können die Wörter auch in Silben segmentiert mit optischer Hervorhebung präsentiert werden.

überflüssige Hinweise

Nicht zwingend nachvollziehbar ist, dass die sicherlich effektive Methode des Blitzlesens durch unnötig komplexe Anweisungen rund um die Silbenregel erschwert wird. Da diese Übungen sinnvollerweise erst dann eingesetzt werden, wenn die Kinder die visuelle Silbensegmentation bereits automatisiert haben, sind die als Hilfestellung gedachten Tipps wie

- „Die Wörter sind immer gleich aufgebaut.
- Alle Wörter haben zwei Silben und die Trennung ist immer nach dem Selbstlaut.
- Der Selbstlaut wird immer lang gesprochen […].
- Lies also immer bis zum Selbstlaut und setze dann an für die neue Silbe.

- Du kannst die Silben beim Lesen getrennt sprechen" (Ritter/Scheerer-Neumann 2009, 5)

überflüssig und könnten die Kinder evtl. sogar verwirren. Überflüssig erscheint auch der Hinweis, dass die Kinder korrigiert werden sollen, wenn sie ein Wort zwar korrekt erlesen, die Silbenstruktur aber nicht berücksichtigt haben (z. B. „Mel-on-e").

Textlesen

Um den Kindern zu verdeutlichen, dass die auf Wortebene angebahnte Strategie auch eine effektive Hilfe beim Erlesen größerer Einheiten darstellt, stellt das Textlesen einen weiteren Schwerpunkt des Potsdamer Lesetrainings dar, wobei methodisch das wiederholte Lesen desselben Materials vorgesehen ist, bis ein festgelegtes Erfolgskriterium (85 Wörter/Minute) erreicht ist. Die Steigerung der Lesegeschwindigkeit wird den Kindern von Leseversuch zu Leseversuch graphisch veranschaulicht.

Da das Wortmaterial in vielen Büchern für Leseanfänger für leseschwache Kinder zu komplex ist, um es mit der vermittelten Strategie effektiv verarbeiten zu können, wurden für PotsBlitz eigene Texte konzipiert, dessen Wortmaterial mit der Silbensegmentierungsstrategie problemlos gelesen werden kann.

Stundenablauf

In den mitgelieferten „Hinweisen zur Durchführung der Stundeninhalte" liefern Ritter/Scheerer-Neumann detaillierte Anregungen sowie zahlreiche Kopiervorlagen für die Gestaltung der 18 Unterrichtseinheiten. In den meisten Stunden ist folgender Ablauf vorgesehen:

- mündliche Gliederung von Wörtern in Sprechsilben,
- Einzeichnen von Silbenbögen in gedruckte Wörter, Eintragen und Vorlesen der Vokale,
- Einführung bzw. Üben der Silbenregel mit der Buchstabentafel und Buchstabenplättchen bzw. gedruckten Wörtern,
- Blitzlesen (am PC),
- wiederholtes Textlesen.

Diese ritualisierte Vorgehensweise ist ein wichtiger positiver Aspekt, da durch eine durchgängig ähnliche methodische Gestaltung die Automatisierung intendierter Lerninhalte schneller erreicht werden kann, als wenn die Aufmerksamkeit der Kinder durch ständig neue Übungsformate vom eigentlichen Ziel abgelenkt wird.

Kritisch beurteilt werden muss dagegen die Berücksichtigung des Blitzlesens und Textlesens bereits ab der dritten Stunde. Evtl. wäre es sinnvoller, zunächst auf die automatisierte Anwendung der Silbenregel zu achten, bevor diese beiden wichtigen Teile ins Training integriert werden. Ferner erscheint es problematisch, dass die Kinder in jeder Stunde mit einem neuen Text konfrontiert werden. Auch wenn die Autorinnen betonen, dass dieser Text so oft gelesen werden soll, bis das vereinbarte Erfolgskriterium erreicht ist, dürfte dies in einer 45-Minuten-Einheit, während der auch noch andere Übungen durchgeführt werden, kaum realisierbar sein. Deshalb wäre es gegebenenfalls sinnvoller, dieselben Texte in mehreren aufeinanderfolgenden Einheiten zu verwenden.

morphologische Regelhaftigkeiten

In den letzten acht Stunden des Trainingsprogramms werden morphologische Regelhaftigkeiten thematisiert und die Kinder sollen lernen, Komposita und Wörter mit Vorsilben sicher und schnell zu erlesen. Dies wird zum einen isoliert, zum anderen auch im zusammenhängenden Text geübt. Um die Zusammensetzung der

Komposita zu visualisieren, werden die einzelnen Morpheme eines Wortes zu Beginn durch unterschiedliche Drucktypen (normal vs. fett) verdeutlicht.

An dieser Stelle erleben die Kinder, dass die Silbenregel bei manchen Komposita (z. B. *Scho-ko-la-de-neis vs. Scho-ko-la-den-eis) nicht greift und deshalb zunächst die einzelnen Morpheme isoliert und anschließend segmentiert werden sollten. Die dazu angebotene Erklärung dürfte für Kinder mit metasprachlichen und/oder kognitiven Beeinträchtigungen allerdings zu komplex sein:

> *„Komposita mit einem einzelnen Konsonanten am Anfang des zweiten Morphems können mit Hilfe der Silbenregel erlesen werden, während dies bei Morphemen mit initialen Konsonantenhäufungen nicht möglich ist" (Ritter/Scheerer-Neumann 2009, 47).*

Hinzukommt, dass diese Erklärung bspw. bei dem oben genannten Beispiel mit einem Fugenelement, bei dem das zweite Morphem („eis") mit einem Vokal beginnt, nicht greift.

Pyramidenwörter

Zusätzlich werden Übungen wie „Pyramidenwörter" und „Auf- und Abbauwörter" eingesetzt (Abb. 35). Da auf diese Weise dasselbe Wortmaterial wiederholt gelesen werden muss, sind diese Übungen sicherlich auch effektiv, um wortspezifisches Wissen im orthographischen Speicher abstrahieren zu können.

Die letzten acht Einheiten haben einen ähnlichen Aufbau wie der erste Teil: Nach dem Segmentieren und Erlesen zusammengesetzter Wörter sowie den Übungen mit den „Pyramiden"- und „Auf- und Abbauwörtern" folgt die Arbeit mit den Blitzwörtern, bevor die Kinder mit einer neuen Geschichte konfrontiert werden.

Finger Fingernagel Fingernagelfeile die spitze Fingernagelfeile	Hand Handtuch Handtuchhalter Tuchhalter Halter

Abb. 35: „Pyramidenwörter" und „Auf- und Abbauwörter" aus Potsblitz (Ritter/Scheerer-Neumann 2009)

Zusammenfassung

PotsBlitz ist neben der „Blitzschnellen Worterkennung" eines der wenigen hinsichtlich seiner Effektivität evaluierten Programme zur Erhöhung der Lesegeschwindigkeit (Ritter 2005). Aufgrund der empirisch wiederholt bestätigten Annahme eines Kerndefizits deutschsprachiger leseschwacher Kinder in diesem Bereich handelt es sich um eine für den Unterricht und die Therapie wertvolle Unterstützungsmaßnahme. Durch die Fokussierung der Silbe und der Vermittlung der visuellen Silbensegmentierung sollte es Kindern gelingen, Wörter in ökonomische Einheiten zu gliedern, sodass diese schriftsprachlichen Einheiten in den Mittelpunkt rücken und simultan erfasst werden können. Um die ganzheitliche Verarbeitung möglichst effektiv zu trainieren, könnte das Programm jedoch dahingehend modifiziert werden, in den einzelnen Einheiten mit einer eng umgrenzten Anzahl an Silben zu arbeiten, mit

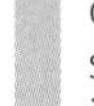

denen die Kinder im Wortkontext so hochfrequent konfrontiert werden, dass Repräsentationen im orthographischen Wortformspeicher gespeichert werden, die auch in Zukunft eine automatisierte Verarbeitung ermöglichen.

9.11 Lesetricks von Professor Neugier

9.11.1 Grundlagen

Um den insbesondere in den internationalen Vergleichsstudien PISA und IGLU offensichtlich gewordenen Schwierigkeiten deutschsprachiger Schüler mit dem Leseverständnis (Hußmann et al. 2017) effektiv begegnen zu können, wurden seit Anfang der 2000er Jahre Interventionsprogramme entwickelt, evaluiert und publiziert, die auf eine Verbesserung des Leseverständnisses durch die Vermittlung von Verstehensstrategien abzielen (Spörer et al. 2016; Rühl/Souvignier 2006; Gold et al. 2004).

Strategieorientiertes Training

Bei den Lesetricks von Professor Neugier (Mayer/Marks 2021) handelt es sich um ein strategieorientiertes Trainingsprogramm, das insbesondere auch die sprachlichen und kognitiven Voraussetzungen lern- und leseschwacher sowie sprachlich beeinträchtigter Kinder berücksichtigt und für das Ende der Primarstufe und die ersten Klassen der Sekundarstufe (auch bei Kindern mit sonderpädagogischem Förderbedarf) entwickelt wurde. Grundlegende Voraussetzung für den effektiven Einsatz des Programms ist auf Seiten der Schüler eine ausreichend basale Lesekompetenz.

Das Programm besteht aus 25 vollständig ausgearbeiteten Unterrichtseinheiten inkl. aller Materialien, in denen sechs Strategien (mental imagery, Aktivieren von Hintergrundwissen, Vorhersagen treffen, Fragen an den Text stellen, Comprehension monitoring, Zusammenfassen, Kap. 8.5.3) innerhalb eines Schulhalbjahres vermittelt und mit den Kindern geübt werden. Die Strategien werden über einen Zeitraum von drei bis sechs Fördereinheiten zunächst isoliert behandelt. Dabei erklärt die Lehrkraft die Bedeutung der Strategie in Bezug auf das Verstehen von Textinhalten. Sie modelliert die prinzipielle Vorgehensweise bei der Anwendung der Strategie und übt sie mit den Kindern ein. Nach der Vermittlung von vier Strategien wird eine Übungsstunde integriert, in der die bis zu diesem Zeitpunkt behandelten Strategien wiederholt werden, sodass auf diese Weise die gleichzeitige Anwendung mehrerer Strategien geübt wird. Den Abschluss des Trainingsprogramms bilden fünf Fördereinheiten, in denen die selbständige Anwendung aller Strategien beim Lesen längerer Geschichten im Mittelpunkt steht.

Schaffung eines positiven Problembewusstseins

Um die notwendigen motivationalen Voraussetzungen für eine erfolgreiche Anwendung der Strategien zu schaffen, soll auf Seiten der Schüler ein positives Problembewusstsein für das Nichtverstehen von Texten geschaffen werden, indem eine Identifikationsfigur in Gestalt von Professor Neugier in das Trainingsprogramm und in die verwendeten Arbeitsmaterialien integriert wird. Diese Identifikationsfigur begleitet die Kinder in jeder Stunde und macht deutlich, dass jeder Leser hin und wieder in die Situation des „Nicht-Verstehens“ gerät (Abb. 36). Seine Tricks können aber helfen, diese Situationen zu klären.

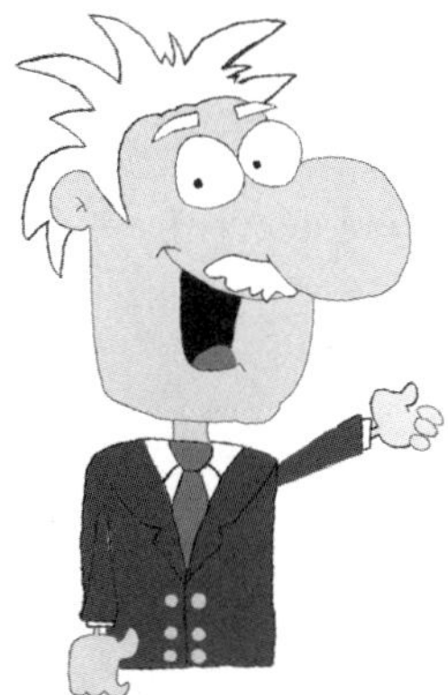

Abb. 36: Professor Neugier (Mayer/Marks 2021)

9.11.2 Prinzipien und Inhalte

Isolierte Strategievermittlung

Um den kognitiven Voraussetzungen sprach- und lernschwacher Kinder gerecht zu werden, werden die Strategien bewusst nacheinander eingeführt und den Schülern über mehrere Stunden isoliert vermittelt. So soll sichergestellt werden, dass die Schüler ihre Aufmerksamkeit tatsächlich auf die Strategie und deren Anwendung fokussieren können. Das Förderkonzept lässt sich durch einen Wechsel zwischen expliziter, direkter Instruktion der Lehrkraft und eher eigenverantwortlichen Übungen in Einzel- oder Partnerarbeit charakterisieren. Insbesondere bei der Einführung der einzelnen Strategien steht die explizite direkte Erklärung der Bedeutung der Strategie durch die Lehrkraft im Mittelpunkt. Sie modelliert auch deren Anwendung, während die Schüler im Laufe der Arbeit an einer Strategie sukzessive mehr Eigenverantwortung übernehmen.

Satzebene als Ausgangspunkt der Strategievermittlung

Ein weiteres wichtiges Merkmal ist die kontinuierliche Steigerung des Schwierigkeitsgrades, sowohl in Bezug auf die gestellten Aufgabenformate als auch auf das verwendete Material. So stellen – wann immer möglich – zunächst kleinere schriftsprachliche Einheiten (einzelne Wörter, dann Sätze, dann Absätze) oder mündliche, von der Lehrkraft vorgelesene Texte den Ausgangspunkt der Strategievermittlung dar. Erst nachdem die Schüler die Anwendung der Strategie bei kurzen Einheiten oder vorgelesenen Texten beherrschen, haben sie im letzten Schritt die Aufgabe, die Strategien beim Lesen von gedruckten Texten anzuwenden.

Hilfestellungen

Auf dem Weg zur selbständigen Anwendung der Strategien erhalten die Kinder zu Beginn Hilfestellungen, indem z. B. verschiedene Antwortalternativen vorgegeben, wichtige Wörter oder Satzteile optisch hervorgehoben oder Texte durch Sinnabschnitte strukturiert werden, die sukzessive ausgeblendet werden.

Trickkarte

Um die Kinder bei der Anwendung der Strategien und konkreten Vorgehensweise gezielt zu unterstützen, wird im Klassenzimmer nach der Einführung einer neuen Strategie eine entsprechende „Trickkarte" von Professor Neugier als Erinnerungshilfe aufgehängt (Abb. 37).

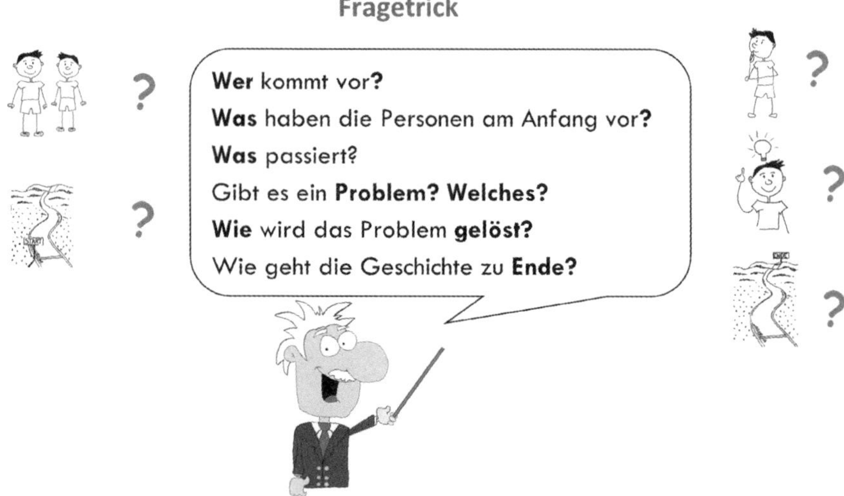

Abb. 37: Trickkarte „Fragen an den Text stellen" (Mayer/ Marks 2021)

Strategiebuch

Darüber hinaus erhalten die Kinder ein Strategiebuch, das in den Übungs- und Wiederholungsstunden zum Einsatz kommt. Im „Strategiebuch" sind alle bis zu diesem Zeitpunkt bereits erarbeiteten „Tricks" zu einem kleinen Buch zusammengebunden, das ihnen bei der eigenständigen Anwendung als Orientierungshilfe dienen soll (Abb. 38).

Strategie Fragen stellen

Die allgemeinen Prinzipien des Förderkonzepts können am Beispiel der Vermittlung der Strategie des „Fragen an den Text stellen" exemplarisch konkretisiert werden (Mayer 2018).

In Analogie zu einer Lernzielkontrolle im realen Schulleben, bei der die Lehrkraft überprüft, ob Schüler Lerninhalte verstanden und behalten haben, indem sie ihnen Fragen stellt, macht die Lehrkraft den Schülern deutlich, dass sie selber überprüfen können, ob sie einen Text verstanden haben, indem sie sich selber Fragen stellen. Dabei bietet die Lehrkraft bereits einige Fragen an, die sich die Schüler nach dem Lesen eines Textes selber stellen können, um die zentralen Aspekte der Geschichte zu erfassen (Wer kommt in der Geschichte vor? Was haben die Personen vor? Was passiert in der Geschichte? Gibt es ein Problem?, Abb.37).

Im Anschluss modelliert die Lehrkraft die Vorgehensweise an einer kurzen Geschichte. Sie liest die Geschichte vor, wendet die Strategie des „mental imagery" an, die zu diesem Zeitpunkt bereits vermittelt wurde, formuliert einige Fragen und beantwortet sie selbst. Die erste selbständige Anwendung der Strategie wird an kleinen schriftsprachlichen Einheiten eingeübt, die sowohl lesetechnisch als auch inhaltlich problemlos bewältigt werden können. Zu diesem Zweck wurden kleine Geschichten aus zwei bis drei Sätzen konstruiert, die die Schüler erlesen sollen, bevor sie dann ihren Mitschülern mit Hilfe der Trickkarte Fragen stellen sollen:

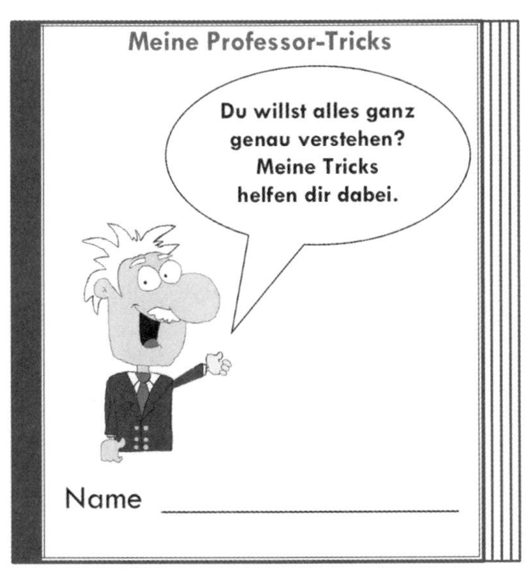

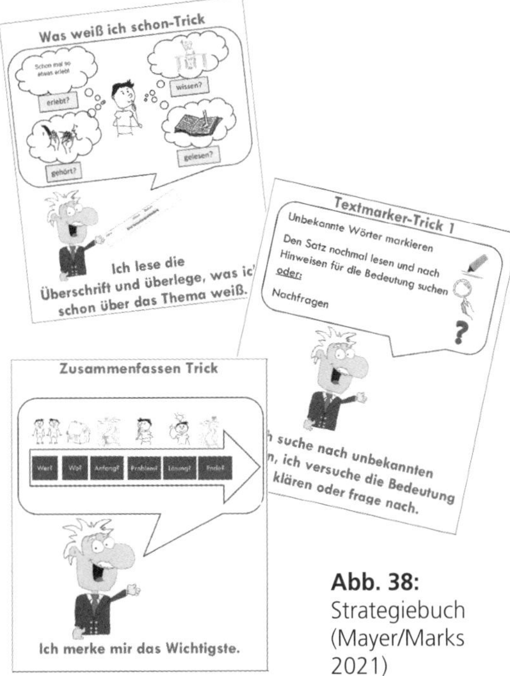

Abb. 38: Strategiebuch (Mayer/Marks 2021)

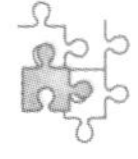

Luisa will für ihre Mama zum Muttertag einen Schokokuchen backen. Sie sucht in der Küche alle Zutaten zusammen, doch sie findet keine Schokolade. Da hat Luisa eine Idee: Sie klingelt bei Frau Huber. Die Nachbarin hat aber nur Äpfel. Luisa backt nun einen Apfelkuchen. (Mayer/Marks 2021)

Im nächsten Schritt wird die eingeübte Strategie auf Texte übertragen, deren Inhalte den Schülern bereits aus vorangegangenen Stunden bekannt sind. Die Lehrkraft unterstützt die Schüler bei der Anwendung der Strategie, indem sie die Kinder motiviert, auch nach Fragen zu suchen, die schlussfolgerndes Denken oder ein „Lesen zwischen den Zeilen" erfordern.

Erst im letzten Schritt wenden die Schüler die Strategie beim Lesen unbekannter Texte an.

Zusammenfassung

Zusammenfassend betrachtet existieren im deutschsprachigen Raum zahlreiche Programme, die sowohl in der lerntherapeutischen Praxis als auch ergänzend im Unterricht eingesetzt werden können. Auch wenn die Analyse wissenschaftlich kontrollierter Interventionsstudien (Kapitel 5.3.4) gezeigt hat, dass die Auswirkungen phonologisch orientierter, präventiver Maßnahmen auf den Schriftspracherwerb maximal von begrenzter Dauer sind, stellen sie für Risikokinder eine wichtige Grundlage dar. Eine Förderung der phonologischen Bewusstheit muss ergänzt werden durch spezifisch schriftsprachliche Maßnahmen, die auf die automatisierte Worterkennung, den Erwerb der korrekten Orthographie und das sinnentnehmende Lesen abzielen.

Bildnachweis

Abb. 14 unter Verwendung von Zeichnungen von Kim Schick aus Mayer, A. (2020): Test zur Erfassung der phonologischen Bewusstheit und der Benennungsgeschwindigkeit (TEPHOBE). Manual. 4. Aufl. Ernst Reinhardt, München

Abb. 19 unter Verwendung von Zeichnungen von Kim Schick aus Mayer, A. (2020): Test zur Erfassung der phonologischen Bewusstheit und der Benennungsgeschwindigkeit (TEPHOBE). Manual. 4. Aufl.; aus Barth, K., Gomm, B. (2014): Gruppentest zur Früherkennung von Lese- und Rechtschreibschwierigkeiten. Arbeitsheft. 6. Aufl.; von Wolfgang Theiler und Ulrike Morawiak aus Jungmann, T., Morawiak, U., Meindl, M. (2015): Überall steckt Sprache drin. Alltagsintegrierte Sprach- und Literacy-Förderung für 3- bis 6-jährige Kinder; und von Alexander Feldweg, A.Feldweg@t-online.de aus Brügge, W., Mohs, K. (2009): Arbeitsheft zur Therapie der Sprachentwicklungsverzögerung. 3. Aufl.; alle: Ernst Reinhardt, München

Abb. 22 unter Verwendung von Zeichnungen von Kim Schick aus Mayer, A. (2020): Test zur Erfassung der phonologischen Bewusstheit und der Benennungsgeschwindigkeit (TEPHOBE). Manual. 4. Aufl. Ernst Reinhardt, München

Abb. 31 von Klaus Kleinmann

Literatur

Ackerman, P. T., Dykman, R. A. (1993): Phonological Processes, Confrontation Naming, and Immediate Memory in Dyslexia. Journal of Learning Disabilities 26 (9), 597–609

Angermaier, M. J. (1974): Über die Nützlichkeit der Erfindung der Legasthenie. Bildung und Erziehung 27, 300–306

Antoniou, F., Souvignier, E. (2007): Strategy Instruction in Reading Comprehension: An Intervention Study for Students with Learning Disabilities. Learning Disabilities: A Contemporary Journal 5 (1), 41–57

Archibald, L. M., Joanisse, M. F. (2009): On the Sensitivity and Specificity of Nonword Repetition and Sentence Recall to Language and Memory Impairments in Children. Journal of Speech, Language, and Hearing Research 52 (4), 899–914

Aro, M., Wimmer, H. (2003): Learning to Read: English in Comparison to Six More Regular Orthographies. Applied Psycholinguistics 24 (4), 621–635

Artelt, C., Schiefele, U., Schneider, W., Stanat, P. (2002): Leseleistungen deutscher Schülerinnen und Schüler im internationalen Vergleich (PISA). Ergebnisse und Erklärungsansätze. Zeitschrift für Erziehungswissenschaft 5 (1), 6–27

Baddeley, A. (2003): Working Memory: Looking back and Looking Forward. Nature Reviews Neuroscience 4 (10), 829–839

Baddeley, A. (2001): Is Working Memory Still Working? American Psychologist 56 (11), 851–864

Baddeley, A. (2000): The Episodic Buffer: A New Component of Working Memory? Trends in Cognitive Sciences 4 (11), 417–422

Baddeley, A. (1986): Working Memory. University Press, New York, Oxford

Badian, N. A. (1997): Dyslexia and the Double Deficit Hypothesis. Annals of Dyslexia 47 (1), 69–87

Bäuerlein, K., Lenhard, W., Schneider, W. (2012a): Lesetestbatterie für die Klassenstufen 6–7 (LESEN 6–7). Hogrefe, Göttingen

Bäuerlein, K., Lenhard, W., Schneider, W. (2012b): Lesetestbatterie für die Klassenstufen 8–9 (LESEN 8–9). Hogrefe, Göttingen

Baldeweg, T., Richardson, A., Watkins, S., Foale, C., Gruzelier, J. (1999): Impaired Auditory Frequency Discrimination in Dyslexia Detected with Mismatch Evoked Potentials. Annals of Neurology 45 (4), 495–503

Barkmann, C., Kuhlmann, E., Rosenboom, L., Wesselowski, N., Schulte-Markwort, M. (2012): Evaluation des Marburger Rechtschreibtrainings an Zweit- und Drittklässlern mit Rechtschreibproblemen. Zeitschrift für Kinder- und Jugendpsychiatrie und Psychotherapie 40 (3), 171—179

Barth, K., Gomm, B. (2014): Gruppentest zur Früherkennung von Lese- und Rechtschreibschwierigkeiten. Phonologische Bewusstheit bei Kindergartenkindern und Schulanfängern (PB-LRS) – Manual. 3. Aufl. Ernst Reinhardt, München

Baumgart, K. (1989): Ungeheuerlich. Baumhaus, Zürich/ Frankfurt a.M.

Bayerisches Staatsministerium für Unterricht und Kultus (1999): Förderung von Schülern mit besonderen Schwierigkeiten beim Erlernen des Lesens und des Rechtschreibens. KMBek vom 16. November 1999. Amtsblatt – KWMBl. I Nr. 23, 379

Beaton, A. A. (2004): Dyslexia, Reading, and the Brain. A Sourcebook of Psychological and Biological Research. Hove, Psychology Press

Beaulieu, C., Plewes, C., Paulson, L. A., Roy, D., Snook, L., Concha, L., Phillips, L. (2005): Imaging Brain Connectivity in Children with Diverse Reading Ability. Neuroimage 25 (4), 1266–1271

Ben-Dror, I., Pollatsek, A., Scarpati, S. (1991): Word Identification in Isolation and in Context by College Dyslexic Students. Brain and Language 40, 471–490

Ben-Shachar, M., Dougherty, R. F., Deutsch, G. K., Wandell, B. A. (2007): Contrast Responsivity in MT+ Correlates with Phonological Awareness and Reading Measures in Children. Neuroimage 37 (4), 1396–1406

Berendes, K., Schnitzler, C., Willmes, K., Huber, W. (2010): Die Bedeutung von Phonembewusstheit und semantisch-lexikalischen Fähigkeiten für Schriftsprachleistungen in der Grundschule. Sprache, Stimme und Gehör 34 (3), e33–e41

Berends, I.E., Reitsma, P. (2006): Remediation of Fluency: Word Specific or Generalised Training Effects? Reading and Writing: An Interdisciplinary Journal 19 (2), 221–234

Berglez, A. (2002): Prävention von Lese-Rechtschreibschwierigkeiten. Ein Training der Benennungsgeschwindigkeit. Universität Bielefeld

Berninger, V.W., Vermeulen, K., Abbott, R.D., McCutchen, D., Cotton, S., Cude, J., Dorn, S., Sharon, T. (2003): Comparison of Three Approaches to Supplementary Reading Instruction for Low-Achieving Second Grade Readers. Language, Speech and Hearing Services in Schools 34 (2), 101–116

Beushausen, U. (2007): Testhandbuch Sprache. Diagnostikverfahren in Logopädie und Sprachtherapie. Hans Huber, Bern

Bezirksregierung Düsseldorf (2015): Individueller Nachteilsausgleich an Schulen. In: www.brd.nrw.de/schule/grundschule_foerderschule/Nachteilsausgleich_an_Schulen.html, 17.11.2015

Blachman, B.A. (1984): Relationship of Rapid Naming Ability and Language Analysis Skills to Kindergarten and First-Grade Reading Achievement. Journal of Educational Psychology 76 (4), 610–622

Blachman, B.A. (1994): What Have we Learned from Longitudinal Studies of Phonological Processing and Reading and Some Unanswered Questions: A Response to Torgesen, Wagner and Rashotte. Journal of Learning Disabilities 27 (5), 287–291

Blaich, U. (1974): Wie sollen Kinder lesen lernen? Die Zeit, Nr. 11. http://www.zeit.de/1974/11/wie-sollen-kinder-lesen-lernen, 6.12.2015

Blaser, R., Preuss, U., Felder, W. (2010): Evaluation einer vorschulischen Förderung der phonologischen Bewusstheit und der Buchstaben-Laut-Korrespondenz. Zeitschrift für Kinder- und Jugendpsychiatrie und Psychotherapie 38 (3), 181–188

Blaser, R., Preuss, U., Groner, M., Groner, R., Felder, W. (2007): Kurz-, mittel- und langfristige Effekte eines Trainings in phonologischer Bewusstheit und in Buchstaben-Laut-Korrespondenz auf die phonologische Bewusstheit und die Lese-Rechtschreibleistung. Zeitschrift für Kinder- und Jugendpsychiatrie und Psychotherapie 35 (4), 273–280

Bos, W., Valtin, R., Hußmann, A., Wendt, H., Goy, M. (2017): IGLU 2016: Wichtige Ergebnisse im Überblick. In: Hußmann, A., Wendt, H., Bos, W., Bremerich-Vos, A., Kaspar, D., Lankes, E., McElvany, N., Stubbe, T., Valtin, R. (Hrsg.), 13–28

Boudreau, D., Costanza-Smith, A. (2011): Assessment and Treatment of Working Memory Deficits in School-Age Children: The Role of the Speech-Language Pathologist. Language, Speech and Hearing Services in Schools 42 (2), 152–166

Bourassa, D.C., Levy, B.A., Dowin, S., Casey, A. (1998): Transfer Effects across Contextual and Linguistic Boundaries: Evidence from Poor Readers. Journal of Experimental Child Psychology 71 (1), 45–61

Bowers, P.G., Newby-Clark, E. (2002): The Role of Naming Speed within a Model of Reading Acquisition. Reading and Writing: An Interdisciplinary Journal 15 (1–2), 109–126

Bowers, P.G., Sunseth, K., Golden, J.O. (1999): The Route between Rapid Naming and Reading Progress. Scientific Studies of Reading 3 (1), 31–53

Bowers, P.G. (1995): Implications for Later Reading of a Naming Speed Deficit Accompanying a Phonemic Awareness Deficit. Paper presented at the Annual Meeting of the Society for the Scientific Study of Reading (2nd, San Francisco, CA, April 21–23, 1995)

Bowers, P.G., Golden, J.O., Kennedy, A., Young, A. (1994): Limits upon Orthographic Knowledge due to Processes Indexed by Naming Speed. In: Berninger V.W. (Hrsg.): The Varieties of Orthographic Knowledge: Theoretical and Developmental Issue. Kluwer Academic Publishers, Dordrecht/Boston/London, 173–218

Bowers, P.G., Wolf, M. (1993): Theoretical Links among Naming Speed, Precise Timing Mechanisms and Orthographic Skill in Dyslexia. Reading and Writing: An Interdisciplinary Journal 5 (1), 69–85

Bowers, P.G., Swanson, L.B. (1991): Naming Speed Deficits in Reading Disability: Multiple Measures of a Singular Process. Journal of Experimental Child Psychology 51 (2), 195–219

Bradley, L., Bryant, P.E. (1983): Categorizing Sounds and Learning to Read: A Causal Connection. Nature 30 (3), 419–421

Bradley, L., Bryant, P.E. (1978): Difficulties in Auditory Organisation as a Possible Cause of Reading Backwardness. Nature 271, 746–747

Brady, S.A., Shankweiler, D.P. (1991): Phonological Processes in Literacy. A Tribute to Isabelle Y. Liberman. Lawrence Erlbaum Associates, Publishers, Hillsdale, New Jersey, Hove London

Brambati, S.M., Termine, C., Ruffino, M., Stella, G., Fazio, F., Cappa, S.F., Perani, D. (2004): Regional Reductions of Gray Matter Volume in Familial Dyslexia. Neurology 63 (4), 742–745

Brandenburg, J., Klesczewski, J., Fischbach, A., Büttner, G., Hasselhorn, M. (2014): Working Memory in Children With Learning Disabilities in Reading Versus Spelling: Searching for Overlapping and Specific Cognitive Factors. Journal of Learning Disablities 47 (1), 1—13

Brandenburg, J., Klesczewski, J., Fischbach, A., Büttner, G., Grube, D., Mähler, C., Hasselhorn, M. (2013): Arbeitsgedächtnisfunktionen von Kindern mit Minderleistungen in der Schriftsprache. Zur Dissoziation von Lese- und Rechtschreibfertigkeiten und zur Relevanz des IQ-Diskrepanzkriteriums. Lernen und Lernstörungen 2 (3), 147–159

Braun, C. (2011): Die FRESCH-Methode. Unveröffentlichte Examensarbeit. Universität zu Köln

Bredel, U. (2012). Über Analphabetismus. In: Schriftenreihe Fachdidaktische Forschung, Nr. 7, Dezember 2012. https://www.uni-hildesheim.de/media/forschung/fff/Schriftenreihe/Bredel_12-2012.pdf, 6.12.2015

Bredel, U. (2009): Orthographie als System – Orthographieerwerb als Systemerwerb. Zeitschrift für Literaturwissenschaft und Linguistik 39 (153), 135–154

Bremerich-Vos, A., Wendt, H., Bos, W. (2017): Lesekompetenzen im internationalen Vergleich: Testkonzeption und Ergebnisse. In: Hußmann, A., Wendt, H., Bos, W., Bremerich-Vos, A., Kaspar, D., Lankes, E., McElvany, N., Stubbe, T., Valtin, R. (Hrsg.), 79–142

Brizzolara, W., Chilosi, A., Cipriani, A., Gasperini, F., Mazzotti, S., Pecini, C., Zoccolotti, P. (2006): Do Phonologic and Rapid Automatized Naming Deficits Differentially Affect Dyslexic Children With and Without a History of Language Delay? A Study of Italian Dyslexic Children. Cognitive and Behavioral Neurology 19 (3), 141–149

Bross, F. (2016): Anlauttabellen – Segen oder Fluch im Schriftspracherwerb? Kritische Ausgabe. Zeitschrift für Germanistik & Literatur 30, 108–117

Brown, W.E., Eliez, S., Menon, V., Rumsey, J.M., White, C.D., Reiss, A.L. (2001): Preliminary Evidence of Widespread Morphological Variations of the Brain in Dyslexia. Neurology 56 (6), 781–783

Brügelmann, H. (2009): Warnung vor didaktischen Allaussagen und pädagogischen Heilsversprechen! Gutachten zum IntraActPlus Konzept. In: www.win-future.de/downloads/intraactplusgutachten.pdf, 05.12.2015

Brügelmann, H. (1992): Kinder auf dem Weg zur Schrift. Libelle-Verlag, Bottighofen

Brunswick, N., McCrory, E., Price, C.J., Frith, C.D., Frith, U. (1999): Explicit and Implicit Processing of Words and Pseudowords by Adult Developmental Dyslexics: A search for Wernicke's Wortschatz? Brain 122 (10), 1901–1917

Bundesministerium für Bildung, Wissenschaft und Kultur (2001): Rundschreiben zur Leistungsbeurteilung bei Lese-Rechtschreibschwäche (LRS) bzw. Legasthenie. In: www.schulpsychologie.at/legasthenie/RS31_01.pdf, 05.12.2015

Bundesversammlung der Schweizerischen Eidgenossenschaft (2001): Bundesgesetz über die Beseitigung von Benachteiligungen von Menschen mit Behinderungen (Behindertengleichstellungsgesetz, BehiG).In: www.admin.ch/opc/de/classified-compilation/20002658/201307010000/151.3.pdf, 05.12.2015

Bus, A.G., van Ijzendoorn, M.H. (1999): Phonological Awareness and Early Reading: A Meta Analysis of Experimental Training Studies. Journal of Educational Psychology 91 (3), 403–414

Buschmann, H. (1986): Die Methode des rhythmisch-dynamischen Sprechschreibens bei Legasthenikern, Vortrag auf dem 6. Fachkongress Legasthenie in Hannover

Castles, A., Coltheart, M. (1996): Cognitive Correlates of Developmental Surface Dyslexia: A Single Case Study. Cognitive Neuropsychology 13 (1), 25–50

Catts, H.W., Petscher, Y., Schatschneider, C., Bridges, C., Mendoza, K. (2009): Floor Effects Associated With Universal Screening and Their Impact on the Early Identification of Reading Disabilities. Journal of Learning Disabilities 42 (3), 163–176

Catts, H.W., Fey, M.E., Tomblin, J.B., Zhang, X. (2002a): A Longitudinal Investigation of Reading Outcomes in Children with Language Impairments. Journal of Speech, Language, and Hearing Research 45 (6), 1142–1157

Catts, H.W., Gillispie, M., Leonrad, L.B., Kail, R.V., Miller, C.A. (2002b): The Role of Speed of Processing, Rapid Naming, and Phonological Processing in Reading Achievement. Journal of Learning Disabilities 35 (6), 509–524

Catts, H.W., Fey, M.E., Zhang, X., Tomblin, B. (1999): Language Basis of Reading and Reading Disabilities: Evidence from a Longitudinal Investigation. Scientific Studies of Reading 3 (4), 331–361

Center, Y., Freeman, L., Robertson, G., Outhred, L. (1999): The Effect of Visual Imagery Training on the reading and Listening Comprehensionof Low Listening Comprehenders in Year 2. Journal of Research in Reading 22 (3), 241–246

Cestnick, L. (2001): Cross-Modality Temporal Processing Deficits in Developmental Phonological Dyslexics. Brain and Cognition 46 (3), 319–325

Chard, D.J., Vaughn, Sh., Tyler, B.J. (2002): A Synthesis of Research on Effective Interventions for Building Reading Fluency with Elementary Students with Learning Disabilities. Journal of Learning Disabilities 35 (5), 386–406

Cholewa, J., Heber, S., Hollweg, W., Mantey, S. (2008): Die kognitive Neuropsychologie der Störungen des Schriftspracherwerbs. Heilpädagogische Forschung 4 (4), 174–191

Church, J., Coalson, R., Lugar, H., Petersen, S., Schlaggar, B. (2008): A Developmental fMRI Study of Reading and Repetition Reveals Changes in Phonological and Visual Mechanisms over Age. Cerebral Cortex 18 (9), 2054–2065

Cohen, L., Dehaene, S., Naccache, L., Lehericy, S., Dehaene- Lambertz, G., Henaff, M.A., Michel, F. (2000): The Visual Word form Area: Spatial and Temporal Characterization of an Initial Stage of Reading in Normal Subjects and Posterior Split-Brain Patients. Brain 123 (2), 291–307

Coltheart, M. (1978): Lexical Access in Simple Reading Tasks. In: Underwood, G. (Ed.): Strategies of Information Processing. Academic Press, London/New York/San Francisco, 151–216

Coltheart, M. (2005): Modeling Reading. The Dual Route Approach. In: Snowling, M., Hulme, C. (Eds.): The Science of Reading. A Handbook. Blackwell, Oxford, 6–23

Conrad, N.J., Levy, B.A. (2011): Training Letter and Orthographic Pattern Recognition in Children with Slow Naming Speed. Reading and Writing: An Interdisciplinary Journal 24 (1), 91–115

Cornelissen, P., Munro, N., Fowler, S., Stein, J. (1993). The Stability of Binocular Fixation during Reading in Adults and Children. Developmental Medicine and Child Neurology 35 (9), 777–787

Cornwall, A. (1992): The Relationship of Phonological Awareness, Rapid Naming and Verbal Memory to Severe Reading and Spelling Disability. Journal of Learning Disabilities 25 (8), 532–538

Costard, S. (2011): Störungen der Schriftsprache: Modellgeleitete Diagnostik und Therapie. Thieme Verlag, Stuttgart

Crämer, C., Füssenich, I., Schumann, G. (1996): Lese- und Schreibschwierigkeiten im Zusammenhang mit Problemen der gesprochenen Sprache. Die Sprachheilarbeit 42 (1), 5–22

Cromley, J.G., Azevedo, R. (2007): Testing and Refining the Direct and Inferential Mediation Model of Reading Comprehension. Journal of Educational Psychology 99 (2), 311–325

Cronin, V.S. (2013): RAN and Double-Deficit Theory. Journal of Learning Disabilities 46 (2), 182–190

Crystal, D. (2010): Die Cambridge Enzyklopädie der Sprache. Haffmanns & Tolkemitt, Berlin

Cunningham, A.E., Perry, K.E., Stanovic, K.E., Share, D.L. (2002): Orthographic Learning during Reading: Examining the Role of Self-Teaching. Journal of Experimental Child Psychology 82 (3), 185–199

Dahhan, N., Georgiou, G.K., Hung, R., Munoz, D., Parilla, R., Kirby, J.R. (2014): Eye Movements of University Students With and Without Reading Difficulties During Naming Speed Tasks. Annals of Dyslexia 64 (2), 137–150

Dahlin, K.I.E. (2011): Effects of Working Memory Training on Reading in Children with Special Needs. Reading and Writing: An Interdisciplinary Journal 24 (4), 479–491

Dannenbauer, F.M. (2002): Spezifische Sprachentwicklungsstörung im Jugendalter. Die Sprachheilarbeit 47 (1), 10–17

Das-Smaal, E.A., Klapwijk, M., van der Leij, A. (1996): Training of Perceptual Unit Processing in Children with a Reading Disability. Cognition and Instruction 14 (2), 221–250

DeFries, J.C., Alarcon, M. (1996): Genetics of Specific Reading Disability. Mental Retardation and Developmental Disabilities Research Reviews 2 (1), 39–47

Dehaene, S., Cohen, L. (2007): Cultural Recycling of Cortical Maps. Neuron 56 (2), 384–398

Dehaene, S., Le Clec, H,G., Poline, J.-B., Le Bihan, D., Cohen, L. (2002): The Visual Word Form Area: A Prelexical Representation of Visual Words in the Fusiform Gyrus. Neuroreport 13 (3), 321–325

De Jong, P.F., Vrielink, L.O. (2004): Rapid Automatic Naming: Easy to Measure, Hard to Improve (Quickly). Annals of Dyslexia 54 (1), 65–88

De Jong, P.F., van der Leij, A. (2002): Effects of Phonological Abilities and Linguistic Comprehension on the Development of Reading. Scientific Studies of Reading 6 (1), 51–77

De Jong, P.F. (1998): Working Memory Deficits of Reading Disabled Children. Journal of Experimental Child Psychology 70 (2), 75–96

Demb, J.B., Boynton, G.M., Heeger, D.J. (1998). Functional Magnetic Resonance Imaging of Early Visual Pathways in Dyslexia. Journal of Neuroscience 18 (17), 6939–6951

Denckla, M.B., Rudel, R.G., Chapman, C., Krieger, J. (1985): Motor Proficiency in Dyslexic Children with and without Attentional Disorders. Archives of Neurology 42 (3), 228–231

Denckla, M.B., Rudel, R.G. (1976): Rapid Automatized Naming (R.A.N.): Dyslexia Differentiated from other Learning Disabilities. Neuropsychologia 14 (4), 471–479

Denckla, M.B., Rudel, R.G. (1974): Rapid Automatized Naming of Pictured Objects, Colors, Letters, and Numbers by Normal Children. Cortex 10 (2), 186–202

Deutsch, G.K., Dougherty, R.F., Bammer, R., Siok, W.T., Gabrieli, J.D.E., Wandell, B. (2005): Children's Reading Performance is Correlated with White Matter Structure Measured by Diffusion Tensor Imaging. Cortex 41 (3), 354–363

Deutsche Gesellschaft für Kinder- und Jugendpsychiatrie (Hrsg.) (2007): Leitlinien zur Diagnostik und Therapie von psychischen Störungen im Säuglings-, Kindes- und Jugendalter. Deutscher Ärzte Verlag

Deutsche Gesellschaft für Kinder und Jugendpsychiatrie, Psychosomatik und Psychotherapie e.V. (2015): Diagnostik und Behandlung von Kindern und Jugendlichen mit Lese- und/oder Rechtschreibstörung. AWMF-Registernummer 028–044

Devlin, J.T., Jamison, H.L., Gonnerman, L.M., Matthews, P.M. (2006): The Role of the Posterior Fusiform Gyrus in Reading. Journal of Cognitive Neuroscience 18 (6), 911–922

Dilling, H., Mombour, W., Schmidt, M.H., Schulte-Markwort, E. (2011): Internationale Klassifikation psychischer Störungen – ICD 10 Kapitel V/Forschungskriterien. Huber, Bern

Dougherty, R.F., Ben-Shachar, M., Deutsch, G.K., Hernandez, A., Fox, G.R., Wandell, B.A. (2007): Temporal-Callosal Pathway Diffusivity Predicts Phonological Skills in Children. Proceedings of the National Academy of Sciences USA 104 (20), 8556–8561

Dummer-Smoch, L., Hackethal, R. (2011): Kieler Leseaufbau. Veris Verlag, Kiel

Dürscheid, C. (2006): Einführung in die Schriftlinguistik. Vandenhoeck & Ruprecht, Göttingen

Eckert, M.A., Leonard, C.M., Wilke, M., Eckert, M., Richards, T., Richards, A., Berninger, V. (2005): Anatomical Signatures of Dyslexia in Children: Unique Information from Manual and Voxel Based Morphometry Brain Measures. Cortex 41 (3), 304–315

Eden, G.F., vanMeter, J.W., Rumsey, J.M., Maisog, J.M., Woods, R.P., Zeffiro, T.A.(1996): Abnormal Processing of Visual Motion in Dyslexia Revealed by Functional Brain Imaging. Nature 382, 66–69

Ehri, L.C. (1992): Reconceptualizing the Development of Sight Word Reading and its Relationship to Recoding. In: Gough, P.B., Ehri, L.C., Treiman, R. (Eds.): Reading Acquisition. Lawrence Erlbaum Associates, Inc., Publishers, Hillsdale/New Jersey, 107–145

Ehri, L.C. (1997): Sight Word Learning in Normal Readers and Dyslexics. In: Blachman, B. (Ed.): Foundations of Reading Acquisition and Dyslexia. Implications for Early Intervention. Lawrence Erlbaum Associates, Inc., Publishers, Mahwah/New Jersey, 163–190

Ehri, L.C., Robbins, C. (1992): Beginners Need Some Decoding Skill to Read Words by Analogy. Reading Research Quarterly 27 (1), 12–26

Eiermann, D., Ritterfeld, U. (2013): Die neu erschienene Arbeitsgedächtnistestbatterie (AGTB): (Differenzial-)diagnostische Relevanz und Praktikabilität. Logos Interdisziplinär 21 (3), 142–147

Eisenberg, P. (2009): Phonem und Graphem. In: Dudenredaktion (Hrsg.): Duden Band 4. Die Grammatik. Unentbehrlich für richtiges Deutsch. Dudenverlag, Mannheim, 19–94

Eisenberg, P. (2006): Grundriss der deutschen Grammatik, 1. Band: Das Wort. Metzlersche Verlagsbuchhandlung, Stuttgart

Ellis, A.W., Young, A.W. (1991): Einführung in die kognitive Neuropsychologie. Huber, Bern/Stuttgart/Toronto

Ennemoser, M., Marx, P., Weber, J., Schneider, W. (2012): Spezifische Vorläuferfähigkeiten der Lesegeschwindigkeit, des Leseverständnisses und des Rechtschreibens. Zeitschrift für Entwicklungspsychologie und Pädagogische Psychologie 44 (2), 53–67

Escribano, C.L. (2007): Evaluation of the Double-Deficit Hypothesis Subtype Classification of Readers in Spanish. Journal of Learning Disabilities 40 (4), 319–330

Facoetti, A., Lorusso, M.L., Paganoni, P., Cattaneo, C., Galli, R., Umilta, C., Mascetti, G.G. (2003): Auditory and Visual Automatic Attention Deficits in Developmental Dyslexia. Cognitive Brain Research 16 (2), 185–191

Facoetti, A., Turatto, M., Lorusso, M.L., Mascetti, G.G. (2001): Orienting of Visual Attention in Dyslexia: Evidence for Asymmetric Hemispheric Control of Attention. Experimental Brain Research 138 (1), 46–53

Farmer, M.E., Klein, R.M. (1995): The Evidence for a Temporal Processing Deficit Linked to Dyslexia: A Review. Psychonomic Bulletin and Review 2 (4), 460–493

Faust, M., Dimitrovsky, L., Shacht, T. (2003): Naming Difficulties in Children with Dyslexia: Application of the Tip-of-the-Tongue Paradigm. Journal of Learning Disabilities 36 (3), 203–215

Fawcett, A.J., Nicolson, R.I. (1994): Naming Speed in Children with Dyslexia. Journal of Learning Disabilities 27 (10), 641–646

Fawcett, A., Nicolson, R., Dean, P. (1996): Impaired Performance of Children with Dyslexia on a Range of Cerebellar Tasks. Annals of Dyslexia 46 (1), 259–283

Ferdinand, W. (1970): Über die Erfolge des ganzheitlichen und synthetischen Lese-(Schreib)unterrichts in der Grundschule. Verlag Neue Deutsche Schule, Essen

Fischbach, A., Könen, T., Rietz, C., Hasselhorn (2014): What is not Working in Working Memory of Children with Literacy Disorders? Evidence from a Three-Year-Longitudinal Study. Reading and Writing: An Interdisciplinary Journal 27 (2), 267–286

Fisher, S. E., Francks, C. (2006): Genes, Cognition and Dyslexia: Learning to Read the Genome. Trends in Cognitive Sciences 10 (6), 250–257

Fischer, M.Y., Pfost, M. (2015): Wie effektiv sind Maßnahmen zur Förderung der phonologischen Bewusstheit? Eine meta-analytische Untersuchung der Auswirkungen deutschsprachiger Trainingsprogramme auf den Schriftspracherwerb. Zeitschrift für Entwicklungspsychologie und Pädagogische Psychologie 47 (1), 35–51

Fleischhauer, E., Starke, A., Grosche, M. (2014): Kleinschrittige und übungsbetonte Förderung von Lesen und Schreiben in der ersten Klasse mit IntraActPlus: Eine Handanweisung für Lehrkräfte. Sprachförderung und Sprachtherapie in Schule und Praxis 3 (4), 206–214

Fletcher, J.M., Shaywitz, S.E., Shankweiler, D.P., Katz, L., Libermann, I.Y., Stuebing, K.K., Francis, D.J., Fowler, A.E., Shaywitz, B.A. (1994): Cognitive Profiles of Reading Disability: Comparison of Discrepancy and Low Achievement Definitions. Journal of Educational Psychology 86 (1), 6–23

Forster, M., Martschinke, S. (2005): Diagnose und Förderung im Schriftspracherwerb, Band 2: Leichter lesen und schreiben lernen mit der Hexe Susi. Auer Verlag, Donauwörth

Fox, A. (2006): TROG-D. Test zur Überprüfung des Grammatikverständnisses. Schulz-Kirchner, Idstein

Frederiksen, J.R., Kroll, J.F. (1976): Spelling and Sound: Approaches to the Internal Lexicon. Journal of Experimental Psychology: Human Perception and Performance 2 (3), 361–379

Fricke, S., Szczerbinski, M., Stackhouse, J., Fox-Boyer, A. (2008): Predicting Individual Differences in Early Literacy Acquisition in German. The Role of Language Processing Skills and Letter Knowledge. Written Language and Literacy 11 (2), 103–146

Frith, U. (1997): Brain, Mind and Behaviour in Dyslexia. In: Hulme, C., Snowling, M.J.: Dyslexia: Biology, Cognition and Intervention. Whurr, London, 1–19

Frith, U. (1986): A Developmental Framework for Developmental Dyslexia. Annals of Dyslexia 36 (1), 69–83

Fröhlich, L.P., Metz, D., Petermann, F. (2010).: Kindergartenbasierte Förderung der phonologischen Bewusstheit. Das Lobo-Programm. Hogrefe, Göttingen

Fröhlich, L.P., Metz, D., Petermann, F. (2009): Kindergartenbasierte Förderung der phonologischen Bewusstheit „Lobo vom Globo". Kindheit und Entwicklung 18 (4), 204–212

Fuchs, L., Fuchs, D., Hosp, M., Jenkins, J. (2001): Oral Reading Fluency as an Indicator of Reading Competence: A Theoretical, Empirical, and Historical Analysis. Scientific Studies of Reading 5 (3), 239-256

Gaab, N., Gabrieli, J.D.E., Deutsch, G.K., Tallal, P., Temple, E. (2007): Neural Correlates of Rapid Auditory Processing are Disrupted in Children with Developmental Dyslexia and Amelio-Rated with Training: An fMRI Study. Restorative Neurology and Neuroscience 25 (3/4), 295–310

Gabrieli, J.D.E. (2009): Dyslexia: A New Synergy between Education and Cognitive Neuroscience. Science 325 (5950), 280–283

Galaburda, A.M., Menard, M.T., Rosen, G.D. (1994). Evidence for Aberrant Auditory Anatomy in Developmental Dyslexia. Proceedings of the National Academy of Sciences USA 91 (17), 8010–8013

Galaburda, A., Livingstone, M. (1993): Evidence for a Magno-Cellular Defect in Developmental Dyslexia. Annals of the New York Academy of Sciences 682 (2), 70–82

Galaburda, A.M., Sherman, G.F., Rosen, G.D., Aboitiz, F., Geschwind, N. (1985): Developmental Dyslexia: Four Consecutive Patients with Cortical Anomalies. Annals of Neurology 18 (2), 222–233

Galaburda, A.M., Kemper, T.L. (1979): Cytoarchitectonic Abnormalities in Developmental Dyslexia: A Case Study. Annals of Neurology 6 (2), 94–100

Gambrell, L.B., Brooks Jawitz, P. (1993): Mental Imagery, Text Illustrations, and Children's Story Comprehension and Recall. Reading Research Quarterly 28 (3), 264–276

Gayan, J., Olson, R.K. (2001): Genetic and Environmental Influences on Orthographic and Phonological Skills in Children with Reading Disabilities. Developmental Neuropsychology 20 (2), 483–507

Geissler, K. (2003): Kritische Anmerkungen zum Würzburger Trainingsprogramm. Forum Logopädie 17 (1), 26–30

Georgiewa, P., Rzanny, R., Hopf, J.M., Knab, R., Glauche, V., Kaiser, W.A., Blanz, B. (1999): fMRI during Word Processing in Dyslexic and Normal Reading Children. Neuroreport 10 (16), 3459–3465

Georgiou, G.K., Papadopoulos, T.C., Kaizer, E.L. (2014): Different RAN Components Relate to Reading at Different Points in Time. Reading and Writing. An Interdisciplinary Journal 27 (8), 1379–1394

Georgiou, G.K., Parrila, R., Kirby, J.R. (2009): RAN Components and Reading Development From Grade 3 to Grade 5: What Underlies Their Relationship? Scientific Studies of Reading 13 (6), 508–534

Georgiou, G.K., Parilla, R., Kirby, J.R. (2008): Rapid Naming Components and Their Relationship with Phonological Awareness, Orthographic Knowledge, Speed of Processing, and Different Reading Outcomes. Scientific Studies of Reading 12 (4), 325–350

Georgiou, K. G., Parilla, R., Liao, C. (2007): Rapid Naming Speed and Reading across Languages that Vary in Orthographic Consistency. Reading and Writing: An Interdisciplinary Journal 21 (9), 885–903

Gijsel, M. A., Bosman, A. M., Verhoeven, L. (2006): Kindergarten Risk Factors, Cognitive Factors, and Teacher Judgments as Predictors of Early Reading in Dutch. Journal of Learning Disabilities 39 (6), 558–571

Giovanoli, A., Alder, C. (2013): Nachteilsausgleich für Primarschulkinder mit Dyslexie – Analyseinstrument und Umsetzungshilfen. Schweizerische Zeitschrift für Heilpädagogik 19 (1), 13–20

Glück, C. W. (2000): Von Lautfindungsstörungen und vom Langsamlesen. Die Sprachheilarbeit 45 (2), 47–56

Gold, A.; Mokhlesgerami, J.; Rühl, K.; Schreblowski; S.; Souvignier, E. (2004): Wir werden Textdetektive – Lehrermanual und Arbeitsheft. Vandenhoeck & Ruprecht, Göttingen

Gorecki, B., Landerl, K. (2015): Phonologische Bewusstheit. Ist die phonologische Bewusstheit ein Prädiktor für die Leseleistung? Zeitschrift für Entwicklungspsychologie und Pädagogische Psychologie 47 (3), 139–146

Gough, P. B., Tunmer, W. E. (1986): Decoding, Reading, and Reading Disability. Remedial and Special Education 7 (1), 6–10

Grant, A. C., Zangaladze, A., Thiagarajah, M. C., Sathian, K. (1999): Tactile Perception in Developmental Dyslexia: A Psychophysical Study Using Gratings. Neuropsychologia 37 (10), 1201–1211

Grünling, C., Ligges, M., Huonker, R., Klingert, M., Mentzel, H.-J., Rzanny, R., Kaiser, W. A., Witte, H., Blanz, B. (2004): Dyslexia: The Possible Benefit of Multimodal Integration of fMRI- and EEG-Data. Journal of Neural Transmission 111 (7), 951–969

Grünke, M. (2006): Zur Effektivität von Fördermethoden bei Kindern und Jugendlichen mit Lernstörungen. Eine Synopse vorliegender Metaanalysen. Kindheit und Entwicklung 15 (4), 239–254

Günther, K. B. (1986): Ein Stufenmodell der Entwicklung kindlicher Lese- und Schreibstrategien. In: Brügelmann, H. (Hrsg.): ABC und Schriftsprache. Rätsel für Kinder, Lehrer und Forscher. Faude, Konstanz, 32–54

Hammil, D. D., Mather, N., Allen, E. A., Roberts, R. (2002): Using Semantics, Grammar, Phonology, and Rapid Naming Tasks to Predict Word Identification. Journal of Learning Disabilities 35 (2), 121–136

Hari, R., Renvall, H. (2001): Impaired Processing of Rapid Stimulus Sequences in Dyslexia. Trends in Cognitive Sciences 5 (12), 525–532

Hartmann, E. (2006): In Bildern denken – Texte besser verstehen. Lesekompetenz strategisch stärken. Ernst Reinhardt, München

Hartmann, E. (2003): LRS-Prävention bei sprachentwicklungsgestörten Kindern durch vorschulische Förderung phonologischer Bewusstheit: Grundlagen, Forschungsbilanz und Perspektiven. Mitsprache 35 (1), 7–38

Hartmann, E. (2002): Möglichkeiten und Grenzen einer präventiven Intervention zur phonologischen Bewusstheit von lautsprachgestörten Kindergartenkindern. BoD GmbH, Norderstedt, Freiburg/CH

Hartmann, E., Studer F. (2013): Wie effektiv sind metaphonologische Vorschultrainings zur LRS-Prävention bei Kindern mit lautsprachlichen Beeinträchtigungen. Eine Metaanalyse. Empirische Sonderpädagogik 5 (1), 42–68

Hartmann, E., Hochstrasser, M., Trauffer, U. (2013): Förderung des aktiv-strategischen Textverstehens am Beispiel des bildhaften Vorstellens. Sprachförderung und Sprachtherapie in Schule und Praxis 2 (4), 224–233

Hasselhorn, M., Schuchart, K., Mähler, C. (2010): Phonologisches Arbeitsgedächtnis bei Kindern mit diagnostizierter Lese-Rechtschreibstörung. Zeitschrift für Entwicklungspsychologie und Pädagogische Psychologie 42 (4), 211–216

Hartmann, E., Dolenc, R. (2005): Olli der Ohrendetektiv: Test und Förderverfahren zur phonologischen Bewusstheit in Vorschule und Schule. Auer Verlag, Donauwörth

Hasselhorn, M., Grube, D. (2003): Das Arbeitsgedächtnis: Funktionsweise, Entwicklung und Bedeutung für kognitive Entwicklungsstörungen. Sprache, Stimme und Gehör 27 (1), 31–37

Hasselhorn, M., Schumann-Hengstler, R., Gronauer, J., Grube, D., Mähler, C., Schmid, I., Seitz-Stein, K., Zoelch, C. (2012): AGTB 5–12 – Arbeitsgedächtnistestbatterie für Kinder von 5 bis 12 Jahren. Hogrefe, Göttingen

Hatcher, P., Hulme, C., Ellis, A. (1994): Ameliorating Early Reading Failure by Integrating the Teaching of Reading and Phonological Skills. Child Development 65 (1), 41–57

Hatz, H. Sachse, S. (2010): Prävention von Lese-Rechtschreibstörungen. Auswirkungen eines Trainings phonologischer Bewusstheit und eines Rechtschreibtrainings im ersten Schuljahr auf den Schriftspracherwerb bei Risikokindern. Zeitschrift für Entwicklungspsychologie und Pädagogische Psychologie 42 (4), 226–240

Hebb, D. O. (1972): Einführung in die moderne Psychologie. Beltz Verlag, Weinheim

Heber, S. (2010): Segmental- und suprasegmentalphonographisches Schreibtraining bei deutschsprachigen Drittklässlern mit schwerer Entwicklungsdysgraphie. Eine multiple Einzelfallstudie. In: d-nb.info/1008806781/34, 06.12.2015

Heber, S., Cholewa, J. (2009): Sublexikalische Schreibdefizite bei deutschsprachigen Drittklässlern mit schwerer Entwicklungsdysgraphie. Welchen Effekt hat ein Training der Onset/Reim-Bewusstheit? Heilpädagogische Forschung 25 (1), 14–35

Hinitikaa, S., Landerl, K., Aro, M., Lyythinen, H. (2008): Training Reading Fluency: Is it Important to Practice Reading Aloud and is Generalisation Possible? Annals of Dyslexia 58 (1), 59–79

Heim, S., Tschierse, J., Amunts, K., Wilms, M., Vossel, S., Willmes, K., Grabowska, A., Huber, W. (2008). Cognitive Subtypes of Dyslexia. Acta Neurobiologiae Experimentalis 68 (1), 73–89

Hoeft, F., Meyler, A., Hernandez, A., Juel, C., Taylor-Hill, H., Martindale, J. L., McMillon, G., Kolchugina, G., Black, J. M., Faizi, A., Deutsch, G. K., Siok, W. T., Reiss, A. L., Whitfield- Gabrieli, S., Gabrieli, J. D. E. (2007): Functional and Morphometric Brain Dissociation between Dyslexia and Reading Ability. Proceedings of the National Academy of Sciences USA 104 (10), 4234–4239

Hogan, T. P., Thomson, J. M. (2010): Epilogue to Journal of Learning Disabilities Special Edition "Advances in the Early Detection of Reading Risk": Future Advances in the Early Detection of Reading Risk: Subgroups, Dynamic Relations, and Advanced Methods. Journal of Learning Disabilities 43 (4), 383–386

Holmes, J., Gathercole, S., Dunning, D. L. (2009): Adaptive Training Leads to Sustained Enhancement of Poor Working Memory in Children. Developmental Science 12 (4), 9–15

Holopainen, L., Ahonen, T., Lyytinen, H. (2001): Predicting Delay in Reading Achievement in a Highly Transparent Language. Journal of Learning Disabilities 34 (5), 401–413

Holtappels, S. (2013): Aspekte der Umsetzung des silbenanalytischen Ansatzes von Christa Röber in ausgewählten Grundschullehrwerken. Universität Duisburg-Essen, Fakultät für Geisteswissenschaften -Germanistik/Linguistik. In: www.linse.uni-due.de, 06.12.2015

Holzhauer, C. (2012): Möglichkeiten einer gezielten Rechtschreibförderung auf sublexikalischer Ebene an der Schule zur Sprachförderung. Universität zu Köln: Unveröffentlichte Examensarbeit

Hoover, W. A., Gough, P. B. (1990): The Simple View of Reading. Reading and Writing: An Interdisciplinary Journal 2 (2), 127–160

Horn-Breul, E. (1974): Kullerknöpfe, Krumpelmurkse und der Club der Purzelkinder. Lahn Verlag, Limburg

Horowitz-Kraus, T., Cicchino, N., Amiel, M., Holland, S. K., Breznitz, Z. (2014): Reading Improvement in English- and Hebrew-Speaking Children with Reading Difficulties after Reading Acceleration Training. Annals of Dyslexia 64 (3), 183–201

Horwitz, B., Rumsey, J. M., Donohue, B. C. (1998): Functional Connectivity of the Angular Gyrus in Normal Reading and Dyslexia. Proceedings of the National Academy of Sciences USA 95 (15), 8939–8944

Huemer, S., Aro, M., Landerl, K., Lyythinen, H. (2010): Repeated Reading of Syllables Among Finnisch-Speaking Children with Poor Reading Skills. Scientific Studies of Reading 14 (4), 317–340

Huemer, S., Landerl, K., Aro, M., Lyythinen, H. (2008): Training Reading Fluency among Poor Readers of German: Many Ways to the Goal. Annals of Dyslexia 58 (2), 115–137

Hurford, D. P., Johnston, M., Nepote, P., Hampton, S., Moore, S. (1994): Early Identification and Remediation of Phonological-Processing Deficits in First Grade Children at Risk for Reading Disabilities. Journal of Learning Disabilities 27 (10), 647–659

Hußmann, A., Wendt, H., Bos, W., Bremerich-Vos, A., Kasper, D., Lankes, E., McElvany, N., Stubbe, T., Valtin, R. (Hrsg.) (2017): IGLU 2016. Lesekompetenzen von Grundschulkindern in Deutschland im internationalen Vergleich. Waxmann, Münster/New-York

Ise, E., Engel, R. R., Schulte-Körne, G. (2012): Was hilft bei der Lese-Rechtschreibstörung? Ergebnisse einer Metaanalyse zur Wirksamkeit deutschsprachiger Förderansätze. Kindheit und Entwicklung 21 (2), 122–136

Janczyk, M., Schöler, H., Grabowski, J. (2004): Arbeitsgedächtnis und Aufmerksamkeit bei Vorschulkindern mit gestörter und unauffälliger Sprachentwicklung. Zeitschrift für Entwicklungspsychologie und Pädagogische Psychologie 36 (4), 200–206

Jansen, H., Kondziolka, A., Mayer, A. (2010): Phonologische Informationsverarbeitung und Schriftspracherwerb – Eine empirische Untersuchung. Die Sprachheilarbeit 55 (4), 170–181

Jansen, F., Streit, U., Fuchs, A. (2012): Lesen und Rechtschreiben lernen nach dem IntraActPlus-Konzept. Springer Verlag, Heidelberg

Jansen, H., Mannhaupt, G., Marx, H., Skowronek, H. (2002): Bielefelder Screening zur Früherkennung von Lese- Rechtschreibschwierigkeiten. 2. Aufl. Hogrefe, Göttingen

Jansen, H., Marx, H. (1999): Phonologische Bewusstheit und ihre Bedeutung für den Schriftspracherwerb. Forum Logopädie 13 (1), 7–16

Johnson, C.J., Paivio, A., Clark, J.M. (1996): Cognitive Components of Picture Naming. Psychological Bulletin 120 (1), 113–139

Juel, C. (1988): Learning to Read and Write: A Longitudinal Study of 54 Children from first through fourth Grades. Journal of Educational Psychology 80 (4), 437–447

Kail, R., Hall, L.K., Caskey, B.J. (1999): Processing Speed, Exposure to Print and Naming Speed. Applied Psycholinguistics 20 (2), 303–314

Kail, R., Hall, L.K. (1994): Processing Speed, Naming Speed, and Reading. Developmental Psychology 30 (6), 949–954

Kalb, G., Rabenstein, R., Rost, H. (1979): Lesen und Verstehen – Diagnostik (LUV-D). Westermann, Braunschweig

Kalmar, M. (2001): Die acht auditiven Fallen im Lese-Rechtschreib-Erwerbsprozess. In: dgs Landesgruppe Berlin (Hrsg.): Sprachheilpädagogik im Spannungsfeld von Wissenschaft und Praxis. edition von freisleben, Würzburg, 266–275

Kannengieser, S. (2014): Spezifische Spracherwerbsstörungen. In: Grohnfeldt, M. (Hrsg.): Grundwissen der Sprachheilpädagogik und Sprachtherapie. Kohlhammer, Stuttgart, 188–199

Kargl, R.; Purgstaller, C. (2010): MORPHEUS Morphemunterstütztes Grundwortschatz-Segmentierungstraining. Hogrefe, Göttingen

Kauschke, C., Spreer, M., Vogt, S. (2019): Terminologie und Definition von Sprachentwicklungsstörungen – Berichte aus (inter-)nationalen Arbeitsgruppen. Forschung Sprache 7 (1), 3–8

Kibby, M.Y., Marks, W., Morgan, S., Long, C.J. (2004): Specific Impairment in Developmental Reading Disabilities: A Working Memory Approach. Journal of Learning Disabilities 37 (4), 349–363

Kiese-Himmel, C., Risse, T. (2009): Normen für den Mottier-Test bei 4- bis 6-jährigen Kindern. HNO 57, 943–948

Kirby, J.R., Georgiou, G.K., Martinussen, R., Parilla, R. (2010): Naming Speed and Reading: From Prediction to Instruction. Reading Research Quarterly 45 (3), 341–362

Kirby, J.R., Pfeiffer, S., Parilla, R. (2003): Naming Speed and Phonological Awareness as Predictors of Reading Development. Journal of Educational Psychology 95 (3), 453–464

Kirschhock, E.M. (2004): Entwicklung schriftsprachlicher Kompetenzen im Anfangsunterricht. Verlag Julius Klinkhardt, Bad Heilbrunn

Kleinmann, K. (2014): Morphemtraining mit der Wortbaustelle. Sprachförderung und Sprachtherapie in Schule und Praxis 3 (4), 230–237

Kleinmann, K. (2004): Die Wortbaustelle. AOL-Verlag, Lichtenau

Klicpera, C., Schabmann, A., Gasteiger-Klicpera. B., Schmidt, B. (2020): Legasthenie. 6. Aufl. Ernst Reinhardt, München

Klicpera, C., Gasteiger-Klicpera, B. (1995): Psychologie der Lese- und Schreibschwierigkeiten Entwicklung, Ursachen, Förderung. Beltz Psychologie Verlags Union, Weinheim

Klicpera, C., Gasteiger-Klicpera, B. (1993): Lesen und Schreiben. Entwicklung und Schwierigkeiten, Verlag Hans Huber, Bern

Klicpera, C., Schabmann, A. (1993): Do German-Speaking Children Have a Chance to Overcome Reading and Spelling Difficulties? A Longitudinal Survey from the Second until the Eighth Grade. European Journal of Psychology of Education 8 (3), 307–334

Klingberg, T., Hedehus, M., Temple, E., Salz, T., Gabrieli, J.D., Moseley, M.E., Poldrack, R.A. (2000): Microstructure of Temporo-Parietal White Matter as a Basis for Reading Ability: Evidence from Diffusion Tensor Magnetic Resonance Imaging. Neuron 25 (2), 493–500

Klingberg, T., Fernell, E., Olesen, P.J., Johnson, M., Gustafsson, P., Dahlstroem, K., Gillberg, C.G., Forssberg, H., Westerberg, H. (2005): Computerized Training of Working Memory in Children with ADHD – A Randomized Controlled Trial. Journal of the American Academy of Child and Adolescent Psychiatry 44 (2), 177–186

Klinikum der Universität München (o.J.): Definition und Diagnose lt. ICD-10. In: www.kjp.med.uni-muenchen.de/forschung/legasthenie/diagnose.php, 16.11.2015

Konferenz der Kultusminister der Länder in der Bundesrepublik Deutschland (2007): Grundsätze zur Förderung von Schülerinnen und Schülern mit besonderen Schwierigkeiten im Lesen und Rechtschreiben oder im Rechnen

Korhonen, T. (1995): The Persistence of Rapid Naming Problems in Children with Reading Disablilities: A Nine-Year Follow-up. Journal of Learning Disablilities 28 (4), 232–239

Korhonen, T. (1991): Neuropsychological Stability and Prognosis of Subgroups of Children with Learning Disabilities. Journal of Learning Disablilities 24 (1), 48–56

Küspert, P. (1998): Phonologische Bewusstheit und Schriftspracherwerb. Peter Lang Verlag, Frankfurt a.M.

Küspert, P., Schneider, W. (2018): Hören, lauschen, lernen – Sprachspiele für Vorschulkinder. 7. überarb. Auflage. Vandenhoeck & Ruprecht, Göttingen

Küspert, P., Schneider, W. (1998): Würzburger Leiseleseprobe. Hogrefe Verlag für Psychologie, Göttingen

Kronbichler, M., Wimmer, H., Staffen, W., Hutzler, F., Mair, A., Ladurner, G. (2008): Developmental Dyslexia: Gray Matter Abnormalities in the Occipitotemporal Cortex. Human Brain Mapping 29 (5), 613–625

Kruth, I., Thul, I. (2003): Kriterien zur Begriffsauswahl bei der Anpassung von Anlauttabellen für Schüler mit Spezifischen Spracherwerbsstörungen. Die Sprachheilarbeit 48 (4), 157–164

Kujala, T., Myllyviita, K., Tervaniemi, M., Alho, K., Kallio, J., Näätänen, R. (2000): Basic Auditory Dysfunction in Dyslexia as Demonstrated by Brain Activity Measurements. Psychophysiology 37 (2), 262–266

LaBerge, D., Samuels, S.J. (1974): Toward a Theory of Automatic Information Processing in Reading. Cognitive Psychology 6 (2), 293–323

Lachmann, T., Berti, S., Kujala, T., Schröger, E. (2005): Diagnostic Subgroups of Developmental Dyslexia Have Different Deficits in Neural Processing of Tones and Phonemes. International Journal of Psychophysiology 56 (2), 105–120

Landerl, K., Ramus, F., Moll, K., Lyytinnen, H., Leppänen, P.H.T., Lohvansu, K. (2013): Predictors of Developmental Dyslexia in European Orthographies with Varying Complexity. Journal of Child Psychology and Psychiatry 54 (6), 686–694

Landerl, K., Wimmer, H. (2008): Development of Word Reading Fluency and Spelling in a Consistent Orthography: An 8-Year Follow-up. Journal of Educational Psychology 100 (1), 150–161

Landerl, K., Wimmer, H. (2000): Deficits in Phoneme Segmentation are not the Core Problem of Dyslexia. Evidence from German and English Children. Applied Psycholinguistics 21 (2), 243–262

Landerl, K., Wimmer, H., Moser, E. (1997): Salzburger Lese- und Rechtschreibtest. Verfahren zur Differentialdiagnose von Störungen der Teilkomponenten des Lesens und Schreibens für die 1.–4. Schulstufe. Hans Huber, Bern

Landerl, K., Wimmer, H. (1994): Phonologische Bewusstheit als Prädiktor für Lese- und Schreibfertigkeiten in der Grundschule. Zeitschrift für Pädagogische Psychologie 8 (3), 135–164

Landerl, K., Linortner, R., Wimmer, H.(1992): Phonologische Bewusstheit und Schriftspracherwerb im Deutschen. Zeitschrift für Pädagogische Psychologie 6 (1), 17–35

Lauth, G.W., Grünke, M. (2005): Interventionen bei Lernstörungen. Monatsschrift Kinderheilkunde 153 (7), 640–648

Lawler, A. (2001): Archaeology. Writing gets a Rewrite. Science 292 (5551), 2418–2420

Lehmann, R.H., Peek, R., Poerschke, J. (2006): HAMLET 3–4. Hamburger Lesetest für 3. und 4. Klassen. Hogrefe, Göttingen

Lehmkuhle, S., Garzia, R.P., Turner, L., Hash, T., Baro, J.A. (1993): A Defective Visual Pathway in Children with Reading Disability. New England Journal of Medicine 328 (14), 989–996

Lembke, E.S., McMaster, K.L., Stecker, P.M. (2010): The Prevention Science of Reading Research within a Response-to-Intervention Model. Psychology in the Schools 47 (1), 22–35

Lemoine, H.E., Levy, B.A., Hutchinson, A. (1993): Increasing the Naming Speed of Poor Readers: Representations Formed across Repetitions. Journal of Experimental Child Psychology 55 (3), 297–328

Lenhard, W., Lenhard, A., Schneider, W. (2017): ELFE II. Ein Leseverständnistest für Erst- bis Siebtklässler. Hogrefe, Göttingen

Lervåg, A., Hulme, C. (2009): Rapid Automatized Naming (RAN) Taps a Mechanism that Places Constraints on the Development of Early Reading Fluency. Psychological Science 20 (8), 1040–1048

Levy, B.A., Bourassa, D.C., Horn, C. (1999): Fast and Slow Namers: Benefits of Segmentation and Whole Word Training. Journal of Experimental Child Psychology 73 (2), 115–138

Levy, B.A., Abello, B., Lysynchuk, L. (1997): Transfer from Word Training to Reading in Context: Gains in Reading Fluency and Comprehension. Learning Disability Quarterly 20 (3), 173–188

Linder, M., Grissemann H. (2000): Zürcher Lesetest (ZLT). Hans Huber Verlag, Bern

Livingstone, M.S., Rosen, G.D., Drislane, F.W., Galaburda, A.M. (1991): Physiological and Anatomical Evidence for a Magnocellular Defect in Developmental Dyslexia. Proceedings of the National Academy of Sciences USA 88 (18), 7943–7947

Lovett, M.W., Steinbach, K.A., Fritjers, J.C. (2000): Remediating the Core Deficits of Developmental Reading Disability: A Double Deficit Perspective. Journal of Learning Disablilities 33 (4), 334–358

Lovett, M.W., Borden, S., DeLuca, T., Lacerenza, L., Benson, N., Brackstone, D. (1994): Treating the Core Deficits of Developmental Dyslexia: Evidence of Transfer of Learning after Phonologically and Strategy-Based Reading Training Programs. Developmental Psychology 30 (6), 805–822

Lovegrove, W.J., Bowling, A., Badcock, D., Blackwood, M. (1980): Specific Reading Disability: Differences in Contrast Sensitivity as a Function of Spatial Frequency. Science 210 (4468), 439–440

Lundberg, I. (1991): Phonemic Awareness can be Developed without Reading Instruction. In: Brady, S.A., Shankweiler, D.P. (Eds): Phonological Processes in Literacy. A Tribute to Isabelle Y. Liberman. Lawrence Erlbaum Associates Publishers, Hillsdale/New Jersey/Hove London, 47–53

Lundberg, I., Frost, J., Petersen, O. (1988): Effects of an Extensive Training Program for Stimulating Phonological Awareness in Preschool Children. Reading Research Quarterly 23 (3), 263–284

Lundberg, I., Olofson, A., Wall, S. (1980): Reading and Spelling Skills in the First School Years Predicted from Phonemic Awareness Skills in Kindergarten. Scandinavian Journal of Psychology 21 (2), 159–173

Lyon G.R., Shaywitz, S.E., Shaywitz, B.A. (2003): Defining Dyslexia, Comorbidity, Teachers' Knowledge of Language and Reading. A Definition of Dyslexia. Annals of Dyslexia 53 (1), 1–14

Maisog, J.M., Einbinder, E.R., Flowers, D.L., Turkeltaub, P.E., Eden, G.F. (2008): A Meta-Analysis of Functional Neuroimaging Studies of Dyslexia. Annals of the New York Academy of Sciences 1145, 237–259

Manis, F.R., Doi, L.M., Bhadha, B. (2000): Naming Speed, Phonological Awareness and Orthographic Knowledge in Second Graders. Journal of Learning Disabilities 33 (4), 325–333, 374

Mannhaupt, G. (2006a): Münsteraner Screening zur Früherkennung von Lese-Rechtschreibschwierigkeiten. Cornelsen Verlag, Berlin

Mannhaupt, G. (2006b): Münsteraner Trainingsprogramm (MÜT). Förderung der phonologischen Bewusstheit am Schulanfang. Materialien mit Kopiervorlagen. Cornelsen Verlag, Berlin

Mannhaupt, G. (2003): Ergebnisse von Therapiestudien. In: von Suchodoletz, W. (Hrsg.): Therapie der Lese-Rechtschreibstörung. Kohlhammer, Stuttgart, 91–107

Marendaz, C., Valdois, S., Walch, J.P. (1996): Dyslexie developpementale et attention visuo-spatiale. L'annee psychologique 96 (2), 193–224

Marinus, E., de Jong, P., van der Leij, A. (2012): Increasing Word-Reading Speed in Poor Readers: No Additional Benefits of Explicit Letter- Cluster Training. Scientific Studies of Reading 16 (2), 166–185

Martschinke, S., Kirschhock, E.M., Frank, A. (2001): Diagnose und Förderung im Schriftspracherwerb, Band 1: Der Rundgang durch Hörhausen. Auer Verlag, Donauwörth

Marwege, G. (2013): Legasthenie und Dyskalkulie in der Schule. Eine verfassungsrechtliche Untersuchung unter besonderer Berücksichtigung der UN-Behindertenrechtskonvention. Universitätsverlag, Göttingen

Marx, P. (1998): Knuspel-L. Knuspels Leseaufgaben. Hogrefe, Göttingen

Marx, P., Weber, J. (2006): Vorschulische Vorhersage von Lese- und Rechtschreibschwierigkeiten: Neue Befunde zur prognostischen Validität des Bielefelder Screenings (BISC). Zeitschrift für Pädagogische Psychologie 20 (4), 251–259

Marx, P., Weber, J., Schneider, W. (2005a): Phonologische Bewusstheit und ihre Förderung bei Kindern mit Störungen der Sprachentwicklung. Zeitschrift für Entwicklungspsychologie und Pädagogische Psychologie 37 (2), 80–90

Marx, P., Weber, J., Schneider, W. (2005b): Langfristige Auswirkungen einer Förderung der phonologischen Bewusstheit bei Kindern mit Defiziten in der Sprachentwicklung. Die Sprachheilarbeit 50 (6), 280–285

Marx, H., Weber, J.M., Schneider, W. (2001): Legasthenie versus allgemeine Lese-Rechtschreibschwäche. Ein Vergleich der Leistungen in der phonologischen und visuellen Informationsverarbeitung. Zeitschrift für Pädagogische Psychologie 15 (2), 85–98

Marx, H., Jungmann, T. (2000): Abhängigkeit der Entwicklung des Leseverstehens von Hörverstehen und grundlegenden Lesefertigkeiten im Grundschulalter. Eine Prüfung des Simple View of Reading- Ansatzes. Zeitschrift für Entwicklungspsychologie und Pädagogische Psychologie 32 (2), 81–93

May, P, Malitzky, V., Vieluf, U. (2018): Hamburger Schreibprobe 1–10. Verlag für pädagogische Medien, Hamburg

Mayer, A. (2020): TEPHOBE. Test zur Erfassung der phonologischen Bewusstheit und der Benennungsgeschwindigkeit. 4. Aufl. Ernst Reinhardt, München

Mayer, A. (2018): Benennungsgeschwindigkeit und Lesen. Forschung Sprache 6 (1), 20–43

Mayer, A. (2018): BLIWO. Blitzschnelle Worterkennung. 3. Auflage Borgmann Media, Dortmund

Mayer, A. (2018): Gezielte Förderung bei Lese-Rechtschreibschwierigkeiten. 3. Aufl. Ernst Reinhardt, München

Mayer, A. (2015): Kriterien zur Erstellung sprachlich optimierter Lesetexte für Kinder mit Sprachverständnisschwierigkeiten. Praxis Sprache 60 (4), 221–228

Mayer, A. (2014): Früherkennung und Prävention von Schriftspracherwerbsstörungen im inklusiven Unterricht. Unveröffentlichte Habilitationsschrift, Universität zu Köln

Mayer, A. (2013): Blitzschnelle Worterkennung – Ergänzungsmaterial. Borgmann Media, Dortmund

Mayer, A. (2009): Pilotprojekt zur Ermittlung standardisierter Werte für die Benennungsgeschwindigkeit. Unveröffentlichte Daten. Universität zu Köln

Mayer, A. (2008): Phonologische Bewusstheit, Benennungsgeschwindigkeit und automatisierte Leseprozesse. Shaker Verlag, Aachen

Mayer, A., Marks, D-K. (2021): Lesetricks von Professor Neugier. borgmann media, Dortmund

Mayer, A., Motsch, H.J. (2015): Efficacy Classroom-Integrated Intervention of Phonological Awareness and Word Recognition in Double-Deficit Children

Learning a Regular Orthography. Journal of Learning and Education 4 (3), 88–111

Mayer, A., Motsch, H.J. (2014): Früherkennung von Schriftspracherwerbsstörungen. Zur prognostischen Validität des TEPHOBE. Praxis Sprache 59 (4), 218–228

Mayringer, H., Wimmer, H. (2003): Salzburger Lese-Screening für die Klassenstufen 1–4. Hogrefe Verlag, Göttingen

McArthur, G.M., Bishop, D.V. (2001): Auditory Perceptual Processing in People with Reading and Oral Language Impairments: Current Issues and Recommendations. Dyslexia 7 (3), 150–170

McBride-Chang, C. (1995): What is Phonological Awareness? Journal of Educational Psychology 87 (2), 179–192

McCandliss, B.D., Noble, K.G. (2003): The Development of Reading Impairment: A Cognitive Neuroscience Model. Mental Retardation and Developmental Disabilities Research Reviews 9 (3), 196–204

McCandliss, B.D., Cohen, L., Dehaene, S. (2003): The Visual Word Form Area: Expertise for Reading in the Fusiform Gyrus. Trends in Cognitive Sciences 7 (7), 293–299

McCrory, E.J., Mechelli, A., Frith, U., Price, C.J. (2005): More than Words: A Common Neural Basis for Reading and Naming Deficits in Developmental Dyslexia? Brain 128 (2), 261–267

Melchers, P., Melchers M. (2015): K-ABC II. Kaufman Assessment Battery for Children. Pearson, Frankfurt a. M.

Melchers, P., Preuss, U. (2003): Kaufman Assessment Battery for Children. Swets & Zeitlinger, Frankfurt

Metz, D., Fröhlich, L.P., Rißling, J., Petermann, F. (2011): Kurz- und Langzeiteffekte einer Förderung der phonologischen Bewusstheit bei Schulanfängern. Zeitschrift für Psychiatrie, Psychologie und Psychotherapie 59 (1), 65–72

Meyer, M.S., Felton, R. (1999): Repeated Reading to Enhance Fluency: Old Approaches and New Directions. Annals of Dyslexia 49 (1), 283–306

Meyer, M.S., Wood, F., Hart, L., Felton, R. (1998): Selective Predictive Value of Rapid Automatized Naming in Poor Readers. Journal of Learning Disabilities 31 (2), 106–117

Mierbach, J. (2011): Zum Einfluss des Arbeitsgedächtnisses auf die phonologische Bewusstheit. Unveröffentlichte Examensarbeit, Universität zu Köln

Miller, A.C., Keenan, J.M. (2009): How Word Decoding Skill Impacts Text Memory: The Centrality Deficit and How Domain Knowledge Can Compensate. Annals of Dyslexia 59 (2), 99–113

Moll, K., Ramus, F., Bartling, J., Bruder, J., Kunze, S. et al. (2014): Cognitive Mechanisms Underlying Reading and Spelling Development in Five European Orthographies. Learning and Instruction 29 (1), 65–77

Moll, K., Landerl, K. (2010): SLRT II. Lese- und Rechtschreibtest. Weiterentwicklung des Salzburger Lese- und Rechtschreibtests (SLRT). Hogrefe, Göttingen

Moll, K., Fussenegger, E., Willburger, E., Landerl, K. (2009): RAN Is Not a Measure of Orthographic Processing. Evidence From the Asymmetric German Orthography. Scientific Studies of Reading 13 (1), 1–25

Morais, J. (1991): Constraints on the development of Phonemic Awareness. In: Brady, S.A., Shankweiler, D.P. (Eds.): Phonological Processes in Literacy. A Tribute to Isabelle Y. Liberman. Lawrence Erlbaum Associates, Publishers, Hillsdale, New Jersey/Hove/London, 1–27

Morris, R.D., Stuebing, K.K., Fletcher, J.M., Shaywitz, S.E., Lyon, G.R., Shankweiler, D.P., Katz, L., Francis, D.J., Shaywitz, B.A. (1998): Subtypes of Reading Disability: Variability around a phonological core. Journal of Educational Psychology 90 (3), 347–373

Moths, S. (2011): Der silbenbasierte Zugang zur Schriftsprache. Eine Chance für Schülerinnen und Schüler im Förderschwerpunkt Lernen? Berichte und Arbeitspapiere aus der Forschungsstelle Sprachentwicklung und Sprachdidaktik des Instituts für deutsche Sprache und Literatur II. Universität zu Köln

Motsch, H.J., Marks, D., Ulrich, T. (2018): Wortschatzsammler. Evidenzbasierte Strategietherapie lexikalischer Störungen im Kindesalter. 3. Aufl. Ernst Reinhardt, München

Näslund, J.C., Schneider, W. (1996): Kindergarten Letter Knowledge, Phonological Skills, and Memory Processes: Relative Effects on Early Literacy. Journal of Experimental Child Psychology 62 (1), 30–59

Nation, K., Adams, J.W., Bowyer-Crane, A., Snowling, M.J. (1999): Working Memory Deficits in Poor Comprehenders Reflect Underlying Language Impairments. Journal of Experimental Child Psychology 73 (2), 139–158

Neuhaus, G.F., Swank, P.R. (2002): Understanding the Relations between RAN Letter Subtest Components and Word Reading in First Grade Students. Journal of Learning Disabilities 35 (2), 158–174

Nevo, E., Breznitz, Z. (2011): Assessment of Working Memory Components at 6 Years of Age as Predictors of Reading Achievements a Year Later. Journal of Experimental Child Psychology 109 (1), 73–90

Nicolson, R.I., Fawcett, A.J., Dean, P. (2001): Developmental dyslexia: The cerebellar deficit hypothesis. Trends in Neurosciences 24 (9), 508–511

Nicolson, R.I., Fawcett, A.J. (1999): Developmental Dyslexia: The Role of the Cerebellum. Dyslexia 5 (3), 155–177

Nicolson, R.I., Fawcett, A.J., Dean, P. (1995): Time Estimation Deficits in Developmental Dyslexia: Evidence of Cerebellar Involvement. Proceedings of the Royal Society B: Biological Sciences 259 (1), 43–47

O'Connor, R.E., Jenkins, J.R. (1999): Prediction of Reading Disabilities in Kindergarten and First Grade. Scientific Studies of Reading 3 (2), 159–197

Oakhill, J., Kyle, F. (2000): The Relation between Phonological Awareness and Working Memory. Journal of Experimental Psychology 75 (2), 152–164

Obregón, M. (1994): Exploring Naming Timing Patterns by Dyslexic and Normal Readers on the Serial RAN task. Unpublished Master's Thesis. Tufts University, Medford/Somerville/Boston/Grafton

Öhlschläger, G. (2011): Einführung in die Sprachwissenschaft. Skript zur Vorlesung. Universität Leipzig

Olson, R.K., Wise, B., Johnson, M.C., Ring, J. (1997): Computer-Based Remedial Training in Phoneme Awareness and Phonological Decoding: Effects on the Posttraining Development of Word Recognition. Scientific Studies of Reading 1 (3), 235–253

Oslund, E.L., Clemens, N.H., Simmons, D.C., Simmons, L.E. (2018): The direct and indirect effects of word reading and vocabulary on adolescents' reading comprehension: Comparing struggling and adequate comprehenders. Reading and writing. An interdisciplinary Journal 31 (7), 355–379

Pape-Neumann, J., van Ermingen-Marbach, M., Grande, M., Willmes, K., Heim, S. (2015): The Role of Phonological Awareness in Treatments of Dyslexic Primary School Children. Acta Neurobiologiae Experimentalis 75 (1), 80–106

Paivio, A. (1986): Mental Representations: A Dual Coding Approach. University Press, New York/Oxford

Palincsar, A., Brown, A.L. (1984): Reciprocal Teaching of Comprehension-Fostering and Comprehension-Monitoring Activities. Cognition and Instruction 1 (2), 117–175

Papadopoulos, T.C., Georgiou, G.K., Kendeou, P. (2009): Investigating the Double-Deficit Hypothesis in Greek. Findings From a Longitudinal Study. Journal of Learning Disabilities 42 (6), 528–547

Paulesu, E., Demonet, J.F., Fazio, F., McCrory, E., Chanoine, V., Brunswick, N., Cappa, S.F., Cossu, G., Habib, M., Frith, C.D., Frith, U. (2001): Dyslexia: Cultural Diversity and Biological Unity. Science 291 (5511), 2165–2167

Paulesu, E., Frith, U., Snowling, M., Gallagher, A., Morton, J., Frackowiak, R.S., Frith, C.D. (1996): Is Developmental Dyslexia a Disconnection Syndrome? Evidence from PET Scanning. Brain 119 (1), 143–157

Pennington, B.F., Olson, R. (2007): Genetics of Dyslexia. In: Snowling, M., Hulme, C. (Hrsg.) The science of reading. A handbook. Blackwell Publishing, Oxford, 453–472

Pennington, B.F., Smith, S.D. (1988): Genetic Influences on Learning Disabilities: An Update. Journal of Consulting and Clinical Psychology 56 (6), 817–823

Perfetti, C.A. (1985): Reading Ability. University Press, New York/Oxford

Petermann, F., Metz, D., Fröhlich, L. (2010): SET 5–10. Sprachstandserhebungstest für Kinder im Alter zwischen 5 und 10 Jahren. Hogrefe Verlag, Göttingen

Petermann, F. (2017): WISC V. Wechsler Intelligence Scale for Children – Fifth Edition. Pearson, Frankfurt a. M.

Pilz, D., Schubenz, S. (1979): Schulversagen und Kindertherapie. Rahl-Rugenstein, Köln

Plume, P., Schneider, W. (2004): Hören, Lauschen, Lernen 2 – Sprachspiele mit Buchstaben und Lauten für Kinder im Vorschulalter. Vandenhoeck &Ruprecht, Göttingen

Pressler, A., Könen, T., Hasselhorn, M., Krajewski, K. (2014): Cognitive Preconditions of Early Reading and Spelling: A Latent-Variable Approach with Longitudinal Data. Reading and Writing: An Interdisciplinary Journal 27 (2), 383–406

Price, C.J., Devlin, J.T. (2003): The Myth of the Visual Word Form Area. Neuroimage 19 (3), 473–481

Pugh, K.R., Mencl, W.E., Jenner, A.R., Katz, L., Frost, S.J., Lee, J.R., Shaywitz, S.E., Shaywitz, B.A. (2001): Neurobiological Studies of Reading and Reading Disability. Journal of Communication Disorders 34 (6), 479–492

Quaglino, V., Bourdin, B., Czternasty, G., Vrignaud, P., Fall, S., Meyer, M., Berquin, P., Devauchelle, B., de Marco, G. (2008): Differences in Effective Connectivity between Dyslexic Children and Normal Readers during a Pseudoword Reading Task: An fMRI Study. Neurophysiological Clinic 38 (2), 73–82

Raberger, T., Wimmer, H. (2003): On the Automaticity/Cerebellar Deficit Hypothesis of Dyslexia: Balancing and Continuous Rapid Naming in Dyslexic and ADHD Children. Neuropsychologia 41 (11), 1493–1497

Ramus, F., Rosen, S., Dakin, S.C., Day, B.L., Castellote, J.M., White, S., Frith, U. (2003): Theories of Developmental Dyslexia: Insights from a Multiple Case Study of Dyslexic Adults. Brain 126 (4), 841–865

Ramus, F. (2001): Dyslexia. Talk of Two Theories. Nature 412, 393–395

Ramus, F. (2004): Neurobiology of Dyslexia: A Reinterpretation of the Data. Trends in Neurosciences 27 (12), 720–726

Ramus, F., Szenkovits, G. (2008): What Phonological Deficit? Quarterly Journal of Experimental Psychology 61 (1), 129–141

Read, C., Yun-Fei, Z., Hong-Yin, N., Bao-Qing, D. (1986): The Ability to Manipulate Speech Sounds Depends on Knowing Alphabetic Writing. Cognition 24 (1), 31–44

Reber, K. (2017): Prävention von Lese- und Rechtschreibstörungen im Unterricht – Systematischer Schriftspracherwerb von Anfang an. 2. Aufl. Ernst Reinhardt, München

Reichen, J. (1988): Lesen durch Schreiben, Heft 1: Wie Kinder selbstgesteuert lesen lernen. 3. Aufl. Sabe-Verlag, Zürich

Reuter-Liehr, C. (2008): Lautgetreue Lese-Rechtschreibförderung. Band 1. Winkler Verlag, Bochum

Reuter-Liehr, C. (2006a): Lautgetreue Lese-Rechtschreibförderung. Band 2/1. Elementartraining Phonemstufe 1. Winkler Verlag, Bochum

Reuter-Liehr, C. (2006b): Lautgetreue Lese-Rechtschreibförderung. Band 3. Lerngruppe I: 40 exakte Stundenabläufe je 90 Minuten für die Förderung ab Mitte 3. Klasse Elementartraining Phonemstufe 1. Winkler Verlag, Bochum

Reuter-Liehr, C. (2006c): Lautgetreue Lese-Rechtschreibförderung. Band 4. Lerngruppe II: 30 exakte Stundenabläufe je 90 Minuten für die Förderung ab 5. Klasse. Winkler Verlag, Bochum

Rezec, O. (2009): Zur Struktur des deutschen Schriftsystems. https://edoc.ub.uni-muenchen.de/10730/1/Rezec_Oliver.pdf, 06.12.2015

Richlan, F., Kronbichler, M., Wimmer, H. (2009): Functional Abnormalities in the Dyslexic Brain: A Quantitative Meta-Analysis of Neuroimaging Studies. Human Brain Mapping 30 (10), 3299–3308

Ritter, C. (2014): Leseflüssigkeit fördern: PotsBlitz – Das Potsdamer Lesetraining. Sprachförderung und Sprachtherapie in Schule und Praxis 19 (3), 191–197

Ritter, C. (2005): Entwicklung und empirische Überprüfung eines Lesetrainings auf Silbenbasis. Potsdam. In: opus.kobv.de/ubp/volltexte/2006/1003/pdf/ritter_diss.pdf, 06.12.2015

Ritter, C., Scheerer-Neumann, G. (2009): PotsBlitz. Das Potsdamer Lesetraining. Förderung der basalen Lesefähigkeiten. Prolog, Köln

Röber, C. (2004): Die Berücksichtigung des kindlichen Sprachwissens für den Schrifterwerb. In: Huneke, H.W. (Hrsg.): Geschriebene Sprache. Strukturen, Erwerb, didaktische Modellbildungen. Schriftenreihe der PH Heidelberg, Verlag Beltz Wissenschaft

Rosenshine, B., Meister, C. (1994): Reciprocal Teaching: A Review of the Research. Review of Educational Research 64 (4), 479–530

Roth, E. (1999): Prävention von Lese- und Rechtschreibschwierigkeiten. Evaluation einer vorschulischen Förderung der phonologischen Bewusstheit und der Buchstabenkenntnis. Lang, Frankfurt

Rühl, K.; Souvignier, E. (2006): Wir werden Lesedetektive – Lehrermanual & Arbeitsheft. Vandenhoeck & Ruprecht, Göttingen

Rumsey, J.M., Nace, K., Donohue, B., Wise, D., Maisog, J.M., Andreason, P. (1997): A Positron Emission Tomographic Study of Impaired Word Recognition and Phonological Processing in Dyslexic Men. Archives of Neurology 54 (5), 562–573

Rumsey, J.M., Andreason, P., Zametkin, A.J., King, A.C., Hamburger, S.D., Aquino, T., Hanahan, A.P., Pikus, A., Cohen, R.M. (1994): Right Frontotemporal Activation by Tonal Memory in Dyslexia, an O15 PET Study. Biological Psychiatry, 36 (3), 171–180

Samuelsson, S., Olson, R., Wadsworth, S., Corley, R., DeFries, J.C., Willcutt, E., Hulslander, J., Byrne, B. (2007): Genetic and Environmental Influences on Prereading Skills and Early Reading and Spelling Development in the United States, Australia and Scandinavia. Reading and Writing 20 (1), 51–75

Savage, R., Pillay, V., Melidona, S. (2008): Rapid Serial Naming is a unique Predictor of Spelling in Children. Journal of Learning Disabilities 41 (3), 235–250

Scanlon, D., Vellutino, F.R. (1996): Prerequisite Skills, Early Instruction and Success in First-Grade-Reading: Selected Results from a Longitudinal Study. Mental Retardation and Developmental Disabilities Research Reviews 2 (1), 54–63

Scarborough, H.S. (1998): Early Identification of Children at Risk for Reading Disabilities: Phonological Awareness and Some other Promising Predictors. In: Shapiro, K., Accardo, P., Capute, A. (Hrsg.): Specific Reading Disability: A View of the Spectrum. York Press, Timonium/Maryland

Schäfer, H., Leis, N. (2008): Lesen und Schreiben im Handumdrehen. Lautgebärden erleichtern den Schriftspracherwerb in Förderschule und Grundschule. Ernst Reinhardt, München

Schatschneider, C., Torgesen, J.K. (2004): Using our Current Understanding of Dyslexia to Support Early

Identification und Intervention. Journal of Child Neurology 19 (10), 759–765

Schatschneider, C., Carlson, C. D., Francis, D. J., Foorman, B. R., Fletcher, J. M. (2002): Relationship of Rapid Automatized Naming and Phonological Awareness in Early Reading Development. Implications for the Double Deficit Hypothesis. Journal of Learning Disabilities 35 (3), 245–256

Scheerer-Neumann, G. (1981): The Utilization of Intraword Structure in Poor Readers: Experimental Evidence and a Training Program. Psychological Research 43 (2), 155–178

Schenk-Danziger, L. (1968): Handbuch der Legasthenie im Kindesalter. Verlag Julius Betz, Weinheim

Schenk-Danziger, L. (1984): Legasthenie. Zerebral-funktionelle Interpretation, Diagnose und Therapie. Ernst Reinhardt, München

Schlaggar, B. L., McCandliss, B. D. (2007): Development of Neural Systems for Reading. Annual Review of Neuroscience 30, 475–503

Schmitz, L. (2014): Start in die Schriftsprache – ein individuelles Förderkonzept. Sprachförderung und Sprachtherapie in Schule und Praxis 3 (4), 215–229

Schmitz, L. (2013): Den Schriftspracherwerb individuell fördern. Ein systematisches Programm für Kinder mit Förderbedarf. Verlag an der Ruhr, Mühlheim

Schnabel, J. (1997): Freie Arbeit im 3. und 4. Schuljahr. Oldenbourg, München

Schneider, W. (2000): Das Konzept der phonologischen Bewusstheit und seine Bedeutung für den Schriftspracherwerb. In: Akademie für Lehrerfortbildung und Personalführung Dillingen (Hrsg.): Lese-Rechtschreib-Schwierigkeiten. Auer Verlag, Donauwörth, 96–105

Schneider, W., Blanke, I., Faust, V., Küspert, P. (2011): WLLP-R. Würzburger Leise Leseprobe – Revision. Ein Gruppentest für die Grundschule. Hogrefe Verlag für Psychologie, Göttingen

Schneider, W., Schlagmüller, M., Ennemoser, M. (2017): LGVT 5–12+ Lesegeschwindigkeits- und Verständnistest für die Klassen 5–12. Hogrefe, Göttingen

Schneider, W., Roth, E., Ennemoser, M. (2000): Training Phonological Skills and Letter Knowledge in Children at Risk for Dyslexia: A Comparison of Three Kindergarten Intervention Programs. Journal of Educational Psychology 92 (2), 284–295

Schneider, W., Küspert, P., Roth, E., Marx, H. (1997): Short and Long Term Effects of Training Phonological Awareness in Kindergarten: Evidence from Two German Studies. Journal of Experimental Child Psychology 66 (3), 311–340

Schneider, W., Vise, M., Reimers, P., Blaesser, B. (1994): Auswirkungen eines Trainings der sprachlichen Bewusstheit auf den Schriftspracherwerb in der Schule. Zeitschrift für Pädagogische Psychologie 8(3),177–188

Schnitzler, C. (2008): Phonologische Bewusstheit und Schriftspracherwerb. Thieme Verlag, Stuttgart

Schnyder, S., Jost, M. (2013): Der Nachteilsausgleich: Ein Schritt in Richtung inklusiver Schule. Schweizerische Zeitschrift für Heilpädagogik 19 (1), 5–12

Schuchardt, K., Kunze, J., Grube, D., Hasselhorn, M. (2006): Arbeitsgedächtnisdefizite bei Kindern mit schwachen Rechen- und Schriftsprachleistungen. Zeitschrift für Pädagogische Psychologie 20 (4), 261–268

Schuele, C. M., Boudreau, D. (2008): Phonological Awareness Intervention: Beyond the Basics. Language, Speech and Hearing Services in Schools 39 (1), 3–20

Schulte-Körne, G. (2014): Spezifische Lernstörungen. Vom DSM-IV zum DSM-5. Zeitschrift für Kinder- und Jugendpsychiatrie und Psychotherapie 42 (5), 369–375

Schulte-Körne, G., Warnke, A., Remschmidt, H. (2006): Zur Genetik der Lese-Rechtschreibschwäche. Zeitschrift für Kinder- und Jugendpsychiatrie und Psychotherapie 34 (6), 435–444

Schulte-Körne, G., Mathwig, F. (2004): Das Marburger Rechtschreibtraining. Winkler Verlag, Bochum

Schulte-Körne, G., Deimel, W., Remschmidt, H. (2003): Rechtschreibtraining in schulischen Fördergruppen. Ergebnisse einer Evaluationsstudie in der Primarstufe. Zeitschrift für Kinder- und Jugendpsychiatrie und Psychotherapie 31 (2), 85–98

Schulte-Körne, G., Deimel, W., Hülsmann, J., Seidler, T., Remschmidt, H. (2001): Das Marburger Rechtschreib-Training – Ergebnisse einer Kurzzeitintervention. Zeitschrift für Kinder- und Jugendpsychiatrie und Psychotherapie 29 (1) , 7–15

Schulte-Körne, G., Deimel, W., Remschmidt, H. (1998a): Das Marburger Eltern-Kind-Rechtschreibtraining – Verlaufsuntersuchung nach 2 Jahren. Zeitschrift für Kinder- und Jugendpsychiatrie 26 (3), 167–173

Schulte-Körne, G., Deimel, W., Bartling, J., Remschmidt, H. (1998b): Die Bedeutung der auditiven Wahrnehmung und der phonologischen Bewusstheit für die Lese-Rechtschreibschwäche. Sprache – Stimme – Gehör 22 (1), 25–30

Schulte-Körne, G., Schäfer, J., Deimel, W., Remschmidt, H. (1997): Das Marburger Eltern-Kind-Rechtschreibtraining. Zeitschrift für Kinder- und Jugendpsychiatrie 25 (3), 151–159

Sedlak, F. (2001): Die schulische Behandlung der Lese-Rechtschreib-(Rechen-)Schwäche. In: www.schulpsychologie.at/lernen-leistung/lese-rechtschreibschwaeche/handreichung, 06.12.2015

Seidenberg, M. S. (2007): Connectionist Models of Reading. In: Gaskel, G. (Ed.): Oxford Handbook of Psycholinguistics. University Press, Oxford, 235–250

Seidenberg, M. S. (2005): Connectionist Models of Word Reading. Current Directions in Psychological Science 14 (5), 238–242

Seidenberg, M. S., McClelland, J. L. (1989): A Distributed Developmental Model of Word Recognition and Naming. Psychological Review 96 (4), 523–568

Seigneuric, A., Ehrlich, M. (2005): Contribution of Working Memory Capacity to Children's Reading Comprehension: A Longitudinal Investigation. Reading and Writing: An Interdisciplinary Journal 18 (7–9), 617–656

Seigneuric, A., Ehrlich, M. F., Oakhill, J., Yuill, N. (2000): Working Memory Resources and Children's Reading Comprehension. Reading and Writing: An Interdisciplinary Journal 13 (1–2), 81–103

Serrano, F., Defior, S. (2008): Dyslexia Speed Problems in a Transparent Orthography. Annals of Dyslexia 58 (1), 81–95

Seuring, V. A., Spörer, N. (2010): Reziprokes Lehren in der Schule: Förderung von Leseverständnis, Leseflüssigkeit und Strategieanwendung. Zeitschrift für pädagogische Psychologie 24 (3-4), 191–205

Share, D. J. (1999): Phonological Recoding and Orthographic Learning: A Direct Test of the Self Teaching Hypothesis. Journal of Experimental Child Psychology 72 (2), 95–129

Shaywitz, S. E., Shaywitz, B. A. (2005): Dyslexia (Specific reading disability). Biological Psychiatry 57, 1301–1309

Shaywitz, B. A., Shaywitz, S. E., Pugh, K. R., Mencl, W. E., Fulbright, R. K., Skudlarski, P., Constable, R. T., Marchione, K. E., Fletcher, J. M., Lyon, G. R., Gore, J. C. (2002): Disruption of Posterior Brain Systems for Reading in Children with Developmental Dyslexia. Biological Psychiatry 52 (2), 101–110

Shaywitz, S. E., Shaywitz, B. A., Pugh, K. R., Fulbright, R. K., Constable, R. T., Mencl, W. E., Shankweiler, D. P., Liberman, A. M., Skudlarski, P., Fletcher, J. M., Katz, L., Marchione, K. E., Lacadie, C., Gatenby, C., Gore, J. C. (1998): Functional Disruption in the Organization of the Brain for Reading in Dyslexia. Proceedings of the National Academy of Sciences USA 95 (5), 2636–2641

Shaywitz, S. E., Shaywitz, B. A., Fletcher, J. M., Escobar, M. D. (1990): Prevalence of Reading Disability in Boys and Girls. The Journal of the American Medical Association 264 (8), 998–1002

Silani, G., Frith, U., Demonet, J.-F., Fazio, F., Perani, D., Price, C., Frith, C. D., Paulesu, E. (2005): Brain Abnormalities Underlying Altered Activation in Dyslexia: A Voxel Based Morphometry Study. Brain 128 (10), 2453–2461

Skottun, B. C. (2000): The Magnocellular Deficit Theory of Dyslexia: The Evidence from Contrast Sensitivity. Vision Research 40 (1), 111–127

Skowronek, H., Marx, H. (1989): Die Bielefelder Längsschnittuntersuchung zur Früherkennung von Risiken der Lese-Rechtschreibschwäche. Theoretischer Rahmen und erste Befunde. Heilpädagogische Forschung 25 (1), 37–49

Smith-Spark, J. H., Fisk, J. E. (2007): Working Memory Functioning in Developmental Dyslexia. Memory 15 (1), 34–56

Snowling, M. J. (2000): Dyslexia. Wiley-Blackwell, Hoboken

Snowling, M. J. (1981): Phonemic Deficits in Developmental Dyslexia. Psychological Research 43 (2), 219–234

Spörer, N.; Koch, H.; Schünemann, N.; Völlinger, V. A. (2016): Das Lesetraining mit Käpt'n Carlo für 4. und 5. Klassen. Hogrefe, Göttingen.

Spreer, M. (2018): Diagnostik von Sprach- und Kommunikationsstörungen im Kindesalter. Methoden und Verfahren. Reinhardt Verlag, München

Spring, C., Davis, J. M. (1988): Relations of Digit Naming Speed with Three Components of Reading. Applied Psycholinguistics 9 (4), 315–334

Stackhouse, J., Wells, B. (1997): Children's Speech and Literacy Difficulties. A psycholinguistic Framework. Whurr Publishers, London

Stahl, S. A., Murray, B. A. (1994): Defining Phonological Awareness and its Relationship to Early Reading. Journal of Educational Psychology 86 (2), 221–234

Stainthorp, R., Stuart, M., Powell, D., Quinlan, P., Garwood, H. (2010): Visual Processing Deficits in Children With Slow RAN Performance. Scientific Studies of Reading 14 (3), 266–292

Stanovic, K. E. (1988): Explaining the Differences between the Dyslexic and Garden Variety Poor Readers: The Phonological Core Variable Difference Model. Journal of Learning Disabilities 21 (10), 590–612

Stanovic, K. E., Cunningham, A., Cramer, B. (1984): Assessing Phonological Awareness in Kindergarten Children: Issues of Task Comparability. Journal of Experimental Child Psychology 38 (2), 175–190

van Steensel, R., Oostdam, R., van Gelderen, A., van Schooten, E. (2016): The role of word decoding, vocabulary knowledge and meta-cognitive knowledge in monolingual and bilingual low-achieving adolescents' reading comprehension. Journal of Research in Reading 39 (3), 312–329

Stein, J., Talcott, J., Witton, C. (2001). The Sensorimotor Basis of Developmental Dyslexia. In: Fawcett, A. J. (Ed.): Dyslexia: Theory and Good Practice. Whurr, London, 65–88

Stein, J., Walsh, V. (1997): To See but not to Read: the Magnocellular Theory of Dyslexia. Trends in Neurosciences 20 (4), 147–152

Steinbrink, C., Vogt, K., Kastrup, A., Müller, H.-P., Juengling, F. D., Kassubek, J., Riecker, A. (2008): The Contribution of White and Gray Matter Differences to Developmental Dyslexia: Insights from DTI and VBM at 3.0 T. Neuropsychologia 46 (13), 3170–3178

Stock, C., Schneider, W. (2008): DERET 1–2+. Deutscher Rechtschreibtest für das erste und zweite Schuljahr Hogrefe, Göttingen

Stock, C., Marx, P., Schneider, W. (2003): BAKO 1–4. Basiskompetenzen für Lese-Rechtschreibleistungen. Ein Test zur Erfassung der phonologischen Bewusstheit vom ersten bis vierten Grundschuljahr. Beltz Test, Göttingen

Stothard, S. E., Hulme, C. (1992): Reading Comprehension Difficulties in Children. The Role of Language Comprehension and Working Memory Skills. Reading and Writing: An Interdisciplinary Journal 4 (3), 245–256

Sunseth, K., Bowers, P. G. (2002): Rapid Naming and Phonemic Awareness: Contributions to Reading, Spelling and Orthographic Knowledge. Scientific Studies of Reading 6 (4), 401–429

Stoodley, C. J., Talcott, J. B., Carter, E. L., Witton, C., Stein, J. F. (2000): Selective Deficits of Vibrotactile Sensitivity in Dyslexic Readers. Neuroscience Letters 295 (1), 13–16

Swanson, H. L., Zheng, X., Jerman, O. (2009): Working Memory, Short-Term Memory, and Reading Disabilities: A Selective Meta-Analysis of the Literature. Journal of Learning Disabilities 42 (3), 260–289

Swanson, H. L., Howard, C. B., Sáez, L. (2006): Do Different Components of Working Memory Underlie Different Subgroups of Reading Disabilities? Journal of Learning Disabilities 39 (3), 252–269

Swanson, H. L., Trainin, G., Necoechea, D. M., Hammill, D. D. (2003): Rapid Naming, Phonological Awareness, and Reading: A Meta-Analysis of the Correlation Evidence. Review of Educational Research 73 (4), 407–440

Tallal, P. (1980): Auditory Temporal Perception, Phonics, and Reading Disabilities in Children. Brain and Language 9 (2), 182–198

Tallal, P., Miller, S., Fitch, R. H. (1993): Neurobiological Basis of Speech: A Case for the Preeminence of Temporal Processing. Annals of the New York Academy of Sciences 68, 227–247

Tan, A., Nicholson, T. (1997): Flashcards Revisited: Training Poor Readers to Read Words Faster Improves their Comprehension of Text. Journal of Educational Psychology 89 (2), 276–288

Temple, E., Poldrack, R. A., Salidis, J., Deutsch, G. K., Tallal, P., Merzenich, M. M., Gabrieli, J. D. (2001): Disrupted Neural Responses to Phonological and Orthographic Processing in Dyslexic Children: An fMRI Study. Neuroreport 12 (2), 299–307

Temple, E., Poldrack, R. A., Protopapas, A., Nagarajan, S., Salz, T., Tallal, P., Merzenich, M. M., Gabrieli, J. D. (2000): Disruption of the Neural Response to Rapid Acoustic Stimuli in Dyslexia: Evidence from Functional MRI. Proceedings of the National Academy of Sciences USA 97 (25), 13907–13912

Terepocki, M., Kruk, R. S., Willows, D. M. (2002): The Incidence and Nature of Letter Orientation Errors in Reading Disability. Journal of Learning Disabilities 35 (3), 214–233

Tewes, U. Rossmann, P., Schallberger, U. (1999): Hamburg Wechsler Intelligenztest für Kinder. (HAWIK-III). Huber, Bern

Thaler, V., Ebner, E., Wimmer, H., Landerl, K. (2004): Training Reading Fluency in Dysfluent Readers with High Reading Accuracy: Word Specific Effects but Low Transfer to Untrained Words. Annals of Dyslexia 54 (1), 89–112

Thelen, T. (2002): Wie passt das Wort BETTEN in das Haus? Grundlagen und Ergebnisse des Computerprogramms MoPs zur Vermittlung der Schärfungsschreibung. In: Röber-Siekmeyer, Chr., Tophinke, D. (Hrsg.): Schärfungsschreibung im Fokus. Zur schriftlichen Repräsentation sprachlicher Strukturen im Spannungsfeld von Sprachwissenschaft und Didaktik. Schneider Verlag, Hohengehren, Baltmannsweiler

Tollkühn, S., Spreer, M. (2005): Diagnostische Verfahren für die pädagogische und sprachheilpädagogische Arbeit: Handbuch. Leipziger Universitätsverlag, Leipzig

Torgesen, J. K. (2002): The Prevention of Reading Difficulties. Journal of School Psychology 40 (1), 7–26

Torgesen, J. K., Wagner, R. K., Rashotte, C. A. (1997a): Prevention and Remediation of Severe Reading Disabilities: Keeping the End in Mind. Scientific Studies of Reading 1(3), 217–234

Torgesen, J. K., Wagner, R. K., Rashotte, C. A., Burgess, S., Hecht, S. (1997b): Contributions of Phonological Awareness and Rapid Automatic Naming Ability to the Growth of Word Reading Skills in Second- to Fifth-Grade Children. Scientific Studies of Reading 1 (2), 161–185

Torppa, M., Parrila, R., Niemi, P., Lerkkanen, M., Poikkeus, A., Nurmi, J. (2013): The Double Deficit Hypothesis in the Transparent Finnish Orthography: A Longitudinal Study from Kindergarten to Grade 2. Reading and Writing: An Interdisciplinary Journal 26 (8), 1353–1380

Torppa, M., Georgiou, G., Salmi, P., Eklund, K., Lyytinen, H. (2012): Examining the Double-Deficit Hypothesis in an Orthographically Consistent Language. Scientific Studies of Reading 16 (4), 287–315

Treiman, R. (1992): The Role of Intrasyllabic Units in Learning to Read and Spell. In: Gough, P.B., Ehri, L.C., Treiman, R. (Eds.): Reading Acquisition. Lawrence Erlbaum Associates, Hilsdale/New Jersey, 65–106

Tressoldi, P., Vio, C., Iozzino, R. (2007): Efficacy of an Intervention to improve Fluency in Children with Developmental Dyslexia in a Regular Orthography. Journal of Learning Disabilities 40 (3), 203–209

Tunmer, W.E., Greaney, K. (2010): Defining Dyslexia. Journal of Learning Disabilities 43 (3), 229–243

Tunmer, W.E., Rohl, M. (1991): Phonological Awareness and Reading Acquisition. In: Sawyer, D.J., Fox, B.J. (Eds.): Phonological Awareness in Reading: The Evolution of Current Perspectives. Springer-Verlag, New York, 1–30

UNESCO (2010): EFA Global Monitoring Report 2010: Reaching the marginalized. Oxford University Press, New York

Vaessen, A., Gerretsen, P., Blomert, L. (2009): Naming Problems Do not Reflect a Second Indpendent Core Deficit in Dyslexia: Double Deficits Explored. Journal of Experimental Child Psychology 103 (2), 202–221

Valdois, S., Bosse, M.-L., Ans, B., Carbonnel, S., Zorman, M., David, D., Pellat, J. (2003): Phonological and Visual Processing Deficits Can Dissociate in Developmental Dyslexia: Evidence from Two Case Studies. Reading and Writing 16 (6), 541–572

Valtin, R. (Hrsg.) (1973): Einführung in die Legasthenieforschung. Beltz Verlag, Weinheim/Basel

Valtin, R. (2000): Die Theorie der kognitiven Klarheit – Das neue Verständnis von Lese-Rechtschreib-Schwierigkeiten. In: Akademie für Lehrerfortbildung und Personalführung Dillingen (Hrsg.): Lese-Rechtschreib-Schwierigkeiten. Auer Verlag, Donauwörth, 16–59

van Den Bos, K.P., Zijlstra, B.J.H., Spelberg, H.C. (2002): Life-Span Data on Continuous Naming Speeds of Numbers, Letters, Colors, and Pictured Objects, and Word Reading Speed. Scientific Studies of Reading 6 (1), 25–49

Vandewalle, E., Botes, B., Ghesquiere, P., Zink, I. (2010): Who is at Risk for Dyslexia? Phonological Processing in Five-to Seven-Year-Old Dutch-Speaking Children with SLI. Scientific Studies of Reading 14 (1), 58–84

Van Ingelghem, M., van Wieringen, A., Wouters, J., Vandenbussche, E., Onghena, P., Ghesquiere, P. (2001): Psychophysical Evidence for a General Temporal Processing Deficit in Children with Dyslexia. Neuroreport 12 (16), 3603–3607

van Steensel, R., Oostdam, R., van Gelderen, A., van Schooten, E. (2016): The role of word decoding, vocabulary knowledge and meta-cognitive knowledge in monolingual and bilingual low-achieving adolescents' reading comprehension. Journal of Research in Reading 39 (3), 312–329

Verhagen, W., Aarnoutse, C., van Leeuwe, J. (2008): Phonological Awareness and Naming Speed in the Prediction of Dutch Children's Word Recognition. Scientific Studies of Reading 12 (4), 301–324

von Suchodoletz, W. (2005): Früherkennung einer Lese-Rechtschreibstörung. In: von Suchodoletz, W. (Hrsg.): Früherkennung von Entwicklungsstörungen. Hogrefe, Göttingen, 191–223

Vukovic, R.K., Siegel, L.S. (2006): The Double-Deficit Hypothesis: A Comprehensive Analysis of the Evidence. Journal of Learning Disabilities 39 (1), 25–47

Wagner, R.K., Torgesen, J.K., Laughon, P., Simmons, K., Rashotte, C.A. (1993): Development of Young Readers' Phonological Processing Abilities. Journal of Educational Psychology 85 (1), 83–103

Wagner, R.K., Torgesen, J.K. (1987): The Nature of Phonological Processing and its Causal Role in the Acquisition of Reading Skills. Psychological Bulletin 101 (2), 192–212

Warnke, A., Hemminger, U., Roth, E., Schneck, S. (2002): Legasthenie. Ein Leitfaden für die Praxis. Hogrefe, Göttingen

Warnke, A. (1993): Stellungnahme des Vorstandes der Deutschen Gesellschaft für Kinder- und Jugendpsychiatrie zur Diagnostik, schulischen Förderung und Therapie bei Schülern mit Lese- und Rechtschreibstörung (Legasthenie). In: www.dgkjp.de/images/files/stellungnahmen/1993/stn-1993-08-23-legasthenie-lrs.pdf, 06.12.2015

Wember, F.B. (2007): Direkter Unterricht In: Heimlich, U., Wember, F.B. (Hrsg.): Didaktik des Unterrichts im Förderschwerpunkt Lernen. Ein Handbuch für Studium und Praxis. Kohlhammer, Stuttgart, 163–175

Wentink, H.W., van Bon, W.H., Schreuder, R. (1997): Training of Poor Readers' Phonological Decoding Skills: Evidence for Syllable-Bound Processing. Reading and Writing: An Interdisciplinary Journal 9 (3), 163–192

Wikipedia. Die freie Enzyklopädie (2015): Piktogramm. In: https://de.wikipedia.org/wiki/Piktogramm, 28.01.2016

Wild, N., Fleck, C. (2013): Neunormierung des Mottier-Tests für 5- bis 17-jährige Kinder mit Deutsch als Erst- oder als Zweitsprache. Praxis Sprache 58 (3), 152–158

Wimmer, H., Mayringer, H. (2002): Dysfluent Reading in the Absence of Spelling Difficulties: A Specific Disability in Regular Orthographies. Journal of Educational Psychology 94 (2), 272–277

Wimmer, H., Mayringer, H. (2001): Is the Reading-Rate Problem of German Dyslexic Children Caused by Slow Visual Processes? In: Wolf, M. (Ed.): Dyslexia, Fluency, and the Brain. York Press, Timonium, MD, 93–102

Wimmer, H., Mayringer, H., Raberger, T. (1999): Reading and Dual-Task Balancing: Evidence against the Automatization Deficit Explanation of Developmental Dyslexia. Journal of Learning Disabilities 32 (5), 473–478

Wimmer, H., Mayringer, H., Landerl, K. (1998): Poor Reading: A Deficit in Skill-Automatization or a Phonological Deficit? Scientific Studies of Reading 2 (4), 321–340

Wimmer, H. (1993a): Characteristics of Developmental Dyslexia in a Regular Writing System. Applied Psycholinguistics 14 (1), 1–33

Wimmer, H. (1993b): Commentary on Perfetti, Georgi and Beck: Children without Phonemic Awareness before Learning to Read. Are They at Risk? In: Grimm, H., Skowronek, H.: Language Acquisition Problems and Reading Disorders: Aspects of Diagnosis and Intervention. De Gruyter, Berlin/New York, 211–218

Wimmer, H., Landerl, K., Linortner, R., Hummer, P. (1991): The Relationship of Phonemic Awareness to Reading Acquisition: More Consequence than Precondition, but still Important. Cognition 40 (3), 219–249

Wimmer, H., Hummer, P. (1990): How German-Speaking First Graders Read and Spell: Doubts on the Importance of the Logographic Stage. Applied Psycholinguistics 11 (4), 349–368

Wise, B.W., Olson, R.K. (1995): Computer-Based Phonological Awareness and Reading Instruction. Annals of Dyslexia 45 (1), 99–122

Witton, C., Talcott, J.B., Hansen, P.C., Richardson, A.J., Griffiths, T.D., Rees, A., Stein, J.F., Green, G.G. (1998): Sensitivity to Dynamic Auditory and Visual Stimuli Predicts Nonword Reading Ability in Both Dyslexic and Normal Readers. Current Biology 8 (14), 791–797

Wolf, M., Bowers, P.G. (1999): The Double Deficit Hypothesis for the Developmental Dyslexia. Journal of Educational Psychology 91 (3), 415–438

Wolf, M., Bally, H., Morris, R. (1986): Automaticity, Retrieval Processes and Reading: A Longitudinal Study in Average and Impaired Readers. Child Development 57 (4), 988–1000

Wolf, M., Bowers, P., Biddle, K. (2000): Naming Speed Processes, Timing and Reading: A Conceptual Review. Journal of Learning Disabilities 33 (4), 387–407

Wolf, M., Goldberg O'Rourke, A., Gidney, C., Lovett, M.W., Cirino, P., Morris, R. (2002): The Second Deficit: An Investigation of the Independence of Phonological and Naming-Speed Deficits in Developmental Dyslexia. Reading and Writing: An Interdisciplinary Journal 15 (1–2), 43–72

Woodcock, R.W. (1987): Woodcock Reading Mastery Tests-Revised. American Guidance Service, Circle Pines, MN

Yee, W.Y. (o.J.): Japanese Journey Lessons. In: https://japanesejourneylessons.wordpress.com/tag/fluent/, 08.01.2016

Sachwortregister

Leseprobe aus

Klicpera, Schabmann, Gasteiger-Klicpera, Schmidt: Legasthenie – LRS

Erster Abschnitt – Der geübte Leser und der geübte Schreiber

1 Die Entwicklung des Lesens und Rechtschreibens

Das Erlernen der Schriftsprache stellt für Kinder zumeist eine große Herausforderung dar. Anders als bei der Aneignung der mündlichen Sprache, die für die meisten Kinder ohne direkte Instruktion verläuft, bedarf es beim Erlernen des Lesens und Rechtschreibens einer gezielten Instruktion. Allerdings beginnt der Zugang zur Schrift in den meisten Kulturen nicht erst mit dem Schuleintritt. Kinder sind unentwegt mit Schriftzeichen konfrontiert, die sie – zu erst an sehr groben Merkmalen, z. B. dem Schriftzug, der Farbe etc. – (wieder)erkennen. Zudem nimmt in vielen Familien das Vorlesen eine wichtige Rolle ein.

Man nimmt an, dass Kinder als Vorstufe für die Leseentwicklung allmählich eine gewisse Sensibilität für die Merkmale der Schriftsprache entwickeln. Zuerst scheint ihnen der Vorgang des Lesens, wenn sie ihn etwa bei ihren Eltern beobachten, unklar. Sie haben Mühe, ihn zu erklären. Erst langsam erkennen sie, dass die Schriftzeichen etwas mit den realen Objekten der Umwelt zu tun haben und Aspekte wiedergeben, die über das hinausgehen, was Zeichnungen oder Bilder beschreiben. Sie lernen, dass die Anordnung der Wörter nicht willkürlich ist und bestimmten Gesetzmäßigkeiten gehorcht.

1.1 Vorläuferfertigkeiten des Schriftspracherwerbs – die metalinguistische Bewusstheit

Diese Einsichten sind der erste Schritt in eine generelle metalinguistische Bewusstheit. Während jüngere Kinder beim Sprechen und Zuhören hauptsächlich auf den inhaltlichen Aspekt achten, beginnen ältere Kin-

reinhardt
www.reinhardt-verlag.de

der (etwa ab dem fünften Lebensjahr) sprachliche Vorgänge selber zu reflektieren. Dies schließt die zu nehmende Fähigkeit ein, die Aufnahme und Verarbeitung von sprachlicher Information gezielt zu steuern.

Zum einen betrifft dies die Wortbewusstheit. Damit ist die Fähigkeit gemeint, Wörter als Grundeinheiten der Sprache zu erkennen. Kinder haben häufig ein implizites Wissen um die Gliederung der Sprache in Wörter, wobei sie dazu tendieren, Wörter mit ihren Referenten gleichzusetzen. So erhält man auf die Frage, ob **Hund** oder **Regenwurm** das längere Wort sei, häufig die Antwort **Hund**, weil es sich um das größere Tier handelt. Erst allmählich – vor allem mit zunehmender Vertrautheit mit der Schrift – bildet sich ein explizites Wissen um das Wort als solches heraus. Für viele Lehrer mag es überraschend sein, dass Kindern zu Schulbeginn nur teilweise bewusst ist, dass Sätze aus Wörtern aufgebaut sind und sie die Sätze nur unvollständig in Wörter aufgliedern können.

Weitere Fertigkeiten, die sich mit der Zeit herausbilden, betreffen die so genannte syntaktische Bewusstheit. Wegen der Schwierigkeiten bei der Analyse von Sätzen fallen Kindern Aufgaben zur Umstellung von Wörtern in Sätzen wie auch das Erfinden von Sätzen zu vorgegebenen Wörtern schwer. Zudem sind Vorschulkindern Funktionswörter wie **für** oder **jedoch** noch wenig vertraut. Dies hängt damit zusammen, dass diese Wörter für sich genommen keine unmittelbare Bedeutung haben. Sie werden in dieser Entwicklungsphase häufig auch nicht als richtige Wörter erkannt.

Hinzu kommt die pragmatische Bewusstheit, die Fähigkeit, auf die Verständlichkeit einer Mitteilung und auch auf die Struktur eines gesamten Textes zu achten.

Die phonologische Bewusstheit

Der Begriff „phonologische Bewusstheit“ bezeichnet die Fähigkeit, die einzelnen Segmente der Sprache zu erkennen und auch bestimmte „Manipulationen“ mit ihnen durchzuführen. Wörter können in Silben und einzelne Phoneme zergliedert werden, und Phoneme korrespondieren mit bestimmten Graphemen und können beispielsweise nach die sen kategorisiert werden. Diese für den geübten erwachsenen Leser mehr oder weniger triviale Einsicht ist für beginnende Leser keineswegs selbstverständlich. Im Gegenteil zeigt sich, dass es sich dabei um eine relativ schwierige Entwicklungsaufgabe handelt, die von manchen Kindern nur mit Mühe zu bewältigen ist (Abb. 1.1).

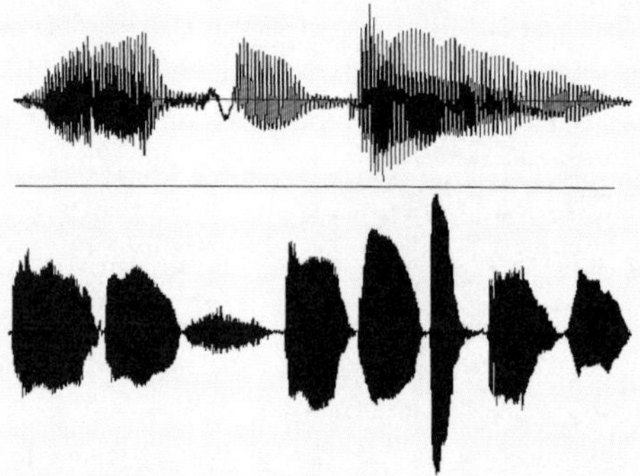

Abb. 1.1:
Phonologische Bewusstheit. In der gesprochenen Sprache ist die bei den Schriftzeichen viel offensichtlichere Gliederung häufig recht „verwaschen", weil Buchstaben „zusammengelautet" sind und bisweilen einzelne Grapheme „verschluckt" oder ausgelassen werden. Damit ist die Struktur eines Wortes keineswegs eindeutig zu erkennen. Die Abbildung zeigt die mit einem handelsüblichen Computerprogramm erstellte Wellenform für das Wort **Eisenbahn**, einmal als ganzes Wort ausgesprochen (oben), einmal buchstabenweise (unten). Was Kinder am Beginn des Lesenlernens z. B. bei Aufgaben zur Phonemanalyse zu leisten haben, ist – in eine optische Analogie umgesetzt – zu erkennen: Das obere Bild kann in die im unteren Bild wiedergegebenen Einzelteile zerlegt werden, wobei hier Zwischenräume, wie sie beim buchstabenweisen Sprechen natürlicherweise entstehen, und auch das stumme **h** im Nachhinein entfernt wurden.

Es wurden verschiedene Aufgaben entwickelt, um zu testen, inwieweit Kinder in der Lage sind, Teilkomponenten der Sprache zu unterscheiden und bestimmte sprachliche Operationen mit ihnen durchzuführen. Die häufigsten Aufgaben, die teilweise auch im Rahmen von Frühdiagnostik möglicher Lese und Rechtschreibschwierigkeiten verwendet werden, sind (mit Beispielen versehen):

- Laut-Wort-Zuordnung: Kommt **F** in Affe vor?
- Positionsbestimmen eines Lautes: Befindet sich das **F** in **Affe** am Anfang, in der Mitte oder am Ende des Wortes?
- Wort-zu-Wort-Zuordnung: Ist der Anfang von **Bub** und **Bauch** gleich?
- Erkennen von Reimen: Reimen sich **Sand** und **Wand**?
- Erkennen von Alliterationen: Welches von den folgenden Wörtern ist den anderen unähnlich: **Saft** – **Salz** – **Pfand** – **Sand**?
- Isolieren eines Lautes: Was ist der erste Laut in **Rose**?
- Phonemsegmentierung: Welche Laute hörst du in **Tal**?
- Phoneme zählen: Wie viele Laute hörst du in **Saal**?
- Phoneme verbinden: Verbinde die Laute **R-O-T**!
- Phoneme weglassen: Welches Wort ergibt sich, wenn **W** aus dem Wort **Schwein** weggelassen wird?

(...)